药食同源话中药

王宪龄　主编

U0391324

上海浦江教育出版社

编委会

主编

王宪龄

副主编

宋　宁

李连珍

编委（按姓氏笔画）

王　虹

王亚宁

牛　垒

任世元

许永芳

李凤英

杨孟兵

杨景娇

宋莉娴

张　晴

张玉静

郭子磊

薛　鑫

序

中医药在新冠疫情中的作用有目共睹，随着新冠疫情的战胜，中医药再度引起社会各界高度重视。国家近年也接连出台了《中医药白皮书》《中医药法》《“健康中国2030”规划纲要》《中医药“十四五”发展规划》等政策法规和相关文件，对于中医药发展来说这是一个最好的时机，伴随大量政策的出台，中医药将会快速发展。作为中医药重要组成部分的食疗食养也必将成为民众关注的重点。

“民以食为天”是中国百姓根植于心的思想。食物是人们赖以生存的物质基础，是四肢百骸、五脏六腑得以濡养的根基。中医自古有“药疗不如食疗”的说法：饮食调护中更加重视“药食同源”的理论。我们日常饮食的很多原料既是食物也是中药。

“药食同源”理论源远流长，是中医药养生的最基本理论之一，这一养生文化的最初萌芽可以追溯到中医学始书《黄帝内经》，其中记载了大量关于饮食养生的理论原则与方法。《黄帝内经素问·脏气法时论》的“五谷为养，五果为助，五畜为益，五菜为充，气味合而服之，以补精益气”；《黄帝内经太素》的“空腹食之为食物，患者食之为药物”；等等：充分体现了药治与食治相结合的重要思想。纵观历代本草著作，亦有大量“药食兼用”中药的记载，如：早在周朝就出现了“食医”的分工，后在《千金要方》中单独列有“食治”门；唐代孟诜的《食疗本草》作为我国第一本食疗类专著，详细记载了既能为食物，又可入药的本草；元代忽思慧编著的《饮膳正要》一书中也可见丰富的药膳方和食疗方，特别注重各种饮食的性味与滋补作用，该书乃我国最早的食疗食养专著。在我国，“药食同源”理论有着坚实的基础，后期也不断涌现出相关的书籍，丰富和发展了该理论。

近年来，“药食同源”的养生理念已得到国家政府现有政策的支持，早在2002年，原卫生部公布的《关于进一步规范保健食品原料管理的通知》中，规定了既是食品又是药品的87种类。后来又陆续两次颁布新增的“按照传统既是食品又是中药材”的物品名单，体现了“药食同源”思想在当前发展的重要性。

王宪龄教授长期在一线从事中药学教学及中医药科普工作，是近年来国内“中医药大健康”理念的积极实践者，积累了丰富的食疗食养经验。本书的出版意义较大，其综合古今内容，总结了应用较广的90余种药食同源中药的来源、性味功效、应用、药理研究、营养成分、食疗方、美食天地等条目，明确功效，强调食疗，另附有精美的中药图片、传奇故事，集趣味性、学术性、科普性、实用性于一体。全书条理清晰，为中医药爱好者、食疗养生爱好者开辟了一条捷径，让民众在享受美味的同时，强身健体，预防疾病，也将为健康中国、全民大健康事业作出贡献。

欣然为之作序。

河南中医药大学副校长

（签名）

2024年2月

前言

“药食同源”，是指用于治疗疾病的中药材又可作为日常饮食的食材，且长期服用有保健作用而无不良后果。在我国，药食同源的理论历史悠久，最早源于“神农尝百草”的实践，“神农尝百草之滋味，水泉之甘苦，令民知所避就”，既表达出了药食之间的同源性，也显示了药食之间有所区别。《黄帝内经》也认为食物即药物，药物亦即食物，诚如《黄帝内经太素》所言：“空腹食之为食物，患者食之为药物。”明代李时珍《本草纲目》记载的 1 892 种中草药中，有 300 多种是既能被人们用来充饥，又有治疗作用的日常食物。

基于药食同源的思想，古代医家创制了“药膳”的形式用于治疗疾病和养生，即将色香味俱佳又无毒的中药与食物结合形成药膳食疗。药膳食疗在我国发展已久，并积累了丰富的经验。在周代药膳疗疾就日臻成熟了。《黄帝内经》中的 13 方，其中 6 方属于药膳。东汉末年，名医张仲景在《伤寒杂病论》中也记载了许多药膳方。药膳食疗，既是中医药学宝库的瑰宝，又是传统饮食文化中一颗璀璨的明珠。

但是，人们的传统思想还是一向认为“是药三分毒”“药补不如食补”，药食同源理论的应用不够广泛。我国原卫生部发布了《关于进一步规范保健食品原料管理的通知》（卫法监发〔2002〕51 号），公布了《既是食品又是药品的物品名单》，确立了约 90 味中药作为药食同源之品，实为医疗与食疗界之佳事。如大枣、蜂蜜、百合、山药、香菇、杏仁、银杏、薏苡仁、芡实、扁豆、绿豆、黑豆、赤豆、莲藕、莲子、龙眼、木瓜、胡椒、薄荷和干姜等。

本书由中药学及食疗专家王宪龄教授等撰写，根据中医药学“药食同源”的理论，从原卫生部公布《既是食品又是药品的物品名单》中选取食疗中药介绍，体例简明，以传说趣事引人入胜，并详细介绍每种中药的来源、别名、性味功效、应用、现代研究、食疗方、营养成分、注意事项等条目，细说功效，详列菜谱，图文并茂，条分缕析，结构清晰。

全书行文流畅，文药结缘，寓乐于文，融医药文史于一体，既有学术性、知识性、资料性的价值，又具有实用性、艺术性、趣味性的特征，使读者既能从中获得实用的中药知识，又不乏增添了艺术享受，以期让世界更多人对中华民族的国宝——中药，能有更多的了解。

本书适用于广大城乡居民，作为家庭科学膳食或药膳食疗用书；适用于各类餐饮从业者，作为药膳加工、食疗配餐的技术指导书；也可作为各类餐饮技术培训学校和中等职业学校的参考教材；又可作为高等学校食品科学与工程专业、烹饪专业、中医中药专业师生的参考书；亦是从事保健食品、药膳食品生产与研发工作者常用的参考书。

目录

百里馨香——丁香……1
调味、香料总相宜——八角茴香……5
体丰味美——刀豆……9
调味常备——小茴香……13
诗经嘉蔬——小蓟……17
长寿仙——山药……21
长寿红丹——山楂……25
长寿菜——马齿苋……29
祛风止癣——乌梢蛇……33
生津止渴佳品——乌梅……37
万寿果——木瓜……41
抗衰延年长寿——火麻仁……45
芳香理气——代代花……49
轻身美容延年——玉竹……53
草中之国老——甘草……57
止痛靓肤佳品——白芷……61
养生延年佳品——白果……65
白色珍珠——白扁豆……69
补血益智——龙眼肉……73
明目佳品——决明子……77
云裳仙子——百合……81
食用玉果——肉豆蔻……85
引火归元——肉桂……89
先苦后甜——余甘子……93
果中之仙品——佛手……97
瘦身常备——甜杏仁……101
黄金圣果——沙棘……105
海底牛奶——牡蛎……109
水中人参——芡实……113
小小红珠——花椒……117
红珍珠——赤小豆……121
补血止血佳品——阿胶……125
消食化积——鸡内金……129
消食回乳有奇功——麦芽……133
海洋新食——昆布……137
百果之王——大枣……141
天然维生素丸——酸枣……145
瑶台仙果——黑枣……149
佳果良药——罗汉果……153
馥郁行关膈——郁李仁……157
绿色抗生素——金银花……161
吉祥果——青果……165
清热解毒——鱼腥草……169
呕家圣药——生姜……173
温中散寒——干姜……177
解酒果——枳椇子……181
却老圣药——枸杞子……185
泻火除烦——栀子……189
医林珍品——砂仁……193
护嗓宝——胖大海……197

百岁仙——茯苓 201
九天香果——香橼 205
夏月祛暑草——香薷 209
长寿果——桃仁 213
神仙叶——桑叶 217
中华果王——桑椹 221
消痰利气——橘红 225
开宣理气——桔梗 229
续命草——益智 233
解暑降脂减肥——荷叶 237
冲墙倒壁——莱菔子 241
水芝丹——莲子 245
中国神姜王——高良姜 249
清心灵品——淡竹叶 253
天然营养素浓缩丸——淡豆豉 257
明目奇葩——菊花 261
清凉仙——菊苣 265
温肺化痰——黄芥子 269
道家仙品——黄精 273
亦药亦蔬——紫苏叶 277
降气化痰——紫苏子 281
亚洲人参——葛根 285
乌发黑珍——黑芝麻 289
增香除寒消食积——黑胡椒 293
凉血止血——槐米 297
护心保肠——槐花 301
天然抗生素——蒲公英 305
百花珍灵——蜂蜜 309
美玉山果——榧子 313
安神良品——酸枣仁 317
白色凉饮——白茅根 321
泻火良药——鲜芦根 325
祛风攻毒——蝮蛇 329
理气化痰——橘皮 333
夏季杂病良药——薄荷 337
利水美容——薏苡仁 341
胸痹良方——薤白 345
水果阿司匹林——覆盆子 349
夏日祛湿仙草——藿香 353
血证圣药——当归 357
温中止痛——山柰 361
补气要药——黄芪 365
活血凉血——西红花 369
气血双补——党参 373
人间仙草——灵芝 377
定风草——天麻 381
姜中之皇——姜黄 385
平补阴阳——山茱萸 389

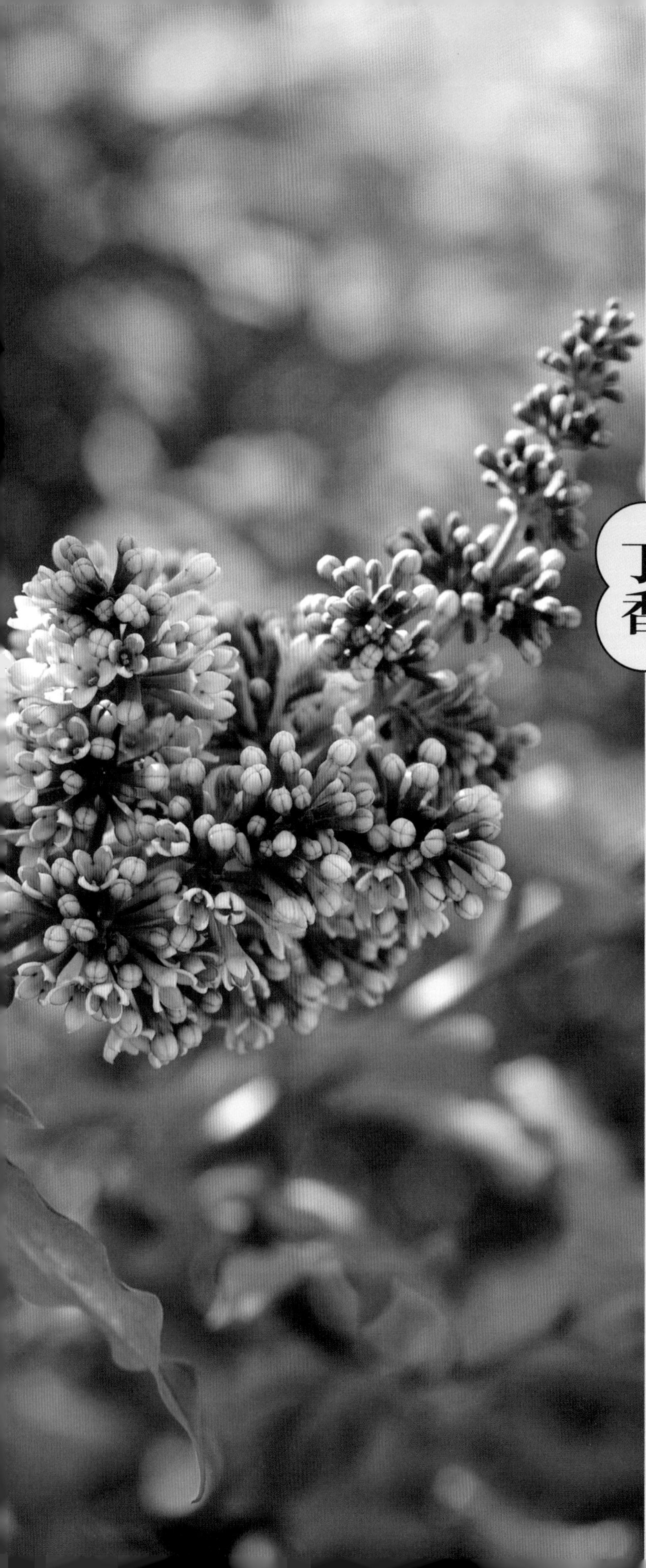

丁香

【百里馨香】

丁香体柔弱，乱结枝犹垫。
细叶带浮毛，疏花披素艳。
深栽小斋后，庶近幽人占。
晚堕兰麝中，休怀粉身念。

——唐·杜甫《丁香》

丁香【百里馨香】

◎ 来源

为桃金娘科常绿乔木植物丁香 *Eugenia caryophyllata* Thunb. 的干燥花蕾。以个大、粗壮、鲜紫棕色、香气浓烈、油多者为佳。

◎ 别名

公丁香、母丁香、鸡舌香、丁子香、支解香、百里馨。

◎ 功效

温中降逆，散寒止痛，温肾助阳。

◎ 性味归经

辛，温。归脾、胃、肺、肾经。

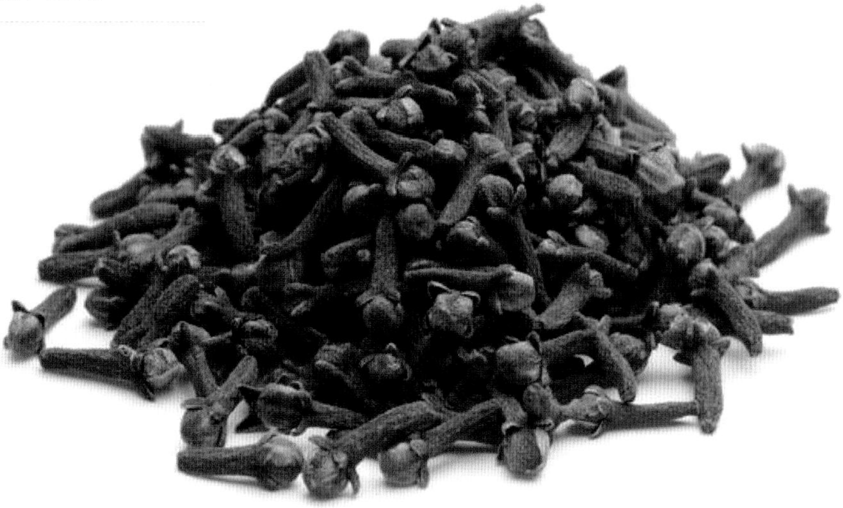

药食趣话

丁香花多开放成簇，好似结，称之为“丁结或百结花”，古代诗人多以丁香写愁。唐代李商隐《代赠》谓：“楼上黄昏欲望休，玉梯横绝月如钩。芭蕉不展丁香结，同向春风各自愁。”宋代某女《寄贺方回》说：“独倚危阑泪满襟，小园春色懒追寻。深恩纵似丁香结，难展芭蕉一寸心。”

丁香花芳香浓郁，可提炼芳香油而成为产品深加工的名贵原料，同时从丁香树中提炼出的香精可制作化妆品等。丁香树的甜香气味亦有助消除口腔的异味。据考证，古时爪哇国人人口噙丁香，以使口气芬芳。沈括在《梦溪笔谈》中也记有：“郎官日含鸡舌香，欲其奏事对答，其气芬芳。”宋代的《太平御览》引东汉应劭《汉官仪》中一则趣闻：汉桓帝赐侍中于存以鸡舌香，令含之。退朝后归家途中，于存百思不得其解。他打开皇上所赐的那个小红包，只见里面有一颗颗棕红色，状如鸡舌。拿一颗放进嘴里，顿觉辛辣刺舌，遂认为是毒药，邻里闻讯赶来一见大笑，说“此物乃鸡舌香，含之可解口臭。”于存听了才破涕为笑，原来于存因年老口臭，皇上怜惜，特赐鸡舌香以解口臭。这是一千八百年前的事，鸡舌香可以说是世界上最早的口香糖。

丁香有公、母之分。公丁香为花蕾；母丁香为果实（又名鸡舌香），性能弱于公丁香。丁香还有南北之分。北丁香用作观赏，南丁香用作药物或香料。

营养成分

丁香中含有多种营养素，包含蛋白质、脂肪、碳水化合物、膳食纤维、视黄醇、钠、钾、钙、镁等。

营养成分	含量（每 100 g）	营养成分	含量（每 100 g）
热量	359 kJ	钾	47 mg
蛋白质	0.3 g	钠	122.1 mg
脂肪	17.2 g	铜	0.76 mg
碳水化合物	50.7 g	硒	12.6 μg
膳食纤维	16.7 g	磷	10 mg
胡萝卜素	6 μg	铁	0.2 mg
视黄醇当量	9.1 μg	维生素 E	4.27 mg
钙	137 mg	核黄素	0.07 mg
锌	1.01 mg		

药理研究

健胃 ◎ 丁香油可促进胃液分泌，缓解腹部胀气。

抑菌 ◎ 丁香酚对多种致病性真菌、球菌、链球菌及肺炎、痢疾、伤寒等杆菌以及流感病毒有抑制作用。

驱虫 ◎ 丁香乙醇浸剂、水煎剂及丁香油可将猪蛔虫麻痹或杀死，并有较好杀螨作用。

止牙痛 ◎ 丁香油（少量滴入）可消毒龋齿腔，破坏其神经从而减轻牙痛。

抗惊厥、解热 ◎ 丁香酚有抗惊厥作用。

食疗方

心痛不止 ◎ 丁香 15 g，肉桂 30 g，共研细末，每日在饭前以热黄酒服 3 g。

唇舌生疮 ◎ 用布包丁香末适量放入口含。

胃寒呃逆 ◎ 丁香 3 g，柿蒂 6 g，水煎服；或公丁香 3 g，橘皮 9 g，水煎服。

口臭 ◎ 丁香 1 ~ 2 粒，时时含口中。

龋齿牙痛 ◎ 丁香油滴在蛀孔或用棉球蘸丁香油塞填孔中，有防腐、止痛的作用。

主治

胃寒呕吐、呃逆 ◎ 本品辛温芳香，暖脾胃而行气滞，尤善降逆，故有温中散寒、降逆止呕、止呃之功，为治胃寒呕逆之要药。

脘腹冷痛 ◎ 本品温中散寒止痛，可治胃寒脘腹冷痛。

阳痿、宫冷 ◎ 本品性味辛温，入肾经，有温肾助阳起痿之功，可与附子、肉桂、淫羊藿等同用。

按语

丁香味辛、性温，具有温中降逆、补肾阳的作用。丁香是很好的温里药，对由寒邪引起的胃痛、恶心、呕逆、腹痛、泄泻等，均有良好的疗效。丁香的药用记载最早见于《开宝本草》，丁香用于烹饪的历史亦十分悠久。早在中世纪末，西方人已将丁香用于烹制肉食品、制作面包，甚至制作圣诞酒时也要加入丁香。我国清代《调鼎集》调和作料中收有丁香，用其制作五香丸。现在丁香主要用于肉类、糕点、腌制食品、炒货、蜜饯、饮料的制作配制调味品。

◎用量用法◎

煎服，1 ~ 3 g；外用适量。

◎食忌◎

热证及阴虚内热者忌用。畏郁金。

◎药食铭言◎

小小丁香用处多，入药调味清口气。

丁香茶

丁香 1 ~ 2 粒。丁香捣碎入杯，开水冲泡，代茶饮。

丁香酒

丁香 2 粒，黄酒 50 mL。丁香放入酒中，上笼蒸 10 分钟，趁热饮用，每日 1 次。

丁香龙眼饮

丁香 10 g，龙眼肉 50 g，白糖 2 匙。将龙眼肉、丁香洗净，放入锅中，加清水 500 mL，大火煮开 5 分钟，改用小火煮 30 分钟，去丁香，分次饮用。

丁香面

丁香 2 g，草果 1 个，白面条 250 g，味精、盐、胡椒粉各 3 g。先将丁香、草果研成细粉（草果去心）；锅内加入适量清水置大火上烧沸；放入面条再烧沸，加入胡椒粉、盐、丁香粉、草果粉、味精，继续将面条煮至熟透即可。

丁香梨

丁香 15 g，冰糖 20 g，大雪梨 1 个。雪梨去皮，用竹签在梨扎上 15 个小孔洞，每个洞内放 1 粒丁香，上笼蒸熟。冰糖加水煮化后，浇在梨上，即为甜酥美味的“丁香梨”。

丁香牛肉汤

丁香 5 粒，番茄 2 个，洋葱、香料粉、花椒粉少许，牛肉汤 3 碗。香茄切块，洋葱切细。将所有原料混入锅内煮沸，搅烂过滤，饮汤。

丁香鸭

丁香 5 g，肉桂 5 g，草豆蔻 5 g，生姜 5 g，葱 15 g，食盐 5 g，卤汁 500 g，冰糖 30 g，麻油 25 g，鸭 1000 g。丁香、肉桂、草豆蔻加水煮沸，煎至汁浓，去渣。鸭宰杀、去毛及内脏，洗净，加葱、姜同入锅中，小火上煮六成熟，捞出鸭，稍凉，卤汁加盐、冰糖稍煮，浇在鸭上，在小火上边滚边浇卤汁，直到卤汁均匀粘在鸭上，色泽红亮取出，再涂上麻油即成。

丁香多味鸡腿

鸡腿 2 只，姜 3 片，丁香、陈皮各 10 g，党参、白术各 15 g。将药材、鸡腿分别洗净，将陈皮泡发、鸡腿放开水里烫去血丝，备用。药材放于锅底，再将鸡腿放在药材上，水淹过药材和肉，放入姜片，上方封一层保鲜膜，使其药味及肉味能够保存。电炖锅炖熟，即可食用。

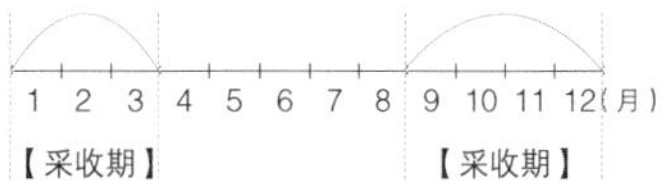

小贴士

丁香主要产于坦桑尼亚（国花）、马来西亚、印度尼西亚等地。我国广东、广西等地有栽培。通常在 9 月至次年 3 月，花蕾由绿转红时采收，晒干，生用。丁香花蕾含挥发油 15% ~ 20%，其主要成分（也是有效成分）是丁香酚。

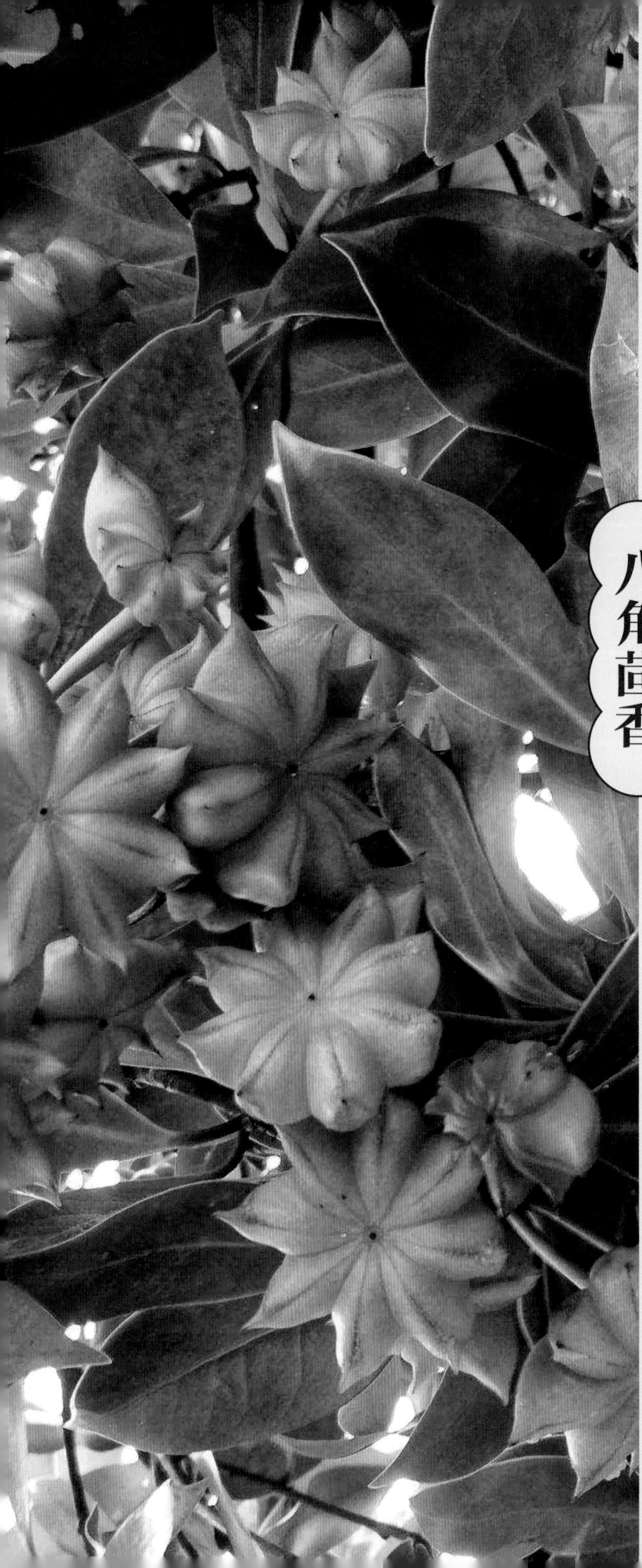

八角茴香

【调味、香料总相宜】

八角茴香果木兰，红棕鸟喙呈顶端。
芳香蓇葖果八个，温阳理气辛散寒。
——现代·刘纪青《诗香本草》

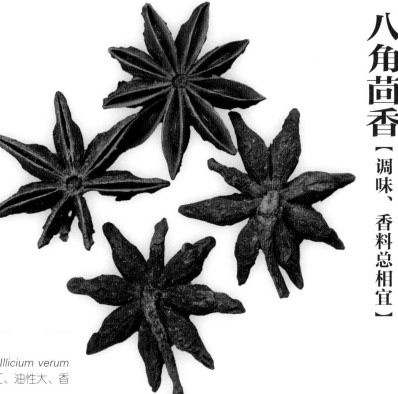

八角茴香

【调味、香料总相宜】

◎ 来源

为木兰科植物常绿乔木八角 *Illicium verum* Hook.f. 的成熟果实。以个大、色红、油性大、香气浓者为佳。

◎ 别名

八角、大料、角香、大茴香、大德香、五香八角、舶茴香、舶上茴香、八角大茴香、茴香八角珠。

◎ 功效

温阳散寒，理气止痛。

◎ 性味归经

辛，温。归肝、肾、脾、胃经。

药食趣话

八角茴香即人们俗称的大茴香、八角，作为香辛料在我国已使用了数百年。其作增香矫味和调制卤汤，深受人们喜爱，被称为饮食行业的大料。八角茴香可以整八角、八角粉、八角精油等形式烹菜。亦可与其他香料共用于炖、焖、烧、卤、酱等菜式中，也是配制复合调料如五香粉、十三香、云南卤药等的主要香料。此外，民间腌制肉类、蔬菜、蛋类时也会用到它。八角茴香一直作为我国南方地区特有的经济作物，其干果和茴油在国际市场上享有很高的声誉。

八角茴香早在宋代已经入药，王衮的《博济方》以舶上茴香列入处方。周应等在《简要济众方》中也有茴香散的记载，可用于治疗神经衰弱、消化不良、疥癣等。现在人们对其研究更加深入，如：茴香油和酒混合后可以作为利口酒，对支气管病和间歇性哮喘有很好的作用；茴香油在医药工业中是合成抗癌药派路克萨龙和合成激素己烷雌酚的主要原料；利用其果实中提取的莽草酸所生产的达菲更是能防治禽流感等疾病。

随着人们对八角茴香的认识不断深入，它的有益成分在其他很多行业中也得到广泛应用，如：八角茴香油，可作为食品香精，在美国的可口可乐和百事可乐中添加；在牙膏、香皂和化妆品中，也可用其作为香精添加以掩盖不悦气味。著名的法国巴黎香水中也有八角油的出现。此外，八角茴香油又可作药物、食品、饮料、烟草等的增香剂。

营养成分

八角茴香果实含有 5% ~ 8% 芳香油 、 22% 脂肪油及蛋白质、树脂等。挥发油主要成分为茴香醚、茴香醛和茴香酮等，具有健胃行气功效，可用于治疗神经衰弱、消化不良、疥癣等。

营养成分	含量（每 100 g）	营养成分	含量（每 100 g）
热量	195 kJ	维生素 B_1	0.33 μg
镁	163 mg	维生素 E	0.89 mg
钠	1 mg	锌	1.93 mg
蛋白质	619 g	碳水化合物	55.6 g
维生素 B_2	0.11 mg	膳食纤维	13.4 g
钙	68 mg	磷	340 mg
脂肪	1.3 g	锰	1.31 mg
烟酸	1.2 mg	钾	1070 mg
铁	4 mg	硒	1.17 μg
铜	0.52 mg		

药理研究

抑菌 ◎ 八角茴香水提物和醇提物对多种细菌、真菌有较强的抗菌作用。

升高白细胞 ◎ 茴香烯可促进骨髓细胞成熟并释放到外周血液，有升高白细胞作用。

促进肠胃蠕动 ◎ 八角茴香油中的茴香醚具有刺激胃肠神经、促进消化液分泌、增强肠胃蠕动作用，可缓解腹部疼痛。

具雌激素样活性 ◎ 八角茴香所含茴香脑具有雌激素样活性。

食疗方

疝气 ◎ 荔枝核 10 枚，炒至黑色，加入八角茴香，等分为细末，每次服 5 g，温酒送服。

小肠气坠 ◎八角茴香、小茴香各 15 g，乳香少许，水煎服，取汗。

腰重刺胀 ◎ 八角茴香炒为末，食前酒服 10 g。

呃逆 ◎ 八角茴香 100 g，洗净捶碎，放入锅中加 2 碗水煎煮，水煎剩 1 碗，即可服用。

乳癖 ◎ 核桃和八角茴香各 1 个。核桃砸开取仁，配以八角茴香，饭前嚼烂如泥后吞下，每日 3 次。

主治

寒疝腹痛、肾虚腰痛 ◎ 本品辛温，能温暖肝肾，散寒止痛。

脘腹冷痛、胃寒呕吐 ◎ 本品辛温，入脾胃经，能温中散寒止痛、开胃止呕。

按语

八角茴香辛温，具有温阳散寒、理气止痛之功，用于治疗寒疝腹痛、肾虚腰痛、胃寒呕吐、脘腹冷痛等。八角茴香是治疗中焦虚寒之要药，其气味芳香宜人，为我国特产中药和香辛料，也是药食兼用的上品。八角茴香可去除肉类腥味，是广泛使用的调味香料，常用作包子等的馅料，又是传统的食物调料，煮、炸、卤、酱及烧都会用到它。八角油树脂应用于肉类制品、调味品、软饮料、冷饮、糖果及面包、蛋糕、糕点等食品加工领域，茴香油则是一些高级香料和药物的原料。

◎用量用法◎

煎汤，3 ~ 6 g；外用适量。

◎食忌◎

阴虚火旺者忌食。

◎药食铭言◎

八角茴香功用多，
温阳理气防流感。

大茴炒肉丝

八角茴香粉 3 g，肉丝 500 g，辅料、调料炒食。

大茴炖羊肉

八角茴香 5 g，羊肉 500 g，辅料、调料炖食。

大茴烧肉

猪腿肉(连皮、切大块)、粉丝、姜、葱、蒜、八角茴香 4 ~ 5 粒、花椒粒、绍兴酒、酱油、胡椒粉、白砂糖、冰糖。适量油加热到八成，加糖，肉炒至上色，再放酒、八角茴香等翻炒，加水煮滚，小火煮 70 分钟，加冰糖，再煮 10 ~ 20 分钟，放粉丝，焖一会儿即可。

茴香猪肾汤

八角茴香 15 g，猪肾 2 个，盐、葱花、姜片、蒜瓣、黄酒、味精各适量。先将茴香洗净；蒜皮洗净；猪肾剖开，去筋膜、臊腺，洗净；然后将茴香、盐拌匀填入猪肾内，外用针线缝好后放入砂锅，加入适量水及葱花、黄酒、姜片、蒜瓣，用大火煮沸后改用中火炖至猪肾熟透，加入味精即可。食肉饮汤，每日 1 次，连用 5 日为 1 个疗程。

四神腰花

猪腰子或羊腰子 1 对，补骨脂 10 g，肉豆蔻 10 g，花椒 10 g，八角茴香 10 g。将猪腰子去筋膜，切块划细花，与其余 4 味加水适量，煮 30 分钟，再放食盐少许，煮 10 分钟即可。

黄芪茴香鱼丝

青鱼丝 100 g，黄芪 6 g，八角茴香 2 g，韭黄 50 g。黄芪、茴香略洗煎汁备用，青鱼去骨、皮切丝去腥味处理后，加黄芪茴香汁少许略腌，青鱼丝上浆，下油锅滑炒，另再加入煸炒过的韭黄、调料略翻即可。

八角茴香糟鸡

草鸡肉 200 g，八角茴香 3 g，香糟卤适量。鸡洗净焯水后，再加水、茴香小火焖 30 ~ 40 分钟后，投入预制好的香糟卤即可。

卤牛肉

牛肉 500 g，蒜仁 4 粒，八角茴香 3 粒，姜 3 片，五香卤包 1 包，辣豆瓣酱 1 匙，酱油 200 mL，清水 1000 mL，冰糖 20 g，米酒 1 大匙，辣椒 2 个，色拉油 2 匙，花椒粒 1 匙，五香粉适量。将牛肉切块洗净，用开水氽烫。把蒜仁拍碎，辣椒切段，姜切片待用。加入 2 匙色拉油热锅后，放入蒜仁、姜片、花椒粒、八角茴香和辣椒爆香。再加入辣豆瓣酱翻炒数下后，加入米酒续煮。加入水、酱油、冰糖、五香卤包及五香粉。把牛肉放入卤锅内煮沸，小火卤约 2 小时即可。

小贴士

八角茴香属木兰科八角属，常绿乔木，是亚热带珍贵经济树种之一。不仅是重要的药用植物和香料植物，而且是可以用于园林绿化的树种，野生兼栽培于我国广西、云南等地，以南宁产的质量最好，有“南茴”之称。八角茴香富含挥发油（主要成分茴香脑），是不可多得的天然香料，又是极佳的居家必备调味品。

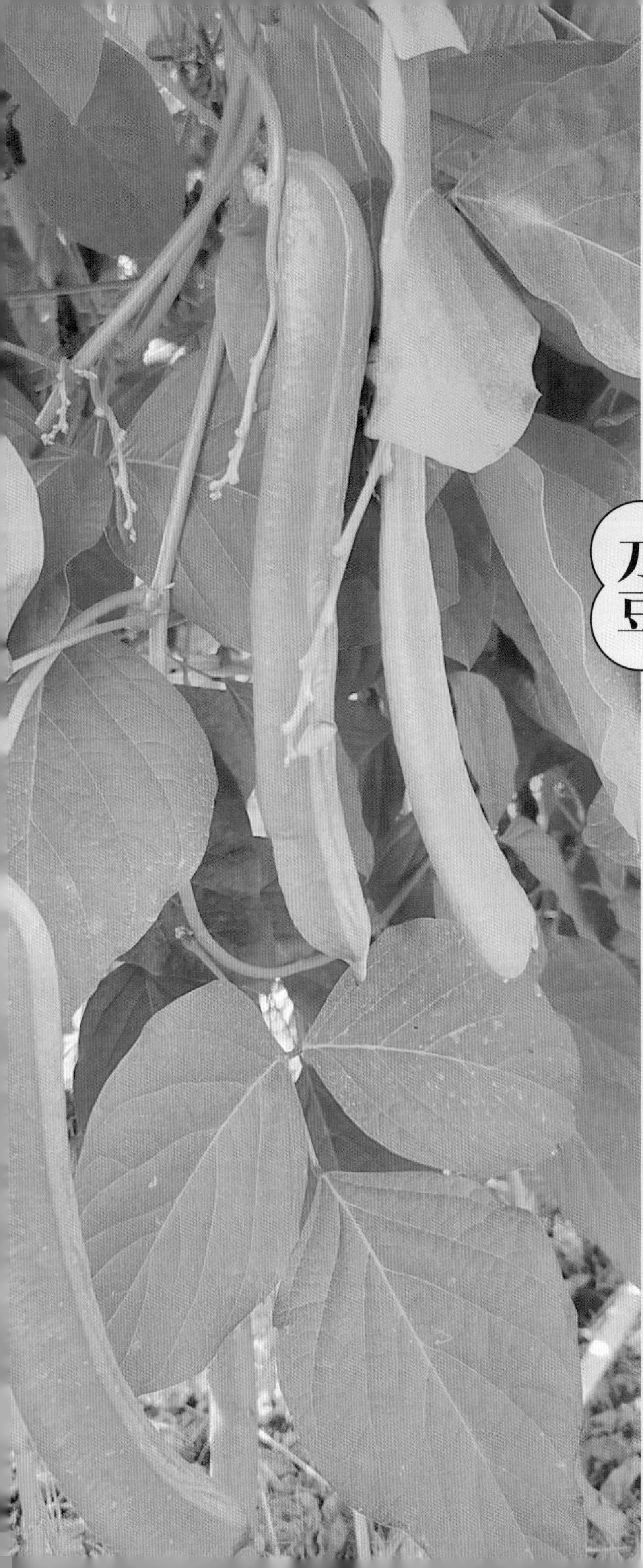

刀豆

【体丰味美】

以荚形命名也。荚生横斜，如人挟剑。即此豆也。

——明·李时珍《本草纲目》

刀豆【体丰味美】

◎ 来源

为豆科植物刀豆 *Canavalia gladiata*（Jacq.）DC. 的干燥成熟种子。以粒大、饱满、色淡红者为佳。

◎ 别名

挟剑豆、刀豆子、大戈豆、大刀豆、刀鞘豆、刀凤豆、刀板仁豆、刀巴豆、马刀豆、刀培豆、卡肖。

◎ 功效

温中，下气，止呃。

◎ 性味归经

甘，温。归胃、肾经。

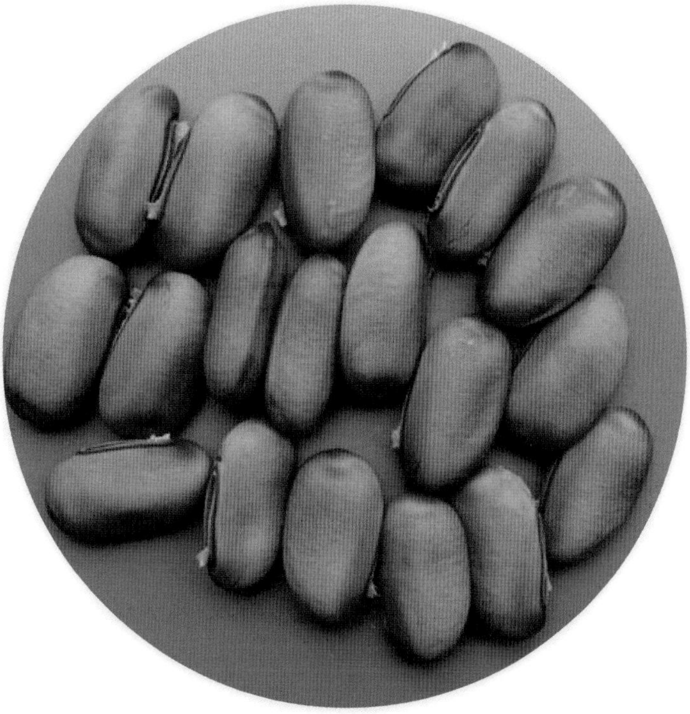

药食趣话

刀豆在我国历史悠久，早在盛唐时期民间就有栽培，是我国的原生蔬菜之一。唐代段成式在《酉阳杂俎》一书中载：“乐浪有挟剑，荚生横斜，如挟剑，即此豆也。”到了明代，刀豆得到空前的繁衍，南北各地“园种户植，接阴连架”，已是人们常吃的家蔬。食用刀豆可以促进机体排毒，提高肌肤新陈代谢，对皮肤、头发大有好处。李时珍谓刀豆“嫩时煮食，酱食，蜜煎皆佳”。

营养成分

刀豆含有刀豆球蛋白、刀豆氨酸、淀粉、蛋白质、脂肪、维生素，以及钙、铁、磷等多种微量元素。

营养成分	含量（每 100 g）	营养成分	含量（每 100 g）
热量	36 kJ	胡萝卜素	220 μg
碳水化合物	7 g	铜	0.09 mg
膳食纤维	1.8 g	锌	0.84 mg
蛋白质	3.1 g	钙	49 mg
脂肪	0.3 g	镁	29 mg
维生素 A	37 μg	钠	8.5 mg
维生素 B_1	0.05 μg	磷	57 mg
维生素 B_2	0.07 mg	锰	0.45 mg
维生素 C	15 mg	钾	209 mg
维生素 E	0.4 mg	硒	0.88 μg
烟酸	1 mg	铁	4.6 mg

药理研究

对心血管系统 ◎ 核糖、腺嘌呤在刀豆球蛋白 A 的协同下，能快速地恢复心肌收缩力和 ATP 含量。

对红细胞作用 ◎ 刀豆球蛋白 A 能明显抑制大鼠红细胞溶血作用。

对白细胞作用 ◎ 刀豆能诱导脾抑制性白细胞的生成。

对肿瘤生长的影响 ◎ 刀豆及其成分对肿瘤生长有一定影响。

其他 ◎ 刀豆球蛋白 A 在不同条件下对乙肝病毒增殖具有促进和抑制双向作用。

主治

虚寒呃逆、呕吐 ◎ 刀豆味甘，温中下气，专入胃经，善降胃气而止呃逆，为止呃要药。因其性平和，故凡胃气上逆所致各种呃逆均可以应用。治胃寒呃逆，常配丁香、生姜等同用。

按语

刀豆味甘性平，入胃经，为止呃要药。能温中下气，利肠胃。适用于胸脘气滞，脾肾亏损，虚寒呃逆、呕吐、肾虚腰痛、胃痛等。刀豆既是温中良药，又是菜中佳品，营养丰富，味道鲜美。食用刀豆时，用清水洗净，温水泡发，可蒸熟蘸白糖；可单作鲜菜炒食；或与猪肉、鸡肉煮食；还可腌制酱菜或泡菜食，亦别有风味。刀豆嫩荚食用，质地脆嫩，肉厚鲜美可口，清香淡雅。

食疗方

胃寒呃逆 ◎ 带壳老刀豆 30 g，生姜 3 片，水煎去渣，或用鲜刀豆壳 60 g，水煎后加适量红糖温服，每日 2 次。

小儿百日咳或老年咳喘 ◎ 刀豆 15 g，水煎后加冰糖或蜂蜜饮服。

小儿疝气 ◎ 刀豆子研粉，每次 5 g，开水冲服。

肾虚腰痛 ◎ 刀豆子 2 粒，包于猪腰内，外裹叶，烧熟食；或刀豆壳烧灰存性研末，好酒调服；或刀豆壳 100 g，鸡蛋 1 个，加水煮服。

久痢 ◎ 鲜刀豆荚，放饭上蒸熟后白糖蘸食。

鼻炎 ◎ 老刀豆适量，黄酒 1 盅。将刀豆带壳焙焦，研为细末，每次服 6 g，黄酒冲服，每日 1 次，连服数日。

食管癌 ◎ 大梨 1 个，刀豆 49 粒，红糖 30 g。将梨挖去核，放满刀豆，再封盖好，连同剩余的刀豆同放碗中。入笼蒸 1 小时，去净刀豆后即成，吃梨喝汤，经常服用。

◎用量用法◎

煎汤，9 ~ 15 g；或烧存性研末。

◎食忌◎

胃热盛者慎服。

◎药食铭言◎

刀豆降气止呃逆，温中下气利肠胃。

刀豆饮

刀豆子 25 g，甘草 3 g，冰糖或蜂蜜适量。将刀豆子洗净，打碎，与甘草一起放砂锅中，加水适量，用大火煮沸后，改用小火煮沸，加冰糖或蜂蜜，调匀。

刀豆粥

刀豆 15 g，粳米 50 g，生姜 2 片。将刀豆子洗净，捣碎（或炒研末），与淘净的粳米、生姜一起放砂锅中，加水适量，用大火煮沸后，改用小火熬煮成稀粥。每日早晚餐，温热服食。

香薷刀豆粥

香薷 30 g，刀豆子 30 g，猪肝 60 g，粳米 60 g，葱、姜、香油、食盐少许。温水发香薷，猪肝切成小丁。香薷浸出液沉淀，过滤备用。香油下锅烧热，放入刀豆子、猪肝、香薷，煸炒后，再加黄酒、盐、葱、姜炒拌入味；粳米淘净，下锅加水，煮成稀粥后加刀豆、猪肝等原料，再煮片刻即可食用。

土豆炖刀豆

刀豆 1000 g，土豆 500 g，猪小排骨 500 g，花生油或豆油、花椒、八角、葱、姜、干红辣椒等适量。放油烧至油开，放入花椒、八角、辣椒，再放入排骨，放料酒、葱、姜、蒜、糖，后放入刀豆及土豆，加盐适量，放入清水至菜顶，烧开后调至中火，约 20 分钟后，放入味精 2 分钟，出锅即可。

炝刀豆

刀豆 300 g，精盐、味精、香油、红醋、葱、姜、花椒适量。将刀豆去两头及筋，洗净。葱、姜分别去皮，洗净切成丝。刀豆烫熟，冲凉，沥净，锅置火上，放入少许香油，下入花椒和葱、姜丝炸香，迅速起锅浇到刀豆上，淋适量红醋拌匀，拣去葱、姜丝炸香，装盘上席。

响油刀豆

刀豆捡干净，用开水烫熟，切段，摆盘。炒锅加热，酱油 3 大匙，清水 1 大匙，糖半大匙，盐 1/4 小匙至糖溶化，浇在刀豆上，蒜末铺在刀豆上，烧热沙拉油及麻油，至稍冒烟时即刻离火，淋在蒜末上即可。

刀豆猪腰汤

刀豆子 6 ~ 8 粒，猪腰 1 个。猪腰切块洗净，剔除白色筋膜以祛除异味，加刀豆、水适量，煮汤。食盐调味，饮汤吃猪腰。

小贴士

刀豆原产于西印度群岛，我国主产于四川、广东、广西、福建等地。刀豆能降气止呃，用于因胃气上逆所致各种呃逆；还能温中下气、利肠胃。刀豆蛋白具有较高的营养价值，在食品工业中具有较好的应用前景。

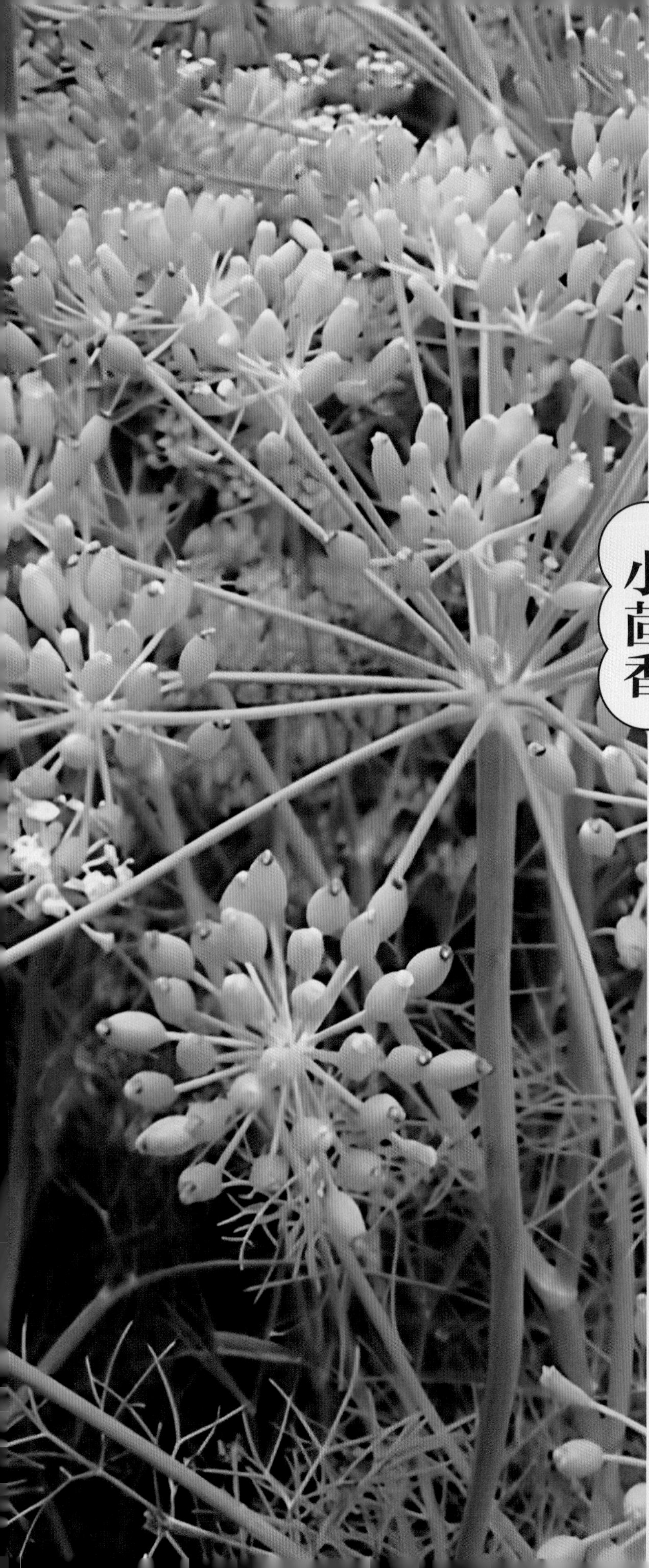

小茴香

【调味常备】

自从益智登山盟，王不留行送出城。
路上相逢三棱子，途中催趱马兜铃。
寻坡转涧求荆芥，迈岭登山拜茯苓。
防己一身如竹沥，茴香何日拜朝廷？

——明·吴承恩《西游记》

小茴香【调味常备】

◎ 来源

小茴香为伞形科植物茴香 *Foeniculum vulgare* Mill. 的干燥成熟果实。以粒大饱满、色黄绿、香气浓者为佳。

◎ 别名

茴香、香丝菜、蘹香、谷茴香、谷茴、土茴香、野茴香、谷香、香子、小香。

◎ 功效

散寒止痛，理气和胃。

◎ 性味归经

辛，温。入肝、肾、脾、胃经。

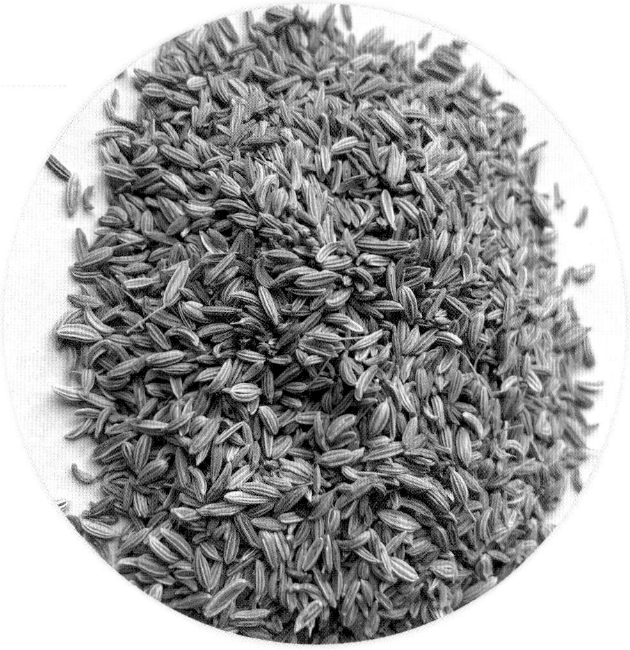

药食趣话

古时一到炎热的夏天，鱼和肉很容易坏掉而发出腐臭味。相传，一日华佗行医路过某地，一主妇便前去问有什么办法除去鱼、肉的臭腥味。华佗忙叫徒弟到田野山埂寻找小茴香。华佗以炭火将小茴香焙干磨成细粉，在鱼、肉上撒一些，主妇闻了闻，瞬间异味消失。华佗临走时交代煮食时加些白醋更美味，后来一传十，十传百，家家户户都用小茴香防臭除异味。

清朝末年，俄罗斯富商米哈伊洛夫乘船游览杭州西湖，突然疝气发作，痛得他捧腹大叫。这时，随行的俄罗斯医生束手无策，幸好船夫向他推荐了一位老中医。老中医用中药小茴香一两（30 克），研成粗末，绍兴黄酒送服，大约过了 20 分钟，他的疝痛奇迹般地减轻并很快消失。得知自己的疼痛是被小茴香治好的，米哈伊洛夫大呼神奇，此事一时也被传为佳话。

茴香精油用于腌渍食品，具有良好的抗菌和防腐作用，既可作为调料品使用，又可用作食用和日用香料。茴香醚是抗菌的有效成分，小茴香酮为樟脑异构体，茴香脑则是合成某些香料的原料。北非及地中海沿岸的希腊等国酒吧中流行一种茴香酒，含有茴香精油，香味浓郁独特，喝时加入水或冰块可在 1 秒之内使透明的酒液变浑浊呈乳白色。

营养成分

小茴香的营养价值很高，含蛋白质、脂肪、碳水化合物、钙、磷、铁、胡萝卜素、维生素 B_1 等。

营养成分	含量（每 100 g）	营养成分	含量（每 100 g）
热量	250 kJ	维生素 B_1	0.04 μg
镁	336 mg	维生素 E	0.7 mg
钠	79.6 mg	锌	3.46 mg
蛋白质	14.5 g	碳水化合物	55.5 g
维生素 B_2	0.36 mg	膳食纤维	33.9 g
钙	751 mg	磷	336 mg
脂肪	11.8 g	锰	3.14 mg
烟酸	7.1 mg	钾	1104 mg
铁	0.9 mg	硒	1.98 μg
铜	1.76 mg	维生素 A	53 μg
胡萝卜素	320 μg		

药理研究

杀菌、抑菌◎小茴香挥发油具有较好的杀菌、抑菌效果。

利胆◎小茴香能促进胆汁分泌。

保肝◎小茴香可抑制大鼠肝脏炎症，保护肝细胞，促进纤维化肝脏中胶原降解，逆转肝纤维化等作用。

利尿◎小茴香对肝硬化腹水大鼠总排尿量有明显促进作用。

抗癌◎小茴香中提取的植物聚多糖有抗肿瘤作用。

对中枢系统的影响◎小茴香油、茴香脑对青蛙有中枢麻痹作用。

调节胃肠机能◎小茴香油能降低胃的张力，随后又能刺激胃使之蠕动正常化，缩短排空时间。对肠则能增进张力及蠕动，促进气体的排出。

食疗方

疝气疼痛◎小茴香（炒）、桃仁各 10 g，共研细末，酒冲服（不饮酒者可用温开水代冲服）。

肝胃气滞、脘腹胁下胀痛◎小茴香 30 g，枳壳 15 g，微炒研末，每次服 6 g，温开水送下。

痛经◎小茴香、川芎、当归、香附各 10 g，淡吴茱萸 3 g，姜半夏、炒白芍各 12 g，延胡素、党参各 15 g，炙甘草 8 g。加水煎成 400 mL，每日 2 次温服。

胁下疼痛◎小茴香（炒）30 g，枳壳（麸炒）15 g。上为末，每服 9 g，盐汤调下。

胃痛、腹痛◎小茴香子、高良姜、乌药根各 6 g，炒香附 9 g。水煎服。

主治

寒疝腹痛、睾丸偏坠、痛经、少腹冷痛◎本品温散，能暖肝温肾、行气止痛，治疗寒凝肝脉之疝气疼痛、肝郁气滞之睾丸胀痛、妇人冲任虚寒之痛经等。

中焦虚寒气滞证◎本品温中散寒止痛，并善理脾胃之气而开胃、止呕，用于胃寒气滞之脘腹胀痛、呕吐食少等。

◎用量用法◎

煎服，3 ~ 6 g；外用适量。

◎食忌◎

阴虚火旺者慎用

◎药食铭言◎

散寒理气小茴香，除味增鲜厨常备。

按语

小茴香味辛、性温，入肝、肾、脾、胃经，能散寒止痛、理气和胃。用治中焦有寒之食欲减退、恶心呕吐、腹部冷痛及脾胃气滞之脘腹胀满作痛等。小茴香温和清香，为极佳的调味品。作为五香粉原料之一，常与大茴香一起使用，是家家户户必备的佐料，乃药食之上品。小茴香在中餐里基本用作炖料，主要用于卤、煮的禽畜菜肴或豆类、花生、豆制品等。西餐里其又叫百里香，红酒炖肉就要用到小茴香。意大利菜中将其加在香肠、意大利面酱、鱼及烘焙食物里。德国面包和饼干、波兰罗宋汤、英式汤、西班牙烘焙食物也常用小茴香。此外，以小茴香也可制成花草茶，具有温肾散寒、和胃理气的作用，对于饮食过量引起的腹胀，以及女性痛经有一定效果。

茴香粥

小茴香 10 g，大米 50 g，食盐适量。将茴香择净，水煎取汁，加大米煮粥，待熟时调入食盐，再煮一二沸即成。

胡椒茴香牛肉汤

胡椒 10 g，茴香 10 g，牛肉 500 g，大蒜 1 个。胡椒、大茴香洗净；大蒜洗净切节；牛肉挑去筋膜，洗净，切成大块。把全部用料放入锅内，加清水适量，大火煮沸后，小火煲 2 小时，调入酱油、味精即可，饮汤食肉、蒜。

小茴香炖羊肉

羊肉 500 g，小茴香 2 g，姜 5 g，八角 2 个，花椒 2 个，大葱 10 g，老抽 3 g，香菜 10 g。羊肉洗净切成 1.5 cm 见方的块，用开水氽净捞出，肉汤澄清，放肉，加老抽、大葱；把姜、八角、花椒、小茴香等作料装入布袋封口，放入汤内，将汤用微火炖 30 分钟，翻动，熟后加香菜、葱丝即可。

蓶菜小茴香猪肚汤

蓶菜 150 g，小茴香 6 g，猪肚 500 g，蜜枣 10 g，盐 5 g，淀粉 10 g。猪肚去肥脂，用盐、生粉拌擦，冲洗净，放入开水锅内略煮，取出过冷；蓶菜、小茴香洗净。把猪肚、小茴香、蜜枣放入开水锅内，大火煮沸后，小火煲 2 小时。最后，加入蓶菜煲片刻，加盐调味供用。

茴香炖猪心

猪心 1 个，小茴香 15 g。将猪心洗净剖开，把小茴香放入猪心内，用麻绳或棉线捆紧，放入碗内，置锅中蒸熟后食用，不放盐。分 2 次吃完，汤一同喝下。

茴香腰子

猪腰子 1 枚，小茴香 6 g，卤汁适量。在热锅内放入小茴香片刻，待脆后打成细末。将猪腰子撕去皮膜洗净，用尖刀从侧面划一条长约 3 cm 的口子，再向里扩展成三角形，然后塞入茴香末，并用麻绳将开口处缠紧待用；将锅置中火上，倒入卤汁，调好味，放入猪腰煮沸后约 30 分钟，即可起锅取出，解开绳子剖成两瓣，再除去腰臊切装盘即成。

小贴士

在我国，小茴香产地较广，主产宁夏西安镇、山西、内蒙古、甘肃、辽宁，以四川、陕西、宁夏所产为好。小茴香所含挥发油能促进肠胃蠕动和分泌，排肠内积气。多食茴香会损伤视力，不宜短期大量使用，每日应以 10 g 为上限。

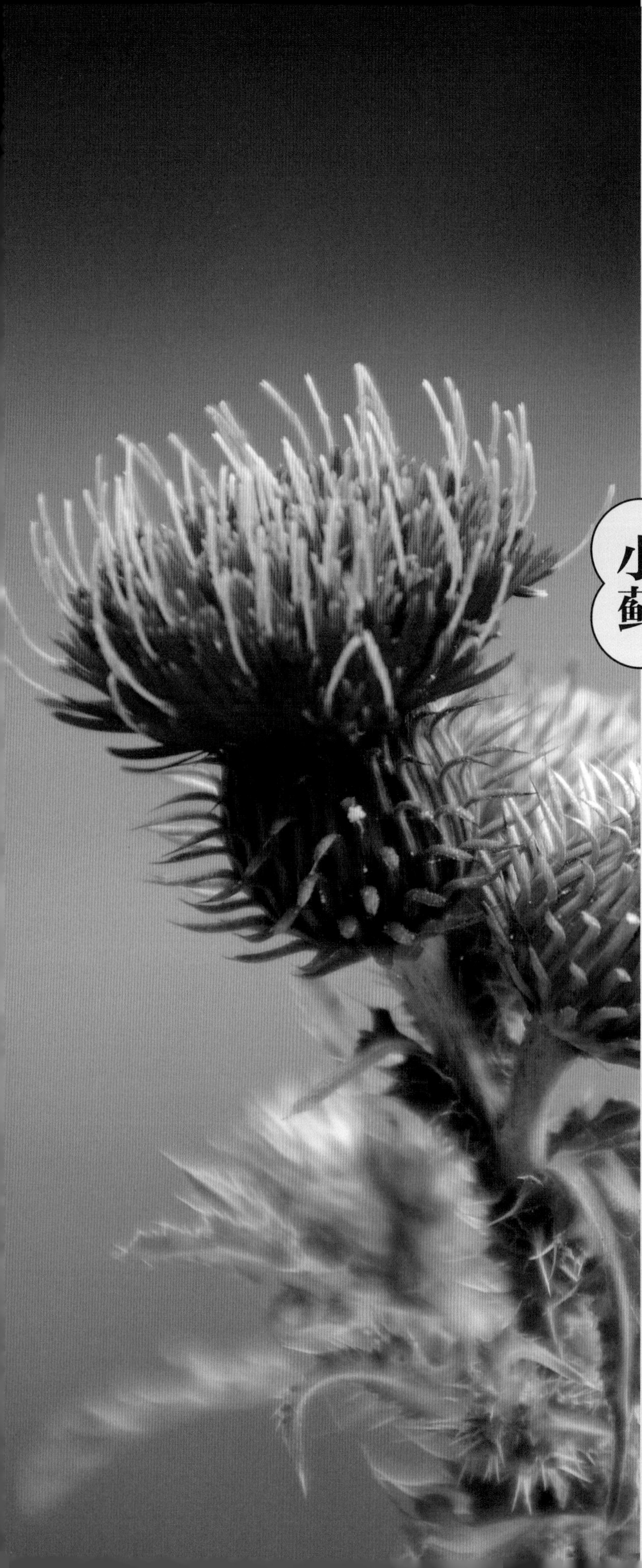

小蓟

【诗经嘉蔬】

小蓟则甘平胜，不甚苦，专以退热去烦，使火清而血归经，是保血在于凉血。

——清·赵其光《本草求原》

小蓟

【诗经嘉蔬】

◎ 来源

为菊科植物刺儿菜 *Cirsium setosum*（Willd.）MB. 的地上部分。以色绿、肥嫩、带有花序、无杂质者为佳。

◎ 别名

刺刺芽、刺菜芽、猫蓟、青刺蓟、千针草、刺蓟菜、刺儿菜、青青菜、萋萋芽、枪刀菜、野红花、刺角菜。

◎ 功效

凉血止血，散瘀解毒消痈。

◎ 性味归经

甘、苦，凉。归心、肝经。

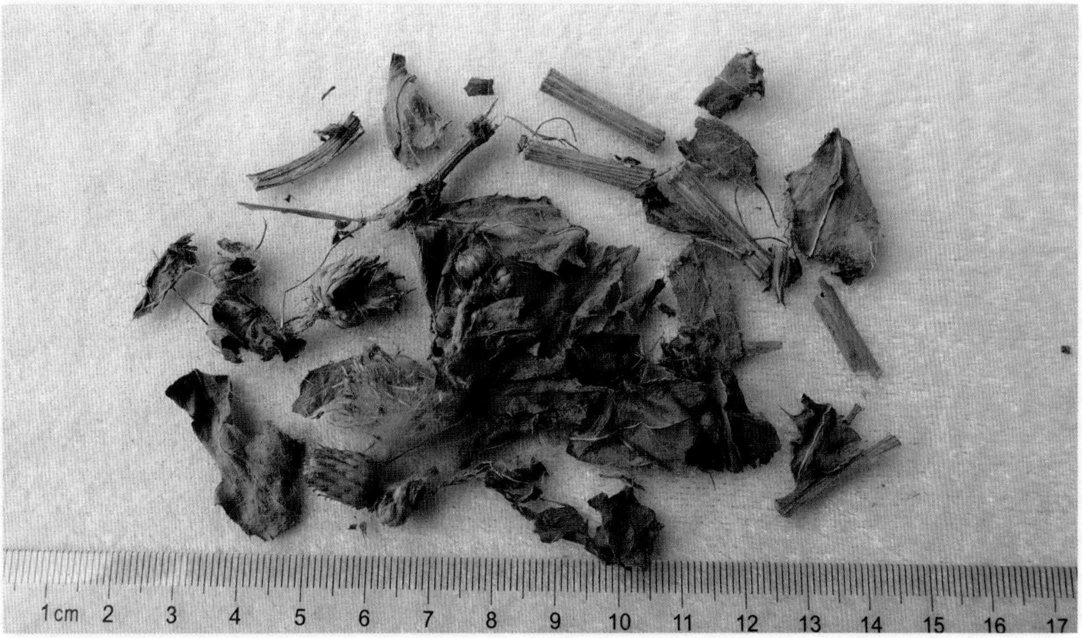

药食趣话

小蓟，又叫刺儿菜，是乡间地头的一种常见野菜。古代青黄不接时，食用小蓟可帮助贫困的人们缓解饥荒，故很多人对小蓟怀有深厚的感情。四月初长成的刺蓟，叶子青翠欲滴，花儿呈紫色或玫瑰色，阳光下点染于大地山野之间，如片片淡淡的紫云。英美诗歌中有把月亮比作小蓟，月光则像小蓟周围的绒毛轻柔而无声。

营养成分

小蓟主含生物碱、黄酮、三萜和简单酚酸，止血活性成分有刺槐素-7-鼠李糖苷、芸香苷、咖啡酸、绿原酸、原儿茶醛和蒲公英甾醇等。刺菜中胡萝卜素比豆类高1倍，比西红柿、瓜类高4倍，可加速皮肤细胞代谢，防止皮肤粗糙及色素沉着。

营养成分	含量（每100 g）	营养成分	含量（每100 g）
热量	38 kJ	维生素 B_1	0.04 mg
蛋白质	4.5 g	核黄素	0.33 mg
脂肪	0.4 g	烟酸	2.2 mg
碳水化合物	4.1 g	维生素C	44 mg
膳食纤维	1.8 g	维生素E	0.01 mg
维生素A	998 μg	钾	253 mg
胡萝卜素	2.2 μg	钠	0.2 mg
视黄醇当量	87 μg	镁	36 mg
钙	252 mg	锰	0.2 mg
铁	2.3 mg	铜	0.37 mg
锌	0.24 mg	磷	40 μg

药理研究

止血 ◎ 小蓟能收缩血管，增加血小板数，并促进血小板聚集，从而加速止血。

抑菌 ◎ 小蓟煎剂对白喉杆菌、肺炎球菌、溶血性链球菌、金黄色葡萄球菌、铜绿假单胞杆菌、伤寒杆菌等都有一定的抑制作用。

其他 ◎ 小蓟尚能降脂、利胆、利尿、强心、升压等。

主治

血热出血证 ◎ 本品性寒凉，善清血分之热而凉血止血，无论血热妄行之吐、咯、衄血，还是便血崩、漏等皆可选用。

热毒痈肿 ◎ 本品能清热解毒、散瘀消肿，用治热毒疮疡初起之肿痛。

◎用量用法◎

煎服，10 ~ 15 g，鲜品加倍。外用适量，捣敷患处。

◎食忌◎

脾胃虚寒者忌服

◎药食铭言◎

凉血止血萋萋菜，开胃下食有小蓟。

食疗方

血热吐血、口干而渴 ◎ 鲜藕、鲜地黄、鲜小蓟根、鲜牛蒡根各等分。绞汁，每次1杯，加蜂蜜1匙，搅和均匀，不拘时少少饮之。

疔疮 ◎ 小蓟鲜全草30 g，水煎服；另用小蓟鲜根和冷饭、食盐少许，捣烂外敷。

祛瘀止血 ◎ 小蓟（全草）、益母草各60 g。加水煎汤，去渣再煎至浓稠服。

尿急、尿痛、尿血 ◎ 小蓟、生地黄、藕节、炒蒲黄、滑石、当归、木通、栀子、甘草、淡竹叶各等量，研成粗粉，每次15 g，水煎服，每日2次。

暑热烦闷、呕吐、血痢 ◎ 小蓟鲜叶洗净，捣汁加白糖饮，每次300 ~ 500 mL。

传染性肝炎 ◎ 小蓟干根30 g，或鲜品60 g。水煎去渣，加白糖适量服，每日2次。儿童酌减。

肺痈 ◎ 鲜小蓟、金银花各60 g。水煎服。

流产后出血不止 ◎ 小蓟、益母草鲜品各100 g，水煎服。

衄血、尿血 ◎ 鲜小蓟、仙鹤草各15 g。水煎服。

妇人阴痒 ◎ 小蓟煎汤，日洗3次。

腮腺炎 ◎ 鲜小蓟根适量，醋少许共捣取汁，涂患处。

按语

小蓟苦凉，入血分，能凉血止血、散瘀解毒消痈。《本草纲目拾遗》谓其能“清火、疏风、豁痰，解一切疔疮痈疽肿毒”。《日华子本草》曰：“小蓟根凉，无毒，治热毒风并胸膈烦闷，开胃下食，退热，补虚损。苗，去烦热，生研汁服。小蓟力微只可退热，不似大蓟能补养下气。”小蓟用来食用，早在《采薇》中就载有“采薇采薇，蓟蓟芽嫩，采之焯之，晾干储存。以为冬菜，浸之切碎，豆沫掺和，中火煮之。盛之碗中，清香诱人，食之味佳，菜汤淳润”。采集小蓟幼苗入沸水锅焯一下，捞出洗去苦味，可制成多种菜肴，炒食、做汤均可，能开胃下食。

美食天地

蒜蓉刺儿菜

小蓟 500 g，蒜蓉、精盐、味精、葱花、植物油各适量。小蓟幼苗去杂洗净，放入沸水锅焯一下，捞出挤干水，切成段。炒锅上火，放油烧热，下葱花煸香，投入刺儿菜、精盐、味精，炒至入味，再放入蒜蓉调匀即可。

小蓟焖田螺

田螺 750 g，鲜小蓟 50 g，生姜 30 g，花生油、花椒、料酒、酱油、细盐、味精各适量。小蓟洗切备用，生姜去皮切丝待用，田螺用碱水洗一下，杀死上面的微生物，放入盐水中腌 10 分钟，使其吐去黏沫，再用清水冲洗干净，用刀背砸去田螺顶尖。锅内放花生油，旺火烧热，放花椒炸出香味后加入小蓟、姜丝、料酒、酱油、细盐煸炒一下，放入田螺，加上清水，用小火焖 15 分钟，出锅前加上味精盛入盘内，使针挑出田螺肉食用。

刺儿菜粥

粳米 100 g，小蓟 100 g。将小蓟择洗干净，入沸水锅焯过，冷水过凉，捞出细切。粳米淘洗干净，用冷水浸泡 30 分钟。取砂锅加入冷水、粳米，先用旺火煮沸，再改用小火煮至粥将成时，加入小蓟，待滚，用盐、味精调味，撒上葱末，淋上香油，即可。

小蓟车前草粥

小蓟 15 g，车前草 30 g，大枣 10 枚，大米 50 g。将小蓟和车前草一起入锅，加适量的清水煎煮取汁，再用此药汁同大米、大枣一起煮粥，米熟即成。

小贴士

我国大部分地区均产，中欧、东欧、俄罗斯东部、日本、朝鲜等地区亦有分布。秋季采根，除去茎叶，洗净鲜用或晒干切段用；春、夏采幼嫩的全株，洗净鲜用。

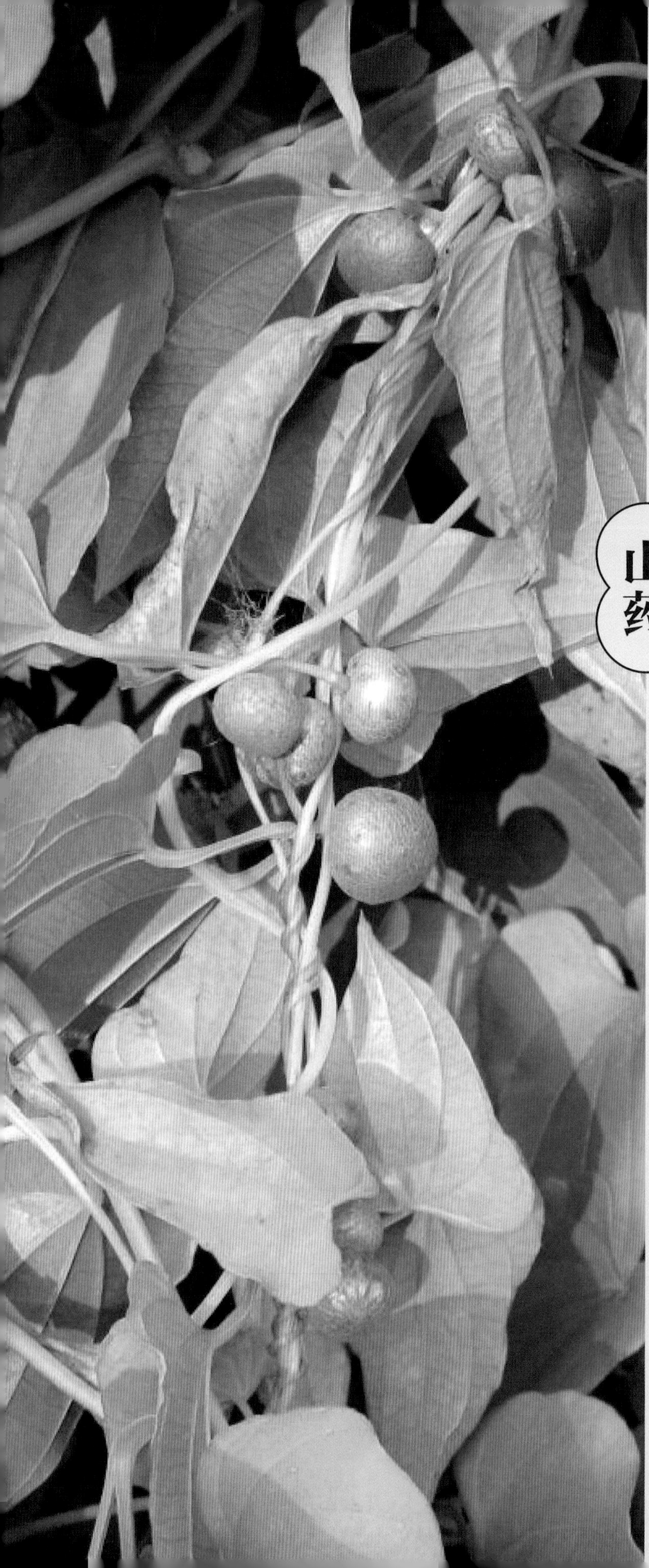

山药

【长寿仙】

高梧策策传寒意，叠鼓冬冬迫睡期。
秋夜渐长饥作祟，一杯山药进琼糜。

——南宋·陆游《秋夜读书每以二鼓为节》

山药【长寿仙】

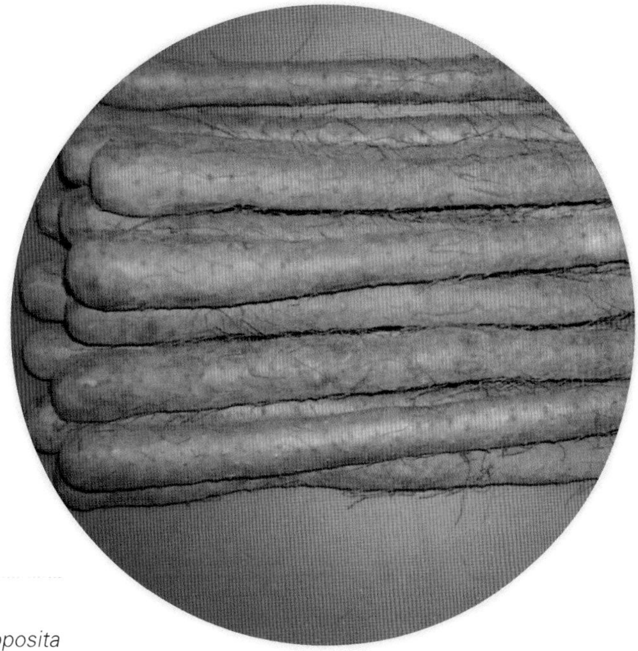

◎ 来源

为薯蓣科植物薯蓣 *Dioscorea opposita* Thunb. 的根茎。以质坚实、粉性足、色洁白者为佳。

◎ 别名

怀山、薯蓣、薯药、山芋、长薯、大薯、佛掌薯。

◎ 功效

益气养阴，补脾肺肾，固精止带。

◎ 性味归经

甘，平。归脾、肺、肾经。

药食趣话

山药在我国历史悠久，早在周朝时期就已有种植。山药原名薯蓣，因避讳唐代宗李豫之名，故改为称薯药。至宋代因宋英宗名赵曙，为避讳又改名为山药。另有传说在河南民间，山药叫“山遇”。相传古代列国混战时，一队人马被围困在深山中，只能坐以待毙。危难之际，在山沟处发现了一种藤本植物，其根为薯块状，不但可以吃，还有甜味。士兵吃后精神振作，大举反攻，取得了胜利。他们就把这种在山里遇到的救命植物称作“山遇”。

山药风味独特，营养丰富，为当今世界绿色保健食品之王。我国秦汉之前就把山药视同地瓜，当成主食食用，历来也是人们喜爱的餐桌美味和滋补佳品。许多古代文人墨客对其也倍加青睐，如宋代司马光的《求夢蓣苗》、梁江淹的《薯蓣颂》。陈达叟在《玉延赞》中赞道“山有灵药，绿于先方，削数片玉，清白花香”，唐朝诗圣杜甫的诗中也有“充肠多薯蓣”的名句。明代朱熹以“欲赋玉延（山药）无好语，羞论蜂蜜与羊羹”来盛赞山药之色如玉、香似花、甜赛蜜、味胜羹，可见山药确为千古以来的美味佳肴。因山药融美食、保健、美容、强身于一体，故素有“天然人参”之美称，外国人亦称之为“中国小人参”，在日本享有“林野山珍”之美誉。现今用山药已可做成上百种美食，山药熬制成各种米粥，有很好的补养和保健效果；粤桂两广和中国台湾、日本、越南等地把山药作粮食菜使用，尤其是冬春季节，多作火锅料之一，或与猪骨熬汤食用，深受人们喜爱。山药在药用、食用、保健、美容等领域的开发前景广阔。

营养成分

山药含皂苷、黏液质、淀粉酶、胆碱、淀粉、糖类、蛋白质、氨基酸、多酚氧化酶、维生素 C、甘露聚糖、植酸等。山药黏液多糖物质可与无机盐类结合形成骨质，保持软骨弹性。山药不含脂肪，其所含黏液蛋白能预防血管脂肪沉积，防止动脉过早硬化。

营养成分	含量（每 100 g）	营养成分	含量（每 100 g）
热量	234 kJ	食物纤维	0.8 g
维生素 A	7 μg	烟酸	0.3 mg
钠	18.6 mg	锌	0.27 mg
蛋白质	1.9 g	糖类	11.6 g
维生素 B_1	0.05 mg	维生素 E	0.24 mg
钙	16 mg	磷	34 mg
脂肪	0	维生素 C	5 mg
维生素 B_2	0.05 mg	钾	213 mg
铁	0.3 mg	硒	0.55 μg

药理研究

调节胃肠 ◎ 山药中的粗纤维、淀粉（酶）可刺激胃、肠道运动，增强小肠吸收。

增强免疫 ◎ 山药富含多糖，能增强白细胞吞噬功能，对促进特异性免疫和非特异性免疫功能均有较好作用。

调节血糖 ◎ 山药富含淀粉酶能水解淀粉，能促进前列腺素的分泌、合成，故有降低血糖、尿糖作用。山药还能有效缓解糖尿病引起的各种并发症。

主治

脾胃虚弱、食少体倦、泄泻等 ◎ 本品益气补脾，滋养脾阴，对于脾气虚弱或气阴两虚者皆可应用。对于慢性久病或病后虚弱羸瘦，需要营养调补者，则为佳品。

肾虚证 ◎ 本品补肾气、滋肾阴，用于腰膝酸软、夜尿频多或遗尿、滑精早泄、女子带下清稀等症。

肺虚痰喘久咳 ◎ 本品既补肺气，又滋肺阴，作用虽较平缓，但其又能脾肺气阴双补，达到培土生金的效果。

消渴气阴两虚 ◎ 本品平补脾肺肾之气阴两虚，故历来是医家和民间治疗消渴病的要药。

食疗方

咳喘 ◎ 鲜山药 120 g，甘蔗汁 200 mL，将山药去皮蒸熟，捣泥，兑入甘蔗汁和匀加热服用。

慢性腹泻 ◎ 山药 50 g，煮熟，与烤焦的馒头片同食。

带下 ◎ 山药 30 g，生龙骨、生牡蛎各 18 g，海螵蛸 12 g，茜草 9 g，水煎服，每日 1 剂。

消渴 ◎ 山药 30 g，黄芪 15 g，葛根 10 g，知母 10 g，天花粉 10 g，生鸡内金 6 g，五味子 9 g，水煎服，每日 1 剂。

小便多、滑数不尽 ◎ 生山药、茯苓各 50 g，益智 30 g，共研细粉，瓶贮备用。每服 6 g，米汤调下，日服 3 次。

润肤养颜 ◎ 山药 50 g，核桃仁 20 g，大枣 10 g，小米 30 ~ 50 g。加水适量，煮至米烂汤黏，代粥佐餐。

◎用量用法◎

煎服 10 ~ 30 g，大量 60 ~ 250 g，研粉吞服，每次 6 ~ 10 g，养阴宜生用，补气健脾宜炒用。

◎食忌◎

湿盛中满或有积滞者不宜单独用。

◎药食铭言◎

上品山药美味仙，营养塑身又延年。

按语

山药味甘性平，既能补气，又可养阴，为益气养阴，平补三焦良药。适用于肺、脾、肾气阴不足证，且兼涩性，略带有收敛作用。山药富含丰富的营养成分，亦药亦蔬，老少皆宜，乃药食兼用之上品。人们将药食配伍，通过“拌”“炝”“炒”“炖”“焖”“烤”，巧妙烹饪，可做成各种山药佳肴。经常食用山药，不仅香美可口，且能补益，强身健体，延年益寿。

山药富含纤维，食后会产生饱胀感从而控制食欲，山药所含热量低，不含脂肪，是一种天然纤体美体食品。

茯苓山药膏

配料有低聚果糖、茯苓、山药、薏苡仁、山楂、鸡内金。

温水冲服，建议每日 1~2 次，每次 10~20 g。以 1∶10 的温水稀释兑匀后饮用。

山药芝麻糊

山药粉 20 g，黑芝麻粉 120 g，鲜奶 250 g，冰糖适量。山药粉加入黑芝麻和鲜奶，以小火煮开搅拌成糊，加入冰糖即可。

虎皮山药

山药 250 g，细豆沙 50 g，面粉 100 g，干淀粉 6 g，菜油 24 g，蜂蜜 12 g，白糖 50 g。将山药洗净蒸熟，剥皮压成泥，掺面粉揉成团，揪成枣大的小块，逐个包上豆沙，搓成 50 cm 长食指粗的条状，蘸上干淀粉。再起炒勺加油，烧七成热，逐个地下山药条，炸透呈金黄色捞出。勺中余少量油，加入蜂蜜沸开，添水 50 g，加白糖化开，见鱼眼泡时，倒入山药条，迅速颠翻裹匀蜜汁即成。

山药茯苓包子

山药粉、茯苓粉各 50 g，面粉 200 g，发粉 15 g，白糖 20 g，猪油 2 小勺，枣泥 400 g。将山药粉、茯苓粉加适量水浸泡成糊，蒸 30 分钟后，调入面粉，加上发粉发面。用白糖、猪油、枣泥调成馅，包成包子。

山药萝卜粥

山药 12 g，白萝卜 12 g，大米 50 g。把萝卜洗净，切 3 cm 见方的块，大米、山药洗净放入锅内。在锅内加水 1000 mL，大火烧沸，再用小火煮 45 分钟即成。

山药莲子粥

山药 100 g，莲子 12 枚，糯米 100 g。将山药去皮、洗净，切成小块；糯米、莲子煮粥，五成熟时加入山药块，再煮至粥熟即成。

山药枸杞炖牛肉

枸杞子 10 g，山药 600 g，牛肉 500 g，盐 2 小匙。牛肉切块、洗净汆烫捞起再冲净 1 次，山药削皮洗净切块。将牛肉盛入煮锅，加 7 碗水以大火煮开，再转小火慢炖 1 小时。加入山药、枸杞子，续煮 10 分钟，加盐调味即可。

山药炖鸡汤

山药 250 g，胡萝卜 1 根，鸡腿 1 只，盐 5 g。山药、胡萝卜洗净切块；鸡腿剁块，沸水中滚烫，捞出冲净。鸡肉、胡萝卜先下锅，加水至盖过材料，以大火煮开后转小火慢炖 15 分钟。加入山药转大火煮沸，转小火续煮 10 分钟，加盐调味即可。

小贴士

在我国，山药产于华东、华南、华中等地，但主产于河南，古今均以河南怀庆府一带（今河南修武、武陟以西，黄河以北地区）为最上乘，特称“怀山药”。怀山药粉性足，质坚实，颜色白，体粗直，搓而不裂，煮之不烂，蒸而不缩，补益效力较好。其上品为“铁棍山药”。

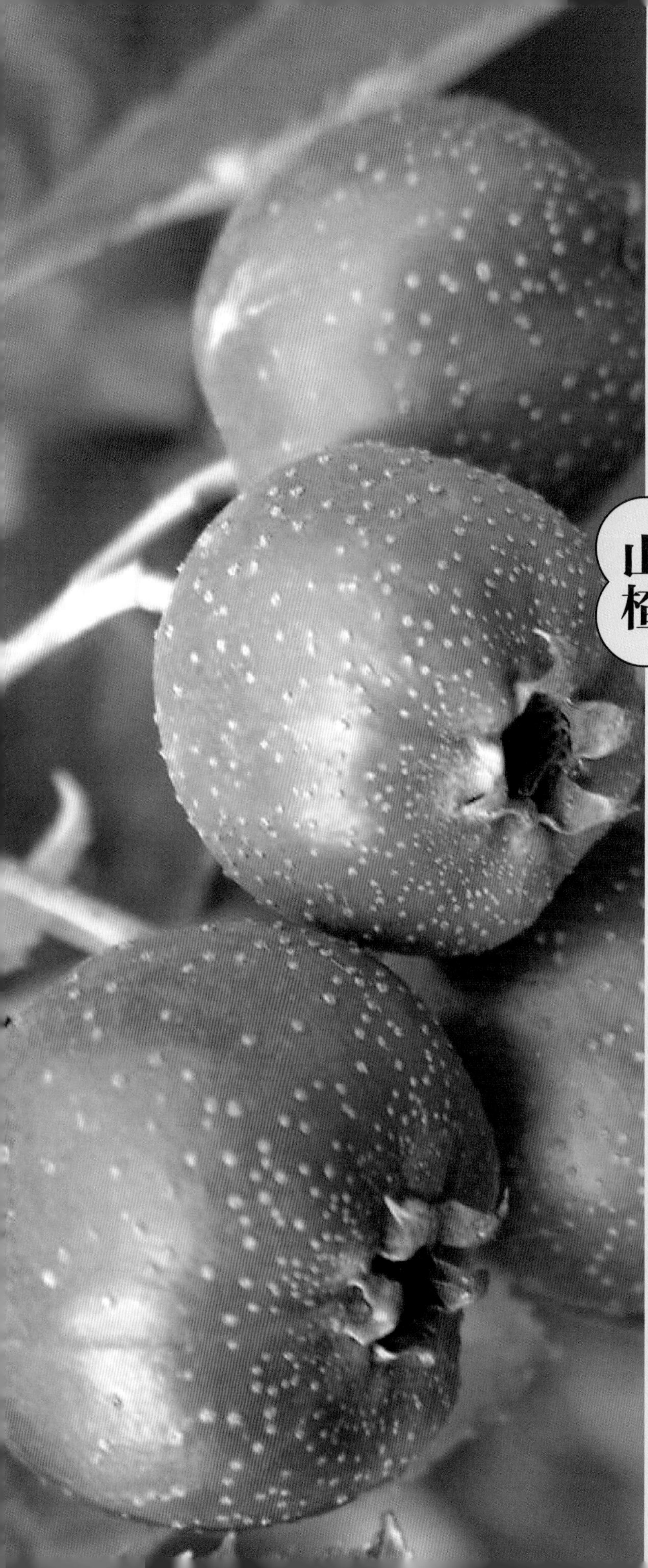

山楂

【长寿红丹】

草阁柴扉星散居，浪翻江黑雨飞初。
山禽引子哺红果，溪友得钱留白鱼。

——唐·杜甫《解闷十二首》

山楂

【长寿红丹】

◎ **来源**

为蔷薇科植物山里红 *Crataegus pinnatifida* Bge.var.*major* N.E.Br. 或山楂 *C.pinnatifida* Bge. 的成熟果实。以个大、片形匀、皮红棕色、肉质厚者为佳。

◎ **别名**

山里红、胭脂果、红果、海红、酸梅子、山梨、酸查、鼠查、赤瓜实、赤枣子。

◎ **功效**

消食健胃，行气散瘀，化浊降脂。

◎ **性味归经**

酸、甘，微温。归脾、胃、肝经。

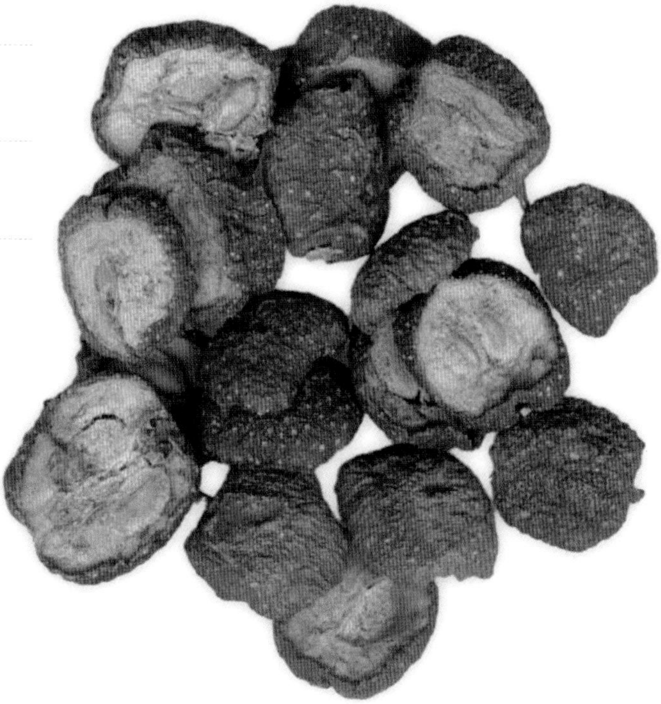

药食趣话

《吕氏春秋》记载有关山楂的一则趣事：春秋时期，齐国的闵王曾因腹胀、厌食而卧床不起，大臣请来了宋国名医文挚。一开始，文挚一本正经地做了望、闻、问、切等检查，但一药未开就拂袖而去。复诊时，这个小国来的医生竟然连个招呼都不打，穿着鞋子就登上了病榻。闵王见状十分恼火，但为了治病，只得暂且忍气吞声。谁料文挚目中无人，得寸进尺，居然还敢鞋踏龙袍，口出粗言，讥讽闵王。齐闵王最后忍无可忍，狂怒地挣扎着爬起来预骂文挚，结果嘴一张，哇地一声吐出一大堆又酸又臭的积食。正当他欲下令将文挚治罪时，众人齐来劝阻。原来事前文挚与大臣们有约，只有想方设法激怒闵王呕吐，方可下药根治其重症。见闵王已吐，此时文挚才松了口气，诚恳地下床跪拜请罪。此时闵王觉肚子舒服了许多，接着文挚开了药方：山楂一两，煎浓汤服，每日一剂。闵王连服三日，身体全然康复。

山楂是我国特有的珍贵资源。晋代葛洪《西京杂记》记载："初修上林苑，群臣远方各献名果异树，亦有美名，以标奇丽……查三，蛮查，羌查、猴查等。"其中很多名称都是指山楂。山楂树枝干曲折，山楂花白，山楂果小而红。僧人知一曾作《吟山楂》："枝屈狰狞伴日斜，迎风昂首朴实无华。从容岁月带微笑，淡泊人生酸果花。"相传，乾隆皇帝吃过山楂后赞誉"酸味胜过隔年醋，清肠消腻果中王"。《救荒本草》中也有山楂作食用记载。现如今一首耳熟能详的《冰糖葫芦》唤起了多少人儿时的记忆，"都说冰糖葫芦儿酸，酸里面它裹着甜，都说冰糖葫芦儿甜，可甜里面它透着那酸……"随着食品加工业的发展，目前已将山楂加工成数十种食品，深受消费者欢迎，如山楂片、山楂卷、山楂糕、红果脯、红果酱、红果沙拉、果丹皮、山楂汁、山楂酒、冰糖葫芦、红果罐头等。

营养成分

山楂中含有黄酮类、内酯、糖类、脂肪、钙、磷、铁等，还有多种维生素、山楂酸、酒石酸、柠檬酸、苹果酸等有机酸。

营养成分	含量（每 100 g）	营养成分	含量（每 100 g）
维生素 A	8 μg	锌	0.02 μg
钠	0.9 mg	磷	24 mg
维生素 B_1	0.02 mg	钾	299 mg
钙	162 mg	硒	1.22 μg
维生素 B_2	0.01 mg	维生素 E	7.32 mg
铁	0.8 mg	铜	0.11 mg
维生素 C	19 mg	镁	19 mg
胡萝卜素	0.05 mg	蛋白质	0

药理研究

心血管系统 ◎ 扩张血管，增加冠脉流量，降压，强心，对心肌缺血具有保护作用，对老年性心脏病有益。

抗肾缺血再灌注损伤 ◎ 山楂叶总黄酮能明显减轻肾缺血再灌注损伤从而有效改善肾功能。

抗氧化 ◎ 山楂总黄酮能提高组织中抗氧化酶的活性，能阻断或减少自由基生成，延缓衰老。

促消化 ◎ 山楂可促进消化酶分泌，同时能调节胃肠功能。

提高免疫功能 ◎ 山楂注射液对小鼠体液免疫及细胞免疫均有促进作用。

抗病原微生物 ◎ 山楂含延胡索酸、熊果酸等多种有机酸，体外对金黄色葡萄球菌和大肠杆菌有杀灭作用。

抗癌 ◎ 山楂提取物对人胚肺 2BS 细胞有抑制作用。

主治

饮食积滞 ◎ 本品酸甘，善消食化积，治各种饮食积滞，尤为消化油腻肉食积滞之要药。

泻痢腹痛、疝气痛 ◎ 本品入肝经，能行气散结止痛，炒用兼能止泻止痢。

瘀阻胸腹痛、痛经 ◎ 本品性温，兼入血分，能通行气血，有活血祛瘀止痛之功。

食疗方

肉食积滞 ◎ 鲜山楂果 10 个左右生吃，或取山楂 30 ~ 45 g，水煎服。

肥胖 ◎ 取山楂 20 g，荷叶 15 g，煮沸代茶饮，每日 1 剂，疗程不限。

高血压、高脂血症 ◎ 取山楂、菊花各 10 g，决明子 15 g，煮沸代茶饮，每日 1 剂，连服 3 个月。

动脉硬化、冠心病 ◎ 山楂 30 g，加水适量煎煮，白糖调味，每日 1 剂，疗程不限。

鼻窦炎 ◎ 山楂 9 g，辛夷 10 g，苍耳 8 g，甘草 6 g，代茶饮。

产后瘀血腹痛 ◎ 山楂肉 30 g，五灵脂、蒲黄各 10 g，水煎，加红糖 30 g，每日 1 剂，每日 2 次，黄酒送服。

痛经 ◎ 山楂片 20 g，乌药 15 g，浸于 60 度白酒内，7 日后饮用。每日 2 次，每次 3 小盅。

腹泻 ◎ 山楂、五味子适量炒焦研细末，红糖水送服。每次 10 g，每日 3 次。

◎用量用法◎

煎服，10 ~ 15 g，大剂量 30 g。生山楂、炒山楂多用于消食散瘀；焦山楂，山楂炭多用于止泻痢。

◎食忌◎

胃、十二指肠溃疡患者、血脂偏低者、脾胃虚弱者、龋齿患者、孕妇慎服。

◎药食铭言◎

酸酸甜甜美红丹，降脂减肥人人爱。

按语

山楂味酸、甘，性微温，归脾、胃、肝经。可消食化积、行气散瘀，适用于饮食积滞、泻痢腹痛。现代还可治疗冠心病、高血压、高脂血症、细菌性痢疾等。山楂不仅药用价值高，更是人们理想的“长寿食品”。山楂含有大量的山楂酸、柠檬酸等有机酸，可用于消化油腻肉食积滞。山楂味酸而能生津止渴，山楂糕口感酸甜绵软而令人回味无穷。山楂酒则是带有酸甜口感又有果香的优质保健酒。山楂、大米一起煮粥食用，既可助消化，又可辅助抗癌。家中炖牛肉适当放几粒山楂，则不仅牛肉容易炖烂且味道极为鲜美。

山楂荷叶茶

鲜山楂 15 g，荷叶半张。将山楂洗净，切碎；荷叶洗净，切成小方块，与切碎的山楂同入锅中，加水适量，浓煎 2 次，每次 15 分钟，合并 2 次煎液，即可饮用。

山楂鲤鱼蛋

鲤鱼 1 条，鲜山楂片 25 g，鸡蛋清 2 个，料酒、葱段、姜片、精盐、白糖适量，面粉 150 g。将鲤鱼去鳞、鳃及内脏，洗净切块，烹入料酒，精盐渍 15 分钟；将面粉加入清水和白糖适量，打入鸡蛋清搅成糊备用。将鱼块下入糊中浸透，取出后蘸上干面粉，放入爆过姜片的温油锅中翻炸 3 分钟捞起；山楂片放入少量水，上火煮溶，加入调料及生面粉糊少量，制成芡汁，加入炸好的鱼块煮 15 分钟，撒上葱段、味精即可。佐餐食用。

山楂牛肉菠萝盅

山楂 5 g，甘草 2 g，菠萝 1 个，牛肉 80 g，竹笋 10 g，甜椒 5 g，洋菇 5 g，姜末 3 g，西红柿适量。菠萝洗净，切成两半，挖出果肉，做成容器备用；山楂、甘蔗熬煮后，滤去汤汁备用。菠萝果肉榨橙汁，加西红柿酱、汤汁，煮成醋汁，最后淋在炸熟的牛肉上。另起油锅，将备好的姜末、竹笋、甜椒等与牛肉拌炒，装入菠萝盅即可。

山楂粥

山楂 50 g，糙米 100 g。将山楂洗净，切对半；糙米洗净入锅，加水煮至米半熟时，再放入山楂继续煮成粥，即可。

丁香酸梅汤

丁香 5 g，乌梅 100 g，山楂 20 g，陈皮 10 g，桂皮 30 g，白砂糖 500 g。将乌梅、山楂洗净后，逐个拍破，同陈皮、桂皮、丁香一道装入纱布袋中，扎口。将洁净锅放火上，注入清水约 5000 mL，把药包投入水中，用旺火烧沸，再转用小火熬约 30 分钟，离火后，静置沉淀约 15 分钟，滤出汤汁，加入白砂糖溶化，过滤后即成。

桃仁山楂露

新鲜山楂 1000 g，桃仁 60 g，蜂蜜 250 g。将鲜山楂洗净，用刀背拍碎，同桃仁放入锅中，水煎 2 次，去渣取汁，加入蜂蜜，加盖，隔水蒸 1 小时，离火冷却，装瓶即可。每日 2 次，每次 1 勺，早晚饭后用开水冲服。

芹菜山楂粥

芹菜、粳米各 100 g，山楂 20 g。把粳米淘洗干净，山楂切片，芹菜切颗粒。粳米放入锅内，加清水 1000 mL，大火上烧沸，再小火煮 30 分钟，下入芹菜、山楂，再煮 10 分钟即成。

小贴士

在我国，主产于河南、山东、河北等地，以山东产量大，质佳。

山楂含糖量及有机酸含量均比苹果、梨高，口感酸甜、营养丰富，维生素 C 含量、钙含量均高，是老年人延年益寿佳品。

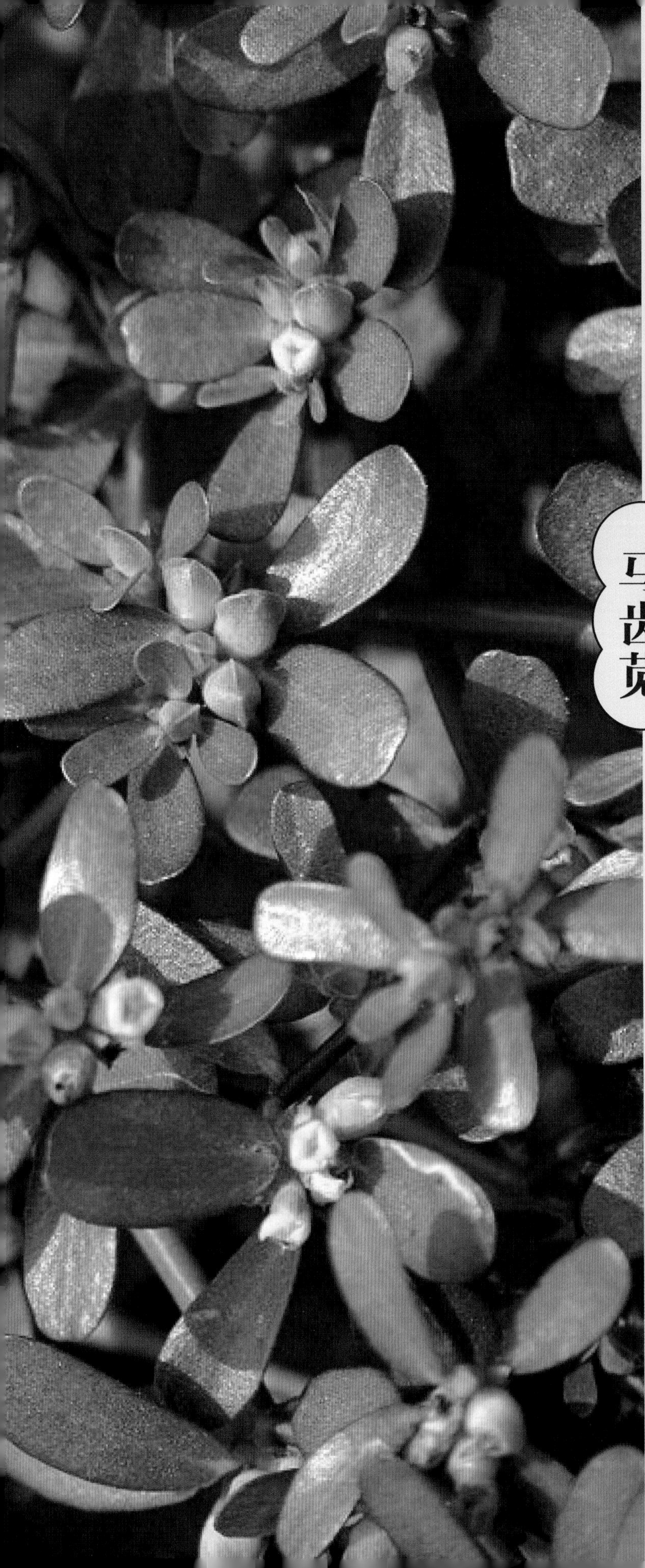

马齿苋

【长寿菜】

易称红苋美柔英，
夬决穷阴日旅辰。
不以色红为贵尚，
何因赤苋有仙人。
——宋·史绳祖《红苋》

马齿苋【长寿菜】

◎ 来源

为马齿苋科植物马齿苋 *Portolaca oleracea* L. 的干燥地上部分。以肥壮、酸味浓、无杂质者为佳。

◎ 别名

长命菜、长寿菜、五行草。

◎ 功效

清热解毒，凉血止血，止痢。

◎ 性味归经

酸，寒。归肝、大肠经。

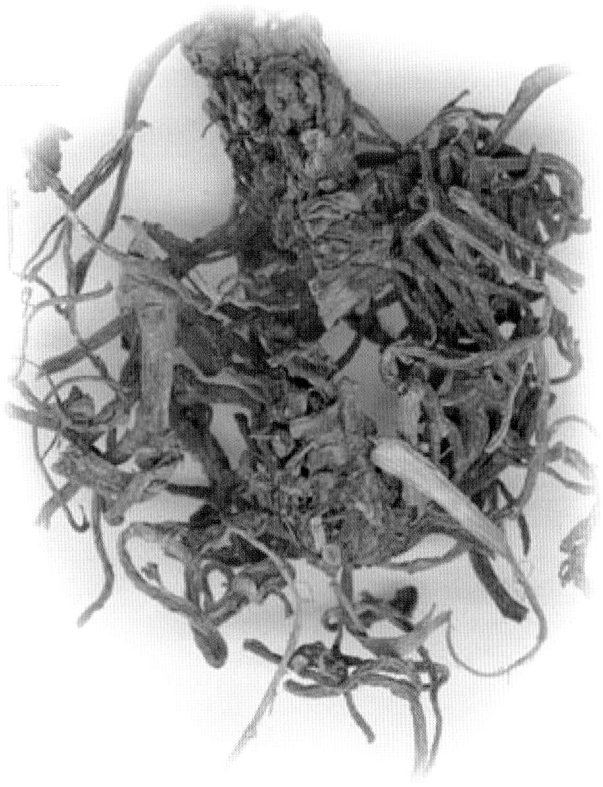

药食趣话

我国上古神话传说中最著名的射手是羿。据说，羿善射，无论是高处的、远处的、动的、细小的，都百发百中。尧之时，十日并出。焦禾稼，杀草木，而民无所食。羿奉命射掉了危害人类的十个太阳和六种可怕的野兽。羿射下了十日之中的九日，最后一日躲在马齿苋下幸存了下来。太阳为了报答马齿苋的救命之恩，从此以后无论多么热的天气，太阳都晒不死马齿苋。

马齿苋在民间也被称为长寿菜。杜甫在其《园官送菜》诗里，曾提到了马齿苋这种野菜："苦苣刺如针，马齿叶亦繁。青青嘉蔬色，埋没在中园……乃知苦苣辈，倾夺蕙草根，又如马齿盛，气拥葵荏昏。" 吴承恩的《西游记》里也有一道野菜宴——浮蔷马齿苋。喜爱野菜的南京人对马齿苋也情有独钟，"春八鲜"就有马齿苋一席之地。马齿苋干品泡发后可做马齿苋包子、饺子、煎饼、糕点等。欧洲和美国的一些食品店有马齿苋色拉、马齿苋三明治、马齿苋酱等。我国以马齿苋为主要原料生产的速冻及罐头食品，在国际市场上也十分畅销。

营养成分

马齿苋含有蛋白质、脂肪、糖、粗纤维、钙、磷、铁等多种营养成分，还含有大量去甲肾上腺素和有机钾盐。去甲肾上腺素能调节人体内糖代谢，钾盐能保护心脏。

营养成分	含量（每 100 g）	营养成分	含量（每 100 g）
核黄素	0.11 mg	铁	1.5 mg
脂肪	500 mg	胡萝卜素	2.23 mg
烟酸	700 mg	维生素 B_1	0.03 mg
纤维素	700 mg	维生素 B_2	0.11 mg
铁	1.50 mg	维生素 C	23 mg
蛋白质	2300 mg	磷	56 mg
糖类	3 g	维生素 P	0.7 mg
		钙	85 mg

药理研究

调节糖代谢 ◎ 马齿苋含有丰富的去甲肾上腺素，能促进胰岛素分泌，降低血糖浓度，维持血糖恒定。

保护心血管 ◎ 马齿苋含有多不饱和脂肪酸，能抑制人体内血清胆固醇和三酰甘油的生成，预防心脏病。

利水血压 ◎ 马齿苋含有大量的钾盐，有良好的利水消肿作用；钾离子还可直接作用于血管壁上，使血管壁扩张，阻止动脉管壁增厚，起到降压作用。

杀菌消炎 ◎ 马齿苋对痢疾杆菌、伤寒杆菌和大肠杆菌有较强的抑制作用，素有“天然抗生素”之称。

防止癌变 ◎ 马齿苋所含微量元素硒有阻止自由基产生和细胞膜脂质过氧化的作用，同时刺激免疫球蛋白和抗体的产生，抑制肿瘤 DNA 合成，促其凋亡。

主治

热毒血痢 ◎ 本品寒凉质滑，酸而能收，走大肠，清热解毒，凉血止痢，为治痢疾的常用药物，单用即效。

热毒疮疡 ◎ 本品清热解毒、凉血消肿、治血热毒盛、痈肿疮疡、丹毒肿痛，可单用煎汤内服并外洗，再以鲜品捣烂外敷。

崩漏、便血 ◎ 本品味酸而寒，入血分，有清热凉血，收敛止血之效。

食疗方

小儿荨麻疹 ◎ 鲜马齿苋 500 g，水煮切碎，少加油盐，包包子食之；或洗净绞出原汁，加白糖少许，开水冲服亦可。

肺结核 ◎ 干马齿苋 3000 g，加水 7 倍，煮沸 3 ~ 4 小时，压汁；残渣再加水 3 倍煮沸取汁，两煎液混合浓缩至 3000 mL，每次 50 mL，早晚各服 1 次。

急性尿路感染 ◎ 干马齿苋 120 ~ 150 g（鲜品 300 g）浸泡洗净切碎，红糖 90 g，水煎煮沸 30 分钟，取汁 500 mL，温热服下，盖被出汗，每日 3 次，每次 1 剂。

肺痈 ◎ 新鲜马齿苋切碎捣烂、取汁 600 mL，蜂蜜 150 g，共入锅内，小火微熬成膏，贮于瓷器瓶中，备用。使用时取 30 g，开水冲服，每日 2 次。

急性阑尾炎 ◎ 鲜马齿苋、蒲公英各 250 g，水煎 2 次，浓缩成 200 mL，每日 2 次，连续 3 ~ 5 日。

菌痢肠炎 ◎ 鲜马齿苋 750 ~ 1000 g，捣烂后取汁 150 mL 左右，每日 3 次，每次 50 mL，连续 5 ~ 7 日。

各种皮肤疮毒及化脓性感染如甲沟炎等 ◎ 鲜马齿苋适量，洗净后吹干，然后捣烂如泥糊状，敷于患处固定，每日换药 4 ~ 6 次，直至痊愈。

◎食忌◎

马齿苋为寒凉之品，脾胃虚弱、大便泄泻及孕妇忌食；忌与胡椒、鳖甲同食。

◎用量用法◎

煎服，9 ~ 15 g，鲜品 30 ~ 60 g。外用适量，捣敷患处。

◎药食铭言◎

不要小看马齿苋，治疗痢疾最灵验。

按语

马齿苋味酸性寒，入肝、大肠经，清热解毒、凉血止痢，用于湿热或热毒引起的痢疾，为治痢疾要药，以新鲜者效果较佳。唐·孟诜《食疗本草》中用马齿苋煮粥，既是美味又是药疗。马齿苋作为一种野菜，别具风味，老百姓食用已久。夏秋季节，采拔茎叶茂盛、幼嫩多汁者，除去根部，洗后烫软，将汁轻轻挤出，拌入食盐、米醋、酱油、生姜、大蒜、麻油等佐料和调味品，做凉菜吃，味道鲜美，滑润可口。也可烙饼，做馅蒸食。我国许多地方至今还有将马齿苋洗净，烫过，切碎，晒干，贮为冬菜食用的习惯

马齿苋粥

鲜马齿苋 60 g，粳米 100 g，红糖适量，将马齿苋洗净切碎，放入粳米，加水适量煮到八成熟时，放入红糖同煮至米烂即可。

马齿苋炒鸡蛋

马齿苋 30 g，鸡蛋 2 个。马齿苋切碎，鸡蛋打拌，加少量盐，倒入烧热的油锅烹炒，蛋熟即可。

马齿苋猪大肠

马齿苋 120 g，洗净切碎，装入洗净的猪大肠一节内，两端扎好，放锅内蒸熟。

马齿苋银花饮

马齿苋 60 g，金银花 30 g，白糖适量。将以上两味捣烂，取汁液 30 mL，加冷开水 100 mL，白糖适量。

马齿苋薏米粥

马齿苋 100 g，生薏仁 30 g，粳米 60 g，将马齿苋洗净切碎，放入粳米、薏苡仁，加水适量煮至米烂即可。

马齿苋炒鸡丝

鲜马齿苋 400 g，鸡脯肉 100 g，葱、姜末各 10 g，蛋清 1 枚。将马齿苋择洗干净，沥水备用；鸡脯肉切细丝，放碗内，加盐、味精、料酒拌匀，再放蛋清、湿淀粉拌匀；炒勺置中火上，加油烧至五成热，下入鸡丝划散，倒入漏勺沥油；炒勺置旺火上，加油烧至七成热时，煸葱、姜末，下马齿苋、料酒、清汤，炒至断生，下盐、味精、鸡丝炒匀，再放湿淀粉勾薄芡，最后淋香油，装盘即可。

凉拌马齿苋

鲜嫩马齿苋 500 g，蒜瓣适量。将马齿苋去根、老茎，焯水，切段，放入盘中；将蒜瓣捣成蒜泥浇在马齿苋上，倒入酱油，淋上麻油，食时拌匀即成

小贴士

全国大部分地区均有生产。马齿苋的采集标准一般以开花前为限，植株越嫩，营养越好，风味越佳。一旦开花，生长就停止，茎也变老，无法食用。

野生的马齿苋资源丰富，食用方法简单，系列产品的开发具有广阔的前景。

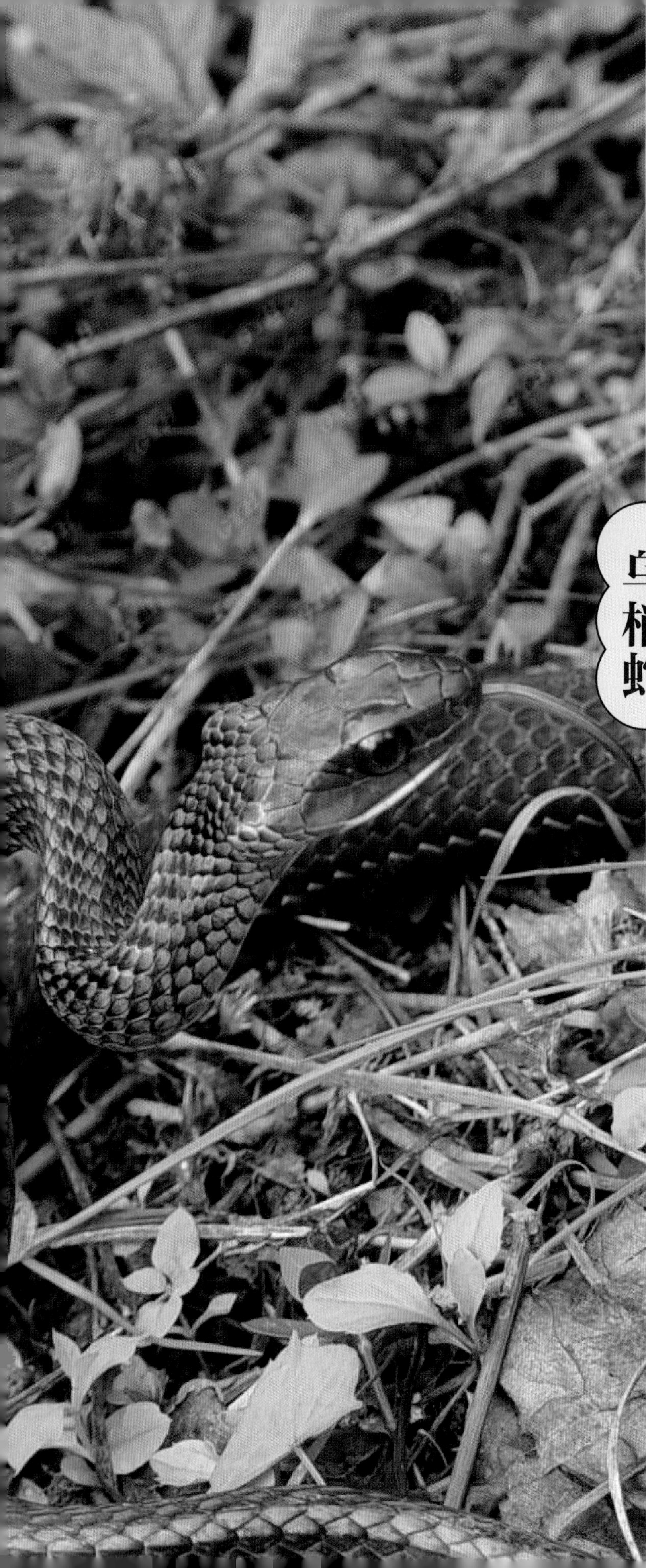

乌梢蛇

【祛风止癣】

今春扶病移沧海，几度承恩对白花。
送客屡闻帘外鹊，销愁已辨酒中蛇。

——唐·包佶《答窦拾遗卧病见寄》

乌梢蛇【祛风止癣】

◎ 来源

为游蛇科动物乌梢蛇 *Zaocys dhumnades*（Cantor）的干燥体。

◎ 别名

乌蛇、黑花蛇、乌风蛇、黑乌梢、黄风蛇、黑梢蛇、剑脊乌梢、青蛇、剑脊蛇。

◎ 功效

祛风，通络，止痉。

◎ 性味归经

甘，平。归肝经。

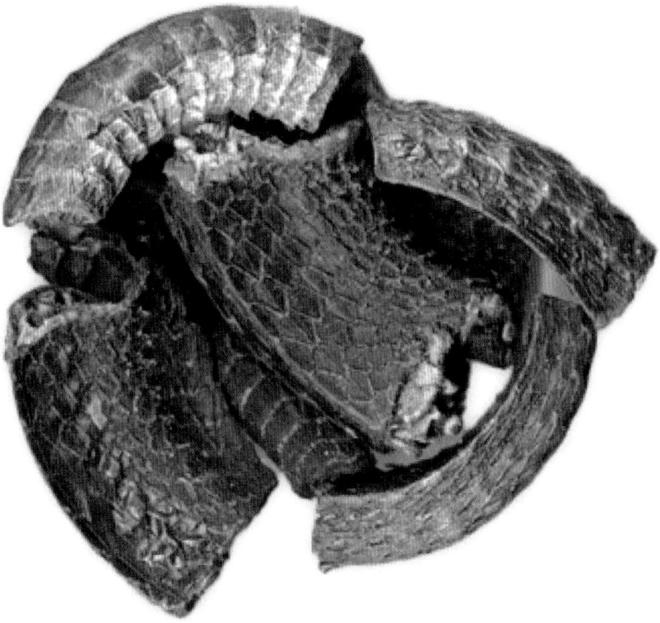

药食趣话

相传，商州有一人患了癣病，满身红斑、红包，还有干燥的鳞屑以及又厚又硬的结痂，身体浮肿，手足麻痹，眉发脱落，相貌丑陋，经多方医治却未见效。家人怕其传染，只好将其送至深山茅屋，定期送给粮食、酒菜之类以供食用。由于此人喜好饮酒，一次家人买了一大坛要送给他，不料打开时一条大乌梢蛇不慎掉入酒坛中，被酒浸泡而死。病人并不知情，每天照常饮酒一大碗。半个月后病人感觉病情似有好转，红斑消退，结痂脱落，但不知其故，一月后病情渐愈，眉发生新，病人颇为惊奇，只是一直找不出原因。直到酒喝完了，才发现坛底有一条蛇的骨架，便拿此蛇骨请教捉蛇人，始知是乌梢蛇。

营养成分

乌梢蛇中含赖氨酸、亮氨酸、谷氨酸、丙氨酸、胱氨酸等 17 种氨基酸，都是人体所需的必需氨基酸，另外含果糖 -1、6- 二磷酸酶、原肌球蛋白等成分，对人体都有增强免疫的功效。

营养成分	含量（每 100 g）	营养成分	含量（每 100 g）
能量	356 kJ	维生素 B_1	0.06 mg
蛋白质	15.1 g	核黄素	0.15 mg
脂肪	0.5 g	烟酸	5.4 mg
碳水化合物	5 g	维生素 E	0.49 mg
维生素 A	18 μg	钾	248 mg
视黄醇当量	18 μg	钠	90.8 mg
磷	82 mg	硒	13.1 mg
钙	29 mg	锰	0.04 mg
镁	25 mg	锌	3.21 mg
铁	3 mg	铜	0.12 mg

药理研究

抗炎 ◎ 乌梢蛇水煎液和醇提液腹腔注射能抑制大鼠琼脂性关节肿胀和二甲苯的致炎作用。

镇痛 ◎ 乌梢蛇水煎液和醇提液腹腔注射对小鼠热刺激和化学刺激引起的疼痛均有镇痛效果。

食疗方

荨麻疹、湿疹、脓疮 ◎ 乌梢蛇 1 条，切片煮汤，加猪油、盐、姜少许调味，饮汤吃肉。

风湿痹痛 ◎ 乌梢蛇、白酒各适量，把乌梢蛇浸泡在酒内，以能淹过蛇体为度，浸泡 2 周左右即成。

破伤风 ◎ 乌梢蛇、白花蛇各 60 g，蜈蚣 2 条。共研为细末，每次服 10 g，温酒调服。

主治

风湿顽痹、中风半身不遂 ◎ 本品走窜搜风，透关节，通经络，常用于风湿痹证及中风半身不遂。

小儿惊风、破伤风 ◎ 本品入肝祛风以定惊搐，治小儿急慢惊风，可与麝香、皂荚等同用。

麻风、疥癣 ◎ 本品善行祛风而能止痒，配白附子、大风子、白芷、枳壳等，以治麻风及疥癣。

此外，本品又可治瘰疬、恶疮。

按语

乌梢蛇味甘、性平，归肝经，善行走窜，可祛风、通络、止痉。主要用于风湿顽痹、中风半身不遂、小儿惊风、破伤风、麻风、疥癣等。乌梢蛇性平无毒，用来泡酒不仅可以治疗顽痹瘫痪、挛急疼痛，保健功效也十分突出，尤宜用于中老年人。乌梢蛇中含有丰富的氨基酸，氨基酸的种类及含量比例与人体比较接近，保健作用十分显著。

◎用量用法◎

煎服，9 ~ 12 g；研末，每次 2 ~ 3 g；或入丸剂、酒浸服。外用，适量。

◎食忌◎

血虚生风者慎服。

◎药食铭言◎

乌梢蛇效神且无毒，祛风治癣又保健。

龙凤大呈祥

去头乌梢蛇 1 条，老母鸡 1 只，火腿丝 25 g，枸杞子 3 g，湿菇丝 25 g，柠檬叶丝 9 g，菊花 9 g，生姜 15 g，盐少许。将蛇宰洗干净，去皮，用沸水氽后，沥干，斩成约 6 cm 长的小段，放入砂锅。加入适量清水，约煲 40 分钟后，捞出沥干，剔成丝，汤留用。母鸡宰洗干净，除去尾臊、脚爪和内脏，用沸水飞去血秽，放入砂锅，加入适量清水。鸡肉煲至半烂后，同样捞起，剔成丝，并与蛇丝、蛇汤、鸡汁一同装入砂锅，加入枸杞子、生姜丝、湿菇丝、火腿丝并分撒两边，调入盐。用小火煲至熟烂即可。食用时伴以柠檬叶丝和菊花。

鸡血藤过山乌蛇汤

乌梢蛇 250 g，鸡血藤 40 g，枣（干）100 g，盐 3 g。将乌梢蛇刮洗干净，去头、去皮、去内脏，斩段。红枣洗净，去核。鸡血藤洗净。将过乌梢蛇、红枣、鸡血藤放入煲滚的水中，继续用中火煲 3 小时，以细盐调味，即可食用。

全龙酒

全蝎 9 g，蜈蚣 9 g，乌梢蛇 30 g，白酒 500 mL。将全蝎、蜈蚣、乌梢蛇捣碎后装入布袋，扎上袋口置于容器中；加入白酒密封浸泡 14 ~ 30 日后，过滤去渣即可。

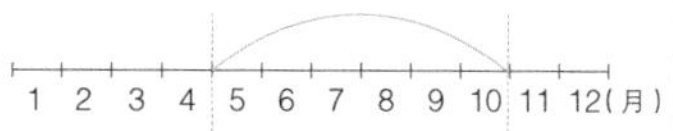

【捕捉期】

小贴士

全国大部分地区有分布。多于夏、秋二季捕捉，剖开蛇腹或先剥去蛇皮留头尾，除去内脏，干燥。去头及鳞片，切段生用、酒炙，或黄酒闷透，去皮骨用。

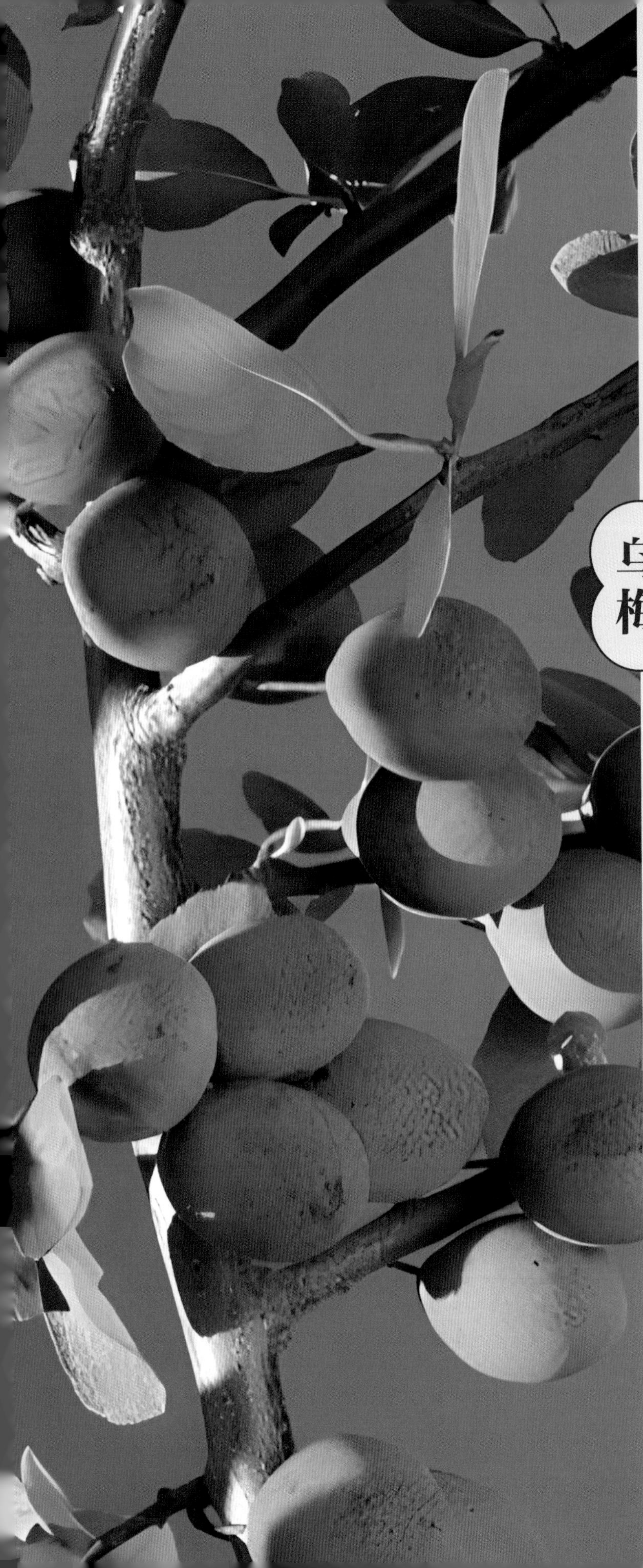

乌梅

【生津止渴佳品】

妾发初覆额，折花门前剧。
郎骑竹马来，绕床弄青梅。
——唐·李白《长干行》

乌梅

【生津止渴佳品】

◎ 来源

为蔷薇科植物梅 *Prunus mume*（Sieb.）Sieb.et Zucc. 的近成熟果实。以个大、肉厚、柔润，味极酸者为佳。

◎ 别名

酸梅、黄仔、合汉梅、干枝梅。

◎ 功效

敛肺止咳，涩肠止泻，安蛔止痛，生津止渴。

◎ 性味归经

酸、涩，平。归肝、脾、肺、大肠经。

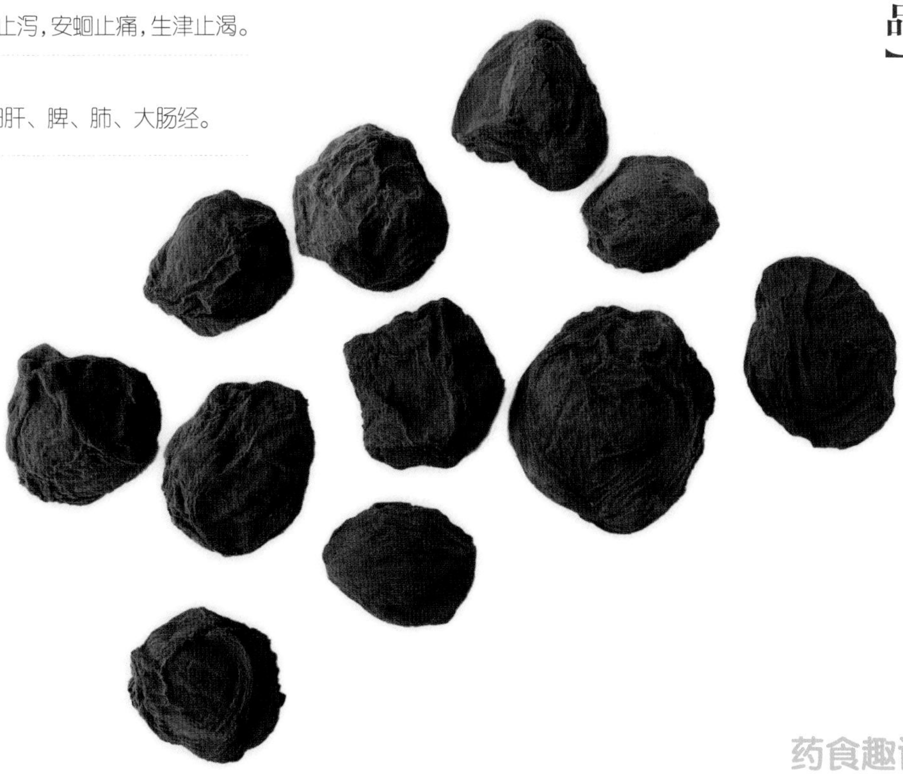

药食趣话

说起梅子，“望梅止渴”的故事大家都不陌生。东汉末年，曹操带兵去攻打张绣，行军非常艰苦。时值盛夏，因水源缺乏，士卒们多数口干舌燥，喉咙肿痛，嘴唇干裂出血，不时有人中暑死去。曹操心里焦急非常，突然他灵机一动，站到山岗上，抽出令旗指向前方，大声喊道：“前面不远的地方有一大片梅林，结满了又大又酸又甜的梅子，大家再坚持一下，走到那里吃到梅子就能解渴！”士卒们听了，想起梅子的酸味，口里顿时生出口水，精神大振，鼓足力气加紧向前赶。就这样，曹军终于走出了困境。

三国时还有一段“青梅煮酒论英雄”的佳话。董承约会刘备等立盟除曹，刘恐曹生疑，每日假装浇水种菜；曹闻知后，以青梅绽开为由，煮酒邀刘备饮宴，席间纵论天下英雄。当曹说“天下英雄，唯使君与操耳”，刘备大惊落筷，恰值雷雨大作，刘备便以胆小、怕雷掩饰而使曹操释疑，借以脱身。

“鹂鸣原是近端阳，又见梅汤处处忙。冰糖煮沸调木樨，炎伏解渴亦清凉”。酸梅汤是夏季时令美食，酸甜可口，沁人心脾。《红楼梦》中曹雪芹也多次提到酸梅汤。那日，宝玉被其父贾政一顿板子打得“臀上作痛，如针挑刀挖一般”，吃喝不下，大家纷纷着急的时候，他却嚷着“口里干渴，要喝酸梅汤”。酸梅汤的做法也是有讲究的，重要之处就是控制好乌梅、糖和水的比例。梁实秋在《雅舍谈吃》里写道，制作酸梅汤的成功秘诀是“冰糖多，梅汁稠，水少，所以味浓而酽。上口冰凉，甜酸适度，含在嘴里如品纯醪，舍不得下咽”。

营养成分

乌梅中含有蛋白质、脂肪、碳水化合物、维生素 B_1、维生素 C、铁、磷、钙、钾等，其特点是含钾多含钠少。乌梅中还含有柠檬酸、苹果酸、琥珀酸、齐墩果酸等有机酸，新鲜乌梅还含有较高活性的超氧化物歧化酶。

营养成分	含量（每 100 g）	营养成分	含量（每 100 g）
热量	916 kJ	维生素 B_1	0.07 μg
蛋白质	6.8 g	核黄素	0.54 μg
脂肪	2.3 g	维生素 C	4 mg
碳水化合物	76.6 g	维生素 E	7.12 mg
膳食纤维	33.9 g	钾	161 mg
磷	1.17 mg	钠	19.3 mg
硒	1.57 μg	锰	0.35 mg
钙	33 mg	锌	7.65 mg
镁	137 mg	铜	0.41 mg
铁	0.5 mg		

药理研究

抗病原微生物 ◎ 乌梅乙醇浸液对一些革兰阳性和阴性细菌及人型结核分枝杆菌皆有显著抗菌作用。

利胆 ◎ 乌梅汤能促进胆囊收缩并有利胆作用，还能增加胆汁的分泌，并能使胆汁趋于酸性。

抗过敏 ◎ 乌梅煎剂能减少豚鼠的蛋白性休克的动物死亡数。

止痒 ◎ 乌梅能润肤止痒、抗过敏，对血虚风燥所致的皮肤瘙痒、瘾疹、顽癣等有很好的止痒作用。

抗肿瘤 ◎ 乌梅有抑制人早幼粒白血病细胞生长的作用。

镇咳 ◎ 乌梅各部位均有镇咳作用。

主治

肺虚久咳 ◎ 本品味酸涩，性收敛，能敛肺气，止咳嗽。适用于肺虚久咳少痰或干咳无痰之证。

久泻、久痢 ◎ 本品有良好的涩肠止泻痢作用，为治疗久泻、久痢之常用药。

蛔厥腹痛、呕吐 ◎ 蛔虫得酸则静，本品极酸，具有安蛔止痛，和胃止呕的功效，为安蛔之良药。适用于蛔虫所致腹痛、呕吐、四肢厥冷的蛔厥病证。

虚热消渴 ◎ 本品味酸， 善能生津液，止烦渴。治虚热消渴，可单用煎服。

此外，本品炒炭后，收涩性增强，能固冲止漏，可用于崩漏不止、便血等；外敷能消疮毒，可治胬肉外突、头疮等。

食疗方

胆道蛔虫症 ◎ 乌梅 60 g，红糖 30 g。先将乌梅加水煮沸，再加入红糖，搅拌至红糖溶解，滤取药液 200 mL，一次温服。

子宫脱垂 ◎ 乌梅 50 g，五倍子 35 g。水煎煮，熏洗前阴，先熏后洗，最后坐浴，每次 30 分钟，每日 2 次。

尿血 ◎ 乌梅烧炭存性，研末，醋糊丸，梧子大。每服 40 丸，酒下。

鸡眼 ◎ 乌梅 18 g，研成细末，装入瓶内，加香油浸泡 7 ~ 10 日，和匀即可。以 1% 温盐水泡患处 30 分钟，待粗皮软化后剪掉粗皮，取适量药膏外敷，用纱布包扎，12 小时换药 1 次，3 日为 1 个疗程。

◎用量用法◎

煎服，3 ~ 10 g，大剂量可用至 30 g。外用适量，捣烂或炒炭研末外敷。止泻止血宜炒炭用。

◎食忌◎

外有表邪或内有实热积滞者均不宜服。感冒发热、咳嗽多痰、胸膈痞闷之人忌食；菌痢、肠炎的初期忌食。妇女月经期及怀孕妇人产前、产后忌食。

◎药食铭言◎

酸酸甜甜食乌梅，生津止渴又降糖。

按语

乌梅味酸、涩，性平，归肝、脾、肺、大肠经，能敛肺止咳、涩肠止泻、安蛔止痛、生津止渴，主要用治肺虚久咳、久泻、久痢、蛔厥腹痛、呕吐、虚热消渴等。现代研究发现，乌梅能调节内分泌，常食不仅能使面色红润、延缓衰老，还能祛湿疹、皮癣。干制乌梅可直接食用，或与核桃同食，别有一番风味。乌梅可以用来泡茶或熬粥。乌梅汤是夏季深受人们欢迎的饮品，除能生津止渴外，乌梅中的不饱和脂肪酸和膳食纤维还可帮助身体有效排除脂肪和毒素，改善女性肤色。

川椒乌梅粥

川椒 5 g，乌梅 30 g，使君子 15 g，粳米 100 g。先将三药加水煎取汁，以汁煮米为粥，不拘量食。

乌梅豌豆菠菜汤

乌梅 3 个，豌豆 30 g，菠菜根 15 g。将菠菜根洗净，与豌豆、乌梅共煮成汤，去渣。

乌梅汤

乌梅 500 g，甘草末 60 g，砂糖 120 g，干姜末 15 g。乌梅浸软去核，上笼蒸熟，捣烂，加甘草末、砂糖、干姜末和匀，再上笼蒸透。随时可服用，加盐冲饮。

乌梅生姜茶

乌梅肉 50 g，生姜 10 g，绿茶 10 g。生姜切丝，加乌梅、绿茶，开水冲泡，温浸半小时，饮时加红糖，顿服，不拘次数。

乌梅陈皮粥

乌梅 20 g，陈皮 30 g，粳米 50 g。乌梅、陈皮加水煎取汁，以汁煮米为粥，代食少量频用，不拘次数。

玄参乌梅粥

玄参、乌梅各 15 g，糯米 30 g，少量冰糖。先煎玄参、乌梅，取汁去渣，再煮糯米为稀粥，加入上药汁及少量冰糖，稍煮即成。

乌梅桑椹膏

乌梅肉、桑椹、紫苏末、白糖各适量。先将桑椹榨取汁，拌以白糖，捣稠，加入梅肉、紫苏末，共捣泥制成饼，晒干，随时食用。

小贴士

主产于浙江、福建、云南等地。夏季果实近成熟时采收，低温烘干后焖至皱皮，色变黑时即成。根据炮制方法的不同分为乌梅、乌梅肉、乌梅炭、醋乌梅，炮制后贮干燥容器内，密闭，置阴凉干燥处。乌梅中含有丰富的果胶、各种果酸和维生素，以及超氧化物歧化酶。

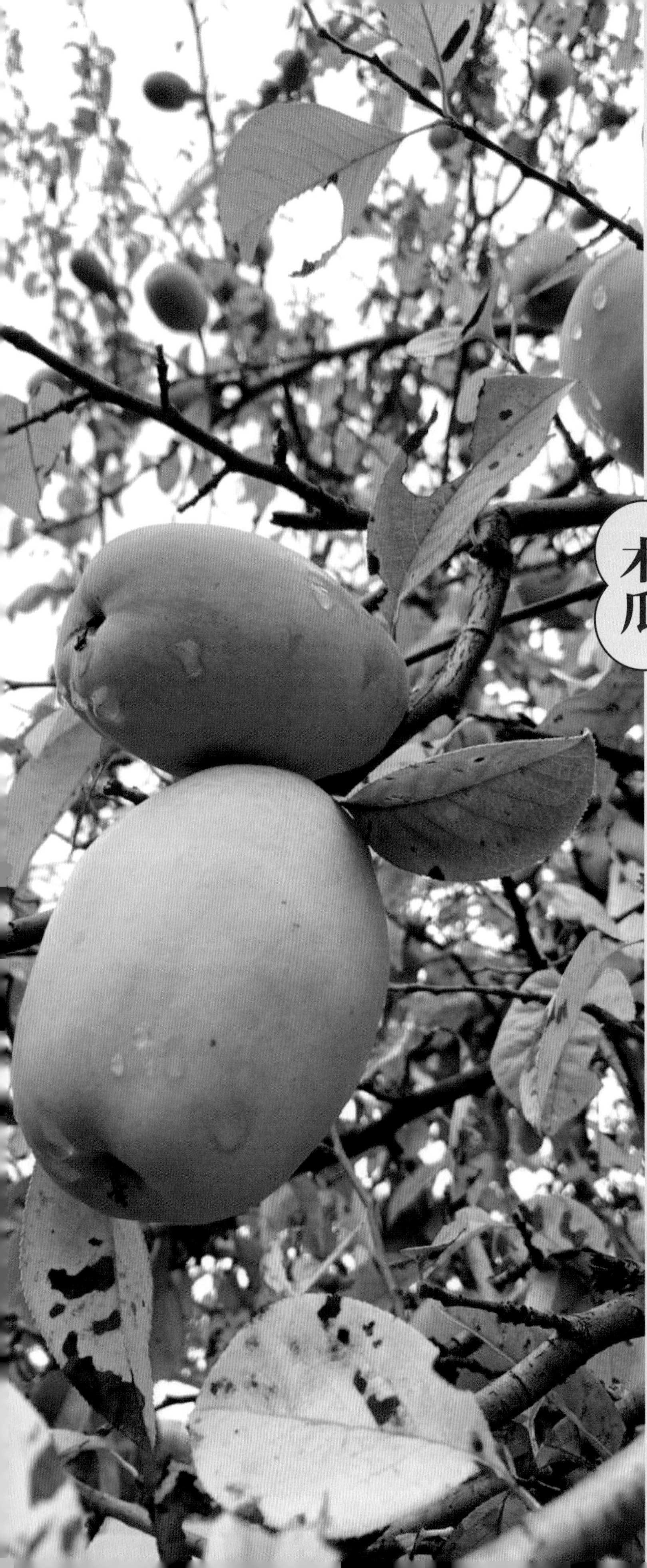

木瓜

【万寿果】

天下宣城花木瓜，日华沾露绣成花。
何须猴子强呈界，自有琼琚先告衙。
——南宋·杨万里《野店多买花木瓜》

木瓜【万寿果】

◎ 来源

为蔷薇科植物贴梗海棠 *Chaenomeles speciosa* (Sweet) Nakai 的干燥近成熟果实，习称“皱皮木瓜”。以个大、皮皱、紫红色者为佳。

◎ 别名

贴梗海棠、铁杆海棠、铁脚梨、川木瓜、宣木瓜。

◎ 功效

舒筋活络，和胃化湿。

◎ 性味归经

酸，温。归肝、脾经。

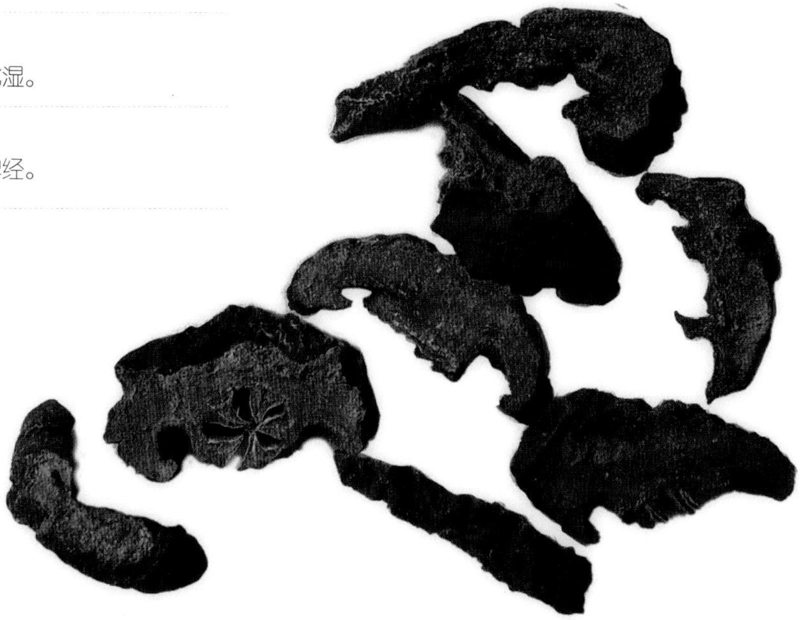

药食趣话

木瓜在我国历史悠久，早在春秋时期的《诗经》中即有记载，“投我以木瓜，报之以琼琚”。木瓜集观赏、药用、食用性于一体，备受人们喜爱。春天里，木瓜紫褐色的枝条上，先花后叶，吐出颗颗朱红或粉红色的花蕾，娇艳丰盈；疏散的树冠，在风中摇曳婆娑，加上繁葩满树，红艳娇羞，别具风韵，令历代文人墨客为之赞吟。苏轼《将之湖州戏赠莘老》曰：“余杭自是山水窟，仄闻吴兴更清绝。湖中桔林新著霜，溪上苕花正浮雪。顾渚茶牙白于齿，梅溪木瓜红胜颊。”宋代诗人张舜民形容其：“簇簇红葩间绿荄，阳和闲暇不须催。天教尔艳足奇绝，不与夭桃次第开。”

入药之木瓜，似梨非梨，似瓜非瓜，以安徽宣城产的宣木瓜为上品。其以果大肉厚，体糯味酸，果色鲜黄，馥花浓郁而闻名于世。《本草图经》云：“今处处有之，而宣城者为佳。其木状若柰，花生于春末，而深红色，其实大者如瓜，小者如拳。上黄似着粉。宣人种莳尤谨，遍满山谷。始实成则镞纸花粘于上，夜露日烘，渐变红，花文如生。本州以充土贡，故有宣城花木瓜之称。”

木瓜酸温，祛湿和胃，舒筋活络，为历代医家治疗吐泻转筋、脚气、湿痹等的良药。南北朝时即有“柱木瓜杖，利筋脉”之风俗。宋代名医许叔微的《本事方》中记载了一则木瓜治疗风湿痹痛的趣闻：安徽有一人外出，突觉腿脚肿痛，不能行走，只好乘船回家。在船上，他将两脚放在一包装货的袋子上，下船时突然发现自己腿脚肿胀疼痛竟然减轻了许多，感到十分惊奇，就问船家袋中装的是何物。船家回答是木瓜。于是他回家后就买了一些木瓜切片，装于袋中，每日将脚放在上面，不久他患的腿脚病就痊愈了。此外，木瓜还含有木瓜酵素，可帮助分解人体胃肠中的动物性蛋白，开胃消食。日常服用，对消化不良和慢性胃炎的人，有较好的治疗作用。

营养成分

木瓜营养丰富，含有天然植物多糖、蛋白质、木瓜酵素、有机酸，维生素 A、B_1、C，还有矿物质铁、钙、钾等。木瓜里的酵素能帮助分解肉食。

营养成分	含量（每 100 g）	营养成分	含量（每 100 g）
热量	113 kJ	维生素 B_1	0.01 mg
蛋白质	0.4 g	核黄素	0.02 mg
脂肪	0.1 g	烟酸	0.3 μg
碳水化合物	6.2 g	维生素 C	50 mg
膳食纤维	0.8 g	维生素 E	0.3 mg
维生素 A	145 μg	钾	28 mg
胡萝卜素	0.87 μg	钠	0.03 mg
钙	17 mg	镁	9 mg
铁	0.2 mg	铜	9 mg
锌	0.25 μg	硒	1.8 μg
磷	12 mg		

药理研究

保肝 ◎ 给四氯化碳肝损伤模型大鼠灌胃木瓜混悬液，可防止肝细胞肿胀并能促进肝细胞修复，显著降低血清丙氨酸氨基转移酶水平。

抑菌 ◎ 木瓜有较强的抗菌作用，新鲜木瓜汁和木瓜煎剂对肠道菌和葡萄球菌有明显的抑菌作用。

其他作用 ◎ 木瓜对小鼠艾氏腹水癌及腹腔巨噬细胞吞噬功能有抑制作用。

主治

风湿痹证 ◎ 本品酸入肝，舒筋和血通络，祛湿除痹，尤为湿痹、筋脉拘挛之要药。

脚气水肿 ◎ 本品祛湿，温通活络，为脚气水肿常用药，可治感受风湿、脚气肿痛不可忍者。

吐泻转筋 ◎ 本品香温入脾，化湿和胃，湿祛中焦得运，吐泻自止；味酸入肝，舒筋活络而缓挛急。治湿浊中焦之腹痛吐泻转筋多用。

此外，本品尚有消食作用，用于消化不良；并能生津止渴，可治津伤口渴。

食疗方

脚气水肿 ◎ 木瓜 30 g，粳米 100 g，放入水中，熬至米烂粥熟，加红糖适量，稍煮溶化即食，每日早晚服，连服数日。

干脚气、痛不可忍者 ◎ 干木瓜 1 个，明矾 30 g，煎水趁热熏洗。

妇人产后乳汁缺少 ◎ 鲜木瓜，煮鱼汤服食。

胃病、消化不良 ◎ 熟木瓜生食或煮熟食，或晒干研粉，每服 5 g，每日 2 次。

病后体虚、产后乳少 ◎ 鲜木瓜（切片）1 个，生姜 30 g，米醋 30 g，同煮熟食用。

◎用量用法◎

煎服，6 ~ 9 g。

◎食忌◎

内有郁热，小便短赤者忌服。

◎药食铭言◎

和胃化湿又美容，百益木瓜人皆爱。

按语

木瓜味酸性温，归肝、脾经，以化湿为功。入肝经，祛除肝脉的湿邪，舒筋活络；入中焦脾胃，和中化湿。适用于脾胃失和，肝脉拘挛的吐泻转筋，湿痹，脚气及腰膝酸痛无力等。此外，还能消食、止渴等。木瓜亦有极高的食用营养价值，家庭生活中可作水果，亦可作菜，炒、煮、炖、煲汤等；也加工成蜜饯、果酱等，还能制成青丝、红丝，添加于甜食中。尤其木瓜汁与鲜牛奶搭配，入口香醇，润滑细腻，具有润肤养颜，美白肌肤的效果，备受人们青睐。

木瓜红枣粥

木瓜 500 g，红枣 30 枚，生姜 30 g，米醋 50 mL。将生姜、木瓜、红枣、米醋一起用瓦锅小火炖熟。

木瓜薏苡仁粥

木瓜 10 g，薏苡仁 30 g，粳米 30 g。木瓜与薏苡仁、粳米一起置入锅内，加适量冷水，大火煲沸后，用小火炖薏苡仁，至酥烂即可食用。

木瓜姜汤

木瓜 500 g，生姜 30 g，米醋 300 g。将上述几味同放入瓦锅中加水煮汤。

木瓜鲩鱼尾汤

木瓜 1 个，鲩鱼尾 100 g。木瓜削皮切块，鲩鱼尾入油煎片刻，加木瓜及生姜片少许，放适量水，共煮 1 小时左右。

牛膝木瓜酒

木瓜 35 g，牛膝 25 g，白酒 600 mL。将木瓜、牛膝同时放入白酒中，加盖密封，浸泡 15 日后即可饮用。

木瓜炖银耳

白木耳 100 g，木瓜 1 个，杏仁 5 g，白糖 2 g。先将木瓜洗净，去皮切块；白木耳洗净，泡发；杏仁洗净，泡发。炖盅中放水，将木瓜、白木耳、杏仁一起放入炖盅，先以大火煮沸，转入小火炖制 1 ~ 2 小时。调入味精、白糖，拌匀即可。

番木瓜焖鸭子

鸭肉 300 g，番木瓜 150 g。先将鸭肉切成片，备用。将番木瓜洗净，剖开后（去皮，皮味很苦），切成片，待用。炒锅置火上，加植物油烧至八成热时，倒入番木瓜翻焖，加葱花、姜末、精盐等调料，继续翻焖片刻，并加少许料酒及味精，炒至出香即成。

木瓜冰糖炖燕窝

木瓜 2 个，红枣 5 颗，枸杞子 10 g，燕窝 100 g，冰糖适量。木瓜去皮、去籽，洗净备用；燕窝用水泡发，备用。锅中水烧开，将洗净的木瓜、泡发的燕窝一起入锅，先用大火烧开，再转小火隔水蒸 30 分钟后，起锅后调入冰糖盛起即可。

木瓜牛奶羹

鲜木瓜 250 g，桑枝 100 g，牛奶 100 mL，蜂蜜 20 mL。将桑枝切成寸段，用线扎好，放入锅中加水 500 mL，煎煮 20 分钟，煎取汁 200 mL 待用，鲜木瓜洗净，切为小块，放在砂锅内，加入药汁和水共 300 mL，水沸后改小火慢煎至 200 mL 时，将 100 mL 牛奶放入锅内烧开即成。

木瓜煮鱼肚

木瓜 30 g，鱼肚 300 g，姜 5 g，料酒、葱各 10 g，盐、鸡精、鸡油、胡椒粉各 3 g。将木瓜润透切片，鱼肚用油发好，切 3 cm 的段，姜切片，葱切段。将木瓜、鱼肚、姜、葱、料酒同放炖锅内，加水 500 mL，置大火烧沸，再用小火烧煮 25 分钟，加入盐、鸡精、鸡油、胡椒粉拌匀即成。

小贴士

主要分布于湖北、安徽、浙江、四川、湖南。以安徽宣木瓜、湖北资丘木瓜、浙江淳木瓜品质最佳。

治病多采用宣木瓜，也就是北方木瓜，不宜鲜食；食用木瓜多是产于南方的番木瓜，可以生吃，也可作为蔬菜和肉类一起炖煮。

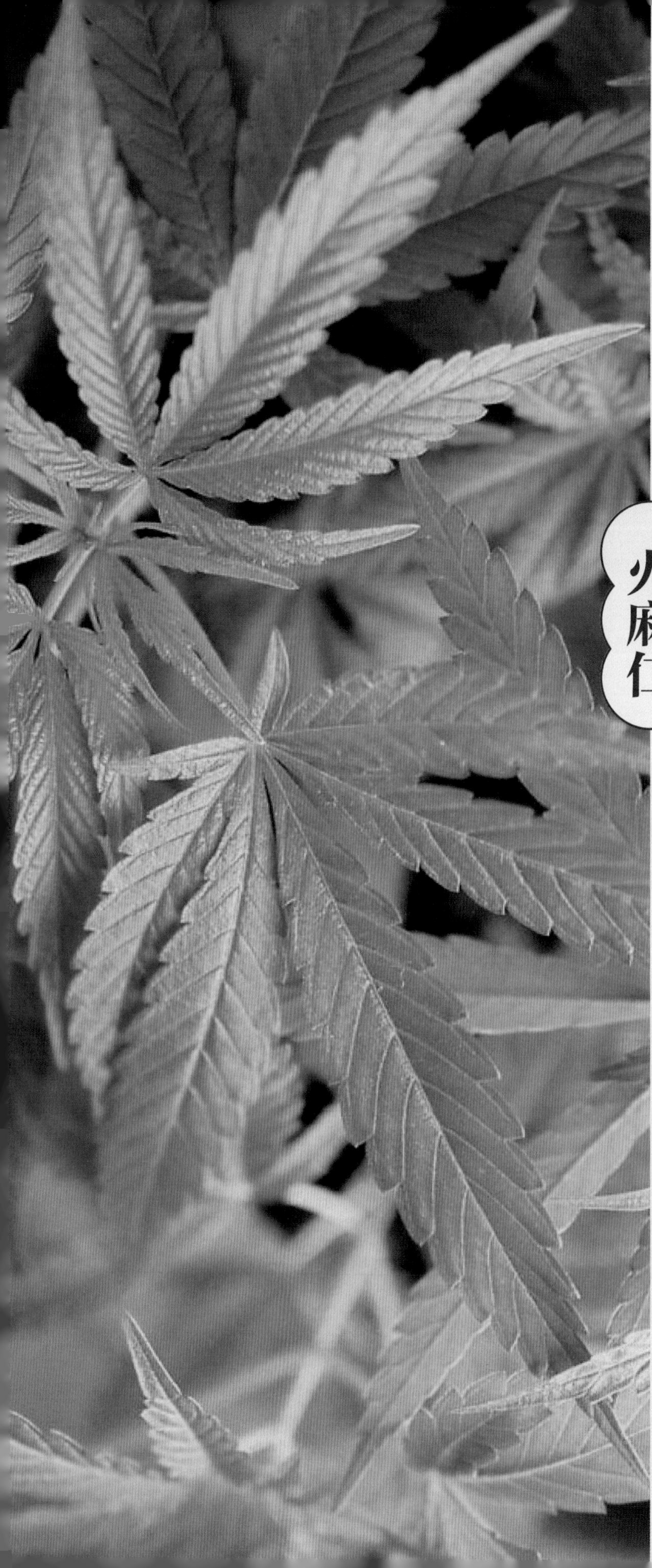

火麻仁

【抗衰延年长寿】

麻仁甘缓，润肠通便，
益血补阴，老弱宜啖。
——程宝书《程氏药性歌括》

火麻仁

【抗衰延年长寿】

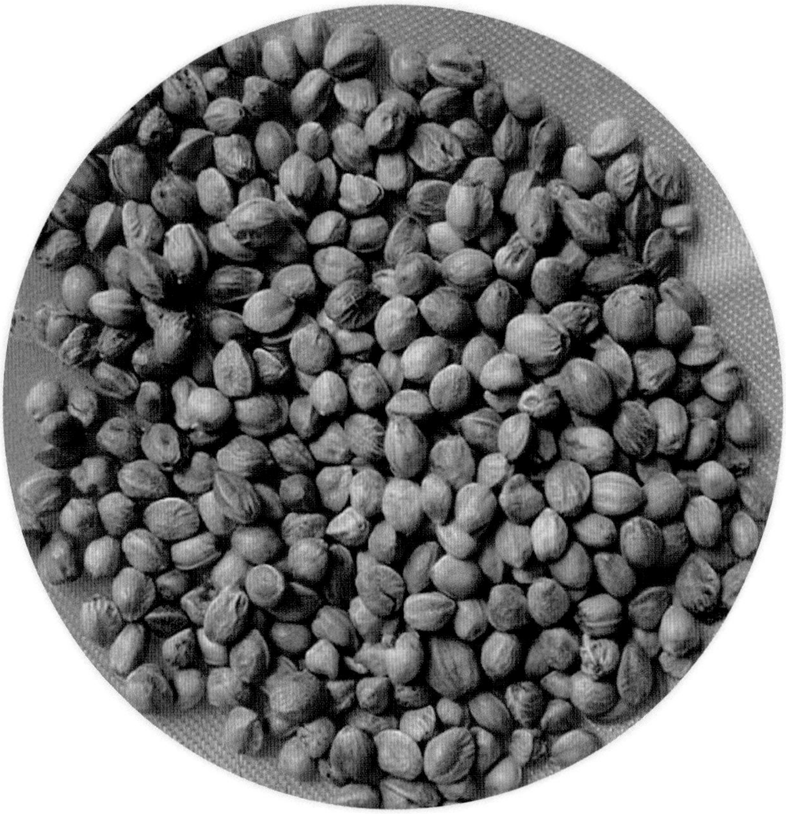

◎ 来源

为桑科植物大麻 *Cannabis sativa* L. 的干燥成熟种子。以颗粒饱满、种仁色乳白者为佳。

◎ 别名

大麻仁、麻子仁、线麻子、麻子、麻仁。

◎ 功效

润肠通便。

◎ 性味归经

甘，平。归脾、胃、大肠经。

药食趣话

医学家考察发现，我国广西巴马县人心脑血管疾病的发病率明显低于其他地区，这可能与巴马人常年食用火麻仁有密切关系。巴马人以火麻仁浆汁煮饭烧菜，或以其为瓜子嗑嚼，或作为食用油。火麻仁富含脂肪油，有润滑作用，使大便容易排出。火麻仁含矿物质磷、钾、镁、硫、钙和中等量的铁、锌，是脂肪酸代谢所必需的辅酶成分。火麻仁含两种植物储藏蛋白，即麻仁球蛋白和白蛋白，这些蛋白也是具备人体所有必需氨基酸且容易消化的全价蛋白质。火麻仁的精氨酸含量高，可作为提高耐缺氧和改善贫血的功能性食品，同时用作调味品和酸奶配料，亦可补充蛋白质。

营养成分

火麻仁含有丰富的蛋白质、不饱和脂肪酸，以及卵磷脂、亚麻酸、维生素及钙、铁等人体必需的微量元素。火麻仁是一种不可多得的油料，主要含约30%脂肪油，饱和脂肪酸占4.5%～9.5%，不饱和脂肪酸中油酸12%、亚麻酸25%、亚油酸53%。

营养成分	含量（每100 g）	营养成分	含量（每100 g）
油	30.5 g	碳水化合物	27.6 g
蛋白质	24.8 g	水分	6.2 g
能量	1850 kJ	灰分	6.2 g
磷	104 mg	总膳食纤维	27.5 g
可消化纤维	5.4 g	不可消化纤维	22.2 g

药理研究

抗溃疡 ◎ 火麻仁乙醇提取物灌胃小鼠能明显抑制盐酸性胃溃疡形成。

对便秘和腹泻有双向治疗作用 ◎ 火麻仁脂肪油能刺激肠黏膜有泻下作用；同时火麻仁又有抑制胃肠推进运动、减少番泻叶引起的大肠性腹泻次数。

降血压 ◎ 火麻仁乳剂给大鼠灌胃后，能显著降低血压；麻醉犬股静脉注射火麻仁醇提物后，出现持久的降压作用，且降压持续时间随剂量增加而延长。

延缓衰老 ◎ 火麻仁油可通过清除自由基抗氧化和免疫调节而产生延缓衰老作用。

镇痛 ◎ 小鼠灌胃火麻仁乙醇提取物可显著减少乙酸引起的扭体反应次数。

主治

肠燥便秘 ◎ 本品甘平，质润多脂，能润肠通便，且又兼有滋养补虚作用，适用于老人、产妇及体弱津血不足的肠燥便秘证。

脘腹冷痛 ◎ 本品温中散寒止痛，可治胃寒脘腹冷痛。

阳痿、宫冷 ◎ 本品性味辛温，入肾经，有温肾助阳起痿之功，可与附子、肉桂、淫羊藿等同用。

食疗方

肠燥便秘 ◎ 火麻仁10 g，粳米50 g。火麻仁捣烂后水研，去渣取汁，然后倒入锅中，和粳米一起煮成粥，随时食用。

白痢 ◎ 麻子汁，煮取绿豆，空腹饱服。

赤流肿丹毒 ◎ 捣火麻子水和敷之。

水火烫伤 ◎ 火麻仁、黄柏、黄栀子，共研末，调猪脂涂。

聤耳、脓水不止 ◎ 麻子，花胭脂，研为末，满耳塞药，以绵轻拥。

◎用量用法◎

煎服，10～15 g。

◎食忌◎

火麻仁食入量大，可引起中毒，出现恶心、呕吐、腹泻、四肢抽搐、烦躁等。

◎药食铭言◎

润肠通便火麻仁，延年益寿有奇功。

按语

火麻仁甘平质润，能润燥滑肠，兼有补虚滋润之效。既可用于老人、产妇及血虚津亏的肠燥便秘证，亦可用于习惯性便秘。《神农本草经》谓其能“补中益气，久服肥健”。火麻仁是目前所有常见的食物油中不饱和脂肪酸含量最高的，也是目前世界上唯一能溶于水的植物油，经常食用能调节血脂、清理血栓、免疫调节、补脑健脑等。火麻仁可直接食用或泡茶饮用。如将火麻仁捣碎过滤放煮菜锅里一起蒸煮或者煲汤，也可用作食物配料、油料或作为主食。此外，火麻仁粉含有足够量的蛋白质可作为素食者的主食搭配。火麻仁粉含有坚果香味，加到焙烤食物中可提高营养价值，很受食用者欢迎。

火麻仁汤

火麻仁 50 g，芥菜 250 g，食盐、味精、花生油各适量，上汤 1500 mL。先将火麻仁洗净，与少量水用石磨磨浆，再用纱布过滤，去渣，取浆，芥菜洗净切小段，上汤放锅内，大火煮开，放油、盐、味精、芥菜、火麻仁浆，煮熟即可出锅食用。

火麻仁瘦肉汤

火麻仁 30 g，瘦肉 400 g，生姜、葱适量。火麻仁洗净，小火炒至爆裂，凉后稍打碎去壳，放进煲汤；将材料放进瓦煲内，加入清水 2500 mL，大火煲沸后改小火煲约 2 小时，撒入葱花和适量食盐即可。

麻仁玉米糕

火麻仁、芝麻各 30 g，玉米粉、红糖适量。将火麻仁研末，芝麻洗净，放入玉米粉拌匀，再加入红糖，用水和面做成糕。

小贴士

火麻仁全国各地均有栽培。主产于山东、河北、黑龙江、吉林、辽宁、江苏等地。秋季果实成熟时采收，除去杂质，晒干。生用或炒用，用时打碎。

大量服用可致中毒，出现恶心呕吐、烦躁、幻觉等。

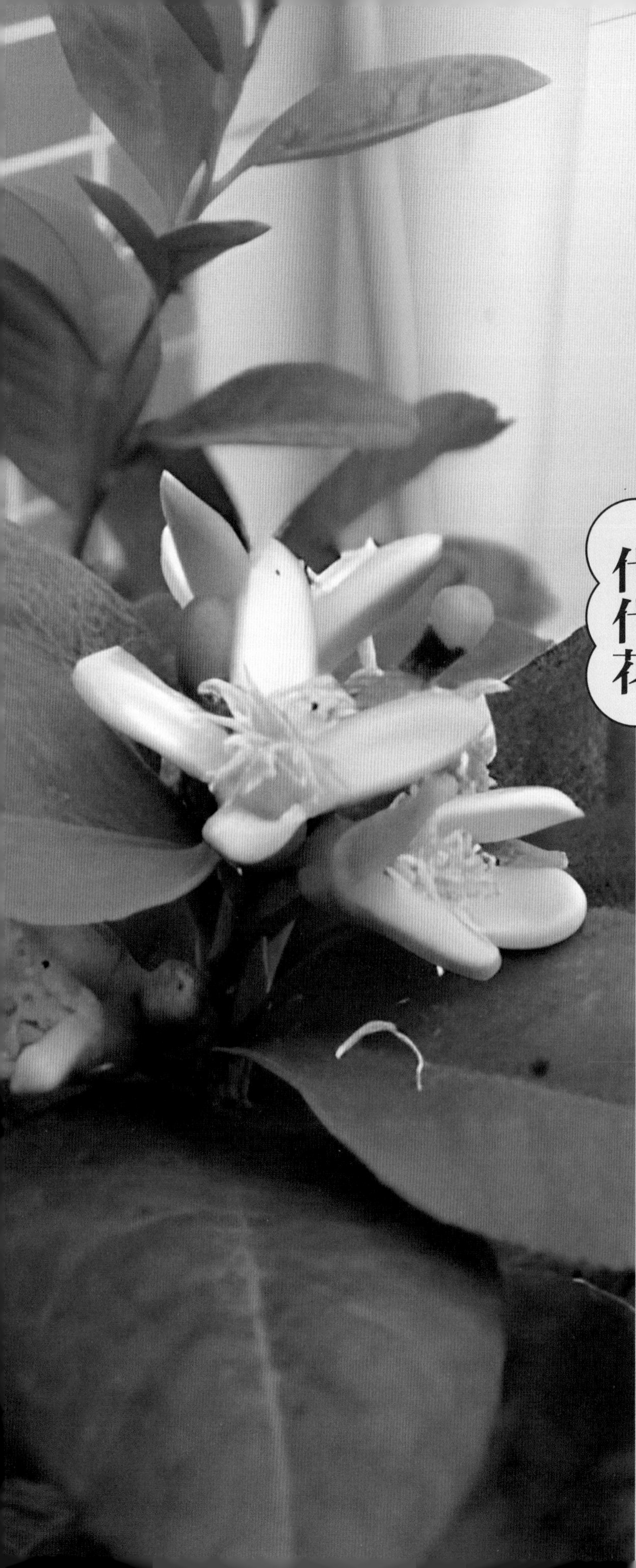

代代花

【芳香理气】

晨起动征铎，客行悲故乡。
鸡声茅店月，人迹板桥霜。
槲叶落山路，枳花明驿墙。
因思杜陵梦，凫雁满回塘。

——唐·温庭筠《商山早行》

代代花【芳香理气】

◎ 来源

为芸香科植物代代花 *Citrus aurantium* L.var.amara Engl. 的花蕾。

◎ 别名

玳玳花、枳壳花、酸橙花。

◎ 功效

理气宽胸，和胃止呕。

◎ 性味归经

辛、甘、微苦，平。归脾、胃经。

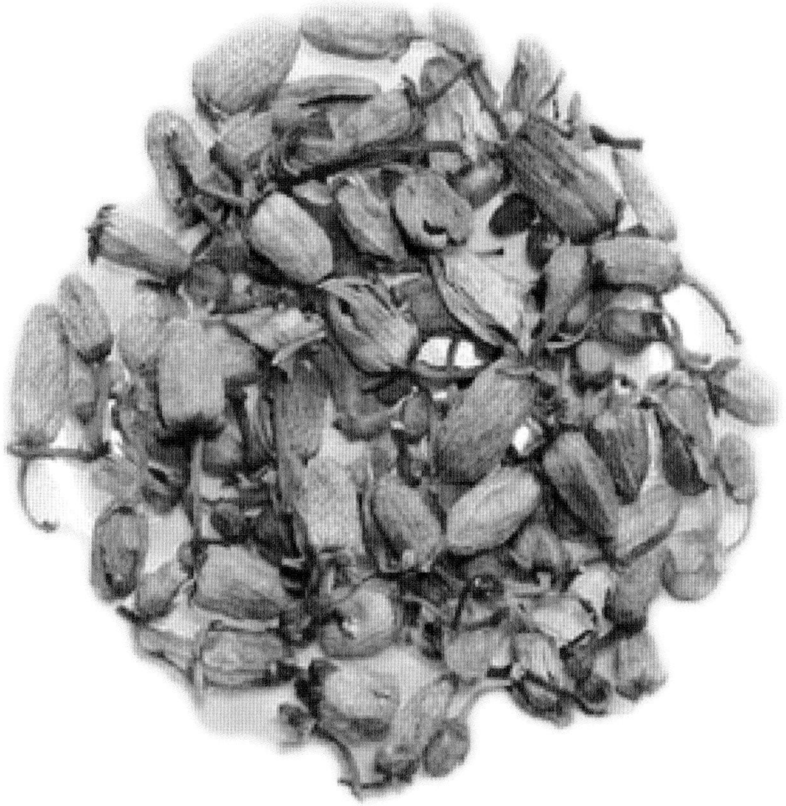

药食趣话

代代花的花语为期待的爱，其名字由来是，春天开白色肥厚的花朵，香味甚浓，常招来蜂蝶飞舞。花后结出果实，呈绿色，似扁圆形，入冬之后变为橙黄色，虽不可食，美观别致。这些橙黄色的果实到了翌年夏天就又转为绿色，继续生长，入冬又复转为橙黄色，可数年不凋落，老果宿存，新果续生，几代果实同挂，得名代代花。

代代，花香气浓，果实美观，是庭院中、园林中珍贵的芳香观花、观果树，又是室内优美的观花、观果的盆栽花木。它除作观赏之外，花朵可制代代花茶，也可烘制成干花。花虽干，但香气久被不散，用于泡茶和入药， 清香四溢，沁人心脾，也是女士们喜爱佩戴的饰花。代代的叶子、花和果皮都可提取香精，代代花也是较好的中药。

营养成分

代代花花蕾含挥发油，主要为柠檬烯、芳樟醇、牻牛儿醇、香茅醇、缬草酸等，也含新橙皮苷和柚皮苷；成熟果实的果皮含挥发油；种子含脂肪油等。

现代研究

对胃肠道的作用 ◎ 代代花水煎剂具有松弛肠管，拮抗乙酰胆碱的作用。

对心血管系统的作用 ◎ 代代花能显著增强心肌收缩性和射血功能。

对子宫的作用 ◎ 代代果实水煎剂对动物的子宫有兴奋作用，使子宫收缩增强、张力提高，甚至可引起强烈收缩。

应用

治胸中痞闷，脘腹胀痛，不思饮食，恶心呕吐。

食疗方

胸腹胀满 ◎ 代代花适量，沸水冲泡代茶饮；或代代花、玫瑰花、厚朴花各 3 g。水煎服。

胃脘作痛 ◎ 代代花 3g，制香附、川楝子、白芍各 9 g。水煎服。

功能性消化不良 ◎ 代代花（干品）6 g，炙甘草 6 g，用沸水浸泡 20 分钟后代茶饮。1 周为 1 个疗程。

减肥 ◎ 代代花 3 ~ 5 g，冲入 200 mL 沸水，当茶饮用。可加玫瑰同泡，口感更佳。

肝郁化火所致慢性咽炎 ◎ 野菊花、玉兰花、玫瑰花、月季花、代代花各 10 g，用沸水冲泡或水煎，加入白糖适量，代茶饮。

按语

代代花味甘、微苦，性平，能疏肝理气、和胃止呕。可用于治疗胸中痞闷、脘腹胀痛、不思饮食、恶心呕吐。取代代花的开胃通气作用，人们经常将其作茶饮。代代花茶，是用代代花窨制的花茶，被誉为“花茶小姐”。代代花适宜于窨制烘青、炒青花茶。代代花温厚的香气和味道与橙皮相似，泡成茶喝时，会感觉到嘴里充满着花朵和水果的芳香，略带一点苦味，人们不妨在睡前饮用，可少量搭配菩提及柠檬草以放松心情。

◎用量用法◎

煎服，1.5 ~ 2.5 g；或泡茶。

◎食忌◎

孕妇禁用。

◎药食铭言◎

芳香理气代代花，减脂瘦身颇为佳。

代代花乌鸡汤

乌骨鸡1只，新鲜的代代花20 g，枸杞子30 g，竹笋50 g，火腿20 g，黄酒、生姜、盐、胡椒粉、味精适量。乌骨鸡去内脏、洗净；枸杞子、代代花洗净；竹笋、火腿切薄片；把乌骨鸡、火腿、枸杞子、竹笋放入锅内，加入黄酒、生姜、胡椒粉、盐和水共煮；最后加入味精和代代花，略煮即可。

代代花萝卜汤

鲜代代花瓣15 g，白萝卜150 g，胡萝卜250 g，香菜15 g，鲜汤500 mL，黄酒、食盐、胡椒粉、植物油适量。白萝卜去皮切丁；胡萝卜盐水煮3分钟后，去皮切条；香菜切末；葱切末。锅中加入植物油烧热，放入两种萝卜煸炒，加入鲜汤，小火煮20分钟至萝卜烂熟，加黄酒、食盐、胡椒粉拌匀，停火，撒入鲜代代花瓣、香菜末、葱花即成。此汤消食导滞，疏肝和胃。

秘制玫瑰露酒

代代花10 g，玫瑰花5g，玫瑰精3 ~ 5滴，冰糖50 g，白酒500 mL。将代代花、玫瑰花放入酒瓶内，倒进白酒，加少许玫瑰精和冰糖，密封浸泡1个月，每5日稍加摇动1次。取上清酒液服用。疏肝解郁，活血行气，醒脾宽中。用于肝胃气痛、脘腹胀闷、食欲缺乏，以及血瘀气滞的月经不调等。适量饮服。

代代花冰糖茶

代代花1.5 g，冰糖适量。冰糖打为碎屑后，与代代花同入茶杯中，沸水冲泡，加盖闷5 ~ 10分钟即可。每日1剂，可反复冲泡。此茶和胃理气。食欲缺乏、消化不良或食后呕逆者宜饮。

减肥三花饮

代代花5 g，玫瑰花5 g，菊花5 g，代茶饮。

小贴士

代代花喜温暖湿润的气候，不耐严寒，在长江以南可露地越冬，在长江以北需要盆栽，冬季进入室内越冬。适宜在肥沃、疏松、排水良好的沙壤土生长，不耐涝。要求充足的阳光。

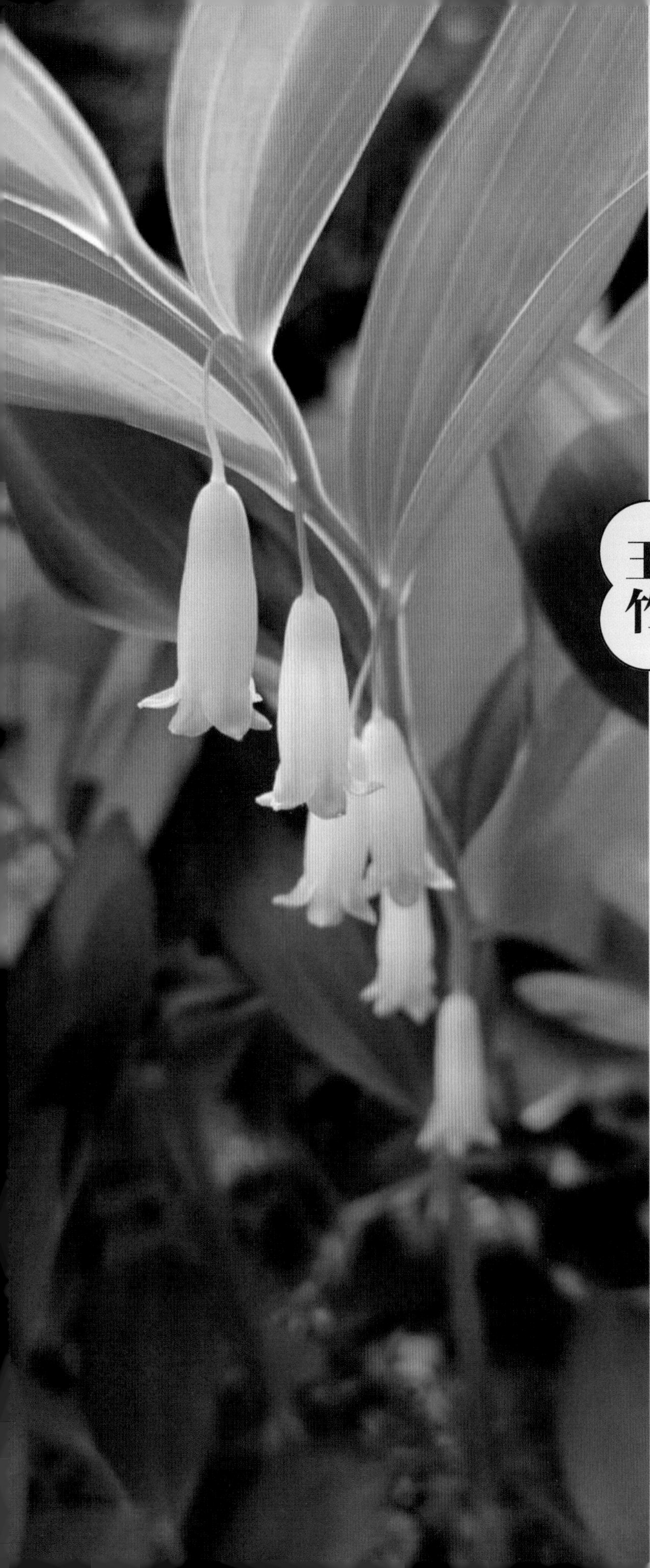

玉竹

【轻身美容延年】

主时疾寒热，
内补不足，
去虚劳客热，
头痛不安。

——唐·甄权《药性论》

玉竹

【轻身美容延年】

◎ 来源

为百合科植物玉竹 *Polygonatum odoratum* (Mill.)Druce 的根茎。以条长、肉肥、黄白色、光泽柔润者为佳。

◎ 别名

葳蕤、萎蕤、委萎、女萎、王马、节地、虫蝉、乌萎、乌女、青粘、黄芝、地节、马熏、女草、娃草。

◎ 功效

养阴润燥，生津止渴。

◎ 性味归经

甘，微寒。归肺、胃经。

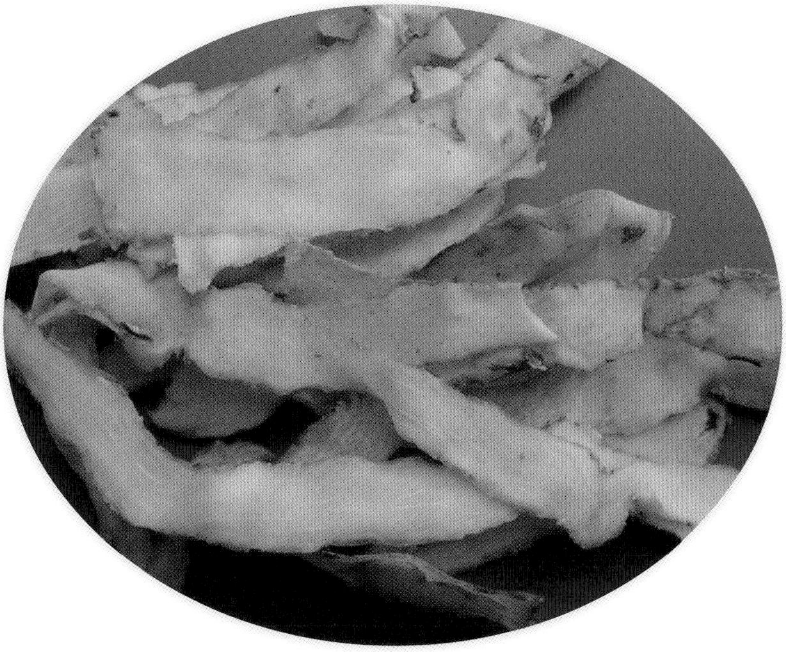

药食趣话

相传，唐代有一个宫女，因不堪忍受皇帝的蹂躏逃出皇宫，躲入深山老林之中。由于无食充饥，她便采玉竹为食。久而久之，发现自己身轻如燕，皮肤光洁似玉。后来宫女与一猎人相遇，结庐深山，生儿育女，到 60 岁才与丈夫子女回到家乡。家乡父老见她依然是当年进宫时的青春容貌，惊叹不已。她告知自己所吃的植物，老医生看了后知道是玉竹，具有平补而润，兼有除风热之功，故能驻颜润肤，祛病延年。此后人们知道玉竹不仅可入药，食用还可美容延年。

营养成分

玉竹质润多液，含铃兰苦苷、铃兰苷、山柰酚苷、槲皮醇苷、维生素 A、门冬酰胺、黏液质、葡萄糖、阿拉伯糖、甘露醇，以及 25.6% ~ 30.6% 淀粉等。玉竹中所含的维生素 A 能改善干裂、粗糙的皮肤状况，黏液质则能使皮肤柔软润滑，从而起到护肤的作用

药理研究

降糖、降脂 ◎ 玉竹能降糖、降脂，缓解动脉粥样斑块形成，扩张外周血管和冠状动脉。

调节血糖 ◎ 玉竹浸膏能使血糖先升后降，对肾上腺素引起的高血糖有显著的抑制作用，对葡萄糖、四氧嘧啶引起的大鼠高血糖也有抑制作用。

抗癌 ◎ 玉竹通过调动机体免疫能力，增强网状内皮系统吞噬功能，抑制癌瘤生长。

主治

肺阴虚 ◎ 本品养肺阴，略清肺热。适用于阴虚肺燥有热的干咳少痰、咳血、声音嘶哑等，常与沙参、麦冬、桑叶等同用。

胃阴虚 ◎ 本品养胃阴、清胃热，主治胃阴虚、口干舌燥、食欲减退等。

此外，本品还能养心阴，亦略能清心热，还可用于热伤心阴之烦热多汗、惊悸等症，宜与麦冬、酸枣仁等配伍。

食疗方

发热口干、小便涩 ◎ 玉竹 250 g。煮汁饮之。

慢性支气管炎 ◎ 玉竹 10 g，川贝母 10 g，知母、枇杷叶各 9 g。水煎服，每日 1 剂。

气虚乏力 ◎ 玉竹、红参、山药、党参各 15 g，川芎 10 g。水煎服，每日 1 剂。

久咳 ◎ 玉竹、北沙参各 15 g，麦冬、北五味子各 10 g，川贝 5 g。水煎服，每日 1 剂，连用 14 日。

口干咽燥 ◎ 玉竹、北沙参、石斛、天花粉各 15 g，乌梅 10 g。水煎取汁，加冰糖适量，代茶饮用。

胃热口渴 ◎ 玉竹 15 g，连翘、芦根各 12 g，沙参 9 g，生石膏 15 g。水煎服，每日 1 剂。

盗汗 ◎ 玉竹 15 g，防风 12 g，黄芪 18 g，五味子 10 g，麻黄根 10 g。将上药研末混匀，调成糊状敷于脐中，每日 1 次，连用 7 日。

肺结核咳血 ◎ 玉竹 10 g，大黄炭 5 g，地骨皮炭、白及各 12 g。水煎服，每日 1 剂。

按语

玉竹味甘微寒，归肺、胃经。能养阴润燥、生津止渴，用于肺胃阴伤、燥热咳嗽、咽干口渴、内热消渴。《本草正义》谓：“治肺胃燥热，津液枯涸，口渴咽干等症，而胃火炽盛，燥渴消谷，多食易饥者，尤有捷效。”玉竹味甘多脂，质柔而润，是一味养阴生津的良药。玉竹中所含的维生素 A，能改善干裂、粗糙的皮肤状况，使之柔软润滑，起到美容护肤的作用。玉竹用来熬粥、炖肉是不可多得的美味，尤宜体质虚弱、免疫力降低的人或阴虚燥热、食欲缺乏、肥胖的之人。玉竹可用开水焯熟凉拌；也可取茎叶包卷的锥状嫩苗，用开水烫后炒食或做汤。如配肉丝、鸡蛋等炒食；与排骨、生鱼、猪肝等煮食；与百合、香米、铃儿草煲汤。

◎用量用法◎

煎服，6 ~ 12 g。

◎食忌◎

胃有痰湿气滞者忌服。

◎药食铭言◎

养阴生津话玉竹，
风物长怡美葳蕤。

玉竹饮

玉竹 50 g，洗净，水煎。代茶饮用。

玉竹百合鸡蛋饮

玉竹 9 g，百合 9 g，白茅根 5 g，鸡蛋 1 枚。每日早晨用玉竹、百合、白茅根煎汁，冲鸡蛋服。

百合玉竹粥

百合 20 g，玉竹 20 g，粳米 100 g，白砂糖 8 g。百合洗净撕瓣；玉竹洗净切段；粳米淘洗干净，适当浸泡，捞出沥干。粳米、百合、玉竹放入锅内，加入约 1000 mL 冷水，置旺火上烧沸，改用小火煮约 45 分钟，白糖调服。

沙参玉竹粥

沙参、玉竹各 15 ~ 20 g，粳米 100 g，冰糖少许。先将玉竹、沙参洗净，去根须，切碎煎取浓汁后去渣，或用干沙参、玉竹煎汤去渣，加入粳米，加水适量煮为粥，粥成后放入冰糖，稍煮沸即成。

玉竹怀杞鲜蚝汤

玉竹 30 g，怀山药 50 g，枸杞子 20 g，鲜蚝 500 g，盐 5 g。将怀山药、玉竹、枸杞子洗净，浸泡 1 小时。鲜蚝洗净，沥干水。将鲜蚝放入锅干炒 5 分钟，待用。清水 1600 mL 放入瓦煲内，煮沸后加入上述用料，大火煲滚后，改用小火煲 2 小时，加盐调味。

玉竹猪心

玉竹 50 g，猪心 100 g，葱、胡椒各适量。玉竹洗净切节，水煎 2 次，取汁。猪心破开，洗净血水，与药液、生姜、葱、花椒同置锅内，在火上煮到猪心六成熟时，捞出晾凉。将猪心放在卤汁锅内，用小火煮熟捞起，揩净浮沫。在锅加卤汁适量，放入食盐、白糖、味精和香油，加热成浓汁，将其均匀地涂在猪心里外即成。

玉竹人参鸡

鸡腿 1 只剁大块，洗净。玉竹 8 g 冲净，与鸡块、人参片 4 g 一同放进炖锅内，加调味料和 4 碗水，并以保鲜膜覆盖住锅口。隔水蒸约 30 分钟，待鸡肉熟透即可食用。

玉竹山药炖鸽肉

玉竹 15 g，山药 20 g，净白鸽 1 只，精盐及调料各适量。将鸽子宰杀，去爪、毛和内脏，洗净，把肉切成块状，放砂锅内，加入山药、玉竹、精盐及调料，再加水 500 mL，用小火炖煮 1 小时，至肉烂即成。饮汤，食肉。

小贴士

主产于湖南、河南、江苏等地。玉竹是湖南邵东县优势农产品。秋季采挖，洗净，晒至柔软后，反复揉搓，晾晒至无硬心，晒干；或蒸透后，揉至半透明，晒干，切厚片或段用。

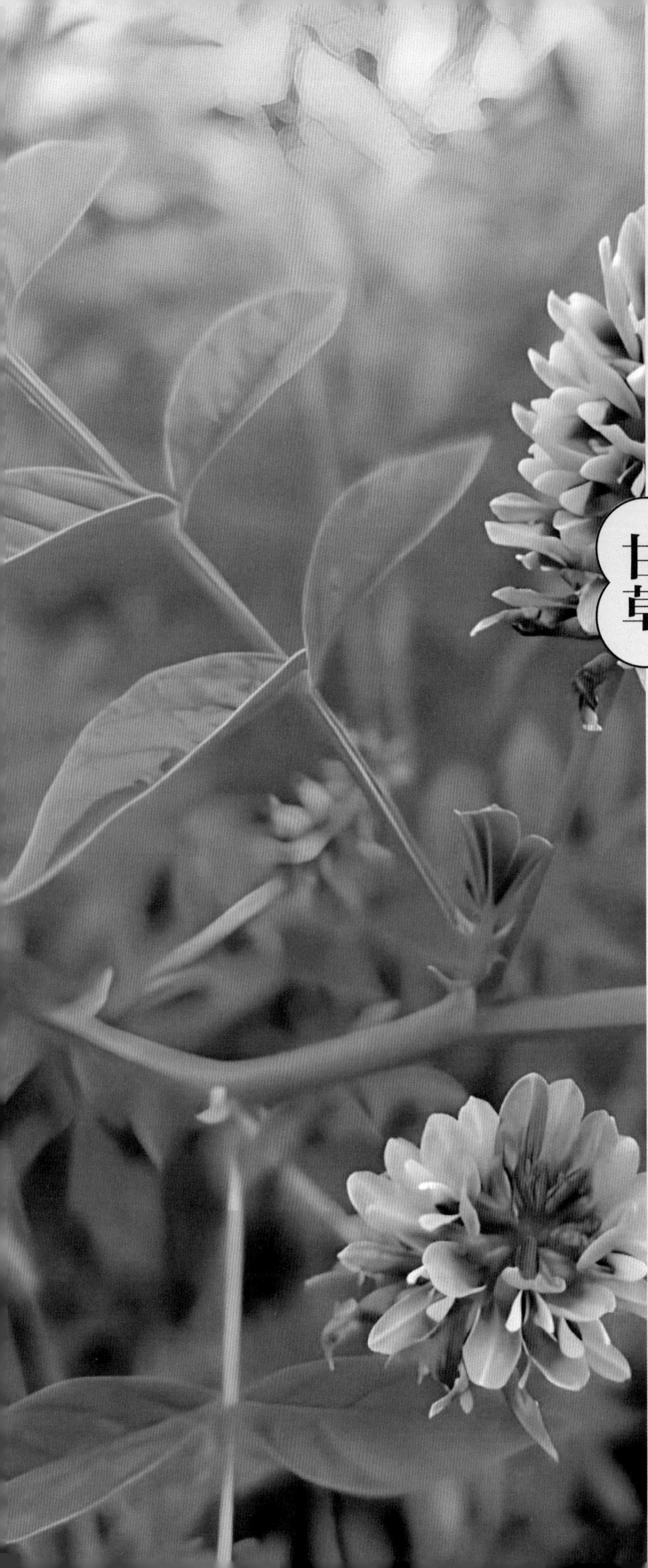

甘草

【草中之国老】

九土精英色正黄，药中甘草入诸方。
部分上下俱无犯，性适寒温两不妨。
梢止阴茎频作痛，节医痈肿苦为殃。
呕家酒客均当忌，炙则微温生便凉。

——清·赵瑾叔《本草诗》

甘草【草中之国老】

◎ 来源

为豆科植物甘草 *Glycyrrhiza uralensis* Fisch.、胀果甘草 *G.inflata* Bat. 或光果甘草 *G.glabra* L. 的根及根茎。以外皮细紧、色红棕、质坚实、体重、断面黄白色、粉性足、味甜者为佳。

◎ 别名

甜草根、红甘草、粉甘草、美草、密甘、密草、国老、粉草、甜草、甜根子、棒草。

◎ 功效

补脾益气，祛痰止咳，缓急止痛，清热解毒，调和诸药。

◎ 性味归经

甘，平。归心、肺、脾、胃经。

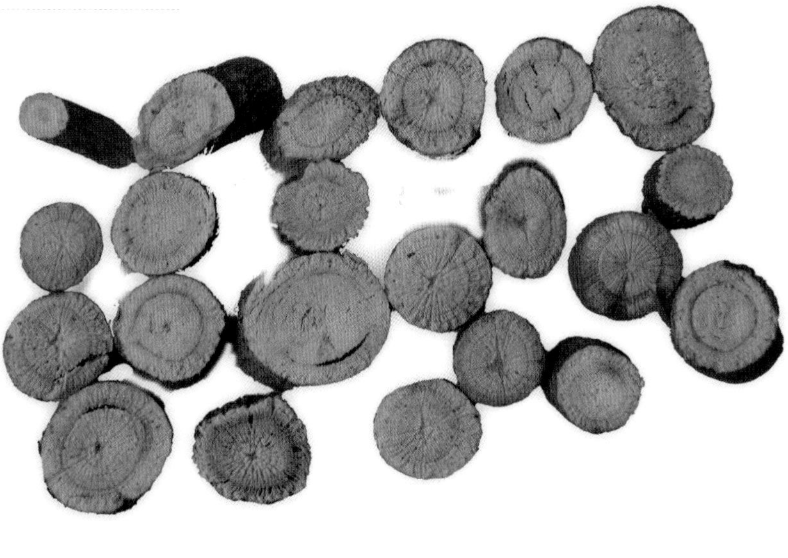

药食趣话

相传，一位医术精湛的老医生赴外地为人看病，临行给徒弟留了几包事先开好的药，以应对家里来的病人。谁知他多日未归，留的那几包药快要用完了。徒弟灵机一动，把院里烧水用的嚼起来甜丝丝的干柴切碎包起来，称是师傅走时留下的。给那些患了脾胃虚弱、咳嗽痰多、咽痛、痈疽肿痛和小儿胎毒的患者吃了以后，病竟然都好了。原来这种干柴就是甘草，此后，甘草入药，沿用至今。

甘草入药历史悠久，早在《神农本草经》就将其列为药之上品，南朝医家陶弘景将甘草尊为“国老”，言：“此草最为众药之王，经方少有不用者。”因此，甘草有“十方九草”之美誉。李时珍在《本草纲目》中释：“诸药中甘草为君，治七十二种乳石毒，解一千二百草木毒，调和众药有功，故有‘国老’之号。”

现今，甘草是复方甘草片等 100 多种中成药的主要原料。甘草由于含调节细胞免疫和体液免疫的甘草酸，也成了治疗银屑病、慢性迟发性荨麻疹、支气管哮喘、慢性肝病、艾滋病、肿瘤等的主要药物之一。此外，甘草除用于医疗和保健行业外，还广泛应用于食品、日化、烟草、石油和染料等行业。甘草黄酮有抑制酪氨酸酶活性，清除氧自由基作用，能抗炎、抗变态反应，将甘草黄酮加入复方美白褪斑液中对黄褐斑、雀斑等皮肤问题疗效显著。

营养成分

甘草中糖、蛋白质、脂肪含量较高，并有丰富的矿质元素钙、镁、硼、锌等，主要活性成分为三萜类化合物甘草酸、黄酮类和多糖类等。

营养成分	含量（每 100 g）	营养成分	含量（每 100 g）
热量	849 kJ	钠	154.7 mg
蛋白质	4.9 g	铜	1.14 mg
脂肪	4.2 g	镁	337 mg
碳水化合物	75 g	铁	21.2 mg
维生素 B_1	0.07 g	锰	1.51 mg
核黄素	0.43 mg	锌	5.88 mg
维生素 C	1 mg	磷	38 mg
维生素 E	2.32 mg	硒	4.72 μg
钾	28 mg		

药理研究

调节免疫 ◎ 甘草葡聚糖能增强机体免疫功能，甘草同时还具有抑制机体免疫功能的成分。

肾上腺皮质激素样作用 ◎ 甘草浸膏、甘草甜素、甘草次酸对多种动物均具有肾上腺皮质激素样作用。

抗菌、抗病毒 ◎ 甘草黄酮类化合物对金黄色葡萄球菌、枯草杆菌、酵母菌、真菌、链球菌等有抑制作用。甘草甜素对人体免疫性缺陷病毒（艾滋病病毒，HIV）、肝炎病毒等均有明显的抑制作用。

镇咳、祛痰 ◎ 甘草黄酮、甘草浸膏及甘草次酸均有明显的镇咳作用；祛痰作用也较为显著。

抗肿瘤 ◎ 甘草酸对黄曲霉毒素和二乙基亚硝胺诱发的大鼠肝癌前病变的发生有明显抑制作用。

解毒作用 ◎ 甘草甜素对某些药物中毒、食物中毒、体内代谢产物中毒有一定的解毒能力。

按语

甘草味甘，性平，归心、肺、脾、胃经。可补脾益气，祛痰止咳，缓急止痛，清热解毒，调和诸药。《日华子本草》谓："安魂定魄。补五劳七伤，一切虚损、惊悸、烦闷、健忘。通九窍，利百脉，益精养气，壮筋骨，解冷热。"甘草中又含有丰富的营养成分，可煮、蒸、炖，冲茶、熬粥、煲汤及蜜饯调味皆宜，是药食兼用的上品。

食疗方

肺痿吐涎沫而不咳者 ◎ 甘草（炙）12 g，干姜（炮）6 g，水煎服，每日 2 次。

缓解皮疹 ◎ 生甘草、白蒺藜各 100 g，浸泡于 75%乙醇 300 mL 内 7 日，过滤，擦洗患处，每日 3 次。

咽喉疼痛 ◎ 炙甘草 10 g，水煎服，每日 2 次。

口腔溃疡 ◎ 生甘草、生地黄、木通各 10 g，白糖 5 g。将上三药同入锅中，加水适量，浸泡，置大火上煮沸，改小火煮 30 分钟，去渣取汁，加白糖混匀，每日 2 次口服。

◎用量用法◎

煎服，1.5 ~ 9 g。生用药性微寒，可清热解毒；蜜炙药性微温，并可增强补益心脾之气和润肺止咳作用。

◎食忌◎

不宜与京大戟、芫花、甘遂同用。甘草有助湿壅气之弊，湿盛胀满、水肿者不宜用。大量久服可导致水钠潴留，引起浮肿。

◎药食铭言◎

草中国老话甘草，补气解毒又和调。

主治

心气不足，脉结代、心动悸◎本品补心气，益气复脉。主要用于心气不足之脉结代、心动悸者。

脾气虚证◎本品味甘，入中焦，略能补益脾气，宜作为辅助药用，治疗脾气虚弱之证。

咳喘◎本品能止咳，兼能祛痰，还略具平喘作用。单用有效。可随证配伍用于寒热虚实多种咳喘，有痰无痰均宜。

脘腹、四肢挛急疼痛◎本品味甘能缓急，长于缓急止痛。用于血虚、血瘀、寒凝等多种原因所致的脘腹、四肢挛急作痛。

热毒疮疡、咽喉肿痛◎生品药性微寒，可清解热毒。用治热毒疮疡，可单用煎汤浸渍，或熬膏内服。

解毒◎本品还可解毒，应用十分广泛。甘草对马钱子、附子等多种药物所致中毒，或多种食物所致中毒，有一定解毒作用。

美食天地

莲子甘草茶

莲子 15 g，甘草 2 g，绿茶叶 5 g。一并放入茶杯内，冲入开水浸泡，代茶频饮。

灵芝甘草茶

灵芝 6 g，甘草 5 g，代茶饮。

绿豆甘草汤

先将绿豆 20~30 g 用水浸泡，待其变软后与甘草（一二片）煮 45 分钟，即可取汁而饮。

蜜枣甘草汤

蜜枣 8 枚，生甘草 6 g，将蜜枣、生甘草加清水两碗，煎至一碗，去渣即可。

甘草卤鸡蛋

甘草 20 g，鸡蛋 12 个，白糖、大料、桂皮各 40 g，丁香、白芷、三艾（包括艾叶、艾花和艾枝）、白酒 10 g，酱油 125 mL。先将鸡蛋煮至七八成熟，剥去外壳待用。将白糖、大料、桂皮、丁香、白芷、甘草、三艾、白酒等卤料放入锅中，加适量水，煮开约 5 分钟，然后把剥好的鸡蛋放入锅中，用小火卤制 20 ~ 25 分钟，使卤汁浸入蛋内，捞出鸡蛋即成。

砂仁甘草蒸鲫鱼

鲫鱼 150 g，砂仁 6 g，甘草 3 g。将砂仁去壳，甘草洗净，一起捣烂，鲫鱼去鳞、肠脏，洗净。把砂仁、甘草放进鱼腹，放入碟中，隔水蒸熟，加油盐调味。

甘草雪梨煲猪肺

甘草 10 g，雪梨 2 个，猪肺约 250 g。梨削皮切成块，猪肺洗净切成片，挤去泡沫，与甘草同放砂锅内。加冰糖少许，清水适量，小火熬煮 3 小时后，服用。

甘草绿豆炖白鸭

生甘草 20 g，绿豆 90 g，白鸭肉 100 g，盐 5g。生甘草润透，洗净切片；绿豆洗净去杂质；白鸭肉洗净，切成 4 cm 见方的块。鸭肉、甘草、绿豆放入炖锅内，加入水 500 mL。炖锅置大火上烧沸，再用小火炖煮 50 分钟，加盐搅匀即成。

小贴士

主产于内蒙古、新疆、甘肃等地。春、秋采挖，以秋采者为佳。

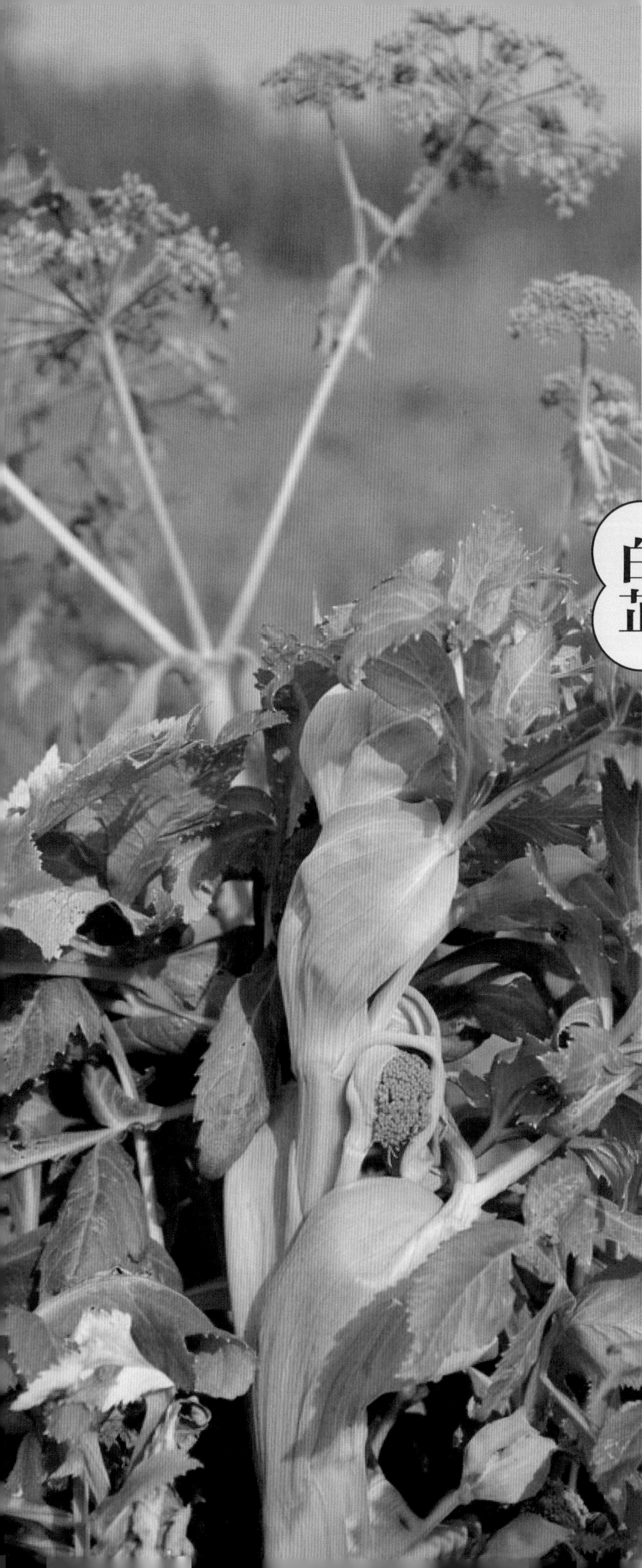

白芷

【止痛靓肤佳品】

不顾地以贪名兮，心佛郁而内伤。
联蕙芷以为佩兮，过鲍肆而失香。
——汉·东方朔《七谏》

白芷

【止痛靓肤佳品】

◎ 来源

为伞形科植物白芷 *Angelica dahurica* (Fisch. ex Hoffm.) Benth.et Hook.f. 或杭白芷 *Angelica dahurica* (Fisch.ex Hoffm.)Benth.et Hook.f.var. *formosana* (Boiss.) Shan et Yuan 的干燥根。以根粗、皮细、质坚硬、粉性足、香气浓者为佳。

◎ 别名

芷、芳香、苻蓠、泽芬、白茝、番白芷、兴安白芷、库页白芷、杭白芷、杜白芷、云南牛防风、川白芷。

◎ 功效

解表散寒，祛风止痛，通鼻窍，燥湿止带，消肿排脓。

◎ 性味归经

辛，温。归肺、胃、大肠经。

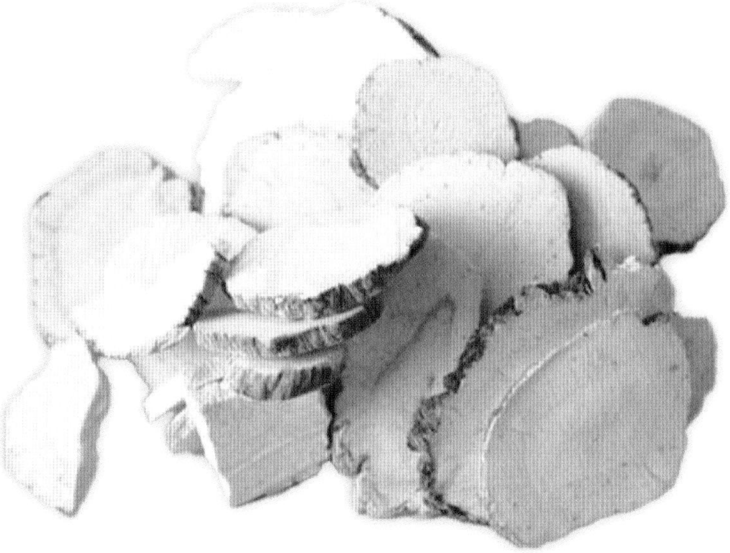

药食趣话

宋代王璆《百一选方》中记载有一位叫王定国的人，患头风病，头痛难忍，百治不效。听说宋都汴梁有位名医叫杨介，善治头风，便前往求治。杨介给他服用三粒药丸，立即见效，头痛就消失了。王定国再三恳请杨先生告知此方，杨介感其诚挚，告诉了药丸成分。原来是白芷一味，洗晒研成细粉，炼蜜为丸，如弹子样大，每服一丸，嚼服，用清茶或荆芥汤化下。王氏将其收集入书，名“都梁丸”。

白芷“芬芳与兰同德”，故有芳香、泽芬、香白芷等之称。蕙芷自古以来就是指中华民族传统美德之精华。如孔子将蕙芷合称为“王者之香”。四大名著之一的《红楼梦》中也有多处提到白芷，蘅芜苑匾上题的就是“蘅芷清芬”四字。大诗人陆游尤喜菊花枕，而菊花枕就是由干菊花、川芎、丹皮、白芷填充而成，取白芷等四味芳香之气以闻香祛病。

营养成分

白芷除含有蛋白质、脂肪、维生素、镁、铁等。白芷全草含挥发油，根含有当归素、白当归素、氧化前胡素、珊瑚菜素和一种类当归酸有机酸。

营养成分	含量（每 100 g）	营养成分	含量（每 100 g）
热量	324 kJ	维生素 B_1	0.35 mg
蛋白质	8.9 g	核黄素	0.54 mg
脂肪	1.5 g	烟酸	1 mg
碳水化合物	68.8 g	维生素 C	1 mg
膳食纤维	5.3 g	维生素 E	1.93 mg
胡萝卜素	3.6 μg	钾	100 mg
视黄醇当量	11.9 μg	钠	27.4 mg
硒	3.4 μg	锰	0.73 mg
钙	3 mg	锌	0.8 mg
镁	19 mg	铜	0.63 mg
铁	4.4 mg	磷	118 mg

主治

风寒感冒 ◎ 本品祛风解表散寒之力较弱，以止痛、通鼻窍见长，宜于外感风寒、头身疼痛、鼻塞流涕，常与防风、羌活等同用。

头痛、牙痛、痹痛等多种疼痛 ◎ 本品辛散温通，长于止痛，且善入胃经，故阳明经头额痛及牙龈肿痛尤为多用。

鼻渊 ◎ 本品祛风散寒、燥湿，通鼻窍而止疼痛，故常用治鼻渊，鼻塞不通、浊涕不止、前额疼痛等。

带下证 ◎ 本品善除阳明经湿邪而燥湿止带。治疗寒湿下注，白带过多者，与鹿角霜、白术等同用。

疮痈肿毒 ◎ 本品消肿排脓止痛，对于疮疡初起，红肿热痛者，每与金银花、当归等配伍。

◎用量用法◎

煎服，3 ~ 9 g。外用适量。

◎食忌◎

本品辛香温燥，阴虚血热者忌服。

◎药食铭言◎

一味香白芷，止痛又靓肤。

食疗方

黄褐斑 ◎ 白芷研细粉 50 g，配滑石粉 50 g，混匀，加入蒸馏水、甘油各半调成糊状，涂于患处。每晚 1 次，次日早晨洗去。

寻常痤疮 ◎ 白芷粉 50 g，配白鲜皮粉 40 g，硫黄粉 10 g，混匀，用蒸馏水调成糊状，涂于患处。每晚 1 次，次日早晨洗去。

扁平疣 ◎ 白芷 50 g，苦参 30 g，板蓝根 30 g，赤芍 30 g，水煎，用纱布蘸药液频洗患处。每日 2 次，2 日 1 剂。

牙痛 ◎ 细辛（后下）3 g，白芷 10 g，威灵仙 10 g。水煎 2 次，混合后分上、下午服，每日 1 剂。

胃痛 ◎ 白芷、黄芪、白及、甘草各等份，研细末，每次 8 g，每日 2 次，加蜂蜜 2 匙冲服。

睾丸鞘膜积液 ◎ 白芷 10 g，蝉蜕 30 g，水煎熏洗。每日 2 次，每次 30 分钟左右，并取少量饮用。

月经不调、痛经 ◎ 白芷、当归各 15 g，水煎服。每次月经前 1 周左右开始服用，至月经来潮停用。巩固半年停药。

带下病 ◎ 白芷 50 g，白芍、白矾各 25 g，共研为细末，制成如梧桐子大的蜡丸，每次 10 ~ 15 g，空腹伴米汤服用。

盆腔炎 ◎ 白芷 15g，薏苡仁、蒲公英、败酱草、红花、猪苓各 20 g，水煎服，每日 1 剂，连服 30 剂。痛消带止后，继用白芷 10 g，水煎，代茶饮月余，以巩固疗效。

白癜风 ◎ 白芷 100 g 打成粗粒，加入 70% 乙醇 500 mL，浸泡 10 日后过滤，加入氮酮 50 mL 备用。用棉签涂药液于患处，每日 2 次，涂药后适度日晒。

药理研究

美白抗衰 ◎ 白芷可治疗痤疮、黑头、粉刺等，在美白祛斑，改善微循环，延缓皮肤衰老方面都有独特的疗效。

降血压 ◎ 白芷所含的异欧前胡素和印度榅桲素对猫有降血压的作用。

抗辐射 ◎ 白芷甲醇提取物于 X 线照射前 5 分钟腹腔注射，具有防护小鼠皮肤损害作用。

光敏作用 ◎ 白芷所含的香柑内酯、异欧前胡素等呋喃香豆素类化合物等为“光活性物质”，具有光敏作用。

抗炎 ◎ 白芷煎剂可明显抑制二甲苯所致小鼠耳部的炎症。

解热镇痛 ◎ 白芷煎剂有明显的解热镇痛作用。

解痉 ◎ 白芷所含的佛手柑内酯、花椒毒素、异欧前胡素乙对兔回肠具有明显的解痉作用。

其他作用 ◎ 少量白芷对动物延髓血管运动中枢、呼吸中枢、迷走神经及脊髓都有兴奋作用，使血压上升，脉搏变慢，呼吸加深，并能引起流涎呕吐，大量使用能引起强直性间歇性痉挛，继以全身麻痹。

按语

白芷辛、温，归肺、胃、大肠经，可解表散寒、祛风止痛、通鼻窍、燥湿止带、消肿排脓。适用于风寒感冒、头痛、牙痛、鼻渊、带下证、疮痈肿毒等。《神农本草经》曰：“主女人漏下赤白，血闭阴肿，寒热，风头（头风）侵目泪出，长肌肤，润泽。”白芷是药食佳品，可用来煮粥、煲汤、泡酒等；作香料调味品，白芷的天然香气能去腥增香。白芷还是天然的防腐剂，用作大头菜、榨菜等脆菜的调味剂和保鲜剂。白芷外用“长肌肤，润泽颜色，可作面脂”，是中药美白的佳品，在 300 多味美容中药中出现频率最高，尤其对祛除黄褐斑疗效显著。

美食天地

白芷大枣粥

白芷 10 g，大枣 10 枚，粳米 200 g。将大枣、白芷洗净，放入锅内，加清水 500 mL，加粳米，大火煮开 5 分钟，改用小火煮 30 分钟，成粥，趁热分次饮用。

桃花白芷酒

干桃花 50 g，白芷 30 g，泡入白酒（50 度以上的高粱酒）500 mL 中，密封瓶口，不时摇动，1 周以后即可饮用，每日早晚各饮桃花白芷酒 10 ~ 15 mL。

川芎白芷蜜饮

川芎 15 g，白芷 10 g，细辛 5 g，苍耳子 10 g，蜂蜜 30 g。先将川芎、白芷、细辛、苍耳子分别拣杂，洗净，晾干或晒干，切碎后，同放入砂锅，加水浸泡片刻，煎煮 30 分钟，用洁净纱布过滤，去渣，取滤汁放入容器，待其温热时，兑入蜂蜜，拌和均匀即成。

白芷茯苓薏苡仁粥

白芷 10 g，茯苓 30 g，陈皮 10 g，薏苡仁 50 g，盐 3 g。将白芷、茯苓、陈皮洗净，薏苡仁洗净清水浸 30 分钟；白芷、茯苓、陈皮放入锅内，加清水适量，大火煮 30 分钟，去渣，放入薏米，小火煮至粥成，加盐调味或淡食，随量食用。

白芷羊肉汤

白芷 20 g，羊肉 100 g。白芷洗净待用；羊腿肉洗净，切小块，开水浸泡 2 小时，捞起再洗净，放入锅中，加黄酒、姜、精盐、葱，开水煮沸，去浮沫；再加白芷，急火煮开 5 分钟，改用小火煮 30 分钟，分次食用。

白芷芫荽鱼头汤

白芷 10 g，芫荽 40 g，鱼头 1 个，猪瘦肉 100 g，生姜 5 片。将以上材料洗净，鱼头去鳃对半切开，猪瘦肉切薄片，先把白芷放进瓦煲内，加水 1500 mL，滚沸 10 分钟，滤出药液倒入铁锅中，并下入姜片滚沸，再下鱼头、猪瘦肉滚至熟，下芫荽和食盐即可食用。

白芷燕窝

白芷 10 g，燕窝干品 10 g，冰糖适量。将燕窝干品用常温水浸泡 6 ~ 8 小时，燕窝与浸泡水之比例为 1∶30 ~ 1∶50；将浸泡后发胀的燕窝撕成条状，连同浸泡水一并放入锅内，烹煮至水沸腾转为小火 3 ~ 5 分钟起锅，燕窝沥水。将白芷放入燕窝沥干后的水中，隔水炖至极烂，过滤去渣；加入燕窝，调入冰糖即可服用。

小贴士

白芷产于河南长葛、禹州市者习称“禹白芷”，产于河北安国者习称“祁白芷”。此外陕西和东北亦产。杭白芷产于浙江、福建、四川等省，习称“杭白芷”和“川白芷”。夏、秋间叶黄时采挖，除去须根及泥沙，晒干或低温干燥。切片，生用。

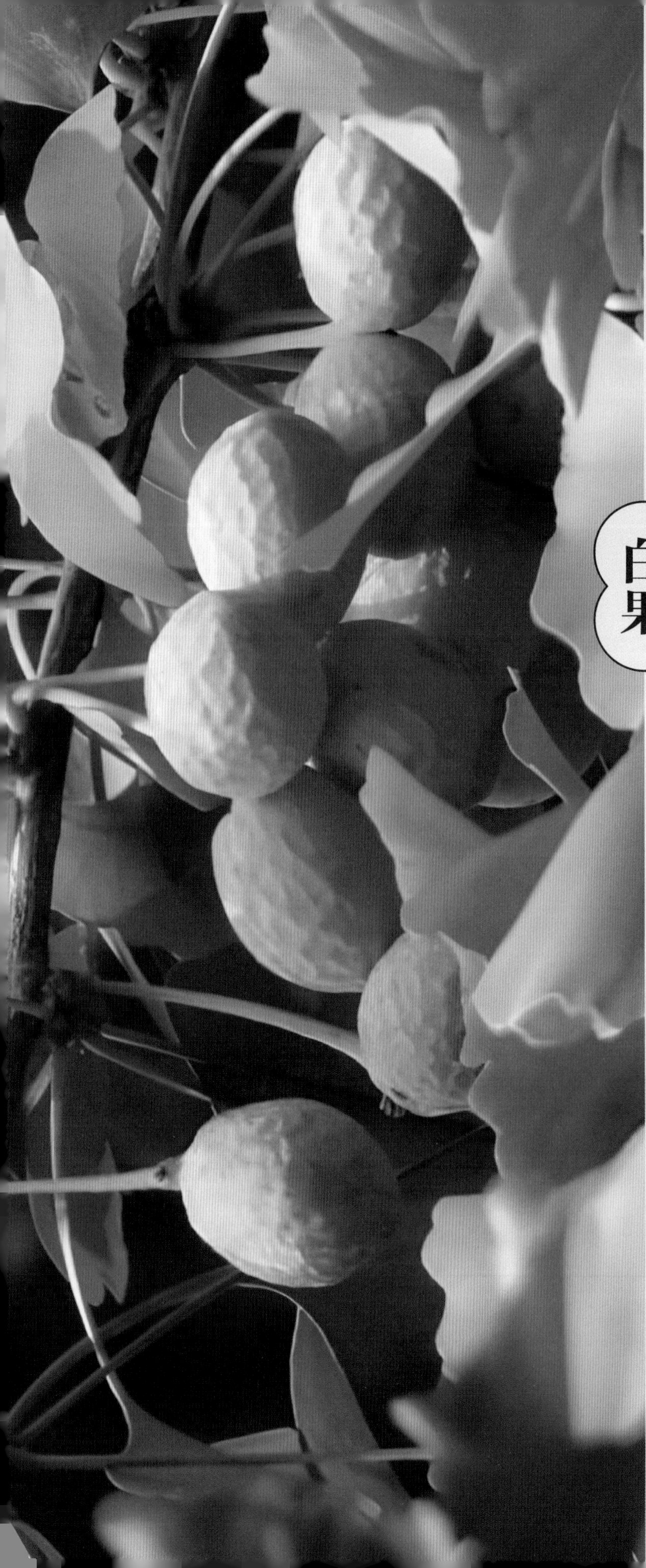

白果

【养生延年佳品】

病齿已两旬，日夜事医药。
对食不能举，况复议杯酌……
不饤栗与梨，犹能烹鸭脚。

——宋·陆游《听雪为客置茶果》

白果【养生延年佳品】

◎ **来源**

为银杏科植物银杏 *Ginkgo biloba* L. 的成熟种子。以壳色黄白、种仁饱满、断面色淡黄为佳。

◎ **别名**

银杏、银杏仁、白果仁、灵眼、佛指柑、佛指甲、公孙树果仁、鸭脚子、鸭脚果仁、鸭掌树果仁。

◎ **功效**

敛肺化痰止喘，止带缩尿，杀虫。

◎ **性味归经**

甘、苦、涩，平；有小毒。归肺、肾经。

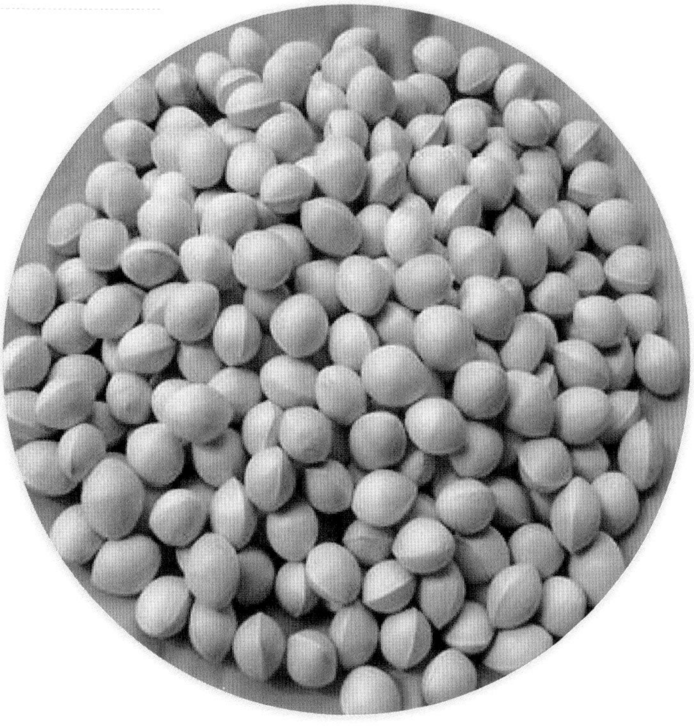

药食趣话

很久以前，笔架山下住着两户人家，过着幸福的生活，红豆、白果是十分要好的朋友。红豆 18 岁那年，妈妈还有很多乡亲染上了地方病。传说昆仑山中的一种药果才能治好这种地方病，红豆决定去昆仑山寻找药果，把妈妈托给了白果照顾。采药路上，红豆历经许多磨难，最后到达了昆仑山。红豆的孝心感动了山神，山神给了红豆一颗药果。红豆欣喜若狂，日夜兼程往回赶。妈妈感念白果日日对她的照顾，让白果把药果吃了。白果一心想让药果医治更多人的病，请求乡亲们将她葬在疏松的土地里，就自尽了。乡亲们将她埋葬后，发现埋白果的地方真的长出了一棵树苗，树上结出的果子正是地方病的克星。为了纪念白果姑娘，就把这种药果叫作白果。

白果即银杏、公孙。宋代诗人欧阳修诗云：“绛囊初入贡，银杏贵中州。”杨万里在《银杏》诗中将其描绘得出神入化：“深灰浅火略相遭，小苦微甘韵最高。未必鸡头如鸭脚，不妨银杏伴金桃。”后人对其的药用价值也写诗赞道：“止带涩精医道深，频频竟入女儿行。等闲欲向裙权字，银杏姑娘姓公孙。”

营养成分

白果中有丰富的营养成分，主要有淀粉、粗蛋白、粗脂肪、蔗糖、还原糖、核蛋白、粗纤维等。另外其还含有 17 种氨基酸，维生素 B_1、B_2、C、D，胡萝卜素、烟酸、核黄素，以及磷、钾、钙、镁、铁等 25 种微量元素。

营养成分	含量（每 100 g）	营养成分	含量（每 100 g）
维生素 B_1	0.22 mg	烟酸	1.3 mg
粗纤维	0.3 g	维生素 B_2	0.05 mg
铁	1.5 mg	碳水化合物	35.9 g
蛋白质	6.4 g	磷	218 mg
胡萝卜素	0.38 mg	钙	10.0 mg
脂肪	2.4 g	维生素 C	2.72 mg

药理研究

抗菌 ◎ 白果对人型结核和牛型结核体外均有抑制作用。

祛痰 ◎ 小鼠腹腔注射白果乙醇提取物可使呼吸道酚红排泌增加，有祛痰作用。

降压 ◎ 白果二酚 500 mg/kg 对兔有短暂的降压作用。

抗氧化 ◎ 白果外种皮水溶性成分能清除有氧存在下黄嘌呤氧化酶系统产生的超氧自由基。

其他作用 ◎ 白果肉尚有收敛作用。

主治

咳喘痰多 ◎ 本品涩敛性平，能消痰定喘，适用于咳喘气逆，痰多之症，无论偏寒、偏热均可。

带下白浊、遗尿尿频 ◎ 本品苦可除湿，涩而收敛，治白浊带下，无论下元虚衰、白带清稀或湿热下注、带下黄浊者，随症配伍，均可使用。

◎用量用法◎

煎服，5 ~ 10 g。

◎食忌◎

有实邪者忌服。生食有毒。不可多用，小儿慎用。

◎药食铭言◎

去皱美容抗衰老，养生延年话白果。

食疗方

小便白浊 ◎ 生白果仁 10 枚。煎水饮，日 1 服。取效止。

梦遗 ◎ 白果 3 粒，用酒煮食，连服 5 日。

青春痘 ◎ 白果压碎，在 70% 的乙醇里浸泡 1 周，过滤取其药液擦患部，每日 3 次。

早泄 ◎ 白果 12 g，豆腐皮 45 ~ 80 g，大米适量。白果去壳与豆腐皮，白米置砂锅中加水适量，煮调当早点吃。每日 1 次。

小儿遗尿 ◎ 白果 15 ~ 30 g，猪小肚 1 只。先将猪小肚切开清洗干净，把白果放入猪小肚内，放入锅中，如常炖熟即可；也可煨熟吃。每日吃 1 次，连吃 3 日。

神经性头痛、眩晕 ◎ 白果仁炒熟研为细末，每服 3 ~ 6 g，以红枣煎汤调服。

哮喘 ◎ 白果仁 7 粒，捣烂，开水冲泡，每日 1 次，于清晨空腹服，连服 3 个月。

高血压 ◎ 白果 12 枚，枸杞子 15 g，加水用小火煮 20 分钟，临睡前服。

大便下血 ◎ 白果 30 g，藕节 15 g，共研末，每日 3 次，用开水冲服。

白带过多 ◎ 白果仁 10 个，冬瓜子 30 g，水煎温服。

咳嗽痰喘 ◎ 白果仁 6 g，麻黄、甘草各 5 g，水煎服。

小儿腹泻 ◎ 白果仁 2 枚，研细后装入开一小孔的鸡蛋内，外用和好的面糊住小孔，再用面团包裹后放到炭火上烧熟食用。

按语

白果味甘微苦涩，性平，具有补肺润肺，化痰止咳，涩精止带，通经利尿等功效。白果药用价值、食用价值、保健价值都较高，它不仅是补虚扶衰的上品，延年益寿的良药，更是餐桌上的美味佳肴。白果在宋代被列为皇家贡品，西方圣诞节则必备白果。白果可炒食、烤食、煮食，可做糕点、蜜饯、罐头、酒和饮料类。经常食用白果可促进血液循环，使人面部红润，青春焕发，对人类健康有神奇的功效。

白果粥

取白果仁 12 g，豆腐皮 60 g，生山药 30 g，粳米 50 g，煮粥食用。

芡实白果粥

白果 10 粒，芡实、糯米各 50 g。白果去壳取肉，同芡实、糯米加水共煮成粥。日食 1 次，温热食。

白果莲子汤

白果 20 g，莲子 15 g，粳米 100 g，白糖适量。白果、莲子、粳米洗净，一同放入锅内，加水和白糖，煮 25 分钟即可。

糖溜白果

白果 150 g，白糖 100 g，淀粉 25 g。白果放入锅中加适量水，以大火煮沸，然后去膜，去心，装入碗中，加适量水，放入蒸笼以大火蒸熟取出；另坐锅，放入适量清水，倒入白果仁和白糖，煮沸后撇去浮沫，用淀粉勾芡，略煮后装盘即可。

山药白果瘦肉粥

山药 20 g，白果 10 g，红枣 4 颗，瘦肉 30 g，葱 10 g，姜 8 g，香菜 5 g，盐 1 g，味精 2 g，米适量。山药去皮，切片；红枣泡发，切碎；瘦肉剁碎；白果、米淘洗净。姜切丝，葱切花，香菜切末备用。砂锅注水烧开，放入米，煮成粥；放入白果、山药煮 5 分钟后，加入红枣、瘦肉、姜丝煮烂，放适量盐和鸡精拌匀即可。

西芹百合炒白果

西芹 500 g，百合 300 g，白果 50 g，姜、葱、盐、味精各 5 g，鸡蛋面 200 g，鸡精粉 2 g，淀粉 10 g。洋芹、百合切好洗净，鸡蛋面用开水煮熟，沾上淀粉，油炸熟备用。白果过水后再放入砂锅，加油和调味料炒熟，用淀粉勾芡，淋入少许油。炒好西芹、百合装入盘中，将白果放在上面即可。

白果豆腐炒虾仁

白果 100 g，豆腐 200 g，虾仁 300 g，鲜干贝 3 枚，香菇 3 朵，小黄瓜 1 条，酸笋半支，酒、盐、淀粉、葱段各适量。虾仁去壳、挑去泥肠，和鲜干贝用姜片、酒、盐和淀粉拌匀，热水烫至八分熟备用。其他材料剁成块备用。姜片和葱段爆香，再将剩下的材料放入翻炒，加高汤，煮滚后勾薄芡即可。

小贴士

白果主产于广西、四川、河南、山东等地。合格的白果砸开后果仁呈黄色、半透明、玻璃样；未干的果仁呈粉性，手摸柔软，手捻易碎，色白，粉渣，储藏时易发霉变质。

白果中含氢氰酸、组氨酸等有毒物质，不可生食。熟食也不能过多。

豆花初放晚凉凄，碧叶阴中络纬啼。
贪与邻翁棚底语，不知新月照清溪。
——明·王伯稠《凉生豆花》

【白色珍珠】

白扁豆

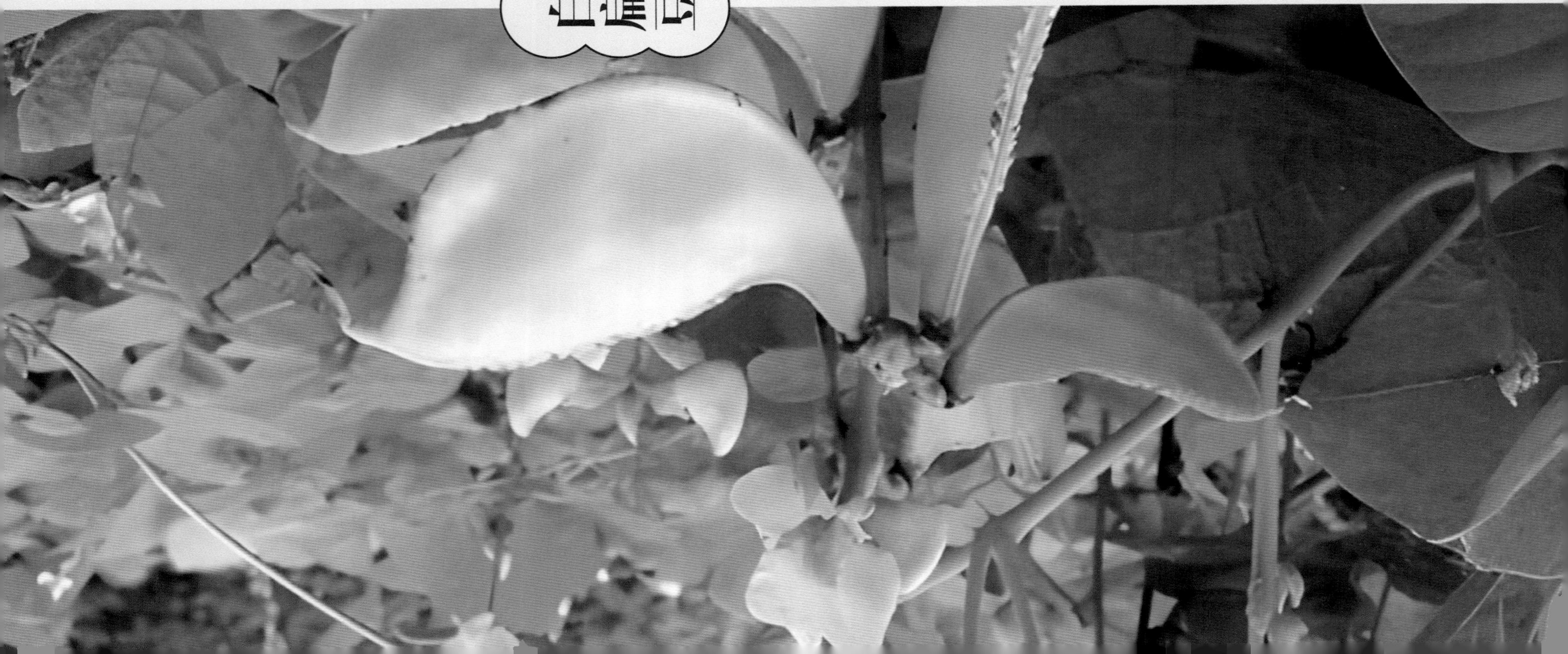

白扁豆

【白色珍珠】

◎ 来源

为豆科植物扁豆 *Dolichos lablab* L. 的干燥成熟种子。以粒大、饱满、色白者为佳。

◎ 别名

藊豆、白藊豆、南扁豆、沿篱豆、羊眼豆、凉衍豆、白藊豆子、茶豆、树豆、藤豆、火镰扁豆、眉豆。

◎ 功效

健脾化湿，和中消暑。

◎ 性味归经

甘，微温。归脾、胃经。

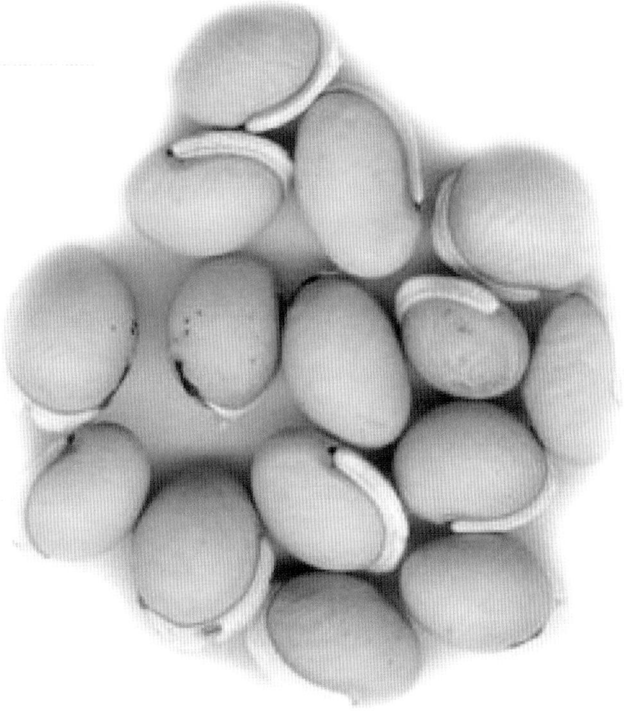

药食趣话

白扁豆最早见于陶弘景的《名医别录》，因豆荚宽阔而扁平，以形命名，记作“藊豆”，后简化为“扁”字。是上好的亦药亦食佳品。

许多文人墨客对扁豆也情有独钟，篱边的扁豆多象征着家园的温馨，同时蕴含了乡愁和怀念。郑板桥有“一庭春雨瓢儿菜，满架秋风扁豆花”的对联，把农家风情表现得淋漓尽致。清代黄树谷的《咏扁豆羹》谓：“负郭无农课，他乡学圃能。短墙堪种豆，枯树惜沿藤。带雨繁花重，垂条翠荚增。烹调滋味美，惭似在家僧。谷雨方携子，梅天已发秧。枝枝盘作盖，叶叶暗遮旁。伏日炎风减，秋晨露气凉。连朝憧仆善，采摘报盈筐。”方南塘说：“老妻书至劝还家，细数江乡乐赊。彭泽鲤鱼无锡酒，宣州栗子霍山茶。编茅已盖床头漏，扁豆初开屋角花。旧布衣裳新米粥，为谁留滞在天涯。”清代查学礼的“碧水迢迢漾浅沙，几丛修竹野人家；最怜秋满疏篱外，带雨斜开扁豆花”，则带着对生命淡淡的哀愁，在斜雨中飘去。

营养成分

扁豆的营养成分相当丰富，包括蛋白质、脂肪、糖类、食物纤维、维生素 B 族、氰苷、酪氨酸酶、钙、磷、铁等。此外，食用白扁豆一定要煮透以使毒性凝集素失去毒性。

营养成分	含量（每 100 g）	营养成分	含量（每 100 g）
热量	32 kJ	维生素 B_1	0.33 μg
镁	163 mg	维生素 C	6 mg
钠	1 mg	锌	1.93 mg
蛋白质	1.9 g	碳水化合物	5.3 g
维生素 B_2	0.11 mg	膳食纤维	13.4 g
钙	68 mg	磷	46 mg
脂肪	1.3 g	锰	1.31 mg
烟酸	1.2 mg	钾	178 mg
铁	4 mg	硒	1.17 μg
铜	0.52 mg		

药理研究

抗病毒 ◎ 白扁豆水提物对小鼠 Columbia SK 病毒有抑制作用。

提高细胞免疫 ◎ 20% 白扁豆冷盐浸液 0.3 mL 对活性 E－玫瑰花结的形成有促进作用，能增强 T 淋巴细胞的活性。

降血糖 ◎ 白扁豆中所含的淀粉酶抑制物有降血糖作用。

毒性 ◎ 白扁豆中含对人红细胞非特异性植物凝集素，有抗胰蛋白酶活性而抑制实验动物生长的作用。

主治

脾气虚证 ◎ 本品补气以健脾，兼能化湿，药性温和，补而不滞，适用于脾虚湿滞之食少、便溏或泄泻。

暑湿吐泻 ◎ 本品能健脾化湿以和中，性虽偏温，但无温燥助热伤津之弊，故可用于暑湿吐泻。

◎用量用法◎

煎汤，10 ~ 15 g；或生品捣研水绞汁外用。

◎食忌◎

生品含有毒性蛋白，加热后毒性大减，故不宜生用。

◎药食铭言◎

消暑除湿脾之谷，药食俱佳白扁豆。

食疗方

脾虚有湿、赤白带下 ◎ 白扁豆 100 g，用淘米水浸泡后，去皮加红糖 30 g、山药 50 g，煮熟服用。每日 2 次。

急性胃肠炎 ◎ 白扁豆 50 g，炒木瓜 10 g，水煎服。

慢性泄泻 ◎ 白扁豆 30 ~ 50 g，加水用大火煮沸，转用小火煮 30 分钟，熟后饮汁吃豆；如煎煮时加山药 30 g，则效果更佳。

夏季暑湿、腹痛吐泻 ◎ 白扁豆 50 g，白芍 20 g，加水煎煮饮服。

产后或病后体弱 ◎ 白扁豆 50 g，莲子 50 g，一起入锅，加清水适量，煮至熟烂，放白糖调味。每日 2 次，代点心食用。

糖尿病 ◎ 白扁豆 300 g，浸去皮，碾为末，以天花粉汁和炼蜜为丸，如梧桐子大，每次服 30 丸，每日 2 次，以天花粉汁送服。

细菌性痢疾 ◎ 白扁豆 50 g，白糖 20 g，煮熟服用。

妇女白带过多、水肿 ◎ 白扁豆炒黄研末。每日 3 次，每次 6 ~ 10 g，饭前用米汤送服。

急性肠胃炎、食物中毒引起的呕吐 ◎ 白扁豆 60 g，煮汁，3 次分服。

伤暑头痛、吐泻 ◎ 白扁豆 15 g，香菇 6 g，鲜荷叶半张，同煮至豆熟。去渣加白糖放凉饮服。

按语

白扁豆味甘微温，归脾、胃经。有健脾和中、消暑化湿、养胃下气、补虚止泻功效，常用治暑湿吐泻、脾虚呕逆、食少久泄等病症。《景岳全书》曰：“味甘，气温。炒香用之，补脾胃气虚，和呕吐霍乱，解河豚酒毒，止泻痢温中，亦能清暑治消渴。欲用轻清缓补者，此为最当。”白扁豆能祛夏日雨季的暑热湿气，人们常将其做成多种美味佳肴，如有名的川菜“酥扁豆泥”和福建的“扁豆花生羹”。白扁豆与红枣、桂圆肉、莲心等煮成羹食用，是民间传统的滋补佳品，更为中老年人的长寿粥膳佳品；白扁豆煮熟捣成泥可做馅心，并与熟米粉掺和后，能制作出各种糕点和小吃；此外，白扁豆还可以烧汤、拌通心面等。

扁豆红枣汤

白扁豆 150 g，红枣 4 枚，红糖 15 g。将白扁豆淘洗干净，红枣去核，放入炖锅内，加水 800 mL，炖煮 35 分钟，加入红糖即成。

白扁豆栗子粥

白扁豆 60 g，栗子、粳米各 100 g。将栗子去皮切碎，白扁豆、粳米洗净，共置锅内，加水煮粥，煮至粥黏稠即成。

扁豆薏米绿豆粥

白扁豆 50 g，薏苡仁 50 g，绿豆 50 g。洗净后将白扁豆和薏米用水浸泡 2 ~ 4 小时（天热时要放在冰箱中），绿豆不需浸泡；浸泡好后同放入砂锅中；加 6 ~ 8 倍的水入砂锅中。大火煮开后，转小火煮约 1 小时，至薏米和扁豆均软糯软烂即可，可调糖或蜂蜜。

绿豆扁豆饮

绿豆 50 g，白扁豆 50 g，大米 50 g，冰糖 20 g。白扁豆洗净；绿豆、大米用水浸泡 2 小时备用；将绿豆、白扁豆放入锅中，加入水，大火煮沸后，改用小火焖煮 30 分钟；放入大米，中火进行焖煮，煮至米粒开花，汤浓粥稠时，调入冰糖即成。

扁豆糕

白扁豆 250 g，白糖 100 g，葡萄干、山楂糕各 15 g，糖桂花少许。白扁豆用淘米水浸泡去皮，加水煮酥，再加白糖煮化，撒上山楂糕、葡萄干、糖桂花即成。空腹食用，每日分 3 次食完。

白扁豆粥

鲜白扁豆 120 g，粳米 150 g，红糖适量。白扁豆与粳米一同下锅煮熟，加入红糖即可。

白扁豆红汁猪皮

猪皮 680 g，白扁豆 140 g（泡发好），姜 5 g，盐 4 g，蒜 3 粒，葱 5 g，蒜蓉辣酱 30 mL，橄榄油 10 mL，湿淀粉适量。砂锅中放入清水、白扁豆、姜、蒜、盐，将豆煮熟；葱根切成丝后，放入清水中浸泡；猪皮焯水取出，剔除脂肪切成等宽的小条；炒锅烧热，倒入橄榄油、蒜蓉、辣椒滑炒出香味后，倒入清水煮开；放入猪皮煨烧至入味，汤汁收到一半时，加盐调味，浇入湿淀粉收汁，葱丝、香菜点缀即可。

小贴士

全国各地均有栽培。主要分布于辽宁、河北、山西、山东、江苏、安徽、福建、河南、贵州、云南等地。

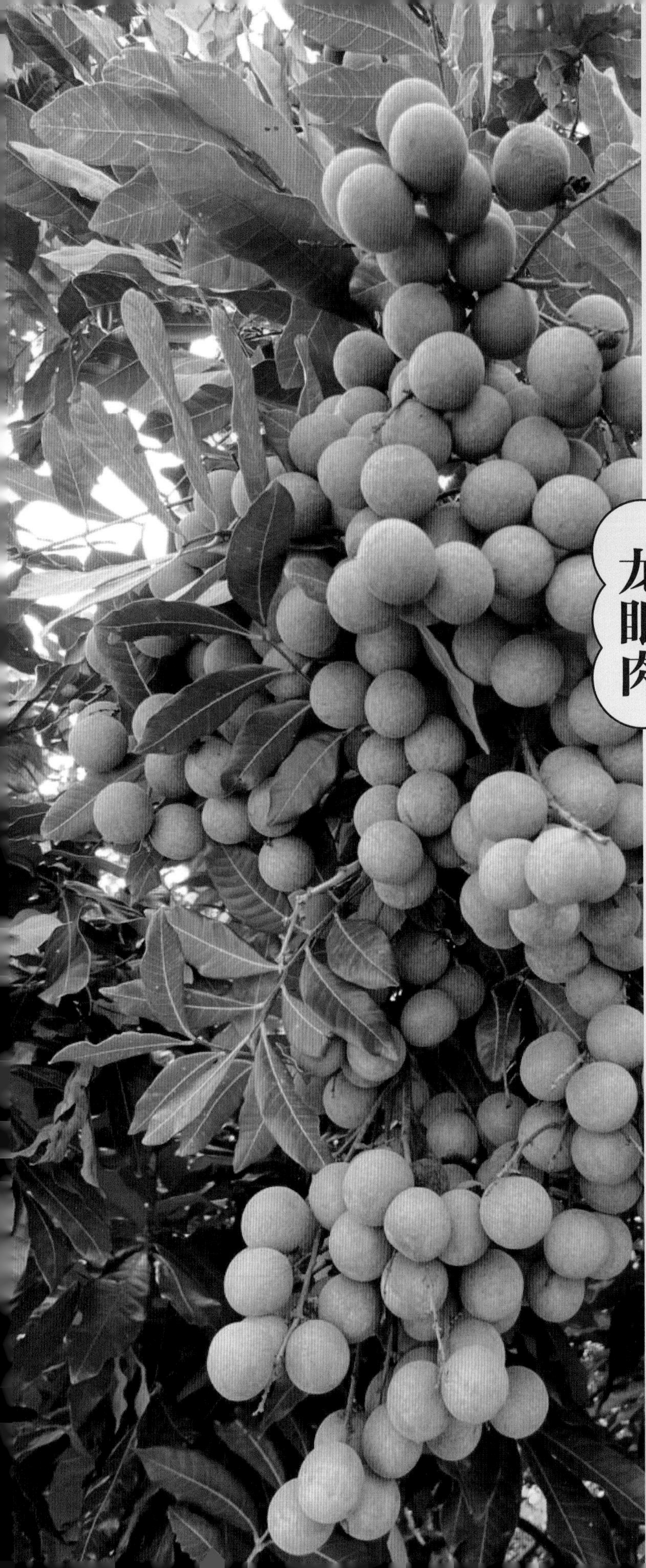

龙眼肉

【补血益智】

何缘唤作荔枝奴，艳冶丰姿百果无。
琬液醇和羞沆瀣，金丸玓瓅赛玑珠。
好将姑射仙人产，供作瑶池王母需。
应共荔丹称伯仲，况兼益智策勋殊。

——明·王象晋《龙眼》

龙眼肉【补血益智】

◎ 来源

为无患子科植物常绿乔木龙眼 *Dimocarpus longan* Lour. 的假种皮。以肉厚片大，色棕黄，甘味浓，干燥洁净者为佳。

◎ 别名

桂圆、益智仁、骊珠、元肉。

◎ 功效

益心脾，补心血，宁心安神。

◎ 性味归经

甘，温。归心、脾经。

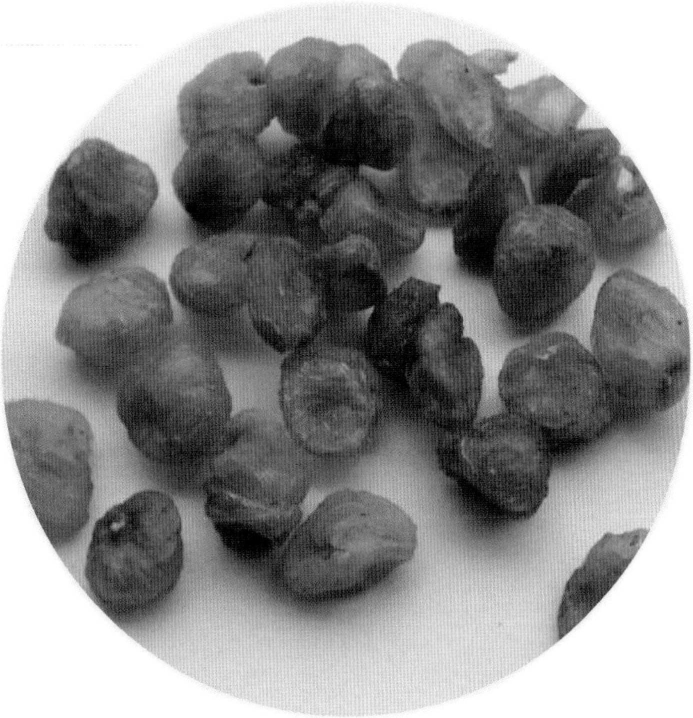

药食趣话

龙眼肉，又称桂圆肉，在我国已有2000多年的栽培历史，也是我国特有的果品。其果实成熟于阴历八月（“桂月”）之时，又因其果实极圆，故有“桂圆”之称；形状似龙眼，又得“龙眼”之名；还因其食用时食其肉（又称假种皮）故名“龙眼肉”。桂圆的果实在新鲜时是乳白色半透明饱含水分的肉质，味甜如蜜，果肉干后则变暗褐色，质柔韧。龙眼的含蜜量丰富，是极好的蜜源植物，入药以核小，肉厚味醇甘者良。正如古人“月白花新，五瓣花香馨；秋月果子熟，壳黄白玉心；久服壮魂魄，归脾益智能；龙诚天上物，龙眼岂凡品！”的描述。宋代李刘有诗《龙眼》曰：“绛衣摇曳绽冰肌，依约华清出浴时。何物鸦儿驱不去，前身恐是食酥儿。”

龙眼亦素有“益智延龄”的美食良药之称。汉代古籍《尔雅》中称龙眼为“益智”。《本草备要》谓：“龙眼肉益脾长智，养心补血，故归脾汤用之。”对于其药用功效，后人有歌诀曰：“桂圆甘温归心脾，润脏开胃补元气，益智延龄治劳心，提神强身益怔忡。”此外龙眼的叶、花、根、核均可入药。龙眼树木质坚硬，纹理细致优美，是制作高级家具的原料，又可以雕刻成各种精巧工艺品。

营养成分

龙眼含蛋白质、葡萄糖、果糖、蔗糖、脂类、钙、磷、铁、钾、胡萝卜素、多种维生素和烟酸等。

营养成分	含量（每 100 g）	营养成分	含量（每 100 g）
热量	71 kJ	维生素 B_1	0.01 μg
镁	10 mg	锌	0.4 mg
钠	3.9 mg	碳水化合物	16.6 g
蛋白质	1.2 g	膳食纤维	0.4 g
维生素 B_2	0.14 mg	磷	30 mg
钙	6 mg	锰	0.07 mg
脂肪	0.1 g	钾	248 mg
烟酸	1.3 mg	硒	0.83 μg
铁	0.2 mg	维生素 A	9 μg
铜	0.1 mg	胡萝卜素	20 μg
维生素 C	43 mg		

药理研究

延缓衰老 ◎ 龙眼肉能够抑制脂质过氧化和提高抗氧化酶活性而有延缓衰老作用。

补血 ◎ 龙眼肉含铁量极为丰富，且易于为人体所吸收和利用，具有很好的补血作用。

抗癌 ◎ 龙眼肉水浸液对子宫颈癌细胞抑制率达 90% 以上。

主治

思虑过度、劳伤心脾、惊悸怔忡、失眠健忘 ◎ 本品能补心脾、益气血、安神，常与人参、当归、酸枣仁等同用。

气血亏虚 ◎ 可单服本品，如玉灵膏，即单用本品加白糖蒸熟，开水冲服。

◎用量用法◎

煎服，10 ~ 25 g；熬膏、浸酒或入丸剂。

◎食忌◎

湿盛中满或有痰火者忌服。

◎药食铭言◎

强魂益智通神明，轻身不老龙眼肉。

食疗方

中老年人血虚 ◎ 龙眼肉 20 g，大枣 10 枚，红糖少许，隔水炖服。

神经衰弱 ◎ 龙眼肉、酸枣仁各 10 g，五味子 5 g，大枣 10 枚，水煎服。

冠心病 ◎ 龙眼肉 30 g，丹参、远志各 15 g，加水煎汁，再加少量红糖调服，每日 2 次。

心悸怔忡 ◎ 龙眼肉 30 g，每日嚼食。

贫血体弱 ◎ 龙眼肉 10 g，莲子 15 g，糯米 60 g，煮粥每日早晚食。或龙眼肉 10 g，花生米（连红衣）12 g，水煎服。

失眠、心悸 ◎ 龙眼肉、炒酸枣仁各 10 g，芡实 12 g，煮汤睡前饮。

崩漏 ◎ 龙眼肉 15 ~ 30 g，红枣 15 g，水适量，同蒸熟食用。

月经不调、产后虚弱 ◎ 龙眼肉、鸡蛋，蒸熟食用。

按语

龙眼肉性温味甘，走心、脾二经，有补益心脾、益心血、宁心安神的作用，常用以治疗虚劳羸弱、失眠健忘、惊悸怔忡等症。李时珍言：“龙眼大补”“资益以龙眼为良。”明代学者宋珏对龙眼的描写，可谓传神：“圆若骊珠，赤若金丸，肉似玻璃，核如黑漆。补精益髓，蠲渴肤肌，美颜色，润肌肤，各种功效，不可枚举。”龙眼肉营养丰富，所含的腺嘌呤和胆碱，能加强神经系统功能，有增强思维力、记忆力和注意力的作用。龙眼鲜食，肉质鲜嫩，色泽晶莹，美味爽口；亦可做成各种佳肴，如八宝饭、龙眼莲子大枣粥等。龙眼也经常制作成滋补果膏，另可加工成罐头、龙眼干等。

龙眼枸杞粥

龙眼肉 15 g，枸杞子 10 g，红枣 4 枚，糙米 100 g。将砂锅内加入糙米和适量清水，以中火煮沸 10 分钟，再加龙眼肉、枸杞子、红枣，一起煮成稀粥。

桂圆红枣茶

桂圆肉 100 g，红枣 10 枚，冰糖 100 g。先将红枣煮到呈圆润状，加入桂圆肉和冰糖，待桂圆肉释出甜味，冰糖溶化后即可。

党参桂圆膏

党参 250 g，桂圆肉 120 g，沙参 125 g，蜂蜜适量。以水浸泡党参、沙参、桂圆肉，然后加热、熬熟。每 20 分钟取煎液一次，加水再煮，共取煎液 3 次，最后需合并煎液，再以小火煎熬浓缩。至黏稠如膏时，加蜂蜜，煮沸停火，待冷却装瓶，平时服用。

龙眼蒸枣豆

龙眼肉 30 g，红豆 60 g，黑豆 30 g，红枣 250 g，红糖适量。红豆、黑豆、红枣、龙眼肉洗净，放入砂锅内，加入适量清水，放入蒸笼里蒸至豆类熟烂时，加入适量红糖调味。

龙眼花生炖海带

龙眼肉 20 g，花生 100 g，海带、猪瘦肉各 150 g，盐 4 g。龙眼肉、花生洗净，去杂质；把海带、猪瘦肉洗净，切成 4 cm 左右的块。猪瘦肉、海带、龙眼肉、花生、盐同放炖锅内，加清水 600 mL。炖锅置大火上烧沸，再用小火煮 45 分钟即成。

龙眼烧鹅

鹅肉 750 g，龙眼肉 50 g，生姜、葱各 15 g，土豆 150 g，其他调料适量。将鹅肉在沸水中氽去血水，切成块状；葱洗净，姜洗净拍破，土豆去皮，切成滚刀块。待锅中菜油烧至七成熟时，下鹅肉，炸成黄色捞出，再下土豆炸 3 分钟。锅内留底油 50 mL，待热时下姜、葱，煸出香味，再下料酒、酱油、胡椒粉、糖各适量，入鹅肉块，大火烧开后，小火煨至鹅肉六成熟时，放入龙眼肉、土豆块同烧至肉烂，土豆酥软时，拣出姜、葱不用，收汁装盘。

小贴士

主产于福建、广东、广西、四川等地，其品种主要有石硖龙眼、储良龙眼、灵山灵龙龙眼、“古山二号”龙眼等。

龙眼历来被人们称为岭南佳果，是我国南亚热带名贵特产，历史上有南方桂圆、北人参之说。

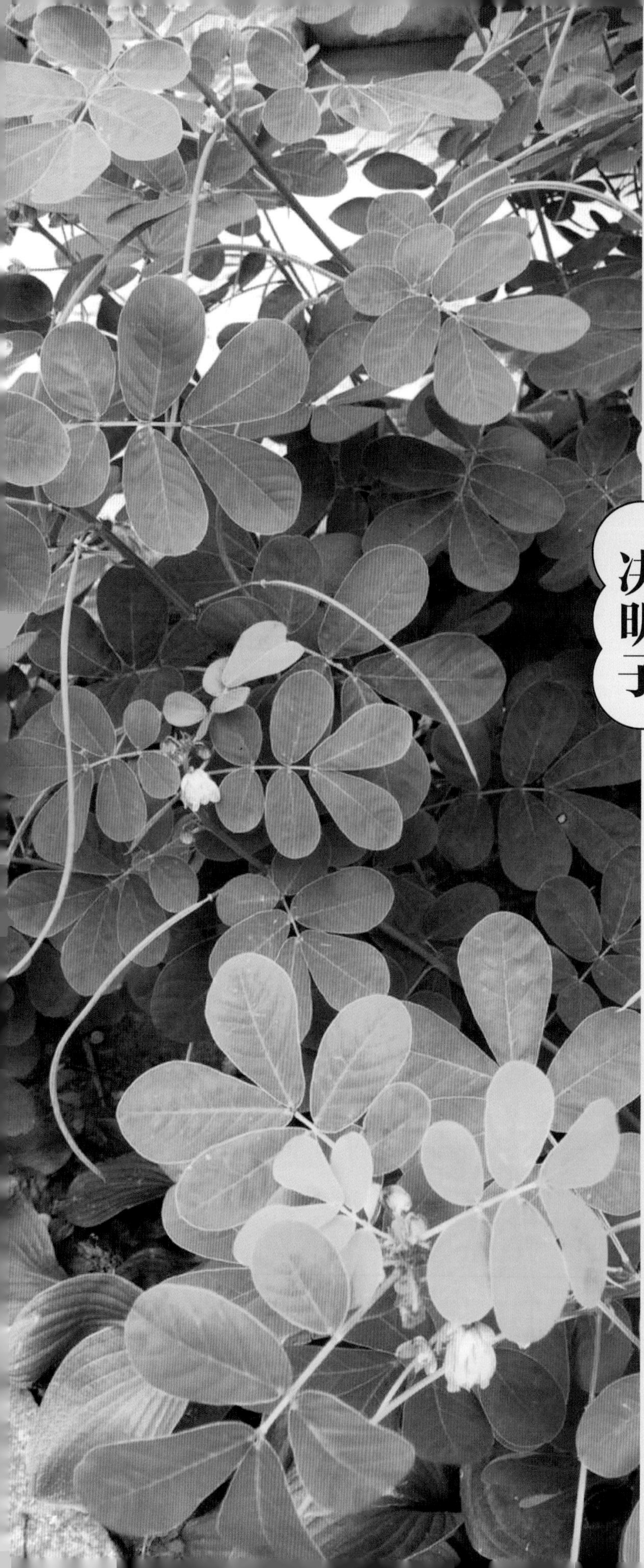

决明子

【明目佳品】

雨中百草秋烂死，阶下决明颜色鲜。
著叶满枝翠羽盖，开花无数黄金钱。
凉风萧萧吹汝急，恐汝后时难独立。
堂上书生空白头，临风三嗅馨香泣。

——唐·杜甫《秋雨叹三首》

决明子【明目佳品】

◎ **来源**

为豆科植物钝叶决明 *Cassia obtusifolia* L. 或决明（小决明）*Cassia. tora* L. 的干燥成熟种子。以颗粒均匀、饱满、黄褐色者为佳。

◎ **别名**

草决明、羊明、羊角、马蹄决明、还瞳子、狗屎豆、假绿豆、马蹄子、千里光、芹决、羊角豆。

◎ **功效**

清热明目，润肠通便。

◎ **性味归经**

甘、苦、咸，微寒。归肝、大肠经。

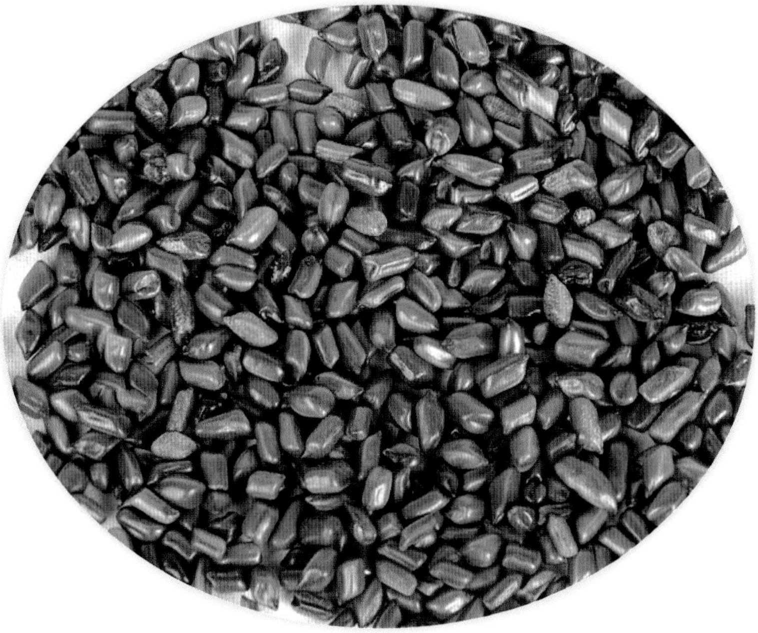

药食趣话

相传，有个老秀才，还不到六十岁就视物昏花，走路拄拐，人们都叫他“瞎秀才”。有一天，他隐约发现门前的几棵野草结了菱形、灰绿色有光亮的草籽，闻起来很香，老秀才就每天用它泡水喝，日子一长眼病竟好了，走路也不拄拐杖了。恰巧有一药商经过，告知“这草籽是良药，叫‘决明子’，又叫‘草决明’，能治各种眼病，长服能明目”。此后老秀才就经常饮决明子泡的茶，一直到八十多岁还眼明体健，于是吟诗赞曰：“愚翁八十目不瞑，日书蝇头夜点星，并非生得好眼力，只缘长年饮决明。”

《神农本草经》中记载：“决明子治青盲目淫，眼赤泪出，久服益精光。”名医黄宫绣盛赞决明子为“治目收泪要药”。可见，决明子为最早的眼科要药，以其功能明目而得名。山西民间将其俗称千里光，以决明为茶饮，成为我国古代传统的保健饮料。决明子还可做枕头，以其显著的明目去火功效也深受人们喜爱。宋代文学家黄庭坚作诗“枕囊代曲肱，甘寝听芬苾，老眼愿力余，读书真成癖”，用的就是决明子枕，具有清热安神、明目助眠的作用。现代市场上决明子的开发产品亦很多，如决明子茶等降压、减肥保健饮品和保健枕头等。

营养成分

决明子富含多种营养成分，包括蛋白质、决明子水溶性多糖、脂肪、甾体化合物、大黄酚、大黄素等，还有人体必需的微量元素等。

营养成分	含量（每 100 g）	营养成分	含量（每 100 g）
糖	0.3 g	铁	3.3 mg
粗纤维	0.3 g	胡萝卜素	4350 mg
钙	317 mg		

药理研究

降脂 ◎ 决明子提取物具有降低高脂血症大鼠血脂的作用。

延缓衰老 ◎ 决明子蒽醌苷等具有较强的抗氧化和清除自由基的作用，能使血清中的 SOD 活力性增加，MDA 含量减少。

保护肝脏 ◎ 决明子提取物对四氯化碳所致肝损伤模型大鼠肝脏具有保护作用。

通便 ◎ 决明子可加强肠蠕动，使排便增加。

明目 ◎ 决明子可激活眼组织中的 LDH，可防治近视、明目。

主治

目赤肿痛、羞明多泪、目暗不明 ◎ 本品主入肝经，功善清肝明目而治肝热目赤肿痛、羞明多泪。

头痛，眩晕 ◎ 本品苦寒入肝，既能清泻肝火，又兼能平抑肝阳，故可用治肝阳上亢之头痛、眩晕。

肠燥便秘 ◎ 本品味甘、咸，性寒，兼入大肠经而能清热润肠通便，用于内热肠燥、大便秘结。

按语

决明子味甘、咸，性寒，归肝、大肠经。能清泻肝火，明目，润肠通便。古今为明目之佳品，眼科的专用药，主要用于目赤肿痛、羞明多泪、目暗不明、头痛、眩晕、肠燥便秘等。决明子主要用来泡茶或煎汤代水煮粥，不仅明目还能减肥、降压、防辐射，是减肥排毒的好帮手。

食疗方

高血压 ◎ 决明子、罗布麻各 10 g，夏枯草 30 g。水煎代茶频频饮服，连用 1 个月。

高脂血症 ◎ 生决明子 30 g，生山楂、菊花、葛根各 20 g。水煎汤代茶饮。

结膜炎 ◎ 决明子 15 g，蒲公英 60 g，野菊花 30 g。水煎 2 次，头煎内服，二煎熏洗患眼，每日 2 次。

睑腺炎 ◎ 龙胆草、菊花、决明子各 15 g，牡丹皮 12 g。水煎分 2 次服，以治愈为度。

口腔溃疡 ◎ 决明子、知母各 10 g，开水冲泡代茶频饮；同时用决明子、五倍子、青黛各 9 g，研细末，涂敷于口腔溃疡处，连续内服外用 5 日。

偏头痛 ◎ 决明子、野菊花各 9 g，川芎、蔓荆子、全蝎各 6 g。水煎服，每日 1 剂，连用 10 日。

◎用量用法◎

煎服，10～15 g；用于润肠通便，不宜久煎。

◎食忌◎

气虚便溏者不宜用。

◎药食铭言◎

明目润肠话决明，泻火通便又降脂。

决明子粥

决明子（炒）10 ~ 15 g，粳米 50 g，冰糖适量。决明子煎汁去渣，放入粳米煮粥，粥将熟时加入冰糖，再煮沸即可食。

决明子炖茄子

决明子 10 g，茄子 2 个，盐适量。先将决明子放入砂锅中，加水适量煎煮，并滤取药汁备用。炖炒茄子，并放入药汁及适量盐，炖熟食之即可。

菊花决明粥

白菊花 10 g，决明子 10 ~ 15 g，粳米 100 g。先将决明子、白菊花同煮，去渣取汁。入粳米煮粥，粥成入冰糖，煮沸即可。

决明兔肝汤

兔肝 1 ~ 2 个，决明子 10 g，食盐适量。兔肝洗净，决明子以 3 层纱布包好，加水适量，煮取汤液，用食盐调味。饮汤食兔肝。

决明子茶

决明子 100 g。决明子炒香，分成小包，每 10 g 纱布袋装好。每日 1 包，沸水冲泡，代茶饮用。

决明蜜饮

决明子 20 g，蜂蜜 50 g。决明子洗净，研末，加入清水 200 mL，煎取 100 mL。分 2 次连渣冲蜂蜜食用。

决明子绿茶

炒决明子、绿茶各 5 g（或决明子粉和绿茶粉各 5 g），同放杯中，沸水浸泡 3 ~ 5 分钟后，即可饮服。

菊楂决明茶

菊花 10 g，生山楂片 10 g，决明子 5 g，方糖 25 g，将菊花、山楂片、决明子、方糖放入保温杯中，以开水冲泡、盖紧浸泡 30 分钟，频频饮用，每日数次。

决明子绿豆汤

决明子 30 g，绿豆 120 g。将绿豆洗净，与决明子同下入砂锅内，加适量水，用中火煎煮成汤即可。

小贴士

全国南北各地均有栽培，主产于安徽、广西、四川、浙江、广东等地，秋季采收成熟果实，晒干，打下种子，除去杂质。生用，或炒用。

决明子在我国分布广，来源易，价格低。决明子中含有的蒽醌类成分具有很好的通便、降压、降脂、减肥作用，具有广泛的药用价值。

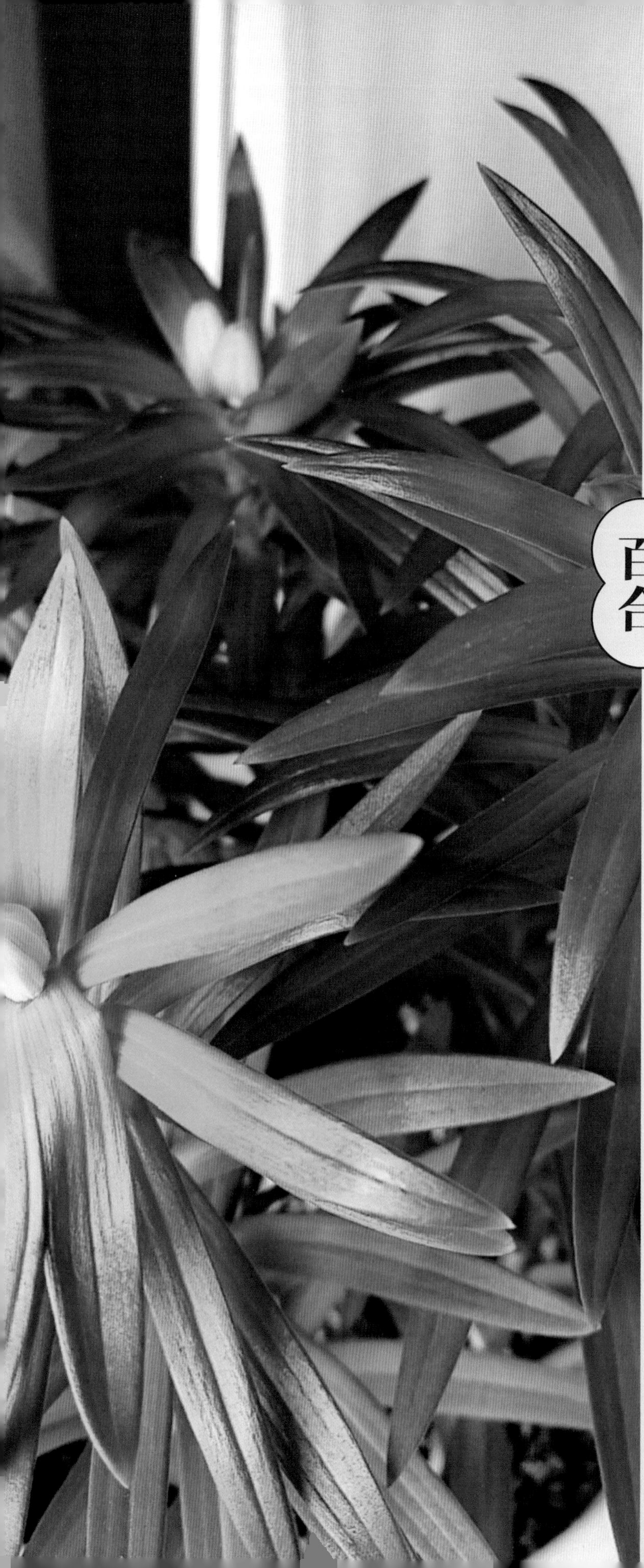

百合

【云裳仙子】

芳兰移取遍中林，余地何妨种玉簪。
更乞两丛香百合，老翁七十尚童心。

——宋·陆游《窗前作小土山蓺兰及玉簪最後得香百合并种之》

百合【云裳仙子】

◎ 来源

为百合科植物卷丹 *Lilium lancifolium* Thunb.、百合 *Lilium brownii* F.E.Brownvar.*viridulum* Baker 或细叶百合 *Lilium Pumilum* DC. 的干燥肉质鳞叶。入药以野生、白花百合为佳。

◎ 别名

野百合、喇叭筒、山百合、药百合、家百合。

◎ 功效

养阴润肺，清心安神。

◎ 性味归经

甘，微寒。归心、肺经。

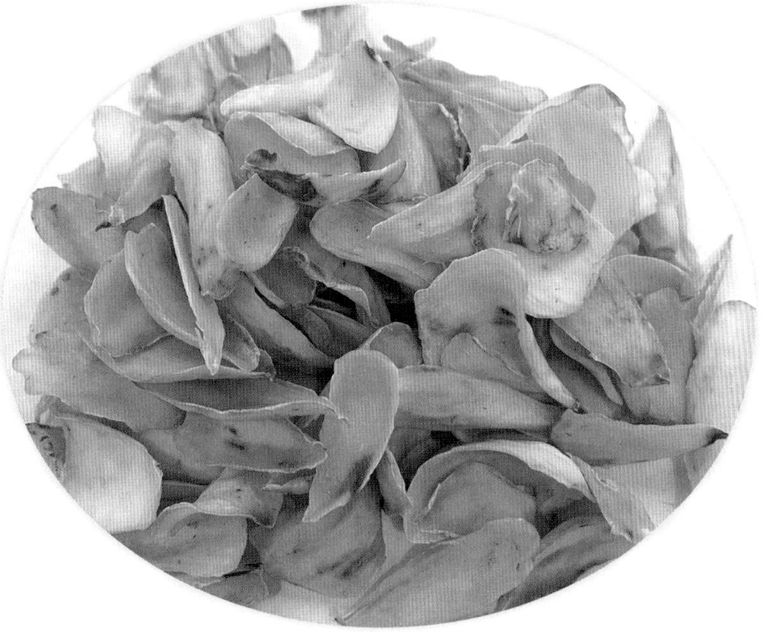

药食趣话

相传，海盗打劫了一个渔村，除了把金银财宝和粮食衣物抢劫一空外，还把村里的妇女和儿童挟持到一个孤岛上。他们只能靠挖野菜、采野果为生。一次，他们挖到了一种草根，圆圆得像大蒜一样，根块肉厚肥实。把它洗干净，放到锅里煮熟，一品尝还有点香甜味。此后，他们就一直采挖这种草根充饥。终于有一天，一位采药老人驾船来到孤岛解救了大家。老人发现此草根能润肺止咳、清心安神，当时遇难的妇女儿童正好是一百人，此药又是他们百人合力采挖出来的，就给它起名“百合”，沿用至今。

百合的花称百合花，花形典雅大方，姿态娇艳，芳香无比，在我国常寓百年好合祝福之意。百合花亦为历代诗人常咏之物，如南北朝萧察《咏百合诗》中写出了百合给人以清新自然之感，“接叶有多种，开花无异色。含露或低垂，从风时偃仰”。

营养成分

百合含有淀粉、蛋白质、脂肪、钙、磷、铁、维生素 B_1 等，还含有秋水仙碱等多种生物碱。

营养成分	含量（每 100 g）	营养成分	含量（每 100 g）
热量	343 kJ	维生素 B_1	0.05 mg
蛋白质	6.7 g	核黄素	0.09 mg
脂肪	0.5 g	钾	344 mg
碳水化合物	77.8 g	钠	37.3 mg
膳食纤维	1.7 g	镁	42 mg
胡萝卜素	3 μg	锰	0.59 mg
视黄醇当量	10.3 μg	硒	2.29 μg
钙	32 mg	锌	1.31 mg
铁	0.2 mg	磷	92 mg

药理研究

增强免疫 ◎ 百合多糖及蛋白质、氨基酸等，能提高人体的免疫力。

镇静催眠 ◎ 百合苷有镇静和催眠的作用，可改善睡眠状况，延长睡眠时间，提高睡眠质量。

抗疲劳、抗应激 ◎ 百合中含多种矿物质和维生素，能促进机体营养代谢，提高机体抗疲劳、耐缺氧能力。

保护胃黏膜 ◎ 百合中含有果胶及磷脂类物质，可保护胃黏膜，治疗胃病等。

止咳平喘 ◎ 百合中的有机酸和黄酮类物质可止咳祛痰，明显改善支气管炎患者症状。

抗癌 ◎ 百合中的秋水仙碱在一定浓度时能抑制癌细胞增殖，有明显抗癌作用。

主治

肺燥或阴虚之咳嗽、咯血 ◎ 本品润肺止咳，常配川贝。

虚烦不眠 ◎ 本品清心安神，用于热病后期余热未清、虚烦不眠、神志恍惚，常配地黄。

胃脘疼痛 ◎ 本品能养胃阴、清胃热，治疗胃阴虚有热之胃脘疼痛。

食疗方

久咳痰多、哮喘、肺气肿等 ◎ 柚子 1 个（约 1000 g，去肉留皮），百合、白糖各 125 g，加水，煎 2 ~ 3 小时。分 3 次服完，每日 1 次，每服 3 个柚子，为 1 个疗程。儿童减半。

止咳止血、开胃安神 ◎ 鲜百合 60 g，粳米 100 g，煮粥，适量调入糖或蜂蜜，晚餐或午后服食。

病后体弱、神经衰弱 ◎ 鲜百合 120 g，和蜜蒸软，时时含片食之。

肺胃阴虚、口干舌燥 ◎ 干百合 30 g，白木耳 12 g，共水煮食。

阴血亏虚之头晕、失眠、心悸、心烦 ◎ 干百合 30 g，红枣 10 枚。百合红枣共同煎煮，每周食 2 ~ 3 次。

体质虚弱、感冒日久不愈 ◎ 干百合 30 g，山药 30 g，粳米 60 g，同煮为粥，早晚食用。

失眠 ◎ 百合 15 g，酸枣仁 20 g，水煎服，每日 1 剂。

辅助治疗结核病 ◎ 百合除去杂质洗净，在清水中反复漂洗后加水入锅，用水煮至极烂，加入适量白糖，带汤一并食用。

咳嗽 ◎ 鲜百合 100 g，鸽蛋 10 个，柿饼 2 个，冰糖 30 g。放入锅内，加清水适量，大火煮沸后，小火煲至百合熟，加入冰糖，调成甜汤即可。

病后虚弱、干咳劳嗽 ◎ 鲜百合 50 g，杏仁 10 g，粳米 50 g，白糖适量。将杏仁去皮、尖，打碎，同鲜百合、粳米共煮为稀粥。

胃痛 ◎ 百合 30 g，乌药 10 g，水煎服，每日 1 剂，分 3 次服。

按语

百合甘，微寒，入心肺经，有润肺止咳、清心安神之功，可用于热病后余热未消、虚烦惊悸、神志恍惚和肺痨久咳、肺脓疡等症。《本草纲目》载："百合之根，以众瓣合成也。"百合鳞叶含丰富的淀粉等，质地肥厚，不仅营养丰富，且醇甜清香、甘美爽口。作为良好的营养保健食材，百合早已走上寻常百姓的餐桌，熬粥、煲汤、炒食、凉拌均可，或因过食煎、炒、油炸食品后觉得燥热时食用。

◎用量用法◎

煎服，6 ~ 12 g，蜜炙可增加润肺作用。

◎食忌◎

风寒咳嗽、虚寒出血、脾胃不佳者忌食。

◎药食铭言◎

百合润肺止咳佳，常食美容又养颜。

百合冬瓜汤

百合 10 g，新鲜冬瓜 150 g，白糖适量。冬瓜洗净切片，与百合一起入锅，加适量水，以大火煮沸后，再转小火煮至冬瓜烂熟时，加入适量白糖即可。

沙参百合甜枣汤

沙参 10 g，新鲜百合 1 个，红枣 5 枚，冰糖适量。新鲜百合剥瓣，洗净；红枣泡发 1 小时。将备好的沙参、红枣盛入煮锅，加 3 碗水，煮约 20 分钟，直至红枣裂开，汤汁变稠。加入剥瓣的百合续煮 5 分钟，汤味醇香时，加糖调味即可。

桂圆蒸百合

百合 250 g，桂圆肉 25 g，蜂蜜 30 g。百合在凉水中泡 20 分钟，同桂圆肉一起放入碗中，加蜂蜜和清水适量，隔水蒸 20 分钟即成。

百合薏米羹

百合 200 g，薏苡仁（或芡实）75 g，绵白糖 75 g。百合掰瓣洗净，薏米洗净浸泡，开水略烫，上笼蒸熟。锅内加水 1000 mL，放入百合、薏米，大火煮沸，小火煨至百合酥、薏米透、汁黏稠，加绵白糖续煨即可食用。

西芹百合

百合 200 g，西芹 150 g，精盐、味精、湿淀粉、色拉油适量。百合掰瓣洗净，西芹取其嫩茎洗净切片，沸水焯水浸凉，沥干水分。炒锅翻炒，加精盐、味精，用温淀粉勾芡，淋明油，起锅装盘即成。

百合小黄瓜

百合 50 g，小黄瓜 1 ~ 2 条，鸡汤块、盐、糖、淀粉少许。百合洗净，小黄瓜洗净切条后，以热水汆烫捞起。将适量鸡汤块加入热水中溶解，放入百合、盐、糖等调味料，最后以淀粉勾芡。将小黄瓜摆放至盘中，淋上百合勾芡酱料即可。

百合炒南瓜

南瓜半个，百合 4 个，盐 3 g，油 15 mL。南瓜对半切开，去皮挖瓤切片，百合剥成瓣洗净；炒锅内放油烧至七成热时放入南瓜片，翻炒均匀；加入适量水大火煮开，小火焖 7 ~ 8 分钟至南瓜熟软；锅中留少量汤汁，放入百合焖 2 分钟，加入盐，大火翻炒 2 分钟收汤即可。

小贴士

百合产地分布很广，全世界有百余品种，我国就有 60 余种，有家种、野生之分。江苏宜兴、湖南邵阳、甘肃兰州、浙江湖州百合栽培历史悠久，最负盛名，是我国著名"百合四大产区"。

百合有润肺养阴、补中益气、滋养安神的功效，不仅清凉滋补且价廉物美。

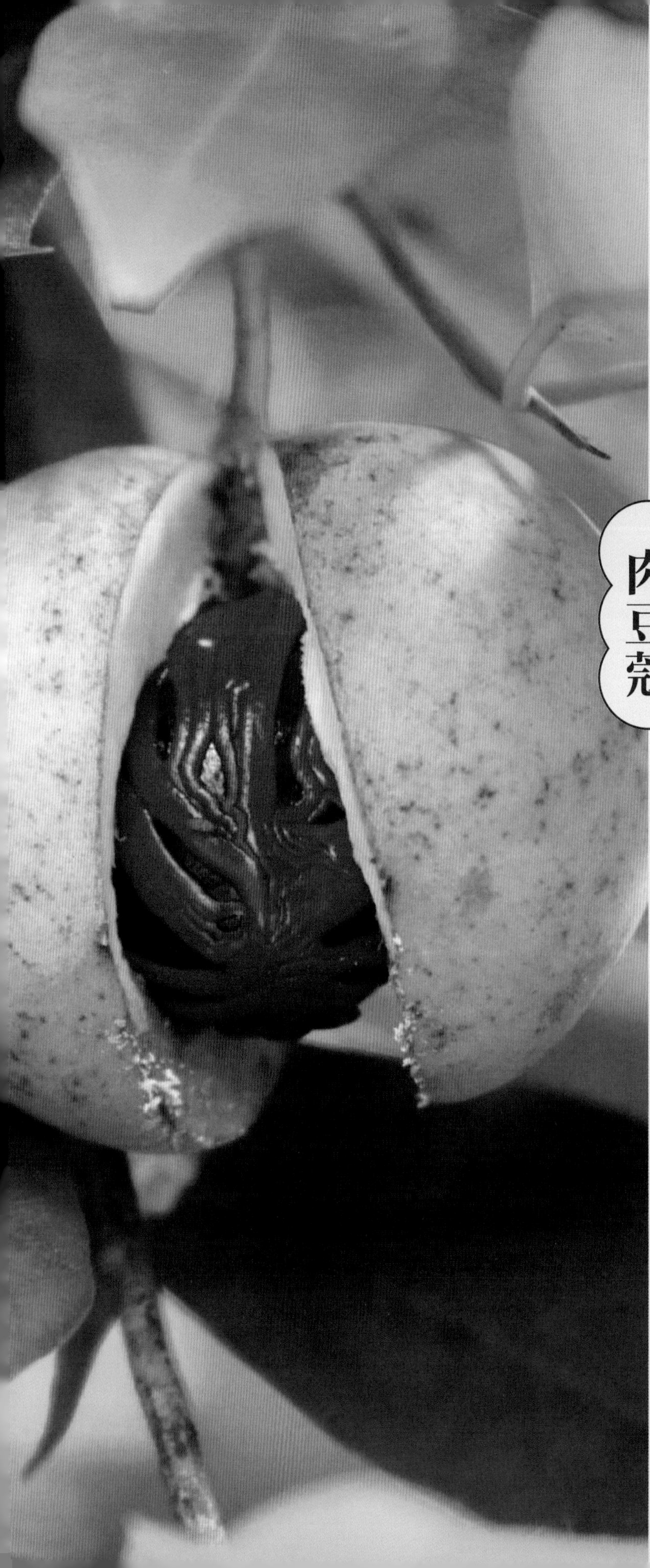

肉豆蔻

【食用玉果】

绿叶焦心展，红苞竹箨披。
贯珠垂宝珞，剪綵倒鸾枝。
且入花栏品，休论药裹宜。
南方草木状，为尔首题诗。

——宋·范成大《红荳蔻花》

肉豆蔻【食用玉果】

◎ 来源

为肉豆蔻科植物肉豆蔻 *Myristica fragrans* Houtt. 的成熟种仁。以个大、饱满、体重、坚实、无虫蛀、油性大、香气浓者为佳。

◎ 别名

肉果、玉果。

◎ 功效

涩肠止泻，温中行气。

◎ 性味归经

辛，温。归脾、胃、大肠经。

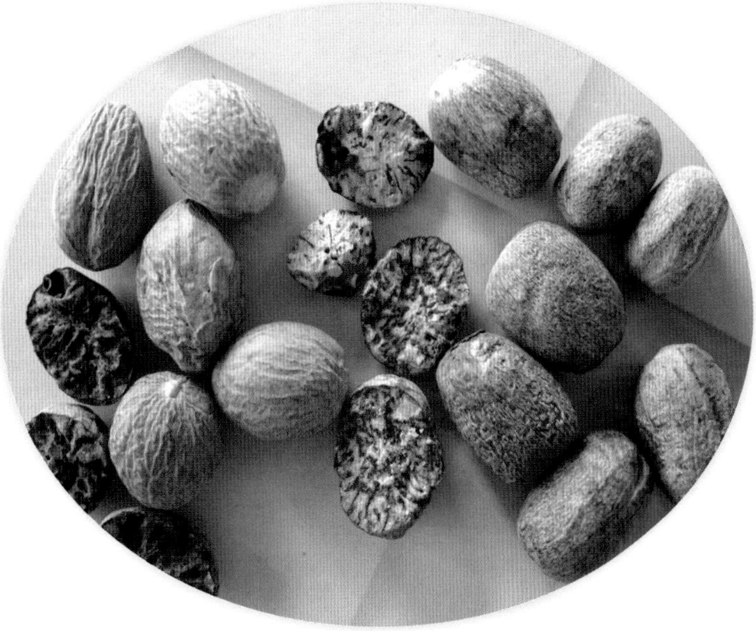

药食趣话

豆蔻，作为中药名，明代李时珍解释为："豆，象形也，凡物盛多曰蔻，豆蔻之名，或取此义。"肉豆蔻又名肉果，是肉豆蔻科植物的种仁，原产东南亚，现在我国广东、广西、云南也有栽培。《本草经疏》曰："其气芬芳，香气先入脾，脾主消化，温和而辛香，故开胃，胃喜暖故也。故为理脾开胃，消宿食，止泄泻之要药。"日本人称肉豆蔻为"脾家瑞气"，颇有道理。

肉豆蔻也是名贵的香料，举世闻名。从肉豆蔻中提炼出的肉豆蔻油和肉豆蔻衣油用于男士香水、古龙水、香皂和化妆品中。肉豆蔻所含肉豆蔻醚能够产生兴奋及致幻作用，非洲的土著人就很爱随身携带。欧洲人把肉豆蔻视为珍宝，它是"王室食品"，用于和葡萄酒混着喝，据苏格兰王室 1256 年的食谱记载，葡萄酒里一般要加 4 磅丁香、2 磅肉豆蔻。在英国伊丽莎白女王时代，肉豆蔻还帮忙抵挡了当时流行的瘟疫和其他疾病。英国人把肉豆蔻加在米糕、蛋挞和乳制品中；法国人常在糕饼、肉馅饼和香肠中放入肉豆蔻调味；意大利人则特别钟爱加入肉豆蔻酱汁的小牛排；荷兰人做的炖菜料理，更少不了肉豆蔻。

营养成分

肉豆蔻含挥发油 8% ~ 15%（油中主要为肉豆蔻醚、丁香酚、异丁香酚及多种萜烯类化合物）、淀粉、脂肪油、蛋白质、维生素和多种矿物质。脂肪油中存在大量肉豆蔻酸。

营养成分	含量（每 100 g）	营养成分	含量（每 100 g）
热量	465 kJ	铁	1.3 mg
蛋白质	8.1 g	锌	1.53 mg
脂肪	35.2 g	钾	61 mg
碳水化合物	28.9 g	钠	25.6 mg
膳食纤维	14.4 g	铜	1.14 mg
胡萝卜素	2.3 μg	硒	0.46 μg
核黄素 B_2	0.26 mg	磷	26 mg
维生素 E	5.9 mg	锰	1.09 mg
钙	42 mg	视黄醇当量	11.1 μg

药理研究

镇静催眠 ◎ 肉豆蔻挥发油中所含的甲基异丁香酚有抑制中枢神经作用，能加强戊巴比妥的安眠作用。

抗菌 ◎ 肉豆蔻挥发油中甲基异丁香酚对金黄色葡萄球菌和肺炎双球菌均有较强的抑制作用。

麻醉作用 ◎ 肉豆蔻挥发油所含甲基丁香酚和榄香脂素对小鼠、兔、猫和狗静脉注射给药后有麻醉作用。

抗肿瘤 ◎ 肉豆蔻对 MCA 和 DMBA 诱发的小鼠子宫癌及皮肤乳头状瘤有抑制作用。

止泻作用 ◎ 肉豆蔻挥发油具有明显的止泻作用。

主治

虚泻、冷痢 ◎ 本品辛温而涩，能暖脾胃、固大肠、止泻痢，为治疗虚寒性泻痢之要药。治脾胃虚寒之久泻、久痢者，常与肉桂、干姜、党参等药同用。

胃寒胀痛、食少呕吐 ◎ 本品辛香温燥，能温中理脾、行气止痛，用治胃寒气滞、脘腹胀痛、食少呕吐等症。

食疗方

腹泻 ◎ 鸡蛋 3 枚，补骨脂 30 g，肉豆蔻 15 g。先将鸡蛋用清水煮沸，捞出打破外皮，与补骨脂、肉豆蔻同煮 15 分钟即可。每日 1 剂，趁热将鸡蛋食完。

霍乱 ◎ 生姜 30 g，肉豆蔻 6 g。将肉豆蔻研为细末，以姜汤送服，每日 2 次。

醉酒 ◎ 肉豆蔻 10 ~ 12 g，水煎服，可治醉酒后脘腹饱胀、呕吐等症。

◎用量用法◎

煎服，3 ~ 10 g；入丸、散服，每次 1.5 ~ 3 g。内服须煨熟去油用。

◎食忌◎

湿热泻痢者忌用。

◎药食铭言◎

食用玉果肉豆蔻，温中行气促食欲。

按语

肉豆蔻辛，温，归脾、胃、大肠经，可以涩肠止泻、温中行气，主要用于虚泻、冷痢、胃寒胀痛、食少呕吐等。《日华子本草》言其能“调中，下气，止泻痢，开胃，消食。皮外络，下气，解酒毒，治霍乱”。肉豆蔻是药食兼用的佳品。干燥肉豆蔻含有多种挥发油，有一种怡人的香气，主要香气成分为肉豆蔻素。烧汤时用肉豆蔻作调料可去异味、增辛香，使汤变得香甜，总之肉豆蔻是烧、卤、腌制菜肴的上好材料，也是龙虾调料必用之品；同时，肉豆蔻在烘烤中能增加香气，也特别适合撒在西点上，如布丁、蛋糕、面包、巧克力等。

豆蔻砂仁荷叶饮

肉豆蔻 2 g，砂仁 2 g，荷叶半张。将荷叶洗净，切碎，与洗净的肉豆蔻、砂仁一同放入砂锅，水煮沸，改用小火煮 20 分钟，滤汁即成。

豆蔻粥

煨肉豆蔻 5 g，生姜 2 片，粳米 50 g。制作时，先将肉豆蔻捣碎研为细末，过 100 目筛备用，再将粳米倒入砂锅，加清水适量，煮至粥将成时，下豆蔻粉及生姜，同煮至粥熟，加佐料调味至鲜即得。

肉豆蔻山药粥

肉豆蔻 20 g，山药 20 g，粳米 50 g。肉豆蔻、山药分别洗净，切成片，置锅中，加清水 500 mL，煮沸 20 分钟，滤渣取汁，再加清水 500 mL，加粳米，急火煮开 3 分钟，改小火煮 20 分钟，成粥，趁热食用。

豆蔻饼

煨肉豆蔻 30 g，生姜 50 g，面粉 100 g，红糖 100 g。制作时先将肉豆蔻去壳，然后研为细粉末，过 100 目筛备用，生姜洗净后，刮去外皮，捣烂后，加入冷开水适量，用纱布包裹绞取姜汁备用，再将面粉、肉豆蔻粉与红糖倒入面盆，用生姜水和成面团，制成 30 块小饼，用平底锅，烙熟即可。

肉豆蔻陈皮烧鲫鱼

鲫鱼 400 g，肉豆蔻 6 g，陈皮 6 g，延胡索 6 g，姜 10 g，大葱 5 g，酱油 5 g，料酒 5 g，盐 3 g，白砂糖 5 g，猪油（炼制）15 g，淀粉（豌豆）5 g，味精 2 g。鲫鱼去鳞、鳃、内脏后洗净，沸水锅中略焯，捞出。葱切段，姜切片。将肉豆蔻、延胡索、陈皮放入鱼腹内。锅烧热，倒入鸡清汤，加入葱、姜、精盐、鲫鱼、酱油、料酒、白糖、猪油煮沸，用小火煮出香味时，加入味精，用湿淀粉勾薄芡即成。

小贴士

主产于马来西亚、印度尼西亚；我国广东、广西、云南亦有栽培。冬、春两季果实成熟时采收。除去皮壳后，干燥，煨制去油用。

肉豆蔻含有的丰富挥发油，可增加胃液分泌并能刺激肠壁蠕动，具有增强食欲、促进消化之功效。

肉桂

【引火归元】

桂生南裔，拔萃岑岭。
广莫熙葩，凌霜津颖。
气王百药，森然云挺。

——晋·郭璞《桂赞》

肉桂

【引火归元】

◎ 来源

为樟科植物肉桂 *Cinnamomum cassia* Presl 的干燥树皮。以皮薄、油多、香气浓、味甜微辛、肉细、嚼之无渣者为佳。

◎ 别名

桂、牡桂、紫桂、大桂、小桂、辣桂、桂皮、玉桂、桂木皮、紫油桂、板桂、油桂、官桂、上肉桂、上油桂、上官桂。

◎ 功效

补火助阳，散寒止痛，温经通脉，引火归元。

◎ 性味归经

辛、甘，大热。归肾、脾、心、肝经。

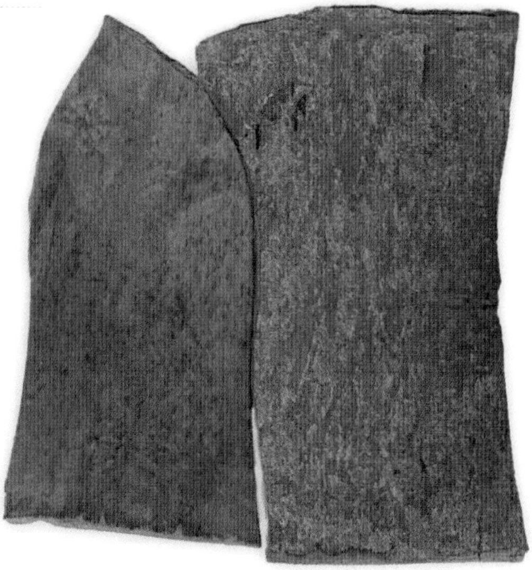

药食趣话

肉桂树又名平安树。相传很久以前，有一条天龙受伤后落到今长春市九台区莽卡满族乡境内。由于日晒和干旱少雨，天龙奄奄一息。当地群众自发前来给这条龙搭了凉棚，并且每天轮流给龙浇水。不久后，这条龙伤愈，腾云驾雾而起。为感谢百姓救命之恩，其把一枚龙珠投掷到青松岭上，变成了一棵树，长得龙盘虎踞。此树冬天青翠欲滴，三伏天会流泪，人们说那是天龙的感恩泪，是天龙的祝福，看到就能万事如意。后来人们把天龙养伤之地起名叫龙棚，龙珠变的树叫平安树。几百年来，每逢初一、十五都有来自全国各地的人们前来拜祭，祈求平安幸福、万事如意。

肉桂属樟科植物，主产越南和我国广西。肉桂亦食亦药，是高档调味增香品，一直被用于腌制肉类和烹调。把肉桂、胡椒放进肉里能延长保质期，且能使肉类散发出美妙味道而使人胃口大开。埃皮西乌斯《烹调书》记载罗马人普遍将肉桂等香料用于蔬菜、鱼、肉类、酒和甜食调味。在 15–16 世纪的航海时代，肉桂还是探险家远渡重洋寻找的重要香料之一。现代还将肉桂用于咖啡、点心、肥皂以及一些特制的香料盐等。

肉桂甘甜且又略带刺激的香气，自古也被视为是爱情与思念的象征，更是进贡王公贵族的最佳赠礼。传说古罗马有位君主为了悼念死去的爱妻，搜掠了全罗马的肉桂并集中焚烧，以示对爱妻的挚情。

营养成分

肉桂中含挥发油(桂皮油)1.98% ~ 2.06%，主要成分桂皮醛占52.92% ~ 61.20%，还有肉桂醇、肉桂醇醋酸酯、肉桂酸、醋酸苯丙酯、香豆素、黏液、鞣质等。

营养成分	含量（每 100 g）	营养成分	含量（每 100 g）
能量	833 kJ	水分	11.5 g
碳水化合物	71.5 g	蛋白质	11.7 g
脂肪	2.7 g	膳食纤维	39.6 g
核黄素	0.1 mg	维生素 E	7.9 mg
钙	88 mg	维生素 B_1	0.01 μg
钠	0.6 mg	磷	1 mg
锌	0.23 mg	硒	0.8 μg
锰	10.81 mg	铁	0.4 mg
钾	167 mg	铜	0.63 mg

药理研究

促进消化◎桂皮油能排除消化道积气、增加消化液分泌，还能缓解胃肠痉挛性疼痛。

扩张血管、增加冠脉流量◎肉桂能扩张血管，促进血液循环，增加冠脉及脑血流量，使血管阻力下降。

抑菌◎桂皮的乙醚、醇及水浸液对多种致病性真菌有一定的抑制作用。

其他◎桂皮油、桂皮醛均具有镇静、镇痛、解热、抗惊厥等作用。

主治

阳痿、宫冷◎本品辛甘大热，能补火助阳，益阳消阴，作用温和持久，是治疗命门火衰的要药。

腹痛、寒疝◎本品甘热助阳以补虚，辛热散寒以止痛，善去痼冷沉寒。

腰痛、胸痹、阴疽、闭经、痛经◎本品辛散温通，能行气血、运经脉、散寒止痛。治风寒湿痹，尤以治寒痹腰痛为主。

虚阳上浮诸症◎本品大热入肝肾，能引火归原。用治元阳亏虚，虚阳上浮。

此外，久病体虚气血不足者，在补气益血方中少量加入肉桂，有鼓舞气血生长之效。

食疗方

疝气◎肉桂 6 g，白术 60 g，茯苓、薏苡仁各 30 g，橘核 5 g。水煎服，每日 1 剂。

痛经◎肉桂 6g，粳米 50g。将肉桂加水煎浓汁后去渣，再将粳米煮成稀粥，加入肉桂汁再煮片刻，在行经前 3 ~ 5 日服用。

小儿遗尿◎肉桂 5 g，雄鸡肝 20 g。将鸡肝洗净与肉桂一同放入罐中，加水炖熟饮汤吃肝。每日 1 次。

自汗体虚◎肉桂、制附子各 15 g，新鲜羊肉 1000 g。将肉桂、制附子在水中泡 1 小时，用小火同炖羊肉，待羊肉烂熟后加食盐等。

小儿腹泻◎取丁香、木香各 15 g，肉桂 7 g，共研细末，放入布袋中，取纱布绷带固定于小儿脐上，每日换 1 次，连用 3 ~ 5 日见效。

◎用量用法◎

煎服，1 ~ 5 g，宜后下或焗服；研末冲服，每次 1 ~ 2 g。

◎食忌◎

阴虚火旺，里有实热，血热妄行出血及孕妇忌用。畏赤石脂。

◎药食铭言◎

肉桂全身都是宝，能健脑来益健康。

按语

肉桂味辛、甘，性大热，归肾、脾、心、肝经，为纯阳之品，善补命门之火，又可引火归原，益阳消阴。主要用于阳痿、宫冷、腹痛、寒疝、腰痛、胸痹、阴疽、闭经、痛经及虚阳上浮诸症等。

肉桂引火归原的功能可被用于改善人体亚健康状态，日常食用方法也多种多样。将肉桂片加肉食炖煮，不但增加汤的风味又可去除肉的腥臭，是厨房常见的调料之一。肉桂抗氧化力超强，常与果蔬等一起食用，不仅能给果蔬"添香"，还有排毒美颜之妙用。肉桂研成粉也可加到蛋糕或苹果派等甜点中，西方咖啡制作中也常用到肉桂。

桂葡蛋糕

面粉约1碗，奶油1/2碗，水1/2杯，糖2～3小匙，蛋1个，肉桂粉2小匙，葡萄干30颗，樱桃6粒，油少许。将面粉、奶油、水、糖、蛋、肉桂粉混合搅拌成黏稠状态；将樱桃切碎粒与葡萄干一同混合于上一步的材料中；准备2～3个小铁杯模型，用油稍微在内部刷一下，然后将调好的面糊倒入模型中。165 ℃中温烤35分钟左右即可，将烤好的小蛋糕放入冰箱冷藏1小时即可。

肉桂青苹果醋

苹果600 g，冰糖300 g，陈醋300 g，肉桂15 g。青苹果切片，以一层青苹果片，一层冰糖的方式放入宽口玻璃瓶中；再倒入糯米醋，放入肉桂棒，然后封紧瓶口；放置于阴凉处，静置浸泡3个月后，即可开封稀释饮用。

紫桂焖大排

猪大排1.5 kg，紫肉桂5 g，植物油70 g，熟大油50 g，盐8 g，白糖5 g，料酒15 g，姜25 g，葱50 g，鸡汤1.2 L。将大排除去皮和肥膘，顶刀把肉切成130 g的大片，筋用刀扦三刀并将肉拍松，随即将肉片放入烧至成熟的植物油炒勺中，炸至金黄色时捞出，沥油。葱切段。姜切片。紫肉桂砸成碎块。炒勺上旺火，将熟大油烧热后，把葱、姜煸出香味，放入紫肉桂稍加煸炒，烹入料酒，加入鸡汤、白糖、盐，再用糖色把汤调成浅红色，烧开后，将浮沫撇去，再放入炸好的外脊肉片，再烧开后改用微火40分钟，将肉再翻过来直至烂，拣去紫肉桂和葱姜，将肉夹入盘中。用旺火将勺内汤汁收浓，分别淋入湿淀粉和熟大油便成。

肉桂粥

肉桂粉1～2 g，粳米100 g，砂糖适量。粳米洗净，加砂糖煮粥。将熟时放肉桂粉，小火再煮，粥稠停火。

碧井珍肉

大黄瓜1/2条，油1小匙，肉桂粉2小匙，猪绞肉1/2碗，盐1小匙，马铃薯淀粉1/2小匙，糖1/2小匙，水2杯。将猪绞肉洗净，加入糖、油、桂皮粉、酌量盐拌匀后静置25分钟；大黄瓜去皮洗净，切成约2.5 cm厚的圆环块状后去籽，涂一点马铃薯淀粉，四边抹少许的盐，排列在深盘；逐一塞进适量腌好的猪绞肉；在电锅里蒸20分钟便可。

丁香肉桂红酒

丁香1 g，肉桂5 g，红葡萄酒1000 mL，白砂糖200 g。将红葡萄酒、丁香末、肉桂白砂糖、四味原料合并混合，上锅隔水炖热，过滤即成。

小贴士

主产于广东、广西、海南、云南等地。多于秋季剥取，刮去栓皮、阴干。因剥取部位及品质的不同而加工成多种规格，常见的有企边桂、板桂、油板桂等。生用。

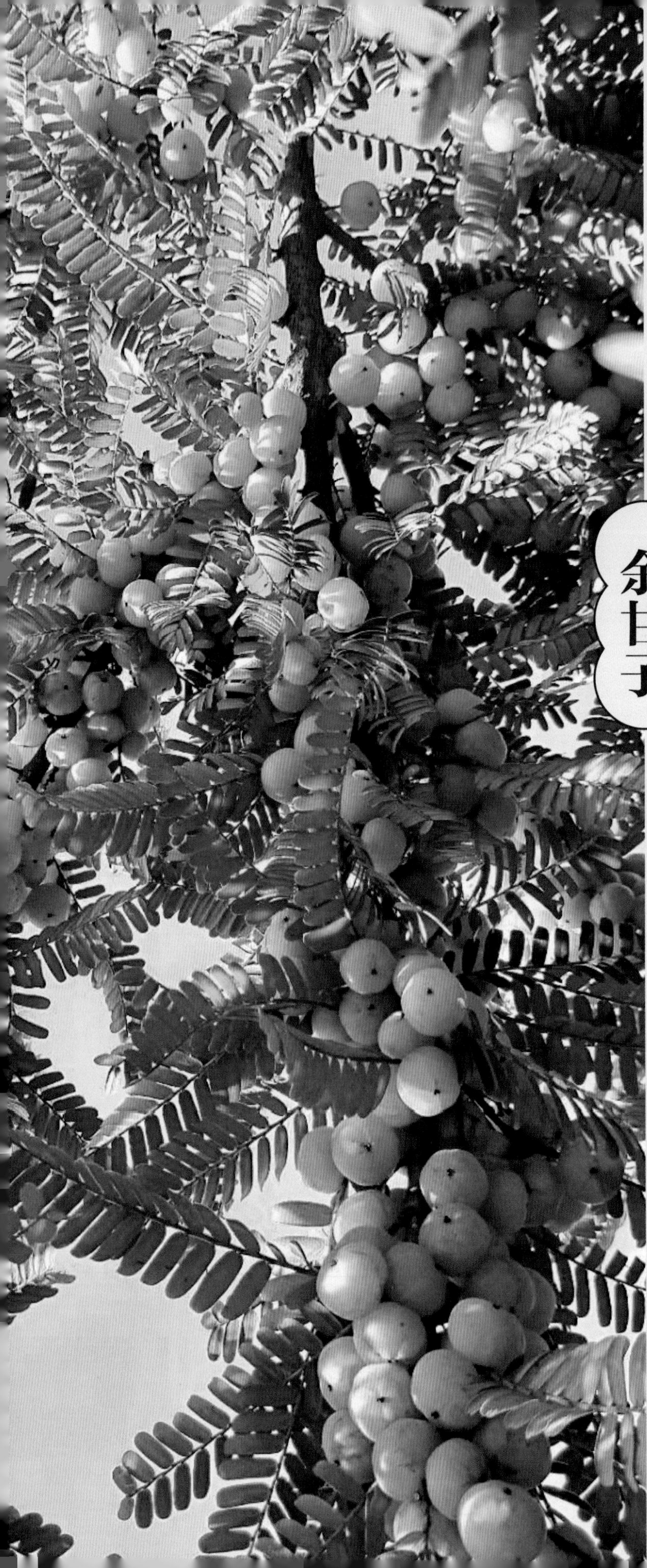

余甘子

【先苦后甜】

贮药葫芦二寸黄，煎茶橄榄一瓯香。
午窗坐稳摩痴腹，始觉龟堂白日长。
——宋·陆游《午坐戏咏》

余甘子【先苦后甜】

◎ 来源

余甘子为大戟科植物余甘子 *Phyllanthus emblica* L. 的干燥成熟果实。以干燥、饱满、无果柄及叶片掺杂者为佳。

◎ 别名

余甘、庵摩勒、庵摩落迦果、土橄榄、望果、油甘子、牛甘子、橄榄子、喉甘子、鱼木果、滇橄榄、橄榄。

◎ 功效

清热泻火，滋阴凉血，生津止咳，消食健胃。

◎ 性味归经

味甘、微涩，性凉。归肺、胃经。

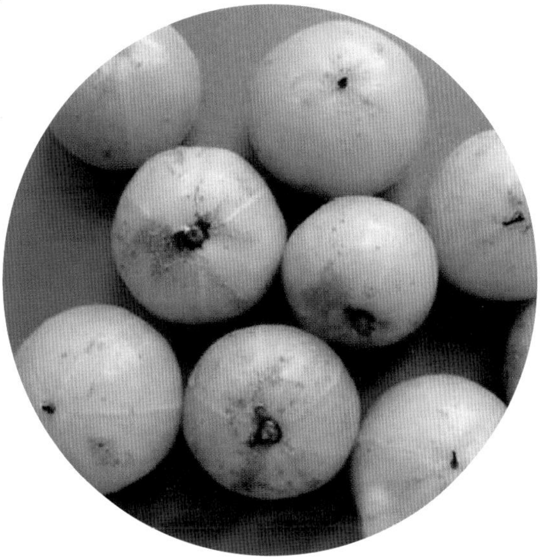

药食趣话

余甘子又称庵摩勒，这个名称同佛经一起由印度传入我国，古印度僧侣尊其为“圣果”。相传，两千多年前，一位印度高僧和一个中国商人在穿越沙漠时遇到风暴，迷失了方向，水尽粮绝，靠高僧随身携带的一袋小果子充饥，这小果子就是余甘果。然而，当他们即将走出沙漠时，流沙淹没了两人，高僧奋力救助商人，并将那小袋余甘果给了中国商人，而自己却倒毙在茫茫沙漠中。商人含泪掩埋高僧，奋力走出沙漠，回乡后便将那袋余甘子种植在中国的南方。从此，余甘子就在我国南方传种开来。

在诗人笔下，余甘子是馈赠的佳品，也具有先苦后甜的寓意。宋代黄庭坚《谢王子予送橄榄》写道：“方怀味谏轩中果，忽见金盘橄榄来。想共余甘有瓜葛，苦中真味晚方回。”宋代陈与义《邓州西轩书事十首》曰：“莫嫌啖蔗佳境远，橄榄甜苦亦相并。都将壮节供辛苦，准拟残年看太平。”

我国云南省余甘产量居全国之首，8 ~ 9 月份果实成熟后可在树上挂果保鲜到次年 2~3 月份，而不影响次年产量。国内许多食品专家把余甘子、猕猴桃和山楂并列为我国三大高营养水果。已开发出糖水余甘子罐头、盐水余甘子罐头、低糖余甘果脯、多味余甘果脯、余甘果浆、余甘果冻、余甘原汁、余甘浓缩汁、余甘果酒、果茶等产品。余甘子现代用来治疗坏血病、高脂血症、单纯肥胖症等疾病，在解毒、防癌、延缓衰老等方面有显著功效，发展前景广阔。此外，余甘子也是难得的观果赏叶植物。

营养成分

余甘果营养丰富，含有丰富的维生素、碳水化合物、有机酸、纤维素、果胶、单宁、蛋白质、生物碱、磷、钙、铁、钾、钠、鞣质（分离可得诃子酸、没食子酸等），还含有余甘子酸、余甘子酚等成分。每 100 g 余甘子中硒含量 0.24 ~ 0.73 mg，而一般果蔬含硒量低于 0.001 mg；每 100 g 鲜果 SOD 酶活性为 482.14 U。

营养成分	含量（每 100 g）	营养成分	含量（每 100 g）
热量	159 kJ	核黄素	0.01 mg
蛋白质	0.3 g	磷	9 μg
脂肪	0.1 g	钾	15 mg
碳水化合物	9 g	镁	8 mg
膳食纤维	3.4 g	锰	0.95 mg
胡萝卜素	50 μg	硒	1.13 μg
视黄醇当量	8 μg	铁	0.2 mg
钙	6 mg	锌	0.08 mg

药理研究

防癌 ◎ 余甘子提取物体内外均能阻断强致癌物 N-亚硝基化合物的合成而具有防癌作用，比同浓度维生素 C 高 3 ~ 5 倍。

保肝 ◎ 余甘子 50% 乙醇提取物能明显降低血清丙氨酸氨基转移酶、胆固醇含量，从而达到保肝效果。

抗菌 ◎ 余甘子提取物对葡萄球菌、伤寒杆菌、副伤寒杆菌、大肠杆菌及痢疾杆菌均有抑制作用，对真菌无作用。

增强特异性免疫 ◎ 余甘子在一定剂量范围内有提高细胞免疫和抑制细胞增殖的作用。

抗溃疡 ◎ 余甘子水提物丁醇部位有抗溃疡作用，对吲哚美辛所致实验性胃黏膜损伤有明显的保护作用。

食疗方

哮喘 ◎ 余甘子 500 g，猪心、肺各 1 具。先煮猪心肺，去浮沫再加余甘子煮熟连汤吃。

湿热黄疸 ◎ 余甘子 200 g，龙胆草 10 g，水煎服。

咽喉肿痛、咳嗽痰稠、烦渴 ◎ 鲜余甘子（连核）60 g，酸梅 10 g，稍捣烂，加清水 1500 mL 煎至 500 mL，去渣加白糖适量调味饮用，每日 3 次。

慢性喉炎、声音嘶哑、喉咙干痛 ◎ 余甘子 6 枚，绿茶 6 g，胖大海 3 枚，蜂蜜 1 匙。先将余甘子放入适量水中煎沸片刻，然后冲泡绿茶胖大海闷盖片刻，加入蜂蜜调匀，徐徐饮汁。每日 2 次。

咳嗽 ◎ 鲜余甘子 3 ~ 5 枚，鲜萝卜 1 个，萝卜切开，共煮代茶饮，连服数日。

主治

咽喉肿痛、扁桃体炎、喉炎、哮喘、咳嗽、血热血瘀证、肝胆病及消化不良。

◎用量用法◎

3 ~ 9 g，多入丸散服。

◎食忌◎

脾胃虚寒者慎服。

◎药食铭言◎

润肺生津又健胃，苦中真味余甘果。

按语

余甘子为一种常用藏药，与诃子、毛诃子常被称为“三大果”，使用频率很高。在我国，余甘子的药用和食用已有悠久的历史。李时珍《本草纲目》言其：“可蜜渍、盐藏。盐而蒸之尤美。久服轻身，延年长生。”每 100 g 余甘子维生素 C 含量高达 1561 mg 以上，是苹果的 160 倍、柑橘的 100 倍、猕猴桃的 35 倍，仅次于水果维生素 C 之王的刺梨。因余甘子生品含有 17% 以上的单宁，生食入口酸涩味重，故一般都是腌制后食用，也有做成果醋、蜜饯、糖果等。

蜂蜜余甘子保健茶

余甘子 20 个，蜂蜜适量，水 800 mL。将余甘子洗净，加入水中火烧开后，再煮 10 分钟即可。温热时调入蜂蜜，饮用。

余甘子银杏龙眼肉粥

余甘子 20 g，银杏果 30 g，龙眼肉 5 颗，大米 150 g。将大米、余甘子分别洗净，银杏、龙眼肉均去壳；将四种材料一起放入砂锅中，加入适量清水，煮至米烂粥稠即可。

余甘子木瓜汤

余甘子 6 个，木瓜 750 g，雪梨 3 个，蜜枣 3 个，瘦肉 188 g，盐适量。木瓜去皮去核切厚块，蜜枣洗干净，雪梨去皮切块，余甘子洗净用刀拍烂，瘦肉洗干净，汆烫后再冲洗干净。煲中放入适量水，放入木瓜、余甘子、雪梨、蜜枣和瘦肉，水滚后改慢火煲约 90 分钟，下盐调味即成。

余甘子萝卜煲瘦肉

余甘子 10 个，白萝卜 250 g，猪肉 250 g，蜜枣 2 个，食盐、姜适量。余甘子洗净，从中间剪开。猪肉、萝卜剁小块，与余甘子、蜜枣和姜片一起下锅，放入足量水（约 2 L）。高压锅出汽后煲 30 分钟，普通砂煲 90 分钟即可，喝时调入盐。

小贴士

广泛分布于南亚热带的印度、马来半岛和我国南部的福建、广东、广西、贵州、云南、台湾等省区，有野生和栽培。

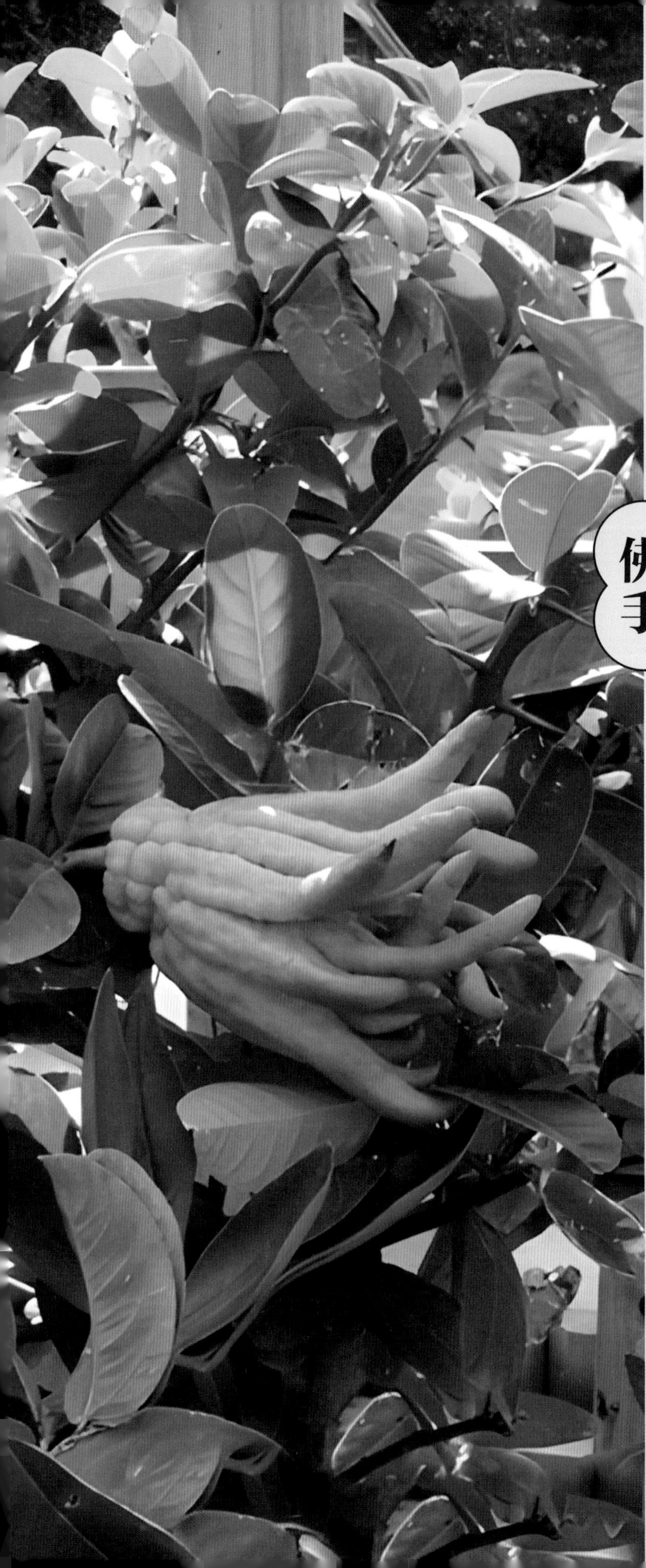

佛手

【果中之仙品】

丹葩点漆细馨浮，苍叶轻排指样柔。
香案净瓶安顿了，还能摩顶济人不。

——宋·杨巽斋《佛手花》

佛手【果中之仙品】

◎ 来源

为芸香科植物佛手 *Citrus medica L.Var. sarcodactylis* Swingle 的干燥果实。以片大、皮黄肉白、香气浓郁为佳。

◎ 别名

九爪木、五指橘、佛手柑。

◎ 功效

疏肝解郁，理气和中，燥湿化痰。

◎ 性味归经

辛、苦，温。归肝、脾、胃、肺经。

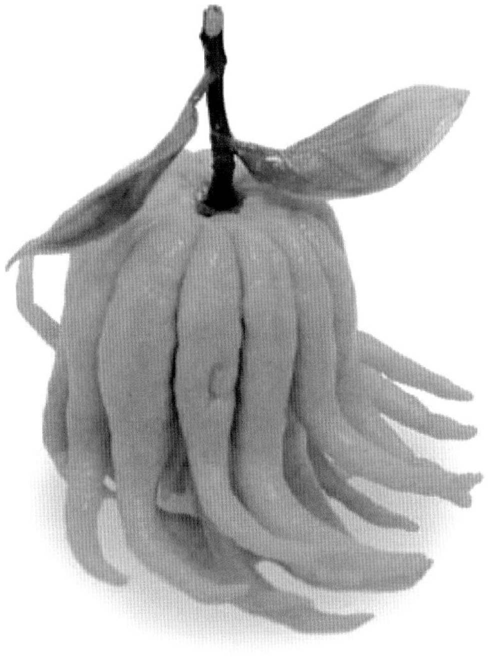

药食趣话

佛手名字的由来，也有一个美丽的传说。相传，妙庄王的三公主妙善决意出家修行，妙庄王一气之下生了一场怪病，服遍了灵丹妙药不见好转。妙善在寺庙每日焚香拜佛，日日为父王祈福，一日梦见两个神仙告诉她只有取其臂肉煎汤父王方才会好！同一个梦连做了 3 个晚上，妙善当即下定决心，砍下自己的手臂……妙庄王服后，病一下好了。回到庙里的妙善则一夜间长出十几只手来，众人十分惊讶，齐呼："阿弥陀佛！阿弥陀佛！"这就是人们传说的"千手观音"。太医将剩余的手掌抛出城外。不久，在海边的礁石丛里竟长出许多像手掌样的物体来，人们把它挖来吃，味道十分鲜美。有人说那是观音菩萨的手掌变的，故称作"佛手"。

佛手在我国宋代时就已有栽培，不仅有珍贵的药用和食用价值，还有较高的观赏价值、经济价值。佛手的叶色泽苍翠，四季常青。佛手花夏季盛开，洁白清香，成簇开放。佛手的果实色泽金黄，香气浓郁，形状奇特似手犹如伸指形、握拳形、拳指形、手中套手形……千姿百态，妙趣横生。有诗曰："果实金浓郁，多福多寿两相宜，观果花卉唯有它，独占鳌头人欢喜。"佛手果、皮、叶提取的芳香油还是良好的美容护肤品。

营养成分

佛手含有丰富的蛋白质、脂肪、糖、纤维素、维生素 C 等，以及丰富的矿物质如钾、钠、钙、铜、镁、锌、铁、锰等，还含有珍稀的苎烯、柠檬油素、香叶木苷、橙皮苷、香豆素、黄酮、氨基酸、佛手多糖等。佛手热量很低，又是低钠食品，是心脏病、高血压病患者的保健果蔬。

营养成分	含量（每 100 g）	营养成分	含量（每 100 g）
热量	196.80 kJ	钙	137.78 mg
碳水化合物	23.92 g	钠	1586.35 mg
膳食纤维	7.40 g	铁	1.66 mg
蛋白质	8.50 g	镁	66.38 mg
胡萝卜素	580 μg	钾	496.56 mg
维生素 A	7 μg	铜	0.17 mg
维生素 C	56 mg	磷	109.40 mg
维生素 B_1	0.14 mg	锌	0.93 mg
烟酸	1.20 mg	硒	7.71 μg
核黄素	0.54 mg		

药理研究

调节肠道 ◎ 佛手醇提物对肠道平滑肌有明显的抑制作用。

平喘化痰 ◎ 佛手醇提液有一定的平喘、祛痰作用。

增强免疫 ◎ 佛手多糖对多环节免疫功能有明显促进作用，可促进腹腔巨噬细胞的吞噬功能，能明显对抗环磷酰胺所致的免疫功能低下。

抗炎 ◎ 佛手中香叶苷对角叉菜胶所致的大鼠足趾肿胀有抑制作用，还有 B 族维生素、维生素 C 样作用，能降低兔毛细血管的渗透性，增强豚鼠毛细血管的抵抗力，减少肾上腺对维生素 C 的消耗。

其他 ◎ 佛手有一定的抗凝血和止血作用。

食疗方

肝郁气滞、胸胁胀痛、饮食减少 ◎ 佛手 10 g，玫瑰花 5 g，沸水浸泡饮用。

呕逆少食、湿痰咳嗽 ◎ 佛手 10 g，生姜 10 g，加红糖适量，煎水饮，或以沸水浸泡，代茶饮。

胃气虚寒、胃气冷痛 ◎ 佛手适量切片，浸泡白酒，适量饮服。

困倦乏力、眼涩头晕、昏昏欲睡 ◎ 佛手片 6 g，丹参 10 g。将丹参、佛手片加水适量煎煮至沸，去渣取汁加入适量核桃仁，小火煎煮 10 分钟，待温度适宜时饮用。

主治

肝郁胸胁胀痛 ◎ 本品辛行苦泄，善疏肝解郁、行气止痛。治肝郁气滞及肝胃不和之胸胁胀痛、脘腹痞满等。

气滞脘腹疼痛 ◎ 本品气味芳香，能醒脾理气、和中导滞。治脾胃气滞之脘腹胀痛、呕恶食少等。

久咳痰多、胸闷作痛 ◎ 本品苦温燥湿而善健脾化痰，辛散苦泄又能疏肝理气。治咳嗽日久痰多、胸闷作痛。

◎用量用法◎

煎服 3 ~ 10 g。

◎食忌◎

阴虚有火，无气滞症状者慎服。

◎药食铭言◎

果中仙品世奇卉，疏肝理气金佛手。

按语

佛手味辛，性温，能疏肝解郁、理气和中、燥湿化痰，适用于气滞、痰多、胸闷等症。《本草再新》记载："治气舒肝，和胃化痰，破积，治噎膈反胃，消症瘕瘰疬。"佛手凉拌、炒食或炖菜皆可。佛手通过提炼、蜜调、浸渍、配制等方法，往往被加工成多种食品和饮料，诸如果脯、蜜饯、佛手酒、佛手茶、佛手蜜等。佛手保健茶可疏肝理气，佛手药酒则甘醇味美、芳香扑鼻。《辞海》第七版记载：佛手柑与佛手瓜名称相近、容易混淆。传统中医所说的佛手是佛手柑，为芸香科植物佛手 *Citrus medica L.Var. sarcodactylis Swingle* 的干燥果实；而佛手瓜为葫芦科多年生草本，拉丁名为 *Sechium edule*。其瓜短圆锥形，形似佛手。嫩瓜作蔬菜，块根可食用。由于两者均可食用，故在此一并介绍。

佛手蜂蜜饮

佛手 50 g，蜂蜜适量。佛手洗净，切成小薄片，放在大茶杯中，加蜂蜜，滚开水冲泡，加盖 10 分钟，代茶饮。

陈皮佛手饮

陈皮 30 g，佛手 50 g，白糖 2 匙。将佛手、陈皮洗净切碎，放入锅中，加清水 500 mL，急火煮开 3 分钟，改用小火煮 10 分钟，滤渣取汁，加白糖，分次饮用。

佛枳粥

佛手、枳壳各 10 g，粳米 100 g，冰糖适量。先将佛手、枳壳洗净，加水适量，煎汁去渣。之后加入粳米，煎熬至熟。冰糖放入锅中，加水适量熬汁，最后将糖汁慢慢加入粥中，搅匀即可。早晚空腹服用。

佛手三丝

佛手 500 g，泡椒 100 g，荷兰豆 100 g。将佛手瓜、泡辣椒、荷兰豆洗净切成细丝，下入开水锅内焯一下，捞出过凉控水，加精盐拌匀，淋入香油即可。

凉拌佛手瓜

佛手瓜、胡萝卜、金针菇。将佛手瓜和胡萝卜切丝，金针菇切去根部，稍稍分开。将佛手瓜和金针菇放入沸水中浸泡一会捞出，沥干水分。将所有食材放在一起，加入调味剂即可。

佛手瓜炒肉片

佛手瓜、猪肉片、泡发好的木耳。将佛手瓜去皮和核，然后切成菱形小块；锅倒油预热，葱姜爆香；放入猪肉片翻炒，再放入佛手瓜片木耳同炒，八分熟加入鸡精继续翻炒，炒熟后点点香油即可。

佛手瓜枸杞炖土鸡

土鸡 1/2 只，佛手瓜 3 只，枸杞子 20 粒。将处理好的土鸡切成鸡块；佛手瓜去皮去籽，切滚刀块，枸杞子用清水泡开清洗干净。鸡块放入砂锅中，加冷水没过鸡肉，沸腾后撇去浮沫，放入葱和姜片，倒入黄酒；一次性加足热水，加入枸杞子转小火炖 1 小时；佛手瓜下热水焯一下，沥干；放入砂锅中，再炖 30 分钟左右，最后加盐调味。

小贴士

佛手主产于闽、粤、川、江、浙等省，其中浙江金华佛手最为著名。

佛手含硒，在瓜类蔬菜中营养全面丰富，常食对增强人体抵抗疾病的能力有益。

【瘦身常备】

甜杏仁

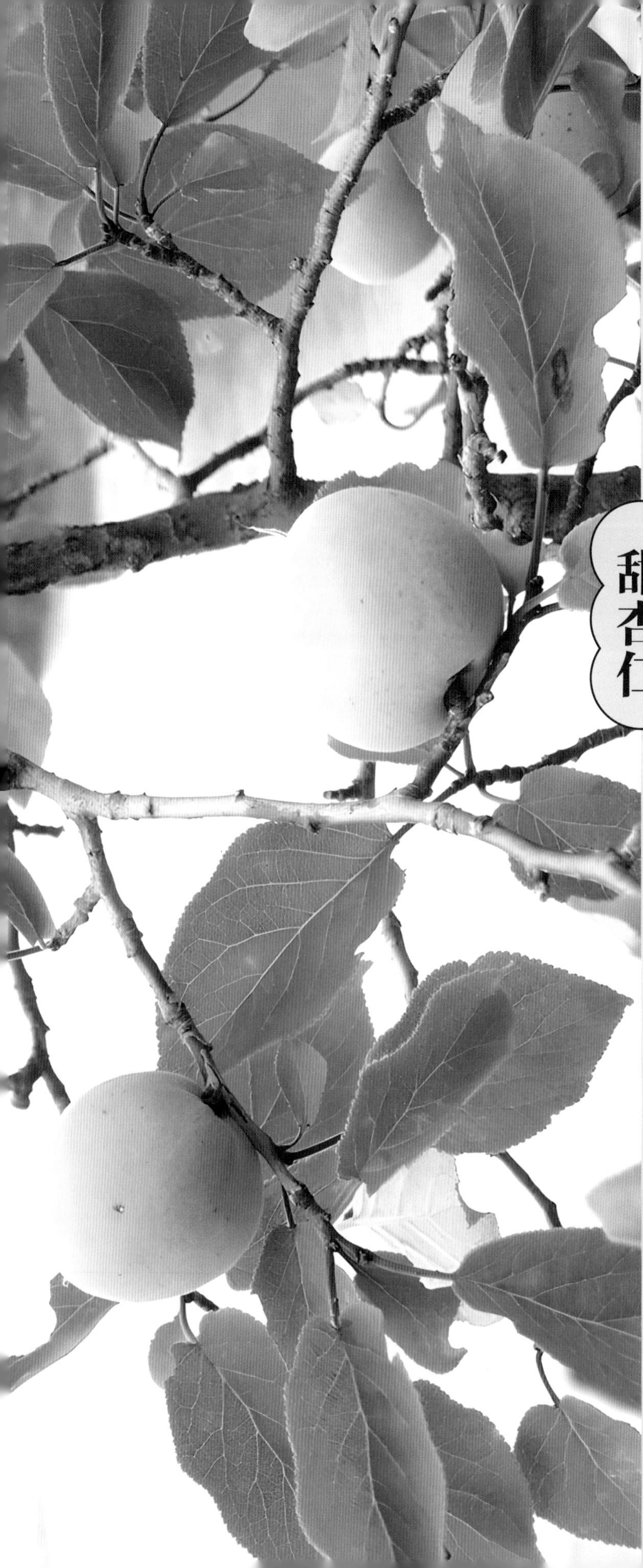

梅子金黄杏子肥，麦花雪白菜花稀。
日长篱落无人过，惟有蜻蜓蛱蝶飞。
——南宋·范成大《四时田园杂兴·其二十五》

甜杏仁【瘦身常备】

◎ 来源

为蔷薇科植物杏 *Prunus armeniaca* L. 的成熟种子。以颗粒均匀而大、饱满肥厚、不发油者为佳。

◎ 别名

南杏仁、杏仁核、杏子、木落子、杏梅仁、白杏仁、光杏仁。

◎ 功效

止咳平喘，润肠通便。

◎ 性味归经

甘，平。归肺、大肠经。

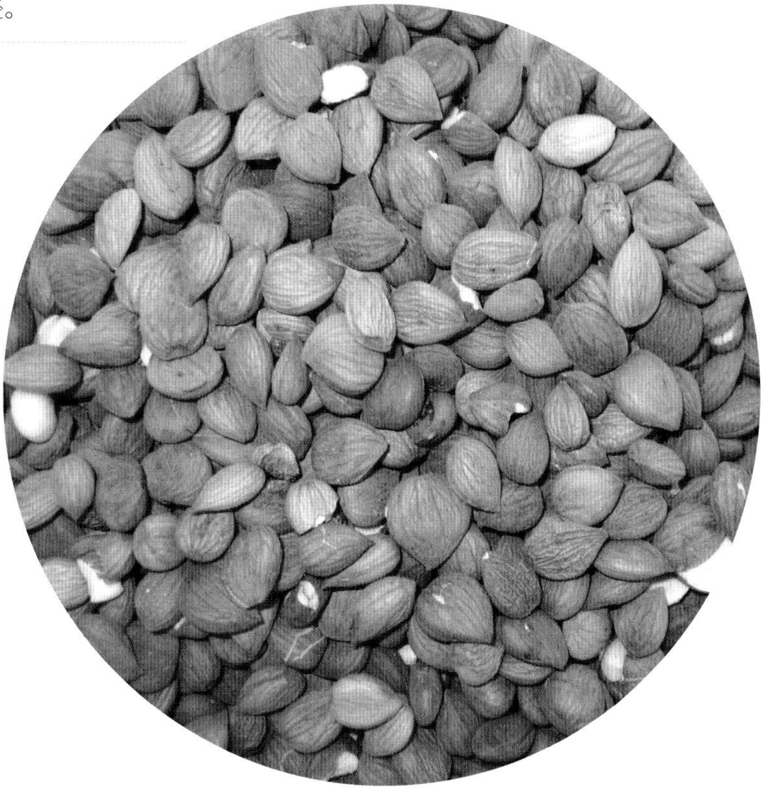

药食趣话

甜杏仁是一种健康食品，有“坚果之王”之称。杏仁中蛋白质和单不饱和脂肪酸总量达到 70% 以上，微量元素尤其是硒的含量非常高。食用甜杏仁可以补充蛋白质和能量，还可以有效控制体内胆固醇的含量，显著降低心脏病和多种慢性病的发病率。甜杏仁大多用来食用，苦杏仁则多入药，二者有一定区别。从外形来分辨，苦杏仁外形相对小、基部不对称，甜杏仁比苦杏仁大且基部对称。甜杏仁中苦杏仁苷、氢氰酸的含量分别为 0.111%、0.0067%，苦杏仁中分别含 3%、0.1713%，所以甜杏仁食用安全得多。

营养成分

甜杏仁富含蛋白质、脂肪、糖类、胡萝卜素、B 族维生素、维生素 C 等，以及含量是牛奶 3 ~ 5 倍的钙、磷、铁等成分。甜杏仁中胡萝卜素的含量在果品中仅次于芒果，甜杏仁中含有抗肿瘤成分苦杏仁苷因而也被称为抗癌果。

营养成分	含量（每 100 g）	营养成分	含量（每 100 g）
热量	36 kJ	维生素 B_1	0.08 mg
蛋白质	0.9 g	核黄素	0.56 mg
脂肪	0.1 g	烟酸	0.6 mg
碳水化合物	7.8 g	维生素 C	4 mg
膳食纤维	1.3 g	维生素 E	18.53 mg
钾	226 mg	钠	8.3 mg
钙	14 mg	镁	178 mg
铁	70 mg	锰	0.77 mg
锌	0.2 mg	铜	0.8 mg
磷	15 mg	硒	220 μg

药理研究

抗肿瘤 ◎ 甜杏仁中的苦杏仁苷具有特异性杀伤癌细胞作用。

抗氧化 ◎ 甜杏仁油及甜杏仁皮中的多元酚酸等均有一定程度的抗氧化效应。

降血压 ◎ 甜杏仁蛋白的水解产物对血管紧张素转化酶有一定抑制作用，经常食用杏仁可以降血压。

调节血糖 ◎ 甜杏仁可使餐后血糖指数降低并呈剂量相关性。

减肥 ◎ 定期摄入一定量甜杏仁可使肥胖者的胃促生长素升高，同时瘦素浓度降低，且不受摄入营养物的影响。

解酒 ◎ 甜杏仁油能干预肝脏乙醇脱氢酶、乙醛脱氢酶功能而具有解酒作用，喝酒之前吃点甜杏仁不容易醉酒。

镇咳平喘 ◎ 甜杏仁苷分解后产生微量氢氰酸，对呼吸中枢呈现抑制作用。

主治

咳嗽气喘 ◎ 本品主入肺经，味苦降泄，肃降兼宣发肺气而能止咳平喘，为治咳喘之要药，随证配伍可治多种咳喘病证。

肠燥便秘 ◎ 本品质润多脂，苦而下气，故能润肠通便。常配柏子仁、郁李仁等同用。

此外，本品外用可治蛲虫病、外阴瘙痒。

食疗方

大便秘结 ◎ 甜杏仁 6 ~ 9 g，炒香、内服。

气虚干咳 ◎ 甜杏仁 6 ~ 9 g，煎汤，加蜂蜜适量内服。

老年慢性气管炎 ◎ 甜杏仁炒熟，每日早、晚各 7 ~ 10 粒，嚼食。

肺肾两虚、久患喘咳 ◎ 甜杏仁、胡桃仁各 15 g。二者微炒，共捣碎研细，加蜜或白糖适量，分 2 次用开水冲调食。

虚寒咳嗽 ◎ 川贝母 6 g，甜杏仁 200 g，冰糖 200 g，共研为末。

青春痘、痤疮 ◎ 海带、绿豆各 15 g，甜杏仁 9 g，玫瑰花 6 g，红糖适量。将玫瑰花用布包，与各药同煎，加红糖食用。每日 1 剂，连用 30 日。

◎用量用法◎

煎服，5 ~ 10 g。

◎食忌◎

脾虚肠滑者不宜食。

◎药食铭言◎

营养丰富甜杏仁，常食美容又健康。

按语

甜杏仁可直接食用，微甜且口感细腻，营养丰富。早在北齐，贾思勰《齐民要术》就记载了以杏仁和乳制品为原料的饮品，此外，还有杏仁粥、杏仁汤、杏仁茶等，亦可加入蛋糕和曲奇中，总之，甜杏仁生嚼、炒食、煮粥、研末或煎汤皆宜。杏仁中富含纤维素，适量食用不仅可以控制体重，还可降低肠癌发病率。甜杏仁还具有美容功效，能促进皮肤微循环，使皮肤红润有光泽。甜杏仁虽好吃，但不可食之过多，因为其中苦杏仁苷的代谢产物会导致呼吸中枢麻痹。

杏仁粥

去皮甜杏仁 10 g，粳米 50 g。将去皮甜杏仁研成泥状，加入粳米中，加入适量水煮沸，再以慢火煮烂即可。

甜杏百合粥

甜杏仁 15 g，鲜百合 60 g，粳米 100 g，绵白糖 20 g。甜杏仁、粳米洗净入砂锅大火煮粥，沸后加鲜百合，小火煨 1 小时，待杏仁熟透、百合酥烂加入绵白糖调匀即可。

杏仁茶

甜杏仁 200 g，糯米 100 g，冰糖 10 g。甜杏仁浸泡后撕去外果皮，糯米洗净浸泡 5 ~ 8 小时。将糯米、杏仁放入搅拌机内，加入 200 mL 左右的清水，低速搅打至颜色变成奶白。过滤，滤汁加入冰糖，小火煮至冰糖溶化即可。

蜜饯双仁

甜杏仁、核桃仁各 250 g，蜂蜜 500 g。将甜杏仁去皮洗净，放入锅内，加水大火烧沸，再用小火煎煮 1 小时。将核桃仁切碎，倒入盛甜杏仁的锅内，待黏稠时加入蜂蜜搅匀，再烧沸即成。

杏仁豆腐

甜杏仁 30 g，奶粉 30 g，琼脂 5 g，温水 120 g，细砂糖适量。琼脂剪小段泡软，温水冲调奶粉。甜杏仁放入搅拌机，倒入冲调好的奶粉打成杏仁奶浆，加入白砂糖。将奶浆放入耐热玻璃容器，保鲜膜覆盖，留一个小口，微波炉中加热至杏仁奶浆沸腾。放入琼脂，搅拌至完全融化倒入容器，冷却后放入冰箱冷藏 2 小时以上即可。

甜杏仁猪肺汤

猪肺 90 g，甜杏仁 15 g，玉竹 30 g，枣（干）15 g。将猪肺切块，用手搓洗，以去猪肺气管中的泡沫；把全部用料放入瓦锅内，加清水适量，大火煮沸后，小火煲 2 小时，调味即可。

羊肺汤

羊肺 1 具（500 g），甜杏仁、柿霜、绿豆粉各 30 g，白蜜 60 g。杏仁去皮打碎，同柿霜、绿豆粉放碗中，加蜂蜜调匀备用。羊肺清洗，将药汁注入羊肺，加水 500 mL，隔水炖熟，分食。

杏仁扣肘

猪肘 500 g，甜杏仁 200 g。猪肘去骨，沸水中煮片刻，抹上蜂蜜入热油锅炸至金黄色；加鸡汤 200 mL，香菇、料酒、酱油、精盐、姜片、葱适量，入蒸笼蒸 1 小时。

四仁鸡蛋粥

白果仁、甜杏仁各 20 g，核桃仁、花生仁各 40 g，鸡蛋 2 个。白果仁去壳、去皮。将白果仁、甜杏仁、核桃仁、花生仁共研成粉，每次取 20 g 加水煮沸，冲鸡蛋即可。

小贴士

主产河北、北京、山东等地；此外，陕西、四川、内蒙古、甘肃、新疆、山西、东北等地亦产。

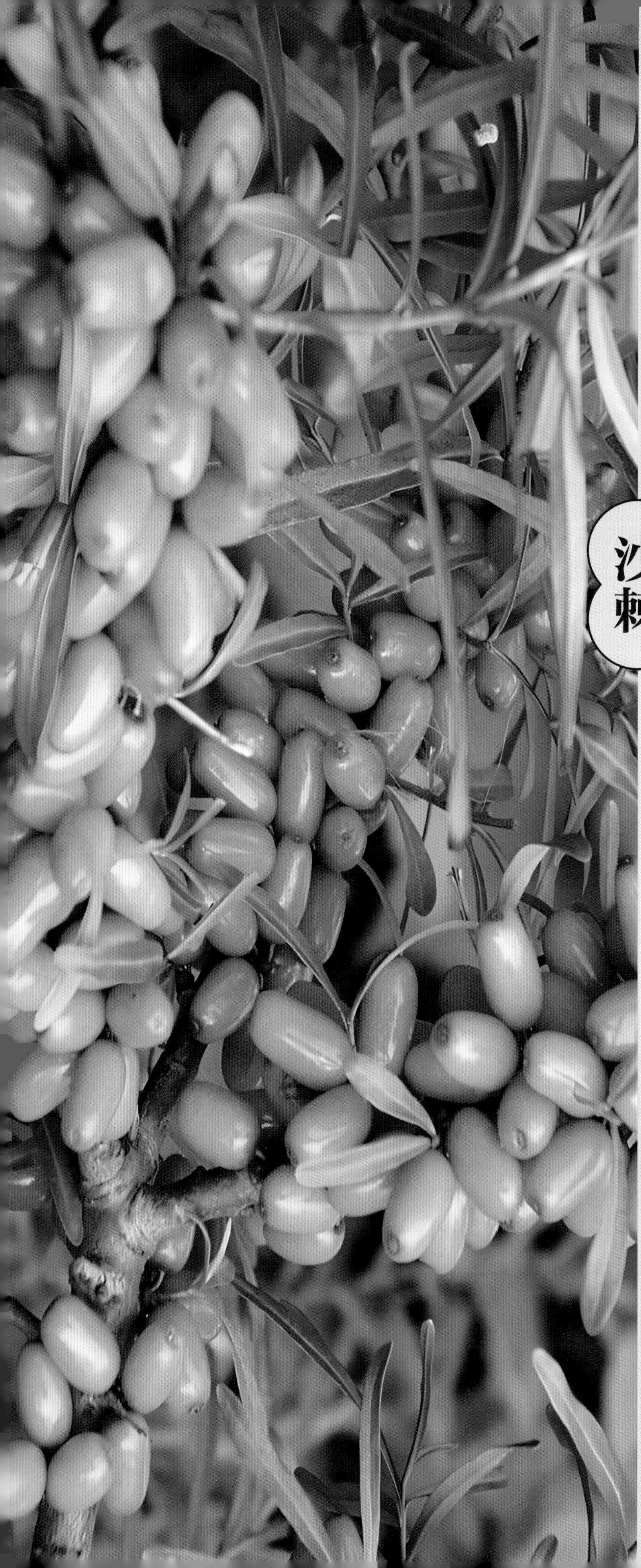

沙棘

【黄金圣果】

沙棘利肺止咳，活血化瘀，消痰湿；
果实犹如豆，色黄味极酸，制膏剂入药。

——公元八世纪·西藏医学家宇妥·云丹贡布《四部医典》

沙棘【黄金圣果】

◎ 来源

为胡颓子科植物沙棘*Hippophae rhamnoides* L. 的成熟果实。以粒大、肉厚、油润者为佳。

◎ 别名

沙枣、醋柳果、醋柳、酸刺子、酸柳柳、酸刺、黑刺、黄酸刺、酸刺刺。

◎ 功效

健脾消食，止咳祛痰，活血祛瘀。

◎ 性味归经

酸、涩，温。归脾、胃、肺、心经。

药食趣话

沙棘在海外早享盛名。古希腊时期，斯巴达人在战争中打了胜仗，但有 60 多匹战马受了重伤。斯巴达人不忍看到自己心爱的战马死去，于是将它们放到一片树林中。过了一段时间后，他们惊讶地发现那些濒临死亡的战马非但没有死去，而且个个膘肥体壮，毛色鲜亮，浑身仿佛闪闪发光。原来这群马是被放到了一片沙棘林中，饿了吃沙棘叶，渴了吃沙棘果，依靠沙棘为生。聪明的古希腊人从此就知道了沙棘的营养和治病价值，还赋予沙棘一个浪漫的拉丁文名字“*Hippophae rhamnoides* L.”，意思是“使马闪闪发光的树”，这就是沙棘拉丁学名的由来。

据我国史书记载，三国时期的蜀军因长途跋涉，人困马乏。士兵就在荒山野岭中采摘“棘果”充饥解渴，不久疲劳竟神奇地消除了，体力也很快恢复。诸葛亮发现后就号召全军服用，从而渡过难关。他们服用的“棘果”，正是当今的沙棘。

沙棘早为我国藏、蒙医的常用药，公元 5 世纪《毗兰琉璃》和公元 8 世纪（11 世纪修订）的藏医经典著作《四部医典》都详细记载了沙棘的医疗保健价值。沙棘黄酮含量高于素有“黄酮王”之称的银杏，SOD 的活性也超过人参。人们利用沙棘嫩叶制成沙棘绿茶、红茶等，不但对治疗心脏病有效，而且由于沙棘茶中咖啡因含量低，尤适于老人、儿童及高血压和神经衰弱者饮用。沙棘油含有大量维生素 E、维生素 A、黄酮和 SOD 等活性成分能够有效清除自由基以达到延缓衰老的作用，是化妆品产业的高级原料。沙棘浸膏配制洗发香波、防晒膏、护肤霜、美容霜等日用化妆品等，能滋养皮肤、保护皮肤自然色泽、促进细胞代谢、促进上皮组织再生、抗过敏、杀菌等，应用前景广泛。沙棘亦被国际医药学家和营养学家誉为人类 21 世纪最具发展前途的营养保健及医药植物，对于预防和治疗心脑血管疾病、恶性肿瘤、糖尿病、肝病、肾病、各种炎症、皮肤损伤等均具有不可替代的作用。

此外，沙棘生命力极强，能够在有着“地球癌症”之称的砒砂岩上以及沙漠中生长，是地球上最古老的野生植物之一。沙棘树在改良土壤、改善气候和保持生态建设中发挥着非常重要的作用，是治理西部水土流失、荒漠化最有价值的树种。

营养成分

沙棘果实含黄酮类成分异鼠李素、槲皮素、山柰酚等；多种维生素，如维生素A、B_2、C、E等；叶酸、胡萝卜素、类胡萝卜素、儿茶精和花色素；丰富的SOD和多种矿物元素。据报告沙棘富含190多种人工不能合成的营养物质及生物活性物质，保健价值非常高。

营养成分	含量（每100 g）	营养成分	含量（每100 g）
总糖	4.8 g	镁	95 mg
钙	9 mg	锰	0.08 mg
铜	0.07 mg	锌	0.15 mg
胡萝卜素	0.48 mg	维生素C	237.6 mg
维生素B_2	0.08 mg	维生素E	2.68 mg
类胡萝卜素	1.2 mg	钠	1 mg
铁	1.6 mg	钾	58 mg

药理研究

调节免疫 ◎ 沙棘总黄酮等生物活性成分对体液免疫和细胞免疫均具有明显的调节作用。

调节血脂 ◎ 沙棘总黄酮可显著降低实验性高脂血症小鼠血清中胆固醇和三酰甘油含量，同时升高高密度脂蛋白含量。

对微循环的影响 ◎ 沙棘油可使小鼠耳郭毛细血管及大鼠肠系膜毛细血管开放量增加，改善小鼠耳郭微循环和大鼠肠系膜微循环。

调节血糖 ◎ 沙棘对正常小鼠优降糖所致低血糖小鼠均有升高血糖的作用。

保肝 ◎ 沙棘中卵磷脂等磷脂类化合物可促进细胞代谢，改善肝功能。

防癌抗癌 ◎ 沙棘花青素、苦木素、香豆素、5－羟色胺等均具有明显的抗癌活性。

健脑益智 ◎ 沙棘含不饱和脂肪酸EPA、DHA等，对儿童智力发育及身体生长均有很好的促进作用。

延缓衰老 ◎ 沙棘提取物可显著提高血清SOD、GSH活性，降低老龄鼠体内的脂质过氧化作用。

食疗方

陈旧性肺热、隐伏性肺热、肺脓痈、咯痰不利 ◎ 木香、栀子、荜茇、甘草各2.5 g，沙棘、白糖各10 g。制成散剂。每次1.5～3 g，每日1～3次，温开水送服。

痈疽疗疖 ◎ 芫荽子、土木香、沙棘、木香、五灵脂、光明盐、黑冰片等量。制成散剂。每次1.5～3 g，每日1～2次，冰糖水送服。

主治

脾虚食少 ◎ 本品健脾开胃消食，甘酸，又滋阴生津，故可治疗脾气虚弱或脾胃气阴两伤之食少纳差、脘腹胀痛、体倦乏力等症。

咳嗽痰多 ◎ 本品入肺经，能止咳化痰，为治疗咳嗽痰多的常用药。

瘀血证 ◎ 本品活血化瘀，可治疗胸痹心痛、跌打损伤、妇女月经不调等多种瘀血证。因较长于活血通脉，故胸痹瘀滞者较常用。

◎用量用法◎

内服：煎汤，3～10 g；或入丸、散。外用：适量，捣敷或研末撒。

◎食忌◎

妊娠禁忌，孕妇忌服。

◎药食铭言◎

补益沙棘营养高，护肤养颜又益智。

按语

沙棘味酸、涩，性温，具有健脾消食、止咳化痰、活血化瘀的功效，可用于脾虚食少、咳嗽痰多及各种瘀血证的治疗。中国称为“圣果”“维C之王”，日本称为“长寿果”，俄罗斯称为“第二人参”，美国称为“生命能源”，印度称为“神果”。沙棘果鲜味酸微甜有香气，鲜果因酸度大主要用于加工开发。沙棘果可制成多种饮料和食品如果汁、果酒、果露、果晶、汽水、罐头、果酱、糖果、糕点、冰激凌等，还可做成沙棘肉类、沙棘鱼类、沙棘禽类制品，各种调味品及烹制菜肴的调料和烤肉等的佐料。沙棘系列食品还有沙棘面包、沙棘饼干、沙棘儿童保健食品系列、沙棘蜜夹心水果糖、浓缩沙棘汁夹心巧克力等。此外，沙棘油中含有的大量维生素E、维生素A、黄酮和SOD活性成分对防皱抗衰及皮肤护理有很好的作用。

沙棘菊花饮

沙棘50 g，菊花10 g。将沙棘、菊花洗净后共同煎汤，每日2次，也可代茶饮。

沙棘豆腐

豆腐、沙棘、白糖、果珍粉、豆粉等。白糖、果珍粉、豆粉按适当比例调配即可制成浆汁，注意要适当黏稠些。将豆腐上浆，炸至金黄，装盘。之后，浇上沙棘汁即可。

沙棘啤酒

以沙棘干果、澳大利亚麦芽、金川酵母一号、酒花、自来水发酵酿造而成。沙棘啤酒色泽透明，泡沫丰富，洁白细腻，持久性好，清香爽口，既有啤酒香气，又有沙棘果味。

沙棘夹山药

沙棘、怀山药、南瓜、盐、橙汁、生粉各适量。怀山药去皮，切成长条，拼摆成六角形，上笼蒸10分钟。沙棘榨汁，南瓜蒸熟后榨汁备用。将沙棘汁、南瓜汁、橙汁加盐调匀，浇在蒸好的怀山药上，点缀盘饰即成。

小贴士

我国是沙棘属植物分布区面积最大、种类最多的国家，目前有山西、陕西、内蒙古、河北、甘肃、宁夏、辽宁、青海、四川、云南、贵州、新疆、西藏等19个省和自治区都有分布，总面积达1800万亩。内蒙古鄂尔多斯是我国重要的沙棘产地，沙棘保存面积超300万亩。

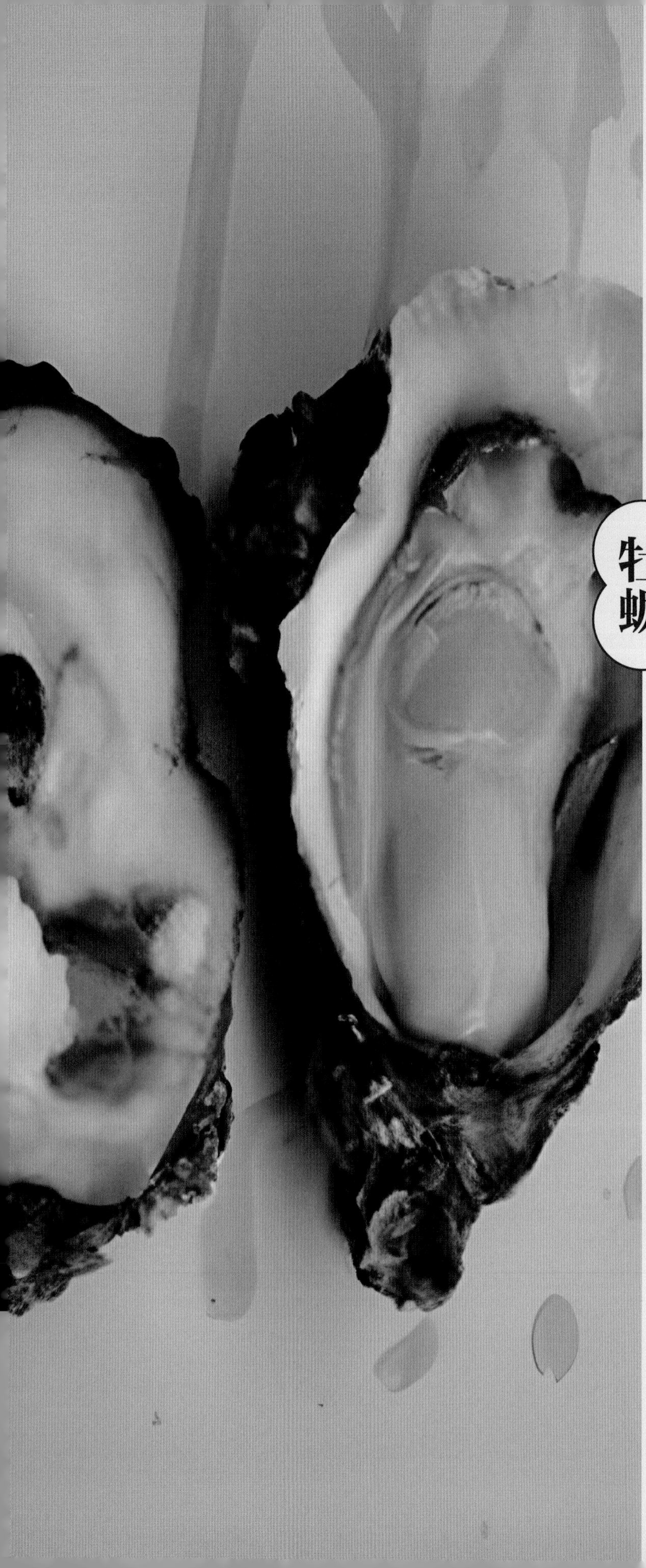

牡蛎

【海底牛奶】

穷山之珍，竭水之错，
南方之蛎房，
北方之熊掌……

——明·谢肇淛《五十俎》

牡蛎【海底牛奶】

◎ 来源

为牡蛎科动物长牡蛎 *Ostrea gigas* Thunberg、大连湾牡蛎 *Ostrea talienwhanensis* Crosse 或近江牡蛎 *Ostrea rivularis* Gould 的贝壳。以个大、匀整、洁净、干燥者为佳。

◎ 别名

蛎蛤、左顾牡蛎、牡蛤、海蛎子壳、海蛎子皮、左壳、海蛎子、蛎黄、生蚝、鲜蚵、蚝仔、古贲。

◎ 功效

重镇安神，平肝潜阳，软坚散结。

◎ 性味归经

咸，微寒。归肝、胆、肾经。

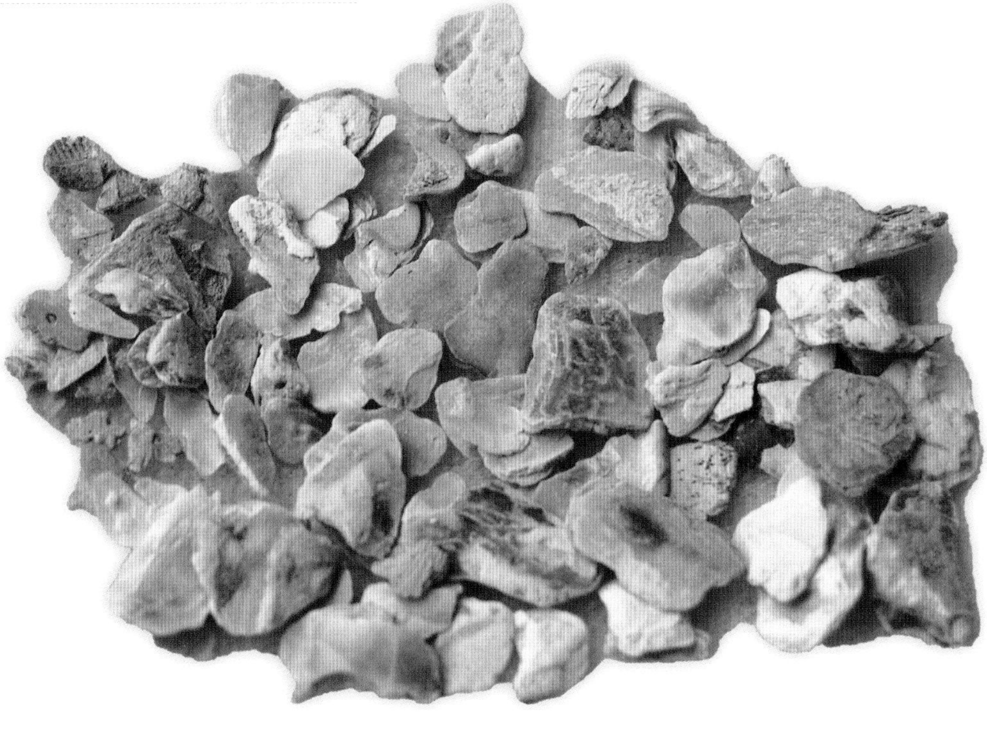

药食趣话

古今中外，不少名人雅士都与牡蛎结下不解之缘；在诸多的海洋珍品中，许多人也唯独钟情于牡蛎。李白有“天上地下，牡蛎独尊”的赞美诗句。苏轼在《清暑笔谈》中曾经写道：“东坡在海南食蚝而美，贻书叔党曰‘无令朝中士大夫知，恐谋难徙，已分此味’。”在西方，牡蛎被称为“神赐魔食”。据载，意大利的维多利亚国王餐餐不离牡蛎；拿破仑一世在征战中喜食牡蛎以保持旺盛的战斗力；美国前总统艾森豪威尔病后，每日吃一盘牡蛎以加快康复。宋美龄也经常食用牡蛎，以保持其容颜之美。

营养成分

干牡蛎肉含蛋白质高达 45% ~ 57%、脂肪 7% ~ 11%、肝糖 19% ~ 38%。牡蛎含碳酸钙、磷酸钙和硫酸钙 80% ~ 95%；含镁、铝、硅、铁、铜、锌、锰、钡、磷及钙等生命元素；还含有谷胱甘肽、牛磺酸，以及维生素 A、B_1 等。

营养成分	含量（每 100 g）	营养成分	含量（每 100 g）
热量	73 kJ	维生素 B_1	0.01 mg
蛋白质	5.3 g	核黄素	0.13 mg
脂肪	2.1 g	烟酸	1.4 mg
碳水化合物	8.2 g	维生素 E	0.81 mg
维生素 A	27 μg	胆固醇	100 mg
胡萝卜素	2.4 μg	钾	200 mg
视黄醇当量	82 μg	钠	462.1 mg
钙	131 mg	锌	9.39 mg
镁	65 mg	铜	8.13 mg
铁	7.1 mg	磷	115 mg
锰	0.85 mg	硒	86.64 μg

药理研究

宁心安神 ◎ 牡蛎肉中所含的多种维生素与矿物质，可以调节神经、稳定情绪。

益智健脑 ◎ 牡蛎肉所含的牛磺酸、DHA、EPA 是智力发育所需的重要营养素；糖原能提高人的体力和脑力活动效率。

强筋健骨 ◎ 牡蛎肉中钙含量接近牛奶，铁含量为牛奶的 21 倍，有助于骨骼、牙齿生长。

细肤美颜 ◎ 牡蛎肉中钙使皮肤滑润；铜使肤色好看；钾可治疗皮肤干燥及粉刺；维生素也可以使皮肤光润，同时可以调节油脂的分泌。

延年益寿 ◎ 牡蛎肉富含蛋白质合成中起重要作用的核酸，能延缓皮肤老化，减少皱纹的生成。

◎用量用法◎

煎服，9 ~ 30 g；宜打碎先煎。外用适量。收敛固涩宜煅用，其他宜生用。

◎食忌◎

虚而有寒者忌之。

食疗方

妇女月经过多、崩漏 ◎ 鸡汤或猪瘦肉汤适量，煮沸后，加入鲜牡蛎肉 250 g，略煮沸即可，用食盐、味精调味食用。

体质虚弱 ◎ 麦冬 20 g，海带半条，用水煎去药渣，加入牡蛎肉 200 g 煮沸后，放入适量的大米饭拌匀，煮成泡饭，用油、盐、香菇、芹菜、香葱调味食用。

眩晕 ◎ 牡蛎 20 g，龙骨 20 g，菊花 10 g，枸杞子 12 g，何首乌 12 g，水煎服。每日 1 剂。

瘰疬 ◎ 牡蛎 15 g，玄参 9 g，夏枯草 9 g，水煎服，每日 1 剂。

高血压、高血脂 ◎ 牡蛎肉 50 g，决明子 15 g，加水煮至肉烂时食，每日 1 ~ 2 次。

盗汗 ◎ 牡蛎 15 g，水煎服，早晚各服 1 次。

胃痛、胃酸过多 ◎ 煅牡蛎研细粉，每次 1 ~ 2 g，每日 3 次，米汤送服。

滑精、早泄 ◎ 煅牡蛎 50 g，莲须 10 g，芡实 20 g，水煎服，每日 2 次。

◎药食铭言◎

海中珍品话牡蛎，美肤益寿又安神。

主治

心神不安、惊悸失眠 ◎ 本品质重能镇，有安神之功效，治心神不安、惊悸怔忡、失眠多梦等症，常配龙骨。

肝阳上亢、头晕目眩 ◎ 本品咸寒质重，入肝经，有平肝潜阳、益阴之功。治水不涵木、阴虚阳亢之头目眩晕者。

痰核、瘰疬、瘿瘤、癥瘕积聚 ◎ 本品味咸，软坚散结。用治痰火郁结之痰核、瘰疬、瘿瘤等。

滑脱诸证 ◎ 本品煅后有收敛固涩作用，可治疗自汗、盗汗、遗精、滑精、尿频、遗尿、崩漏、带下等滑脱之证。

此外，煅牡蛎有制酸止痛作用，可治胃痛泛酸，与乌贼骨、浙贝母共为细末，内服取效。

按语

牡蛎味咸，性微寒，归肝、胆、肾经，可重镇安神、平肝潜阳、软坚散结，主要用于心神不安、惊悸失眠、肝阳上亢等。

牡蛎肉肥美爽滑，味道鲜美，营养丰富，素有“海底牛奶”之美称。其食用方法较多，通常清蒸、鲜炸、生炒、炒蛋、煎蚝饼、串鲜蚝肉和煮汤等。牡蛎清蒸可保持原汁原味儿；若食软炸鲜蚝，可将蚝肉加入少许黄酒略腌，然后将蚝肉蘸上面糊，用油锅煎至金黄色，以蘸油、醋佐食；吃火锅时，可用竹签将牡蛎肉串起来，放入沸汤滚 1 分钟左右，取出便可食用；若配以肉块姜丝煮汤，煮出的汤白似牛奶，鲜美可口。牡蛎亦可加工成蚝豉、蚝油及罐头食品。

美食天地

黑豆牡蛎粥

牡蛎肉 20 个，葱半根，黑豆、白米各适量，食盐、麻油少许。将牡蛎肉、葱洗净；黑豆泡水 1 夜；白米泡水 30 分钟备用。将黑豆、白米放入锅中，加水煮成粥，再加入牡蛎肉、盐煮熟，最后撒葱末、淋麻油即可。

萆薢牡蛎炖猪肚

猪肚 1 个，牡蛎粉、萆薢各 15 g，莲须、车前子各 10 g，白术 5 g，精盐、胡椒粉、味精适量。猪肚采用醋、盐搽抹，清除口端白皮洗净，放入牡蛎粉、萆薢、莲须、车前子、白术药料后入盐，内加适量水置锅隔水蒸至肉熟软。

牡蛎米粥

牡蛎肉 200 g，小米 100 g，生姜丝、熟猪油、酱油、食盐、味精适量。把小米淘净，煮粥。牡蛎肉在盐水中泡 20 分钟，洗净，倒入粥锅，加熟猪油、酱油、生姜丝、精盐、味精，调匀，用小火将牡蛎煮熟即成。

丝瓜牡蛎汤

丝瓜 450 g，牡蛎肉 150 g，味精、五香粉、湿淀粉、植物油、料酒、清汤、葱花、姜末、香油、食盐各适量。丝瓜刮皮，洗净，切片；牡蛎肉入沸水锅中焯 5 分钟，剖成薄片。炒锅上火，油烧到六成热，下牡蛎片煸炒，烹入料酒，清汤，中火煮开，下丝瓜片、葱花、姜末，煮沸，加食盐、味精、五香粉，用湿淀粉勾芡，淋上香油，拌匀即可。

猪肉牡蛎汤

牡蛎肉 100 g，猪瘦肉 100 g。牡蛎肉、猪瘦肉洗净，切薄片，拌少许淀粉，放开水中煮沸至熟，略加食盐调味，吃肉饮汤。

麦冬牡蛎烩饭

麦冬 20 g，海带半条，用水煎去药渣，加入牡蛎肉 200 g 煮熟后，放入大米饭拌匀，煮成泡饭，用油、盐、香菇、芹菜、香葱调味食用。

小贴士

我国沿海一带均有分布。全年均可采收，去肉，取壳，洗净，晒干。生用或煅用，用时打碎。

牡蛎是迄今为止人类所发现亮氨酸、精氨酸、瓜氨酸含量最高的海洋物种之一，并且必需氨基酸完全程度和质量比例优于人乳和牛乳。

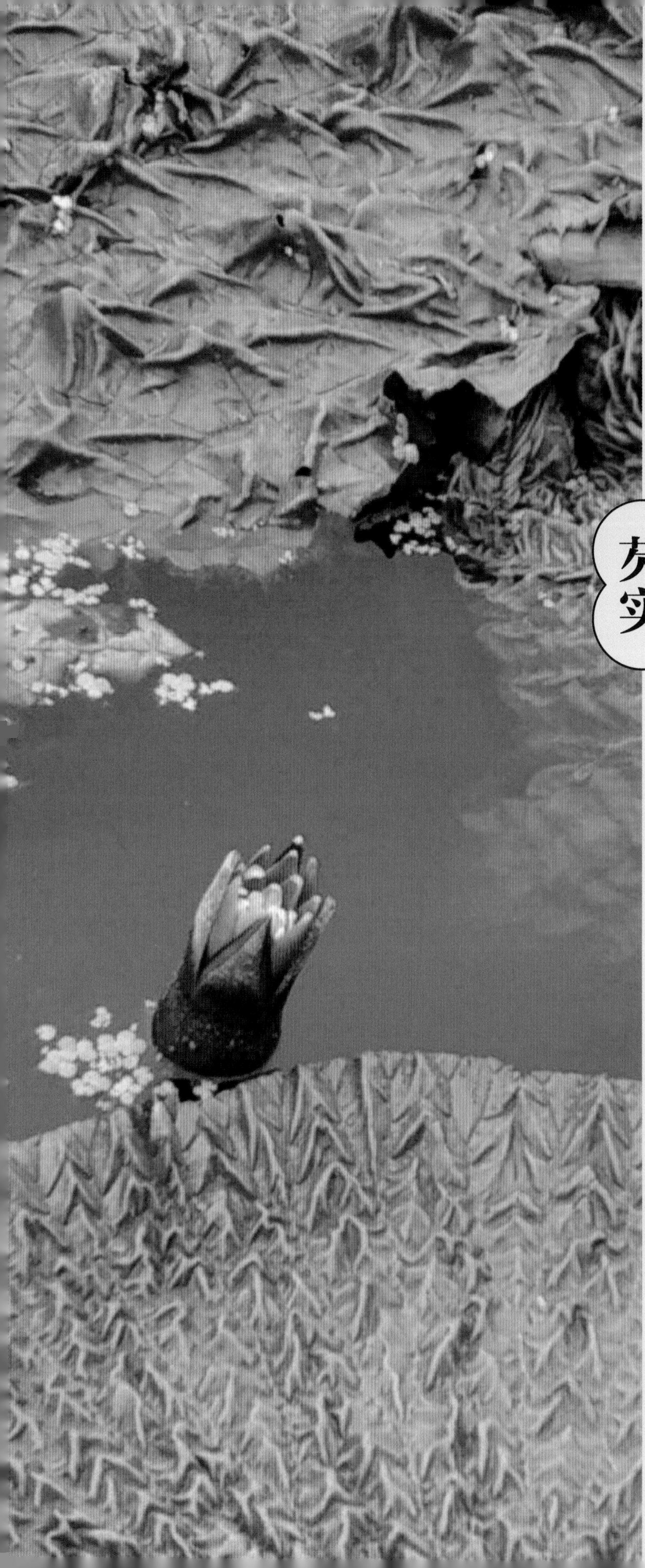

芡实

【水中人参】

芡实遍芳塘，明珠截锦囊。
风流熏麝气，包裹借荷香。

——宋·姜特立《芡实》

芡实【水中人参】

◎ 来源

为睡莲科植物芡 *Euryale ferox* Salisb. 的干燥成熟种仁。以颗粒饱满，均匀，粉性足，无破碎、干燥无杂质者为佳。

◎ 别名

鸡头米、鸡头苞、鸡头莲、刺莲藕。

◎ 功效

健脾止泻，益肾固精，祛湿止带。

◎ 性味归经

甘、涩，平。归脾、肾经。

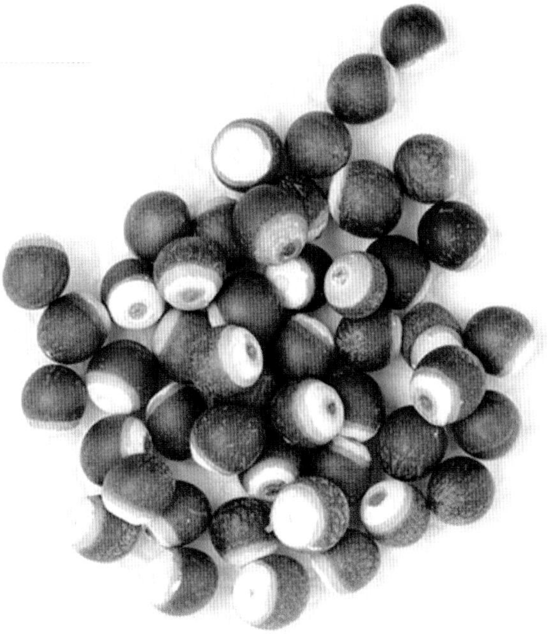

药食趣话

宋代大文豪苏东坡老年仍身体健壮，面色红润，才思敏捷。他的养生之道中很重要一条就是吃芡实。《东坡杂记》描述：“人之食芡也，必枚啮而细嚼之，未有多嘬而亟咽者也。舌颊唇齿，终日嗫嚅，而芡无五味，腴而不腻，足以致上池之水，故食芡者，能使华液通流，转相挹注。”取煮熟的芡实放入口中，缓缓含嚼，直至津液满口，再鼓漱几遍，徐徐咽下。他每日用此法吃芡实 10 ~ 30 粒，坚持不懈。苏东坡还极喜爱吃用芡实煮成的鸡头粥，并称之“粥既快养，粥后一觉，妙不可言也”。芡实煮粥，古代医书中也多有记载，明代李时珍《本草纲目》称：“芡实粉粥固精气，明耳目。”《本草择要纲目》又称：“糯米合芡实作粥食，益精强志，聪耳明目，通五脏，好颜色。”

芡，属于睡莲科植物，生于池沼湖泊中，夏季抽茎长梗，梗端开紫花，不多日即结实，如鸡头状，称芡实。“鸡头浮水披针刺，紫色单花叶翠圆。小果如珠拳紧抱，晶莹剔透老君丹”。清代的一位文人这样写道：“苏州好，葑水种鸡头（芡实），莹润每疑珠十斛，柔香偏爱乳盈瓯，细剥小庭幽。”宋代诗人欧阳修也是爱吃芡实，吟诗云：“香新味全手自摘，玉洁沙磨软还糵。一瓢固不羡五鼎，万事适情还可喜。”宋代昭顺老人的《浣溪沙》赞誉：“芡实堪为席上珍，银锚百沸麝脐熏。萧娘欲饵意中人。拈处玉纤笼蚌颗，剥时琼齿嚼香津，仙郎人口即身轻。”宋代姜特立《芡实》称：“芡实遍芳塘，明珠截锦囊。风流熏麝气，包裹借荷香。”《红楼梦》中也有很多芡实的记载，袭人给湘云送的“里面装的是红菱和鸡头两样鲜果”。在中国式园林中，芡实与荷花、睡莲、香蒲等配植水景，尤多野趣。

营养成分

芡实含有丰富碳水化合物、脂类、蛋白质、膳食纤维和钙、钠、镁等矿物质。芡实中脂类主要为不饱和脂肪酸，亚油酸含量高达 34.49%。

营养成分	含量（每 100 g）	营养成分	含量（每 100 g）
热量	351 kJ	维生素 B_1	0.3 mg
蛋白质	8.3 g	核黄素	0.09 mg
脂肪	0.3 g	烟酸	0.4 mg
碳水化合物	78.7 g	钾	60 mg
膳食纤维	0.9 g	钠	28.4 mg
胡萝卜素	0.4 μg	硒	6 μg
视黄醇当量	11.4 μg	磷	56 mg
钙	37 mg	铁	0.5 mg
镁	16 mg	锰	1.51 mg
锌	1.24 mg	铜	0.63 mg

药理研究

抗氧化 ◎ 芡实具有较强的自由基清除能力，而发挥抗氧化作用。

抗癌 ◎ 芡实能升高血清胡萝卜素浓度，降低肺癌、胃癌的发病率。

营养补充 ◎ 芡实含有丰富的淀粉及多种维生素等，能保证体内营养所需成分。

主治

遗精、滑精 ◎ 本品甘涩收敛，善益肾固精。用治肾虚不固之腰膝酸、遗精滑精。

脾虚久泻 ◎ 本品既能健脾除湿，又能收敛止泻。可治脾虚湿盛、久泻不愈。

带下 ◎ 本品能益肾健脾、收敛固涩、除湿止带，为治疗带下证之佳品。

◎用量用法◎

煎服，9 ~ 15 g。

◎食忌◎

大小便不利者禁服；食滞不化者慎服。

◎药食铭言◎

健脾益肾之佳品，永葆青春之良物。

食疗方

身乏体倦、耳目不聪 ◎ 芡实、大米各 30 g，煮粥食。

肾虚小便不利、尿液混浊 ◎ 芡实 15 g，茯苓 10 g，大米 30 g，先将芡实和捣碎的茯苓加水煮至软烂，加入大米煮粥食。

脾虚食少、乏力、便溏、消瘦 ◎ 芡实、山药、白术、莲子、薏苡仁、扁豆各 30 g，人参 8 g，米粉 500 g，诸药研粉与米粉合均，开水调服，加糖调味，每次 6 g，每日 2 ~ 3 次。

肤质欠佳 ◎ 莲子 30 g，芡实 30 g，薏苡仁 50 g，桂圆肉 10 g，蜂蜜适量，加水 500 mL，小火煎煮约 1 小时，熟后食用，每日 1 次。

慢性泄泻 ◎ 芡实、莲肉、山药、白扁豆等分，磨研成细粉，每次 30 ~ 60 g，加白糖蒸熟当点心吃。

遗精 ◎ 芡实、金樱子各等分，水泛为丸，每次服 9 g，每日 2 次。

小儿消化不良 ◎ 芡实 500 g，山药 500 g，糯米粉 500 g，白糖 500 g。先把芡实、山药一同晒干后，碾为细粉，与糯米粉及白糖一并拌和均匀，用时取混合粉适量，加水烧熟后食用。

遗尿 ◎ 芡实 50 g，金樱肉 20 g，糯米 100 g，加水慢火熬粥食用。

糖尿病 ◎ 芡实 30 ~ 40 g，猪肝 1 个。共煮食。每日 1 次。

按语

芡实味甘、涩，性平，入脾、肾经。甘补益，涩固敛，既能扶脾气以止泻，又能益肾精以固下元。凡脾虚不运，久泻不止，及下元虚损之梦遗滑精、白浊带下、小便不禁等症均有适用。《神农本草经》将芡实列为上品。《神农本草经读》谓："凡上品之药，法宜久服，多则终身，少则数年，与五谷之养人相佐，亦臻寿考。"芡实与山药作用相似，然山药之补本过于芡实，芡实之涩敛更有胜于山药。芡实"补而不峻""防燥不腻"，是"婴儿食之不老，老人食之延年"的养生佳品，常食能永葆青春活力，防止未老先衰。

芡实营养成分丰富，且极易被人体吸收，可烹饪做成各种菜肴，如芡实羊肉汤、芡实炖老鸭等。亦可做成糕点，如出自《随息居饮食谱》的芡实糕做工非常考究，口感细腻，口味独特，是非常有名的小吃。广东的凉茶，也有时放些芡实。许多海外华侨在做鱼、香肠时，都要放些芡实做配料，以增强鲜味和提高营养价值。此外，芡实根、茎、叶、果均可入药，外壳可作染料；嫩叶柄和花柄剥去外皮可当菜吃；全草可作绿肥，煮熟后又可作饲料。

芡实枸杞酿藕

芡实、薏苡仁、莲子各 15 g，枸杞子 20 g，百合 15 g，鲜藕 500 g，糯米 50 g，白糖 100 g。将鲜藕粗壮部位削去一头，内外洗净，用筷子透通孔眼，将糯米、芡实、枸杞子、薏苡仁、百合、莲子等，由孔装入箍紧，用刀敲拍孔口，使之封闭不漏。上笼蒸 45 分钟后，取出切成 6 cm 厚的圆片，撒上白糖即成。

山药芡实粥

山药 50 g，芡实 30 g，大米 100 g，胡椒粉 6 g，盐 3 g。将山药去皮切片，芡实、大米淘洗干净。将大米、山药、芡实放入锅内，加水适量，置大火上烧沸，再用小火煮 40 分钟，加入胡椒粉、食盐搅匀即成。

芡实莲子薏苡仁汤

芡实、莲子、薏苡仁各 100 g，茯苓、山药各 50 g，猪小肠 500 g，盐 2 小匙，米酒 30 g。将猪小肠洗净，汆烫后，剪成小段。将所有材料洗净，与备好的小肠一起放入锅中。加水煮沸，再用小火炖煮约 30 分钟。快熟时加入盐调味，淋上米酒即可。

芡实羊肉汤

羊肉腿 250 g，芡实 50 g。羊腿肉洗净，切成小块，开水浸泡 1 小时，弃浮沫；置锅内，加清水 500 mL，加芡实，加黄酒、葱、姜、食盐、味精，急火煮开 3 分钟，改小火煲 30 分钟，分次食用。

芡实茯苓瘦肉汤

芡实、茯苓各 100 g，红枣 50 g，瘦肉 200 g，水适量。瘦肉洗净切片，红枣洗净去核，芡实、茯苓洗净混合并用一个纱布袋包好；然后将上述原料共同入锅加水煮沸；先用大火，水开后改用小火再煨 1 小时，拣出药纱袋，据个人口味，加入适当调料，调味即可。吃肉喝汤。

芡实炖老鸭

芡实 30 g，老鸭 1 只，米酒、姜、葱各适量。老鸭去内脏，清洗干净；姜切片；葱切段。将芡实、鸭肉、米酒、姜、葱一起放入炖锅内，加 3000 mL 水，以大火煮沸，再转用小火炖煮 45 分钟，然后加盐、高汤等调味即成。

芡实核桃粥

芡实粉 30 g，核桃 125 g，红枣 6 枚。将核桃打碎，红枣去核备用。芡实粉先用冷水搅开，再加入热水搅拌，并放入核桃、红枣，煮成糊状，调味即可食用。

芡实莲子龙眼汤

芡实、莲子各 30 g，薏苡仁 50 g，龙眼肉 8 g，蜂蜜适量。将莲子、芡实、薏仁、龙眼肉四味一起放入砂锅内，加 500 mL 清水，以小火炖煮 1 小时，再加入少许蜂蜜调味即可。

小贴士

芡实我国南北各地均产，国外广布于东南亚、俄罗斯、日本、印度和朝鲜半岛。芡实的品种分南芡与北芡。北芡又称刺芡，花紫色，为野生种，主要产于江苏洪泽湖、宝应湖一带，适应性强，分布广泛。南芡又称苏芡，花色分白花、紫花两种，比北芡叶大。紫花芡为早熟品种，白花芡为晚熟品种，南芡主要产于江苏太湖流域一带。

吃芡实要用慢火炖煮至烂熟，细嚼慢咽，方能起到充养身体的作用。

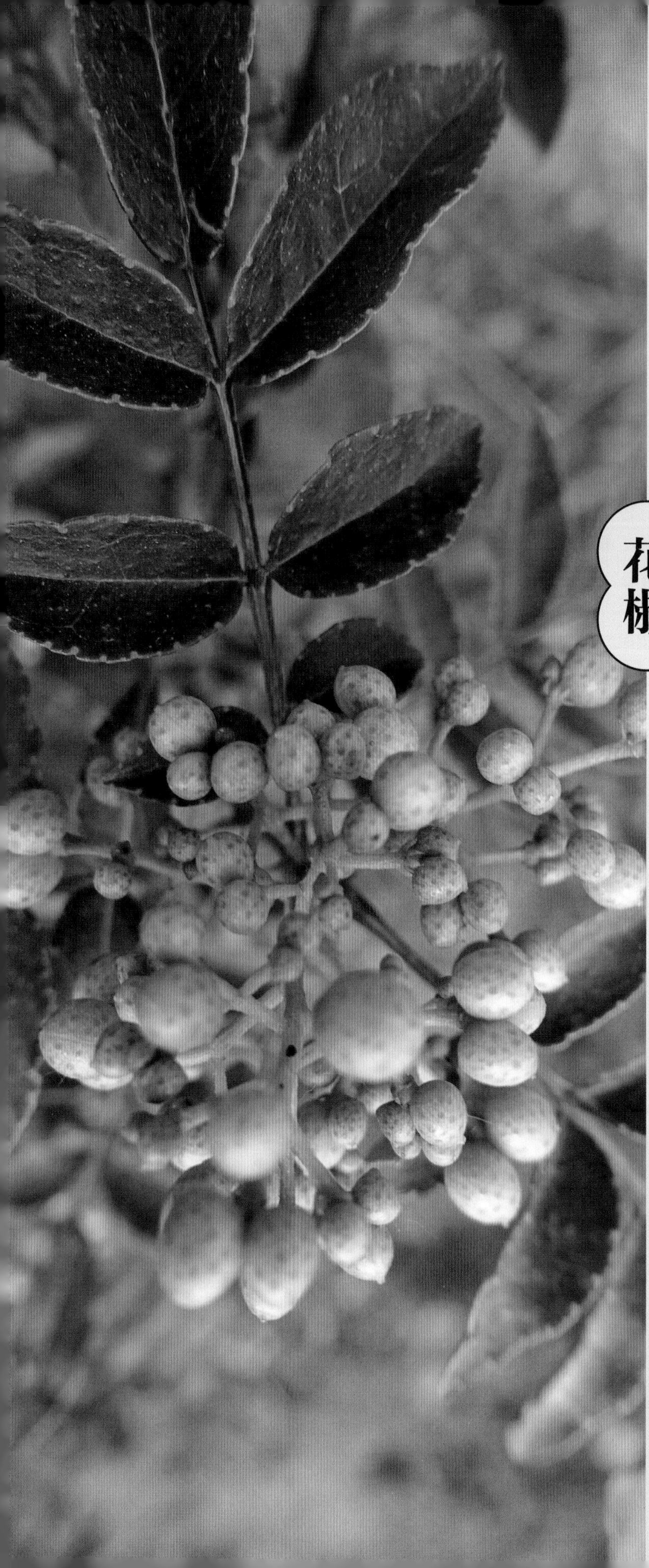

花椒

【小小红珠】

欣忻笑口向西风，喷出元珠颗颗同。
采处倒含秋露白，晒时娇映夕阳红。
调浆美著骚经上，涂壁香凝汉殿中。
鼎𫗧也应知此味，莫教姜桂独成功。

——宋·刘子翚《花椒》

花椒【小小红珠】

◎ 来源

为芸香科植物青椒 *Zanthoxylum schinifolium* Sieb. et Zucc. 或花椒 *Z. bungeanum* Maxim. 的成熟果皮。以鲜红、光艳、皮细、均匀、无杂质者为佳。

◎ 别名

大椒、蜀椒、点椒、川椒。

◎ 功效

温中止痛，杀虫止痒。

◎ 性味归经

辛，温。归脾、胃、肾经。

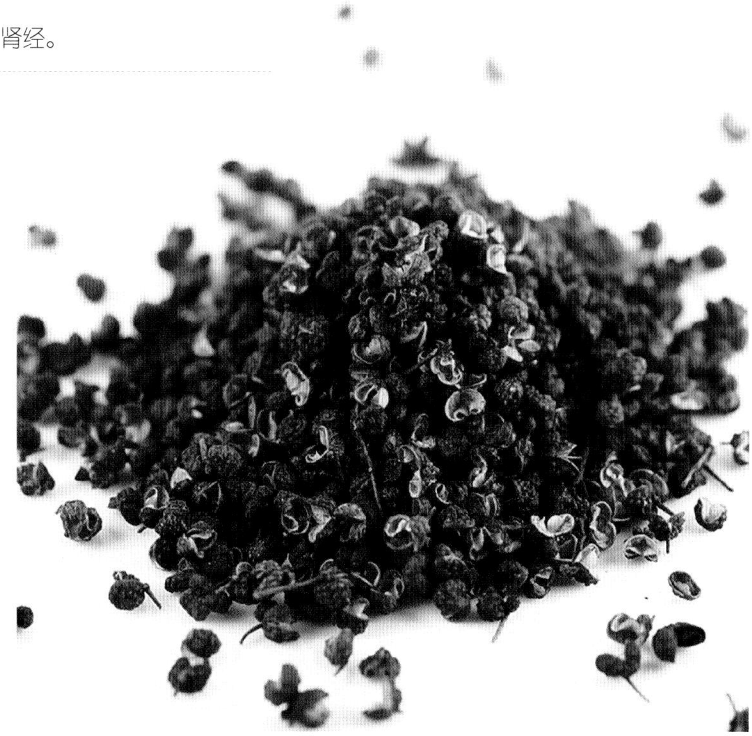

药食趣话

相传，三皇五帝时期，临江小镇居住着一对年轻夫妻。男的叫椒儿，女的叫花秀，生活美满。有一年，神农到临江察访庶民生活，花秀做了菜，请神农用饭。神农刚入座，一股芳香醇麻气味就扑鼻而来，边吃边赞这饭煮得好，还问里面加了什么东西。花秀说："里面放了香料，是我们从'宝树'上采回晒干磨成的细末。"神农一行上了山，只见漫山遍野生长着枝翠叶茂的"宝树"，遍地都是香气，使人心旷神怡。神农发现宝树的种子还是医病的良药！认为"宝树"具有"叶青、花黄、果红、膜白、籽黑，禀五行之精"的特点，并把用花秀和椒儿的名字将宝树命名为"花椒"，花椒由此得名。

花椒在我国栽培历史悠久。早在《诗经·唐风》中有"花椒一囊囊，远闻扑鼻香"的记载。"椒聊之实，繁衍盈升""椒聊之实，蕃衍盈掬"，反映花椒子繁多，赞誉妇人多子。故汉高祖时，椒房殿为皇后的殿室，"椒房"也是皇后的代称。有关赞颂"椒浆""椒酒"的诗句也不胜枚举。如《楚辞·九歌·东皇太一》："蕙肴蒸兮兰藉，奠桂酒兮椒浆。"唐代诗人寒山所写"蒸豚揾蒜酱，炙鸭点椒盐"诗句，正是他对椒盐佐食体验的感悟。

营养成分

花椒中含挥发精油、麻味素（酰胺类）、生物碱、木质素、蛋白质、不饱和脂肪酸等多种有效成分。花椒能增强食品的风味，常用于需要突出麻味和香味的食品中。

营养成分	含量（每 100 g）	营养成分	含量（每 100 g）
热量	258 kJ	磷	69 mg
碳水化合物	66.5 g	锰	3.33 mg
膳食纤维	28.7 g	钾	204 mg
蛋白质	6.7 g	硒	1.96 μg
维生素 A	23 μg	镁	111 mg
维生素 B_2	0.43 mg	钠	47.4 mg
胡萝卜素	140 μg	钙	639 mg
维生素 E	2.47 mg	铁	8.4 mg
脂肪	8.9 g	铜	1.02 mg
烟酸	1.6 mg	锌	1.9 mg

药理研究

抗病原微生物 ◎ 花椒对多种革兰阴性菌和阳性菌都有良好的抑制作用。

胃肠道作用 ◎ 花椒水提取物能明显抑制应激或吲哚美辛加乙醇引起的小鼠胃溃疡。

驱虫 ◎ 川椒油能使猪蛔虫严重中毒，不同浓度的川椒油均较其他驱虫药为优。

麻醉 ◎ 花椒烯醇液有局部麻醉作用。

抗应激性心肌损伤 ◎ 花椒对冰水应激状态下儿茶酚胺分泌增加所引起的血小板聚集和心肌损伤有保护作用，能减少心肌内酶及能量的消耗。

其他 ◎ 花椒能延迟实验性大鼠体内血栓的形成，明显抑制 ADP 和胶原诱导的血小板聚集。

◎用量用法◎

煎服，3 ~ 6 g；外用适量，煎汤熏洗。

◎食忌◎

阴虚火旺者和孕妇慎服。

◎药食铭言◎

小小花椒功效多，健胃坚齿又驱虫。

食疗方

肠道与胆管蛔虫症 ◎ 花椒（微炒）6 g，乌梅 9 g，水煎服，每日 2 ~ 3 次。

虚寒腹痛 ◎ 花椒 10 g，研末，在锅内放入少许花生油（或猪油），待油熟后，放入花椒粉，略炒片刻，打入 1 只鸡蛋再炒片刻，1 次食完，每日食用 3 ~ 4 次。

呃逆 ◎ 橘皮、生姜、花椒各 6 g。水煎服。

蛀牙痛 ◎ 花椒 10 g，烧酒 30 g，浸泡 10 日后过滤去渣。牙痛时用消毒棉蘸药酒塞入蛀孔内。

寒性经痛 ◎ 花椒 10 g，生姜 24 g，大枣 10 枚，500 mL 水煎服，每日 1 剂。

痢疾 ◎ 花椒 9 ~ 12 g，红糖 15 ~ 20 g 加水煎服，每日 2 次。

顽癣 ◎ 川椒（去籽）25 g，紫皮大蒜 100 g，研成泥，揉搓患处，每日 1 ~ 2 次。

妇女阴痒 ◎ 花椒、蛇床子各 50 g，藜芦 25 g，陈茶一撮，炒过的盐 100 g，加水煎煮，微温熏洗患处。

胆道蛔虫病 ◎ 花椒（小火微炒）30 g，9 g 乌梅，每日 2 ~ 3 次；或将花椒 9 ~ 12 g 研成细粉，鸡蛋 1 ~ 2 个，用植物油炒熟后服用，每日 2 ~ 3 次。

鸡眼 ◎ 取花椒 3 ~ 5 粒，大蒜 1 头，葱白 10 cm，共捣烂如泥，涂于卫生纸上，敷于患处，胶布固定，24 小时取下，一般用药 1 ~ 2 次即愈。

神经性皮炎 ◎ 取鲜花椒叶适量，放入冷水中煮沸，洗敷患处，每次 30 分钟左右，水凉可加温后再洗，每日 2 ~ 3 次，症状缓解，再巩固 1 ~ 2 日防复发，整个过程大约需 4 ~ 5 日。

主治

中寒腹痛、寒湿吐泻 ◎ 本品辛散温燥，入脾、胃经，长于温中燥湿、散寒止痛、止呕止泻。

虫积腹痛、湿疹、阴痒 ◎ 本品有驱蛔杀虫之功，治疗虫积腹痛、手足厥逆、烦闷吐蛔、肛周瘙痒、妇人阴痒等。

按语

花椒性温，味辛，入脾、肺、肾经，有温中散寒、除湿止痛、驱虫健胃、利水消肿、坚齿发、解鱼蟹毒等功效，广泛用于治疗各种积食停饮、心腹冷痛等病症。花椒亦是我国特有香料，位列调料“十三香”之首。在红烧、卤味、四川泡菜、鸡鸭鱼羊牛等菜肴中常可看到它的身影。生花椒味麻且辣，炒熟后香味才溢出。花椒粗磨成粉和盐拌匀为椒盐，供蘸食用。花椒油有浓厚的香味，是一种很好的食用油，出油率较高在 25% 以上。

美食天地

花椒红糖茶

花椒 6 g，红糖 60 g。花椒水煎后取药汤加红糖，每日分次喝。

花椒姜枣茶

花椒 9 g，生姜 24 g，大枣 10 枚。将上药放入盛有开水的保温瓶内，浸泡 25 分钟，取汁，代茶饮，每日 1 剂，频频饮服。

花椒粥

花椒 5 g，粳米 50 g。花椒水煎 10 分钟取汁，取粳米常法煮粥，粥将熟时，加入花椒汁，略煮即可。

花椒梨

梨 1 个，花椒 20 粒，冰糖 2 粒。梨洗净，横断切开挖去中间核后，放入花椒、冰糖，再把梨对拼好放入碗中，上锅蒸 30 分钟左右即可。

花椒鸡丁

鸡肉 400 g，花椒 10 g，其他调料适量。将鸡肉切块，料酒、酱油、少量盐拌匀腌制 20 分钟；干辣椒剪段，青椒、红椒去籽切块；油烧至五成热，放入鸡丁炸至金黄捞出，沥干待用；锅中留 2 汤匙油，放入花椒、干辣椒炒香；放入姜片、葱段、大蒜片炒香；放入鸡丁、1 茶匙料酒、1 汤匙酱油、1 茶匙糖、鸡精、鲜汤。放入青椒、红椒炒匀，汤汁收干后，淋入 1 茶匙香油，起锅即可。

花椒肉

五花肉 1 kg，花椒、八角各适量，其他调味料适量。带皮五花肉洗净焯八成熟，趁热抹上酱油上色，入油锅炸至变色后，捞出，流水冲去表面的油脂，切片。把花椒和八角均匀地铺在碗底，均匀摆上五花肉切片。老抽、生抽、糖、料酒、胡椒粉、盐、鸡精、高汤（清水）调和成酱汁；把酱汁浇在摆好肉片的碗中，与肉片持平或略高过肉片；最后在上面撒上葱、姜，放入蒸锅，上汽后转微火，2 小时即可。

麻辣花椒鸡

三黄鸡 1 只，花椒 100 g，南瓜 200 g，莴笋 1 根，姜 5 片，干辣椒 10 个，豆豉辣 60 g，大葱 5 段，白糖 5 g，食盐 5 g。将鲜花椒洗净后，用清水浸泡 2 次，每次 30 分钟；三黄鸡去内脏洗净切小块；南瓜、青笋去皮切小块，葱切段，姜切片。油七成热时，放入葱姜爆香，倒入鸡块用铲子不停翻炒，5 分钟后放入鲜花椒和干红辣椒继续翻炒；倒入豆豉辣酱、糖和盐，搅拌均匀后倒入开水（水与食材持平），大火煮 5 分钟后倒入南瓜块和青笋块搅匀，煮至汤汁略收干，即可。

小贴士

花椒分布于全国多个省份，以北方陕西、甘肃、河南、河北、山东等省最多。

花椒能上入肺经以散寒止嗽，下达肾经以纳气平喘，用治阳虚喘咳等证，还具有较强的抗氧化的作用。

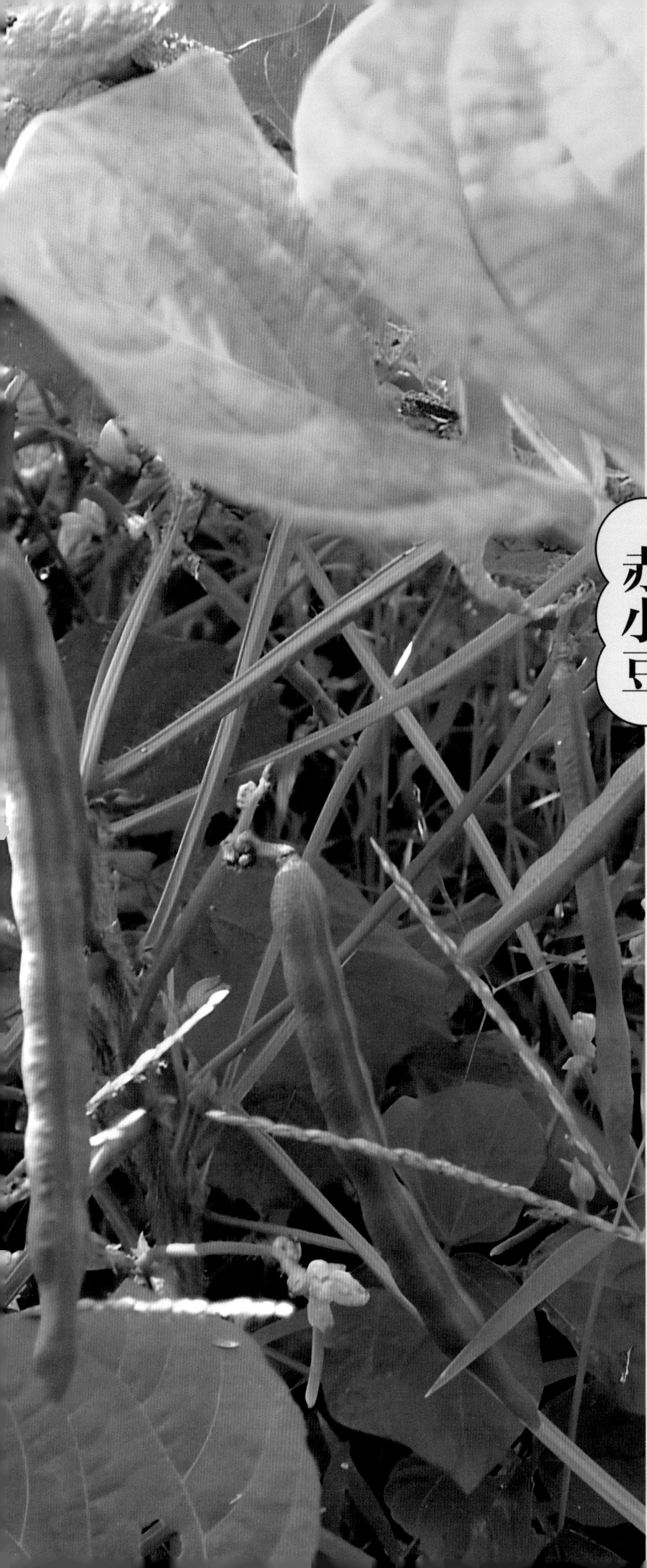

赤小豆

【红珍珠】

绿畦过骤雨，细束小虹蜺。
锦带千条结，银刀一寸齐。
贫家随饭熟，饷客借糕题。
五色南山豆，几成桃李溪。

——明末清初·吴伟业《豇豆》

赤小豆【红珍珠】

◎ 来源

为豆科植物赤小豆 *Vigna umbellata* Ohwi et Ohashi 或 赤 豆 *Vigna angularis* Ohwi et Ohashi 的干燥成熟种子。以干燥、颗粒饱满、光泽、色赤发暗者为佳。

◎ 别名

赤豆、红豆、红小豆。

◎ 功效

利水除湿，和血排脓，消肿解毒。

◎ 性味归经

甘、酸，平。归心、小肠经。

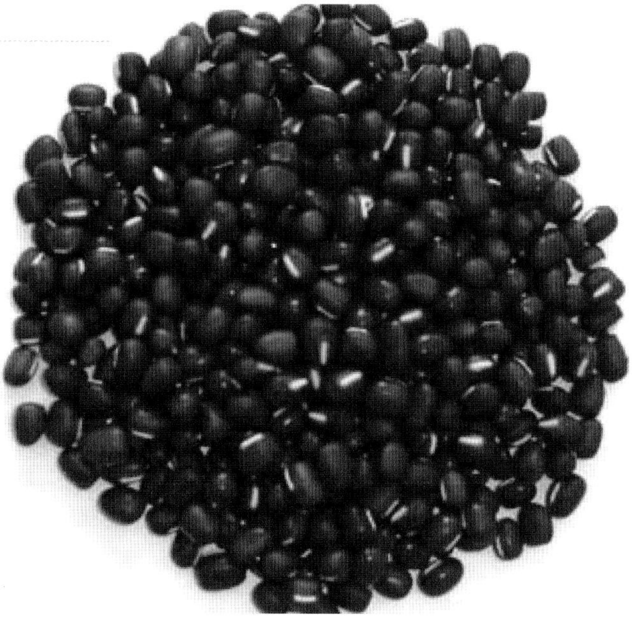

药食趣话

“红豆生南国，春来发几枝。愿君多采撷，此物最相思。”王维的一首《红豆》，闻名大江南北、古今中外，代表了相思之情。刘庆霖的《红豆吟》“相思红豆古今同，聊把一枚存梦中。我自有情如此物，寸心到死为君红”，则是一曲爱情誓言。这些是大家十分熟悉的诗词，但其吟诵的红豆并非我们这里所说的赤小豆。但因赤小豆亦叫红豆，所以多为人们所误解。

赤小豆为豆科植物，外形与红豆相似而稍微细长，入药具有利水消肿、解毒排脓等功效。全国各地普遍栽培。古医书中记载有许多关于赤小豆治病的神奇疗效，其药用价值很高，应用也十分广泛。清康熙时期，医药家汪昂在《本草备要》里写道：“宋仁宗患痄腮，道士赞能，取赤小豆四十九粒咒之，杂他药敷之而愈。中贵人任承亮亲见。后任自患恶疮，付永投以药立愈。问之：‘赤小豆也？’承亮始悟道士之咒伪也。后过豫章，见医治胁疽甚捷，任曰：‘莫非赤小豆耶？’医惊拜曰：‘用此活三十余口，愿勿复宣’。”这说明赤小豆外敷，是治痄腮（即流行性腮腺炎）、恶疮和胁疽等病证的良药。

赤小豆也一直是人们十分喜爱的食材。可整粒食用，或用于煮饭、煮粥、做汤。赤小豆做成豆沙，美味可口，从古至今深受人们的喜爱。赤小豆还可发制赤豆芽，食用同绿豆芽；亦可用于菜肴，如红豆排骨汤等。

营养成分

赤小豆的营养成分除含蛋白质、脂肪外，还含有维生素 A、B 族维生素和植物皂素，以及铝、铜等微量元素。赤小豆含有较多的皂角苷可刺激肠道。赤小豆有良好的利尿作用，对心脏病和肾病、水肿均有一定的疗效。

营养成分	含量（每 100 g）	营养成分	含量（每 100 g）
维生素 A	30 μg	钾	1500 mg
胡萝卜素	0.79 mg	钠	1.7 mg
维生素 B_1	0.45 mg	镁	138 mg
维生素 B_2	0.09 mg	铜	0.64 mg
维生素 B_6	0.39 mg	硒	3.8 μg
维生素 K	8 mg	钙	91 mg
维生素 E	0.6 mg	铁	6.7 mg
叶酸	130 μg	锌	2.27 μg
泛酸	2.2 mg	磷	340 mg
烟酸	1 mg		

药理研究

利尿 ◎ 赤小豆所含皂角苷有良好的利尿作用，对心脏病、肾病、水肿有益。

抑菌 ◎ 赤小豆水提取液对金黄色葡萄球菌、福氏痢疾杆菌和伤寒杆菌等有抑制作用。

润肠通便 ◎ 赤小豆有较多的膳食纤维，具有良好的润肠通便作用。

此外，赤小豆还有调节血糖、降压、降脂、预防结石等作用。

主治

水肿胀满、脚气肢肿 ◎ 本品性善于下行，通利水道，使水湿下泄而消肿，故适用于水肿胀满、脚气浮肿等症。

黄疸尿赤、风湿热痹 ◎ 本品能清热利湿退黄，用于湿热黄疸轻症。

痈肿疮毒、肠痈腹痛 ◎ 本品能消肿排脓，故可用于疮疡肿毒之证。

◎用量用法◎

内服：煎汤，9 ~ 30 g；或入散剂。外用：生研调敷。

◎食忌◎

阴虚而无湿热者及小便清长者忌食。

◎药食铭言◎

养颜利水赤小豆，营养解毒价值高。

食疗方

流行性腮腺炎 ◎ 取赤小豆 50 ~ 70 粒，研成细粉，和入温水、鸡蛋清或蜜调成稀糊状，摊在布上，敷于患处。

肝硬化腹水 ◎ 取赤小豆 500 g，活鲤鱼 1 条（重 500 g 以上），同放锅内，加水清炖，至赤小豆烂透为止。将赤小豆、鱼和汤分数次服下。每日或隔日 1 剂。可连续服用。

脾虚水肿或脚气 ◎ 赤小豆 60 g，桑白皮 15 g，加水煎煮，去桑白皮，饮汤食豆。

肝炎 ◎ 赤小豆 50 g，山药（干）50g，白砂糖 20 g。把赤小豆淘洗净，山药切片。赤小豆入锅，加水，煮至半熟时，放入山药片，继续煮至熟烂，加入白糖即成。

贫血 ◎ 葛根 1000 g，赤小豆 45 g，猪胫骨 360 g，蜜枣 20 g。粉葛去皮洗净切厚片，赤小豆洗净，猪上骨斩开。滚开后全部放入锅内，煮 3 小时即可。

肾炎水肿 ◎ 赤小豆 30 g，西瓜皮 15 g，玉米须 15 g，冬瓜皮 15 g。所有配料捣烂，放入砂锅，用水煎煮 2 次，每次 30 分钟，合并汁液，冲成 300 mL。每日 3 次，每次 100 mL。

营养不良性水肿 ◎ 赤小豆 30 g，红豇豆 30 g，红枣 20 枚。将配料放锅中，旺火煮沸改小火煮烂即可。每日早、晚食用。

大肠癌 ◎ 赤小豆 20 g，薏苡仁 20 g，粳米 50 g。将赤小豆、薏苡仁洗净，置锅中，加清水 1000 mL，加粳米，急火煮开 5 分钟，改小火煮 30 分钟，成粥，趁热食用。

养颜解毒 ◎ 赤小豆 30 g，鸡内金 10 g。先将鸡内金研末，然后煮赤小豆，赤小豆将熟时，放入鸡内金末调匀，可作早餐食用。

小儿肾炎◎黑鱼1条（约200 g），洗净去内脏，赤小豆60 g，冬瓜（连皮）500 g，葱白5根，共煲汤。不加盐，食肉喝汤。

丹毒◎赤小豆100 g，薏苡仁100 g。赤小豆、薏苡仁浸泡半日，加水500 mL，小火煮烂，分次服用，每日3次。

产妇缺乳◎赤小豆15 g，煮熟，去豆，饮浓汤，连续3～5日，效果颇佳。

热毒痈肿◎将赤小豆适量研成粉末，用蜜糖或冷开水调敷患处。已溃烂的疮疡，敷在疮口周围，暴露疮口以便排脓，每日2次。

血肿◎赤小豆250 g，研为细末，用冷开水调成糊状外敷，纱布包扎。

单纯性肥胖症◎赤小豆30 g，生薏苡仁25 g，山楂肉12 g，大枣5枚。加水适量煮粥。此为1日剂量，分早、晚2次服用，10日为1个疗程。

按语

赤小豆性平，味甘、酸，富含淀粉，因此又被人们称为“饭豆”，具有“生津液、利小便、消胀、除肿、止吐”的功能。被李时珍称之为“心之谷”。《食性本草》曰：“赤小豆坚筋骨，抽肌肉，久食瘦人。”赤小豆经济价值居五谷杂粮之首，还有“金豆”之美称。赤小豆中赖氨酸含量较高，是人们生活中不可缺少的高营养、多功能杂粮，宜与谷类食品混合成豆饭或豆粥食用，既能利水排毒又可补心。赤小豆甜度比较高，在甜食里也占有重要的一席之地，其沙性高且有特殊香气一般做成豆沙或作糕点原料。

荷叶赤豆饮

荷叶、白糖各30 g，赤小豆100 g。荷叶、赤小豆洗净放入锅内，加水适量，煮30分钟，加入白糖即成。

茯苓赤小豆粥

茯苓15 g，赤小豆50 g，大米100 g。茯苓磨细粉，赤小豆洗净浸泡2小时。把大米、赤小豆放入锅内，加水炖煮40分钟，加入茯苓粉再煮10分钟，即成。

赤小豆花生粥

赤小豆50 g，花生仁300 g。将赤小豆、花生仁、姜片、葱段及料酒一同置于炖锅内，加入清水800 mL，炖煮35分钟，加入盐、鸡精、鸡油调味即成。

乌鸡赤豆粥

乌骨鸡1只，赤小豆100 g，大米150 g，姜丝8 g，料酒10 mL，精盐3 g，味精3 g，白糖10 g，胡椒粉2 g，香油2 g。乌骨鸡洗净，放入沸水锅内焯一下，捞出，沥干水分，斩成大块备用。锅内加水适量，放入乌骨鸡块、赤小豆、大米、姜丝、精盐、料酒共煮粥，熟后调入味精、白糖、胡椒粉、香油即成。

赤豆鲤鱼汤

赤小豆100 g，鲤鱼300 g，姜丝、葱末、料酒、米醋、精盐、味精、胡椒粉、香油各适量。将赤小豆、鲤鱼洗净，置锅内，加入姜丝、葱末、料酒、米醋、精盐及清水适量，大火烧沸，撇去浮沫，改用小火炖至烂熟，调入胡椒粉、香油、味精即成。

赤小豆炖白萝卜

赤小豆50 g，白萝卜400 g，姜5 g，料酒、葱各10 g，猪棒骨500 g，盐、鸡精各3 g，鸡油25 g。白萝卜去皮，切4 cm的块；姜拍松；葱切段；猪膀骨捶破，洗净。将赤小豆、白萝卜、猪棒骨、姜、葱放入炖锅内，加入料酒，再加入水1500 mL，炖30分钟，加入盐、鸡精、鸡油即成。

赤小豆炖淡菜

赤小豆、胡萝卜各50 g，淡菜300 g，大蒜30 g，姜5 g，料酒、葱各10 g，盐、味精、胡椒粉各3 g，芝麻油30 g。大蒜去皮，一切两半；胡萝卜去皮，切3 cm见方的块；姜切片；葱切段。将赤小豆、淡菜、大蒜、胡萝卜、姜、葱同放炖锅内，加水适量，炖煮35分钟，加入盐、味精、料酒、胡椒粉、芝麻油即成。

红豆粽子

糯米1000 g，赤小豆300 g。将糯米淘洗干净，放入清水里浸泡至能捏碎，赤小豆洗净，泡1.5小时后，再和糯米放在一起拌匀，取泡好洗净的粽叶3～4片摆齐，卷成圆锥形的筒，放入拌和的糯米和红豆，包成粽子形状，用绳扎紧。将包好的粽子码放在锅内，加入清水用旺火煮约2小时后，改用小火焖约3小时，即可食用。

小贴士

我国是赤小豆的原产地，种植历史至少已有2000多年，赤小豆出产亦以我国最多。

赤小豆皮纤维含量高达60%左右，是难得的膳食纤维源。

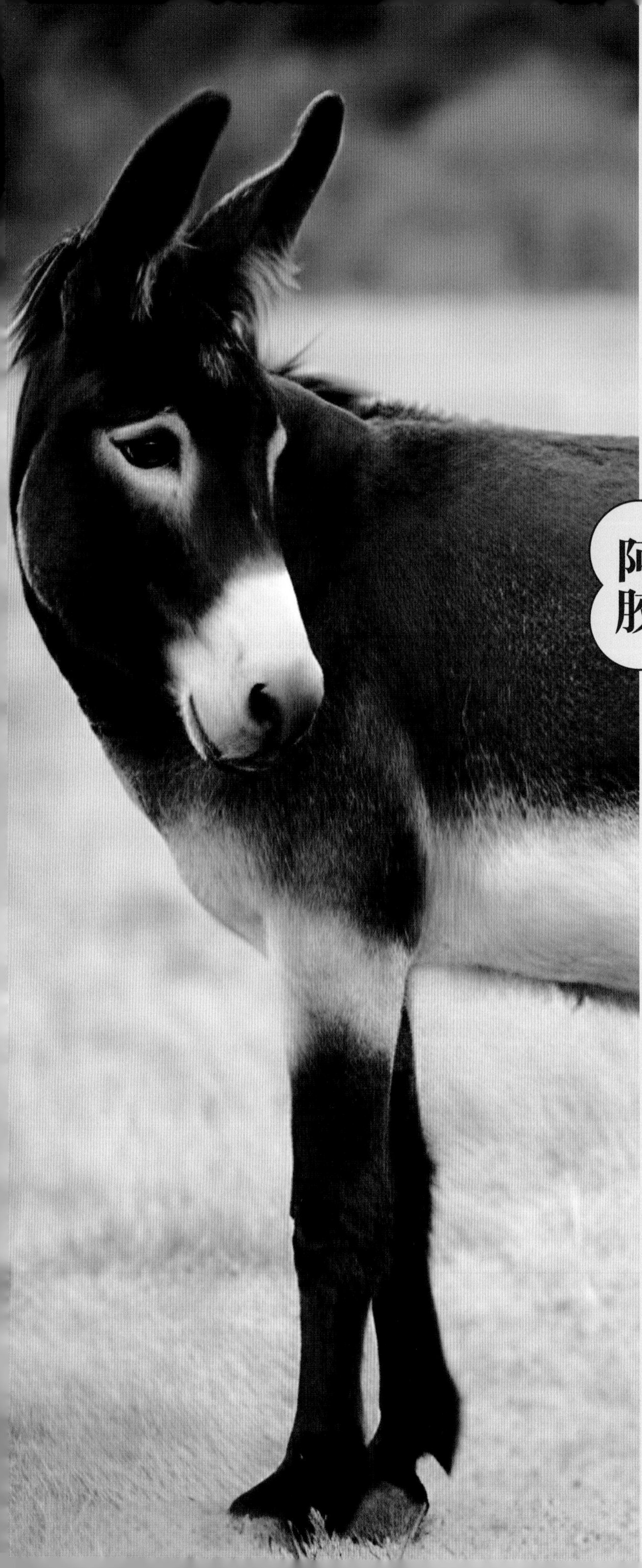

阿胶

【补血止血佳品】

万病皆由气血生，将相不和非敌攻。
一盏阿胶常左右，扶元固本享太平。

——明·何良俊《清森阁集·思生》

阿胶

【补血止血佳品】

◎ **来源**

为马科动物驴 *Equus asinus* L. 的皮，经漂泡去毛后熬制而成的胶块。原胶块，或将胶块打碎，用蛤粉炒或蒲黄炒成阿胶珠用。以色乌黑、光亮、透明、无腥臭气、经夏不软者为佳。

◎ **别名**

傅致胶、盆覆胶、驴皮胶。

◎ **功效**

补血，止血，滋阴润燥。

◎ **性味归经**

甘，平。归肺、肝、肾经。

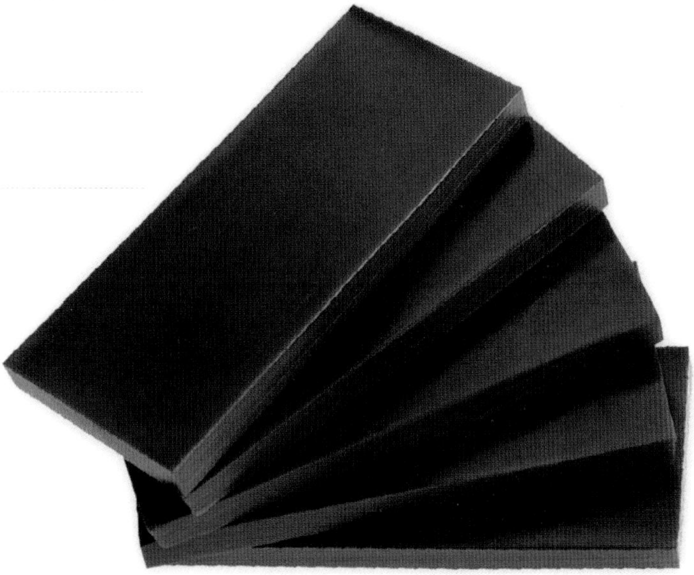

药食趣话

传说两千多年以前，在山东东阿县一个小村子里，有个黑大汉，总是在夜间到村子里抢掠女子。村东边山上有一座三官庙，庙里住着一个和尚，武艺高强，暗暗下定决心，要除掉黑大汉，为民消灾。一天夜里，那黑大汉正欲撞门抢人，和尚举棍便打，两人直杀得星转地颤。忽然一道闪电划破天空，一声雷鸣，将那黑大汉打倒在地，原来是一头健壮黑驴。和尚正饿得肚肠直叫，也顾不得许多，取刀剥其皮，割其肉，烹而食之，一气吃光，浑身顿觉有无穷的力量，红光满面犹如童颜，村人无不称奇。时下，一村妇分娩后流血不止，郎中诊治无效，其夫去向和尚求些肉以救生。和尚已将肉食光，于是灵机一动，让他把驴皮拿回去煮了吃。由于心急火旺，水汽蒸干，驴皮熬成了一锅稀粥，冷后成胶，其夫将胶切块给媳妇食后，精神日渐好转，又过了七日，痊愈如初。人们称之为佛胶，后世称为阿胶。

阿胶以山东东阿出产的为地道。李时珍《本草纲目》云："阿胶，本经上品。"陶弘景曰："出东阿，故名阿胶。"阿胶能滋补健身，古人有不少诗句赞美。如魏晋南北朝文学家曹植曾作《飞龙篇·晨游泰山》："晨游泰山，云雾窈窕。忽逢二童，颜色鲜好。乘彼白鹿，手翳芝草。我知真人，长跪问道。西登玉堂，金缕复道。授我仙药，神皇所造。教我服食，还精补脑。寿同金石，永世难老。"诗中所指的仙药，就是东阿县出的阿胶。宋代王柏《怀古呈通守郑定斋》言："北方有大井，深潜几万寻。煎为东阿胶，莹彻如球琳。持此一寸微，可救千丈浑。世道一以濁，贪风方襄陵。"元代白朴《秋夜梧桐雨之锦上花》曰："阿胶一碗，芝麻一盏，白米红馅蜜饯。粉腮似羞，杏花春雨带笑看。润了青春，饱了天年，有了本钱。"唐代诗人张祜曾作诗《集灵台二首》谓："虢国夫人娥眉长，酥胸如兔裹衣裳。东莱阿胶日三盏，蓄足冶媚误君王。"记录了才貌双全的虢国夫人日食阿胶三盏，以保持自己荣华美丽和天姿国色。

营养成分

阿胶富含胶原蛋白、蛋白质、氨基酸总量达 75%，18 种氨基酸中有 8 种必需氨基酸；阿胶中还含有钙、钠、硫、铜、铁等 20 余种微量元素。食用阿胶不仅能使面色红润、有光泽，还可有效改善黑眼圈。

药理研究

对血液系统的影响 ◎ 阿胶有强大的补血作用，疗效优于铁剂。

对造血系统的影响 ◎ 阿胶所含胶原蛋白对造血干细胞具有益作用，所含糖胺多糖对细胞增生、造血系统的组织分化之间存在着密切关系。

对免疫系统的影响 ◎ 阿胶能提高机体特异玫瑰花率和单核吞噬细胞功能，对抗氢化可的松所致的细胞免疫抑制作用。

对心血管系统的影响 ◎ 阿胶能使内毒素引起的血压下降，总外周阻力增加，血黏度上升以及球结膜微循环障碍减轻或尽快恢复正常，对休克时血液黏滞性的增加有明显的抑制作用，使微循环障碍改善，动脉血压较快恢复稳定。

对钙代谢的影响 ◎ 阿胶有钙平衡作用，能改善动物体内钙平衡，对肌变性患者有利。

对记忆力的影响 ◎ 阿胶具有改善记忆力作用，与天麻合用有联合增强效应。

主治

血虚证 ◎ 本品为血肉有情之品，甘平质润，为补血要药，多用治血虚诸证，尤以治疗出血而致血虚为佳，单用即可。

出血证 ◎ 本品味甘质黏，为止血要药。可单味炒黄为末服，治疗妊娠尿血，亦常配伍治阴虚血热吐衄，肺破嗽血等。

肺阴虚燥咳 ◎ 本品滋阴润肺，常配马兜铃、牛蒡子、杏仁等同用，治疗肺热阴虚、燥咳痰少、咽喉干燥、痰中带血。

热病伤阴之心烦失眠及阴虚风动、手足瘛疭等 ◎ 本品养阴以滋肾水，治疗热病伤阴、肾水亏而心火亢之心烦不得眠，常与黄连、白芍等同用。

食疗方

肺结核出血 阿胶 10 g，炖溶徐服，每日 1 次。

老年体虚大便秘涩 ◎ 阿胶（炒）10 g，连根葱白 3 片，蜜 2 匙，新水煎，去葱，入阿胶、蜜溶开，食前温服。

习惯性流产 ◎ 阿胶 10 g，鸡蛋 1 个，食盐适量。阿胶用水 1 碗烊化，鸡蛋调匀后加入阿胶水中，煮成蛋花即成。每日 1 ~ 2 次，食盐调味服。

血小板减少性紫癜 ◎ 阿胶 30 g，黄酒、赤砂糖适量。将阿胶加入少量黄酒和水，置水锅上炖溶化后，调入赤砂糖。每日 2 次分服，连服 7 日。

缺铁性贫血 ◎ 用阿胶加黄酒配制阿胶老酒，每次 50 ~ 100 mL，早晚各 1 次，60 日为 1 个疗程。

气虚疲乏无力 ◎ 阿胶 150 g，黄酒 350 mL，浸泡呈海绵状，略加水炖化，加入适量人参煎液或人参粉，配入桂圆肉拌匀，加冰糖蒸 1 小时。冷却成冻膏，每日早晚各一两匙服用。

气血两虚 ◎ 阿胶 20 g，黄芪 20 g，和红糖、糯米熬粥。

失眠 ◎ 黄连 10 g，生白芍 20 g，鲜鸡蛋（去蛋清）2 枚，阿胶 50 g。先将黄连、生白芍加水煮取浓汁的 150 mL，然后去渣。再将阿胶加水 50 mL，隔水蒸化，把药汁倒入以慢火煎膏，将成时放入蛋黄拌匀即可。每服适量，每晚睡前服 1 次。

◎用量用法◎

3 ~ 9 g。入汤剂宜烊化冲服。

◎食忌◎

本品黏腻，有碍消化。脾胃虚弱者慎用。

◎药食铭言◎

安体滋润延衰老，女性补血是首选。

按语

阿胶味甘性平，归肺、肝、肾经。具有补血止血、滋阴润肺的功效，用于血虚萎黄、眩晕心悸、吐血衄血、便血崩漏、心烦失眠、燥咳少痰等症。阿胶始载于《神农本草经》，列为上品，自古以来就被誉为补血佳品和妇科圣药，治疗血虚引起的各种病证。《名医别录》载："阿胶生东平郡（今山东东平县），煮牛皮作之，出东阿县。"阿胶与人参、鹿茸并称"滋补三大宝"，已有2500多年的应用历史。阿胶是传统延年益寿的佳品，也是现代保健领域中的上品。阿胶常与大枣一起熬粥煲汤，又宜做成膏滋，或与黄酒同服，能提高人体免疫力，延缓衰老，滋润皮肤，是女性补血首选之一。

阿胶大枣粥

阿胶15 g，大枣10枚，糯米100 g。阿胶捣碎，大枣去核与糯米煮粥，待熟入阿胶，稍煮，搅令化即成。每日早晚餐温热服食。

蛋花阿胶汤

阿胶10 g，鸡蛋1个，食盐适量。阿胶用水1碗烊化，鸡蛋调匀后加入阿胶水煮成蛋花即可。

阿胶大枣核桃膏

阿胶50 g，红枣150 g，芝麻100 g，核桃仁100 g，冰糖50 g，黄酒200 mL。红枣切碎，阿胶、芝麻、核桃仁、冰糖分别磨碎，拌匀，再加入黄酒，搅匀后蒸1小时左右即可。

阿胶炖牛肉

阿胶15 g，牛肉100 g，米酒20 mL，生姜10 g，精盐适量。将牛肉去筋切片，与生姜、米酒一起放入砂锅，加入适量的水，用小火煮30分钟左右。最后加入阿胶及调味料，溶解搅拌均匀即可。

黄芪阿胶膏

配料有低聚果糖、黄芪、阿胶、人参（5年及5年以下人工种植）枸杞子、白扁豆、益智仁、茯苓、桂圆、甘草等。

食用方法有口服，温水冲服，建议每日1~2次，每次10~20 g。也可以1:10的温水稀释兑匀后饮用。

阿胶蜜枣

大枣500 g，阿胶25 g，红糖蜂蜜各适量。清水熬煮阿胶块，水是大枣的2倍，不断搅动。阿胶熬化时，把大枣放进去，一起小火熬至水蒸发掉一半，搅拌下加红糖，继续熬制汁变稠浓。盛出，蜂蜜调味即可。

阿胶蒸乌鸡

阿胶（炒）20 g，盐3 g，乌鸡1只，味精2 g，料酒10 mL，鸡精2 g，生姜5 g，胡椒粉3 g，葱10 g，鸡油25 g。乌骨鸡去毛、肠杂及爪，生姜切片，葱切段。将乌骨鸡放入盆中，加入精盐、鸡精、料酒、胡椒粉、生姜、葱，腌渍30分钟，加入阿胶珠、鸡油，上蒸笼内大火蒸35分钟，加入味精即可。

小贴士

古时以产于山东省东阿县而得名。以山东、浙江、江苏等地产量较多。

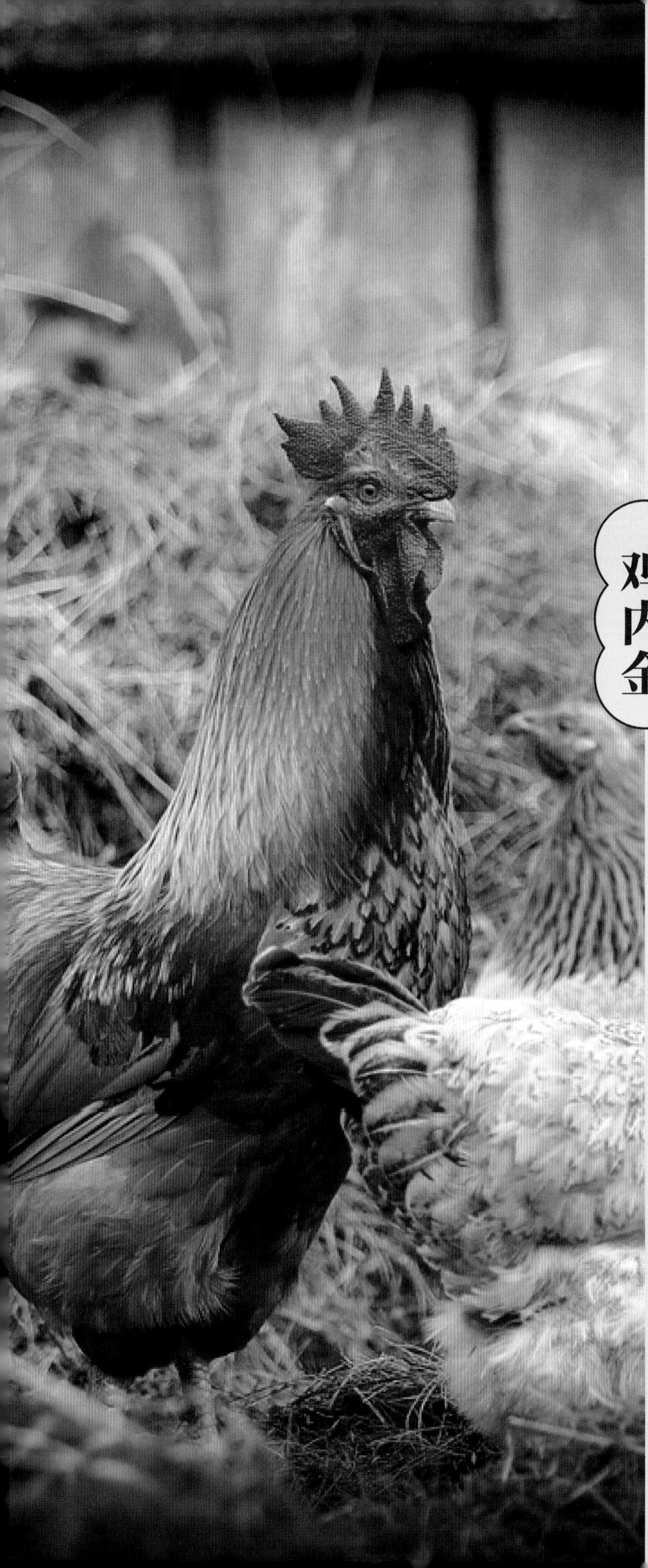

鸡内金

【消食化积】

纪德名标五，初鸣度必三。
殊方听有异，失次晓无惭。
问俗人情似，充庖尔辈堪。
气交亭育际，巫峡漏司南。

——唐·杜甫《鸡》

鸡内金【消食化积】

◎ 来源

本品为雉科动物家鸡*Gallus gallus domesticus* Brisson的干燥沙囊内壁。杀鸡后，取出鸡肫，立即剥下内壁，洗净，干燥。以个大、色黄、完整少破碎者佳。

◎ 别名

鸡肫皮、鸡黄皮 、鸡肫、鸡胗。

◎ 功效

健胃消食，涩精止遗，通淋化石。

◎ 性味归经

甘，平。归脾、胃、小肠、膀胱经。

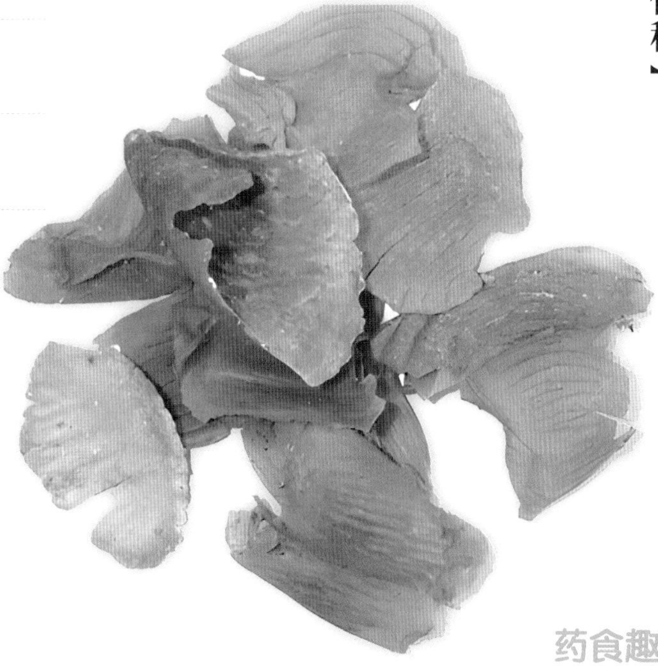

药食趣话

鸡内金是指家鸡的砂囊内壁，系消化器官，用于研磨食物，为常用的一种传统中药，早在汉代就已用于治疗腹泻，以用于消化不良、遗精、盗汗等症，效果极佳，故而以“金”命名。民国名医家张锡纯就十分重用鸡内金，使用方法别具一格，发挥甚多，疗效显著。关于其用鸡内金治病的小故事颇多。

故事一：鸡内金消除胃中积滞。

沈阳城西，龚庆龄，三十岁，胃脘有硬物堵塞，已经好几年了，饮食减少，感觉吃什么东西都“不能下行”。后来，他听说有个叫张锡纯的人，在沈阳建立了中国第一家中医院，很好奇，马上跑到了张锡纯建立的立达中医院，来院求治。张锡纯给他诊脉，其脉象沉而微弦，右边尤其如此，张锡纯认为这是他的胃中有积，胃气难以下行，所以阻塞了气机的下降。张锡纯开方子，鸡内金一两、生酒曲五钱。就这么个简单的方子，一共就两味药，非常简单，结果是服了几剂以后，硬物全消，病人痊愈。

故事二：鸡内金治疗闭经。

奉天大南关马氏女，十四岁的时候来的月经，到十五岁秋天，吃了很多的生冷瓜果，结果闹肚子一个多月才好，从此闭经。于是，请医生治疗，结果没有任何效果，到了十六岁的时候，病越来越重了。这个时候，他的父亲在奉天兵工厂任科长，于是就请张锡纯来治疗。张锡纯一看，姑娘身体瘦弱，微喘，干咳无痰；午后潮热，夜间更厉害；饮食减少，大便泄泻；脉数，细微无力。于是先用生山药粥，四天泄泻痊愈，然后用资生通脉汤。这个资生通脉汤就是一些补气的药，加上鸡内金等化瘀的药，其中鸡内金是一味重要的药物。结果，十天后，姑娘各种虚弱的症状消失，于是张锡纯又加入了土鳖虫等两味药，四剂后，患者月经来临。

营养成分

鸡内金中含有多种营养素，主要包含蛋白质、氨基酸、多糖、金属元素等。

营养成分	含量（每 100 g）	营养成分	含量（每 100 g）
热量	472 kJ	钙	7 mg
蛋白质	19.2 g	铁	4.4 mg
脂肪	2.8 g	锌	2.8 mg
碳水化合物	4 g	磷	135 mg
维生素 B_1	40 μg	钾	272 mg
核黄素	90 μg	钠	74.8 mg
烟酸	3.4 mg	镁	15 mg
维生素 E	0.9 mg	锰	60 μg
铜	2.1 mg	硒	10.5 μg

现代研究

对胃肠作用 ◎ 人口服鸡内金后胃液分泌量、酸度及消化力均有增高。服药后胃运动机能明显增强，表现在胃运动期的延长及蠕动波的增强，胃排空率亦大大加快。

抗癌作用 ◎ 体外试验，鸡内金有抑制肿瘤细胞生长的作用。

加速放射性锶的排泄 ◎ 鸡内金水煎剂对加速排除放射性锶有一定的作用。其酸提取物效果较煎剂为好，尿中排出的锶比对照高 2~3 倍，并认为鸡内金中的氯化铵为促进锶排出的有效成分之一。

食疗方

胃炎 ◎ 炒鸡内金（研粉）3 g，蜂蜜 10 g，加开水冲 1 杯，早晚饭前各 1 杯。

胆肾尿道结石 ◎ 鸡内金、玉米须各 50 g，水煎服，每日 2 ~ 3 次，连服 10 日。

遗精 ◎ 鸡内金 30 g，炒焦研末，分 6 包，早晚各服 1 包，以热黄酒半盅冲服。

小儿疳病 ◎ 鸡内金（瓦焙干，研末）20 个，车前子（炒，研末）200 g。二物和匀，以米汤溶化，拌入与食。

应用

食积不消、呕吐泻痢、小儿疳积 ◎ 本品消食化积作用较强，并可健运脾胃，广泛用于米面薯蓣乳肉等各种食积证。

遗尿、遗精 ◎ 本品可固精缩尿止遗，用于遗精、遗尿。

石淋涩痛、胆胀胁痛 ◎ 本品有化坚消石及通淋之功，现代用于砂淋、石淋或胆结石等。

按语

鸡内金性味甘，平。归脾、胃、小肠、膀胱经。具有健胃消食、涩精止遗、通淋化石的作用，用于治疗食积不化、呕吐泻痢、小儿疳积、遗尿、遗精、石淋涩痛、胆胀胁痛。《本草纲目》言其可“治小儿食疳，疗大人淋沥，反胃，消酒积，主喉闭乳蛾，治一切口疮牙疳诸疮”。《本经》言其“可治泻痢”。《别录》言其能“止泄精并尿血，崩中带下，肠风泻痢”。营养分析表明，本品含胃激素、角蛋白等，人服后能使胃液分泌量及酸度增高，胃运动机能增强，排空加速。可做粥、菜、饼子、糕点等，亦多为慢性胃炎、消化不良、胆石症等人群的食疗养生之品。

◎用量用法◎

煎服，3 ~ 10 g；研末服用，每次 1.5 ~ 3 g。

◎食忌◎

脾虚无积滞者慎用。

◎药食铭言◎

消食健胃鸡内金，不但止遗且涩精。

鸡内金粥

鸡内金 5 g，大米 50 g。先将鸡内金择净，研为细末备用。先取大米淘净，放入锅内，加清水适量煮粥，待沸后调入鸡内金粉，煮至粥成，服食。

砂仁内金桔皮粥

鸡内金、陈皮各 5 g，砂仁 3 g，粳米 60 g，白糖适量。将鸡内金、砂仁、干桔皮共研成细末，待粥熬至将熟时下入，直至粥熟烂离火，调入白糖即成。

白术内金糕

小麦面粉 500 g，鸡内金 10 g，白砂糖 300 g， 发酵粉 2 g，白术 10 g，枣（干）30 g，干姜 1 g。将白术、鸡内金、干姜、红枣洗净，放入砂锅内，加水煎取药汁，去渣。将面粉、白糖和酵母一起置面盆内，加入药汁和匀，揉成面团，待发酵后，加碱调至酸碱适度，做成糕坯，上笼用大火蒸 30 分钟即可。

猪肚鸡内金

猪肚 250 g，鸡内金 12 g，生姜 12 g，人参须 12 g。猪肚洗擦干净；猪肚、鸡内金、参须与生姜洗净放入煲内；放水 3 碗，煲 3 小时，即可饮用。

鸡内金赤豆粥

赤小豆 40 g，鸡内金 20 g，粳米 30 g。将鸡内金洗净研粉，赤小豆，粳米洗净。把赤小豆、粳米放入锅内，放清水适量，大火煮沸后，小火煮粥，粥成放鸡内金粉、白糖适量，拌匀再煮沸即可。

鸡内金安神粥

粳米 100 g，鸡内金 30 g，白砂糖 30 g，蝉蜕 10 g。将蝉蜕、鸡内金共研细粉备用；将粳米洗净，入锅加水适量，煮粥至稠；调入药粉 3 g，煮 5 分钟；用适量白糖调味。

内金生肠

猪生小肠 500 g，干鸡内金 10 g，葱丝 10 g，姜丝 5 g，细盐 2 g，香油 3 mL，鲜汤 50 mL，湿淀粉 5 g，黄酒 20 mL，白糖 3 g，胡椒粉适量，花生油 250 mL，味精 1 g。将生肠洗净剖花刀纹，切 4 cm 长的段待用。将鸡内金焙黄，研细末，待用。将锅烧热，放生油，待油至七成热时，将生肠倒入爆炒，并用铁勺翻动，至八成熟时，将生肠倒入漏勺沥油，原锅下油 30 g，烧至六成热时，加葱丝、姜丝、黄酒、味精、细盐、胡椒粉、鲜汤、白糖。烧滚后，再将生肠倒入，并加入鸡内金粉，颠翻几下，淋上香油上盆即成。

芝麻内金饼

芝麻 5 g，鸡内金 3 g，面粉及食盐、花椒粉适量。将鸡内金研末，与面粉、食盐、花椒粉等混匀，加水调匀，制成饼状，外撒上芝麻，烙熟服食。

小贴士

鸡内金多研末使用，且效果优于煎剂。鸭内金、鹅内金也能入药，但效果不如鸡内金。

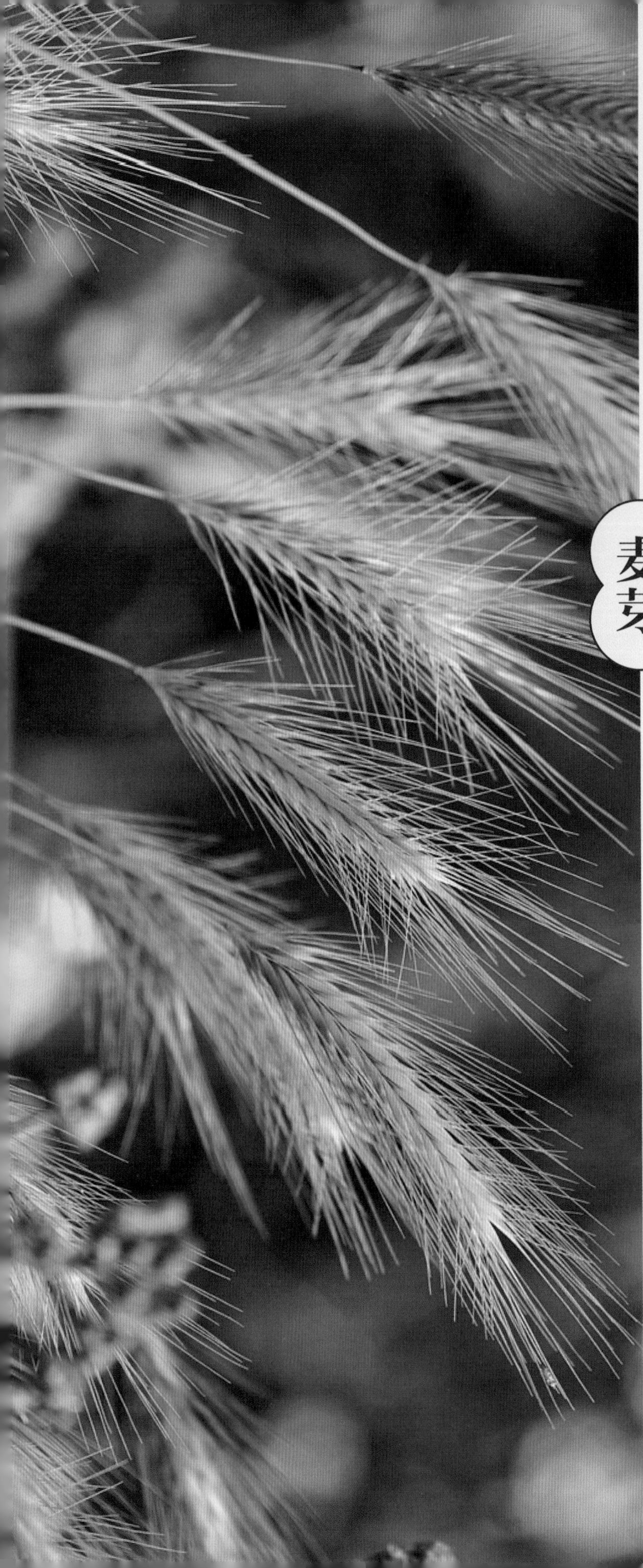

麦芽

【消食回乳有奇功】

春来何处不风沙，小雨才能醒麦芽。
出见野田憔悴色，愧教庭院日浇花。

——清·阮元《途中小雨》

麦芽

【消食回乳有奇功】

◎ 来源

为禾本科植物大麦 *Hordeum vulgare* L. 的成熟果实经发芽干燥而成。以色淡黄、有胚芽者为佳。

◎ 别名

大麦毛、大麦芽。

◎ 功效

消食健胃，回乳消胀。

◎ 性味归经

甘，平。归脾、胃、肝经。

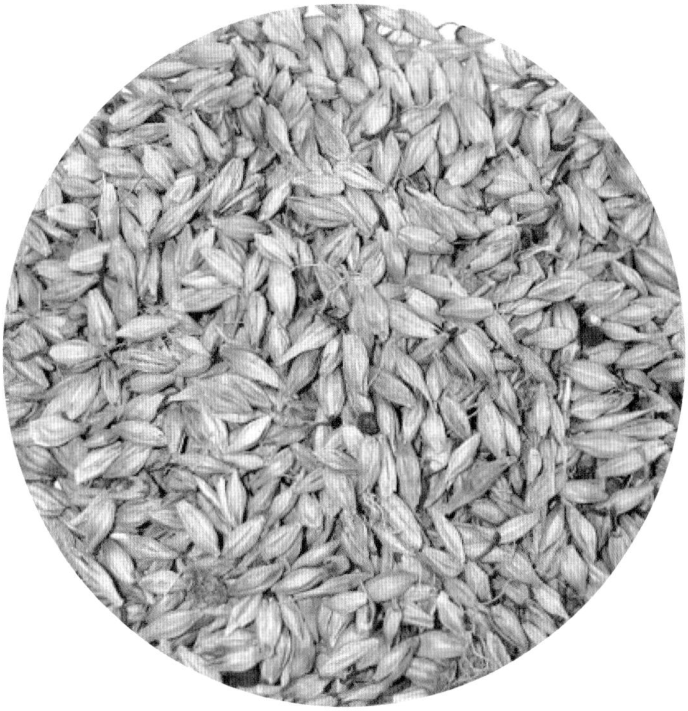

药食趣话

据史书记载，明代永乐年间，叙州（今四川宜宾）的一座大山上，有位汪氏生下孩子后，身体虚弱，奶水流个不停，加上丈夫又刚刚去世，常常伤心流泪，身体一天天垮下去。有一天，汪氏饥饿难忍，在粮仓角落发现了一小堆发芽的麦种，顾不上生熟，汪氏抓起来就直往嘴里塞。说也奇怪，汪氏的奶水就在此时止住了。医家兰茂在《滇南本草》一书也收录了麦芽回乳之功。现代研究认为，麦芽的回乳和催乳的双向作用不在于生用与炒用，而在于用量之大小。小剂量催乳，大剂量回乳，如用于回乳用量应在 30 g 以上。

营养成分

麦芽含有淀粉酶、转化糖酶，B族维生素、脂肪、卵磷脂，麦芽糖、葡萄糖、糊精等，另含大麦芽碱、甜菜碱、胆碱、腺嘌呤、氨基酸、细胞色素C、磷脂等。

营养成分	含量（每100 g）	营养成分	含量（每100 g）
热量	1337 kJ	纤维素	11840 mg
铁	38.3 mg	镁	720 mg
钙	2400 mg	锌	8.9 mg
钾	18130 mg	烟酸	2 mg

药理研究

助消化 ◎ 本品含消化酶及B族维生素有助消化作用，麦芽煎剂有轻度促进胃酸和胃蛋白酶分泌作用。

抗真菌 ◎ 大麦芽碱有抗真菌作用。

降压 ◎ 麦芽浸剂可使血压降低。

食疗方

消食、助消化 ◎ 炒麦芽30 g，煮水饮服。

健胃 ◎ 麦芽200 g，糯米200 g，冰糖100 g。麦芽、糯米以冷水浸泡1小时， 沥干。锅内加水大火煮开，加入材料，小火续煮50分钟，冰糖调味。

主治

米面薯芋食滞证 ◎ 本品健胃消食，尤能促进淀粉性食物的消化，主治米面薯芋类积滞不化。

断乳、乳房胀痛 ◎ 本品有回乳之功，可单用生麦芽或炒麦芽，煎服，治妇女断乳、或乳汁郁积之乳房胀痛等。

按语

麦芽味甘性平，归脾、胃、肝经。具有消食健胃，回乳消胀之功效。适宜胃气虚弱、消化不良者食用；凡肝病、食欲缺乏、伤食后胃满腹胀者及妇女回乳时乳房胀痛者，宜食大量麦芽。麦芽煮水后取汁调用、煮粥或炖肉食均可，能助消化。现代宝妈一般在断奶时用大量麦芽煮10分钟或泡茶饮用。

◎用量用法◎

煎服，10～15 g，大剂量30～120 g。生麦芽功偏消食健胃；炒麦芽多用于回乳消胀。

◎食忌◎

授乳期妇女不宜使用。

◎药食铭言◎

营养丰富大麦芽，健胃消食又回乳。

山楂麦芽饮

山楂 3 g，麦芽 10 g，红糖 15 g。先将山楂切片与麦芽分别炒焦。将炒好的山楂片与炒麦芽放入干净的小锅中，加水 400 mL，中火烧开后，转小火继续加热 15 分钟。将煮好的水放至稍凉后，调入红糖，即可饮用。

麦芽乌梅饮

麦芽 15 g，山楂 10 g，冰糖 2 小匙，乌梅 2 粒。锅内加清水 1000 mL，烧开后放入山楂和乌梅，小火煮 30 分钟左右，加入麦芽再煮 15 分钟，加冰糖。

麦芽鸡汤

母鸡 1 只，炒麦芽 60 g，熟猪油 15 g，鲜汤 2000 mL，葱 5 g，姜 5 g。将鸡洗净切块，炒麦芽用纱布包好；锅内加猪油烧热，投葱、姜、鸡块煸炒，加清汤、麦芽、细盐，用小火炖 1 ~ 2 小时，加味精、胡椒粉，取出麦芽包即成。

谷麦芽煲鸭肫

鲜鸭肫 1 ~ 2 个，麦芽、谷芽各 15 ~ 30 g，盐、黄酒、姜各适量。鸭肫切开，用盐擦洗肫内粗糙表面，洗净后切成小块备用。姜切厚片，砂锅加水足量，谷芽、麦芽布包水煮 15 分钟，而后放入鸭肫块，倒黄酒少许，加入姜片，小火炖至将熟，入盐调味即可。

山楂麦芽鸭肫汤

鸭肫 350 g，猪肉（瘦）150 g，山楂 30 g，麦芽 50 g，鸡内金 20 g，盐 4 g，香油 5 g。将鸭肫剖开洗净，不要剥去鸭肫衣；猪瘦肉洗净切块，入沸水锅中氽烫一下，捞起备用；山楂、麦芽、鸡内金用温水浸软后洗净，置于干净纱布袋内，扎紧袋口。炖锅内注入清水，置于旺火上烧开，倒入上述食材，先用中火煮 90 分钟，再改用小火炖煮 90 分钟；捞出纱布袋，下香油、精盐调味即可。

小贴士

在我国，麦芽各地均产。麦芽富含淀粉酶等，常吃麦芽不仅有助于消化，而且能够健胃。

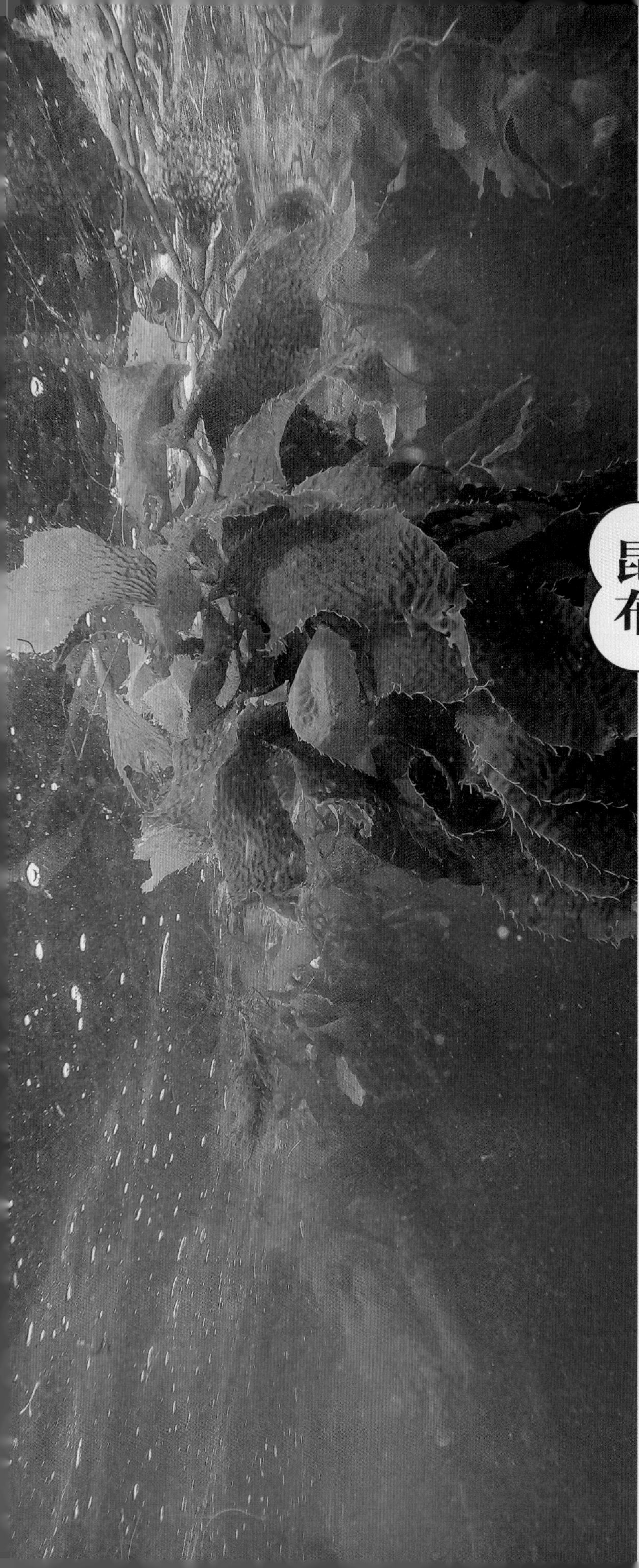

【海洋新食】昆布

昆布生登、莱者，搓如绳索之状。出闽、浙者，大叶似菜。

——明·李时珍《本草纲目》

昆布【海洋新食】

◎ 来源

为海带科植物海带 *Laminaria japonica* Aresch. 或翅藻科植物昆布 *Ecklonia kurome* Okam. 的叶状体。以片大、体厚、色青绿者为佳。

◎ 别名

纶布、海昆布、黑昆布、海带。

◎ 功效

消痰软坚，利水消肿。

◎ 性味归经

咸，寒。归肝、肾经。

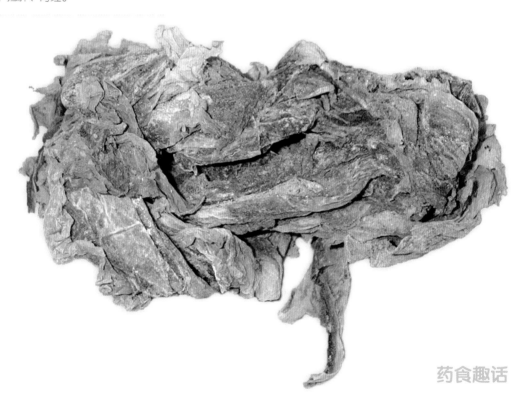

药食趣话

秦始皇时代，人们不知道海带是何物，更不知道它对人体的保健作用。传说秦始皇统一六国之后，派人不远千里到东海去寻找的长生不老药就是海带。《救荒本草》中有晋朝大旱之年人们采集海带充饥的记载。《本草纲目》中也有海带药用价值的记载。我国海域面积辽阔，海带年产量占世界产量的一半左右。以海带或海带提取物为原料开发的产品很多，有海带醋、海带面等，不仅保健功效突出而且充分开发利用了海带资源。

海带在日本被称为“长寿菜”。相传，在日本战国时代末期，为修建大阪城，名将丰臣秀吉从海上运来大批海带，铺在地面上，利用海带上分泌的黏液运送巨石，以此减小摩擦力，大大减轻了劳动强度。有趣的是，当时有人将用过的海带煮熟了充饥，觉得很好吃，其他人也效仿红烧海带吃。从此食用海带就慢慢传开了，海带成了人们餐桌上的佳肴，一直延续到今天。

此外，海带还有一个妙用，就是防霉防腐。用其作为中药材、中药粉末、农作物种子、粮食及其他食品贮藏的天然防虫防霉剂。即直接将干海带放在要储存的物质里，而且可以重复利用。

营养成分

昆布中富含多糖类成分藻胶酸（含量可达32%）和昆布素、甘露醇、无机盐等。海带中碘极为丰富，是合成甲状腺素的主要原料，还可以刺激垂体降低女性体内雌激素水平。

营养成分	含量（每100 g）	营养成分	含量（每100 g）
热量	77 kJ	维生素 B_1	0.01 mg
蛋白质	1.8 g	核黄素	0.1 mg
脂肪	0.1 g	烟酸	0.8 mg
碳水化合物	17.3 g	维生素E	0.85 mg
膳食纤维	6.1 g	钾	761 mg
维生素A	40 μg	钠	327.4 mg
胡萝卜素	4.2 μg	镁	129 mg
视黄醇当量	70.5 μg	锰	1.14 mg
钙	348 mg	铜	0.14 mg
铁	4.7 mg	硒	5.84 μg
锌	0.65 mg	磷	52 mg

药理研究

防治甲状腺肿大 ◎ 昆布含碘和碘化物，有防治缺碘性甲状腺肿的作用。

降低胆固醇 ◎ 昆布藻胶酸和海带氨酸有降血清胆固醇作用。

免疫调节 ◎ 昆布热水提取物能提高体液免疫，促进细胞免疫。

高血糖 ◎ 昆布多糖能防治高血糖。

降血压 ◎ 昆布氨酸和牛磺酸能温和、有效地降低收缩压和舒张压。

抗菌、抗病毒作用 ◎ 昆布中的碘对多种细菌及病毒均有杀灭作用。

抗肿瘤作用 ◎ 昆布多糖硫酸酯可以阻止肿瘤组织血管的生成，使肿瘤生长受到抑制。

主治

瘿瘤、瘰疬、睾丸肿痛 ◎ 本品咸能软坚，消痰散结。治瘿瘤，常配昆布、贝母等药用。

痰饮水肿 ◎ 本品有利水消肿之功，多与茯苓、猪苓、泽泻等同用。

食疗方

肝火头痛，眼结膜炎 ◎ 海带20 g，决明子30 g，水煎，吃海带饮汤。每日2次。

肥胖病 ◎ 海带粉2 g，话梅1粒，开水浸泡服用，每日2次。

睾丸肿痛 ◎ 海带15 g，小茴香6 g，水煎服，每日1次。

甲状腺及颈淋巴结肿大 ◎ 昆布、海蜇、牡蛎各30 g，夏枯草15 g。水煎服。

地方甲状腺肿大 ◎ 昆布、海藻各等量。焙干共研细末，糯米汤和匀，制丸梧子大，每服3 g，每日2次。30 ~ 40日为1个疗程。

气管炎、肺结核、咳嗽 ◎ 昆布、百部各100 g，知母200 g，蜜炒，50%白酒浸泡一周。去渣回收白酒，加蒸馏水至1000 mL，口服，每次10 mL，每日3次。

暑热、高血压、高血脂 ◎ 海带30 g，冬瓜100 g，薏苡仁30 g，同煮汤。加适量白糖食用，每日1次。

◎用量用法◎

煎服，6 ~ 12 g。

◎食忌◎

脾胃虚寒者慎食，甲亢碘过盛型病人忌食。

◎药食铭言◎

降压降脂调分泌，昆布由来人人爱。

按语

昆布咸，寒，归肝、肾经。功能消痰软坚、利水消肿，主治瘿瘤、瘰疬、睾丸肿痛及痰饮水肿等。《本草经疏》曰：“昆布咸能软坚，其性润下，寒能除热散结，故主十二种水肿，瘿瘤聚结气，瘘疮。”东垣云：“瘿坚如石者，非此不除。正咸能软坚之功也。”昆布不仅是疗疾的良药，还是非常受人们喜爱的海洋食品之一。其营养价值丰富，最佳搭配有海带豆腐、海带芝麻等，也可制成海带酱油、海带酱、海带休闲食品脆片等。日本人则把海带磨成粉作为红肠等食物的添加剂，同时海带茶作为表示喜庆的高贵食品。

美食天地

海带粥

海带 10 ~ 15 g，粳米 100 g，猪瘦肉适量，同煮粥，用适量食盐（或白糖）调味食用。

海带绿豆饮

海带 50 g，绿豆 50 g，红糖 50 g，水煮服食。

海带冬瓜薏米汤

海带 30 g，冬瓜 100 g，薏苡仁 10 g，同煮汤，用白糖调味食用。

蚝豉海带汤

蚝豉 100 g，海带 25 g，发菜 10 g，同煮汤。

海带绿豆糖水

海带（切丝）60 g，绿豆 150 g，同煮汤，加适量红糖调味食用。

海带炒肉丝

海带 50 g，猪瘦肉 50 g。海带洗净，瘦猪肉切丝，炒食。

小贴士

主产于我国山东、辽宁、浙江等地。夏、秋两季采捞，除去杂质，漂净，切宽丝，晒干。海带胶质能促使体内的放射性物质随大便排出，减少积聚而降低放射性疾病。

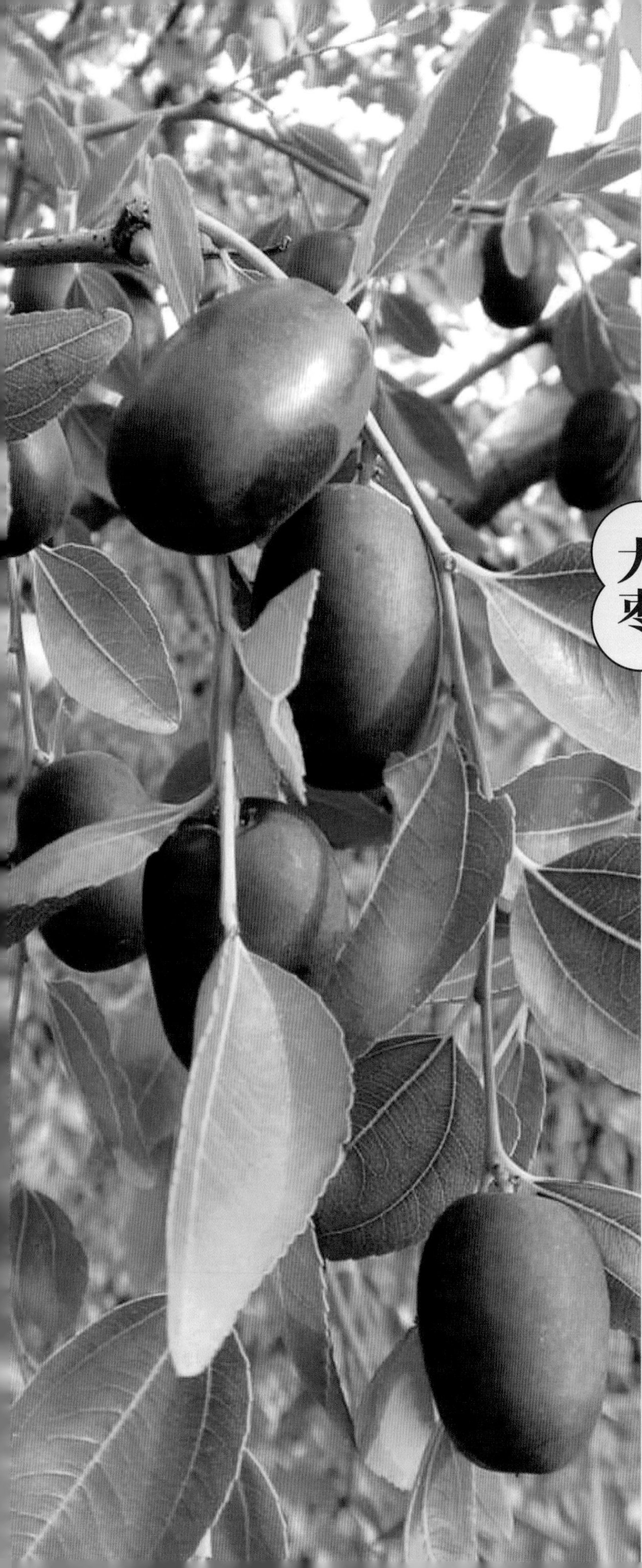

大枣

【百果之王】

绿发襄陵新长官，面颜虽老渥如丹。
折腰聊为五斗屈，把酒犹能一笑欢。
红枣林繁欣岁熟，紫檀皮软御春寒。
民淳政简居多乐，无苦思归欲挂冠。

——宋·欧阳修《送襄陵令李君》

大枣【百果之王】

◎ 来源

为鼠李科植物枣 *Ziziphus jujuba* Mill. 的成熟果实。以果大而圆、内厚核小、甜味浓、干燥、色紫红者为佳。

◎ 别名

大红枣、红枣、枣子、干枣、美枣、良枣、刺枣。

◎ 功效

补中益气，养血安神。

◎ 性味归经

甘，温。归脾、胃、心经。

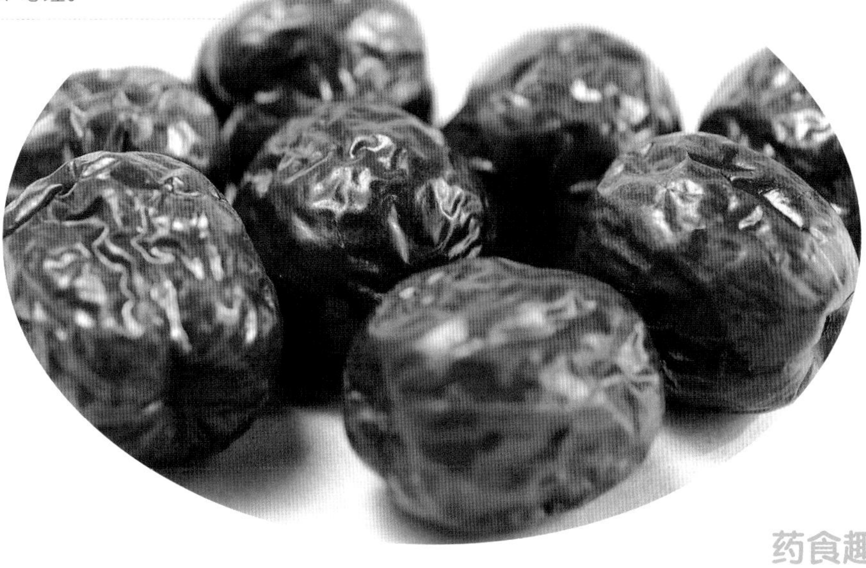

药食趣话

传说枣本为天上仙果，王母派金童持两颗仙枣到人间犒赏治水有功的禹王。金童禁不住诱惑，半路上偷吃了仙枣。西王母盛怒之下便把他变成枣核打下凡间，从此世上便有了枣。可这时的枣虽香甜可口，却只能由青变白，气色不好。一次王母娘娘到人间巡看，至黄河边闻见一股沁人心脾的枣香，眼前一片枣林。王母娘娘看到枝头明亮的枣，禁不住顺手去摘，不慎被枣刺刺破了手指，殷红的血滴到枣儿上。从此，白枣便变成了红枣。因王母娘娘的血为仙精所在，所以红枣便有了治病、保健和驻颜长寿的功能。

在黄河流域还有一个“枣、花生、桂圆、栗子奉公婆”的民间习俗。新媳妇初见公婆的见面礼很丰富，其中主要的就是红枣、花生、桂圆、栗子。“枣”以谐“早”，“花生”借“生”，“桂圆”的“桂”谐“贵”，“栗子”借“子”，合起来就是“早生贵子”，体现的是作为这家里的一员，为本宗传宗接代的意思。

大枣的药用价值很高。如医家孙思邈认为大枣“久服轻身，长年不饥，似神仙”。《贾氏说林》还记载：“昔有人得安期大枣，在大海之南煮，三日始熟，香闻十里，死者生，病者起。”

枣为民众所喜爱，赞美枣的诗歌也很多。诗中常把鲜枣比作“红玉”，如王安石《赋枣》诗“风苞堕朱缯，日颗皱红玉”“种桃昔所传，种枣予所欲。在实为美果，论材又良木”。黄庭坚诗句“日颗曝干红玉软”。清代诗人张镠作《富平枣》诗赞曰：“何须珍异物，爱此一林丹。雾暗青虬隐，秋花亦玉寒。吹豳常应候，则壤不名酸。寄语安期叟，如瓜讵可餐。”

营养成分

大枣维生素C的含量在果品中名列前茅，它参与体内的氧化还原过程，防止黑色素在体内慢性沉淀，可有效地减少色素老年斑的产生。

营养成分	含量（每 100 g）	营养成分	含量（每 100 g）
热量	264 kJ	烟酸	0.9 mg
蛋白质	3.2 g	钙	64 mg
脂肪	0.5 g	铁	2.3 mg
碳水化合物	61.6 g	锌	1.82 mg
膳食纤维	6.2 g	磷	51 mg
维生素 A	2 μg	钾	524 mg
胡萝卜素	1.6 μg	钠	6.2 mg
视黄醇当量	26.9 μg	镁	36 mg
维生素 C	297 mg	锰	0.39 mg
维生素 E	3.04 mg	铜	0.27 mg
维生素 B_1	0.04 mg	硒	1.02 μg
核黄素	0.16 mg		

药理研究

增强免疫 ◎ 大枣含有大量葡萄糖和多种维生素，能提高人体免疫功能，增强抗病能力。

保护肝脏 ◎ 大枣煎剂能提高四氯化碳肝损伤家兔血清总蛋白与白蛋白比值，保护肝脏。

镇静安神 ◎ 大枣黄酮－双－葡萄糖苷A有镇静、催眠作用。

抗过敏 ◎ 大枣乙醇提取物能抑制特异反应抗体的产生，有抗变态反应作用。

抗肿瘤 ◎ 大枣含多种三萜类化合物，其中烨木酸、山植酸均有抗肿瘤活性，体外对肉瘤S–180有一定抑制作用。

抗氧化 ◎ 大枣中丰富的维生素C有很强的抗氧化活性，可参与组织细胞的氧化还原反应，与体内多种物质的代谢有关。

防治骨质疏松和贫血 ◎ 大枣中富含钙和铁，对中老年人骨质疏松和女性贫血都有较好的食疗作用。

食疗方

心烦失眠 ◎ 大枣10枚，葱白3根。大枣浸泡去核，煮沸约20分钟，再加入葱白煮约10分钟后，去除葱白即成，睡前吃枣喝汤。

慢性肝炎及肝硬化 ◎ 制首乌20 g，大枣10个，鸡蛋（去壳）2个，水同煮，去渣，加调料，喝汤吃蛋，每日1次，连服20日。

少白头 ◎ 红枣10枚，枸杞子30 g，鸡蛋2个，水同煎，蛋熟后去壳再煮数5分钟，吃蛋饮汤。

成人过敏性紫癜 ◎ 成人每次食生枣10枚，每日3次。

小儿过敏性紫癜 ◎ 每日煮大枣500 g，分5次食完。

无痛尿血 ◎ 红枣60 ~ 120 g，水煎代茶饮。

自汗、盗汗 ◎ 红枣、乌梅各10个，或加桑叶10 g，浮小麦15 g，水煎服。

体质虚弱 ◎ 大枣10枚，党参12 g，煎汤服。

主治

脾虚证 ◎ 本品甘温，补脾益气，适用于脾气虚弱，倦怠乏力，便溏等证，宜与人参、白术等配伍。

脏躁及失眠证 ◎ 本品能养心安神，为治疗心失充养，心神无主而脏躁的要药。单用有效，亦常与小麦、甘草配伍。此外，本品与部分药性峻烈或有毒的药物同用，有保护胃气，缓和其毒烈药性之效，如十枣汤。

◎用量用法◎

煎服，6 ~ 15 g。

◎食忌◎

湿盛脘腹胀满、食积、虫积、龋齿痛及痰热咳嗽者忌服。

◎药食铭言◎

天界仙果人间枣，安神美容永不老。

按语

大枣味甘，性温，归脾、胃经，具有补中益气、养血安神的功效，适用于脾虚食少、乏力便溏、妇人脏躁等。大枣起源于中国，在中国已有4000多年的种植历史，自古以来就被列为“五果”（桃、李、梅、杏、枣）之一。民间有“一日食仨枣，百岁不显老”“要使皮肤好，粥里加红枣”“五谷加大枣，胜过灵芝草”之说。《神农本草经》将大枣列为“上品”。从医圣张仲景、药王孙思邈到现在的国医大师，治病都离不开大枣，大枣还是常用的“药引子”。大枣作为药食同源上品，可直接食用或煲汤、做粥、炖肉食，经常食用大枣可补气益血、气血双补，益处多多。

大枣枸杞茶

大枣6枚，枸杞子10 g。将枸杞子、大枣放在锅中，加水煮沸，转用小火焖煮5分钟即可。

花生红枣粥

花生仁100 g，红枣50 g，糯米400 g，红糖10 g。先将花生仁煮烂，然后倒入糯米和适量的水，烧沸后加入红枣，再改用小火煮至米烂成粥，加入红糖调匀即成。

大枣菊花粥

枣50 g，粳米100 g，菊花15 g。三者同入锅，加清水适量，煮至浓稠，红糖调味。

大枣莲药羹

山药50 g，大枣20 g，薏苡仁30 g，莲子20 g，冰糖适量。将山药洗净，去皮，切小丁；大枣、莲子洗净，泡软，去莲心；薏苡仁、山药、大枣和莲子同放锅中，加入少许水，煮至成粥，冰糖调服。

薏米大枣粥

生薏苡仁100 g，大枣12枚。生薏米水浸洗；将4碗水及生薏米倒入煲中，放入大枣（去核），小火煲45分钟即可。

大枣木耳养颜汤

大枣10枚，黑木耳50 g，冰糖适量。大枣洗净泡发去核；黑木耳洗净泡发切小块。大枣、黑木耳放入汤盆内，加入适量清水、冰糖，上笼蒸约1小时即成。

大枣炖兔肉

兔肉150 g，大枣6枚，生姜5 g，料酒、食盐、葱等调味料适量。兔肉切块，加入料酒、盐腌渍20分钟。大枣放锅底，上放兔肉，加生姜片、葱等调料及水少许，炖至熟烂即可佐餐食用。

首乌大枣粥

何首乌粉25 g，大枣50 g，冰糖15 g，粳米50 g。先将粳米、大枣一同入锅，熬煮成粥。待粥半熟时加入何首乌粉，边煮边搅匀，至粥黏稠即成，冰糖调味。

大枣桂莲鸡蛋汤

大枣10枚，桂圆肉20 g，莲子40 g，鸡蛋100 g，姜10 g。鸡蛋放入冷水锅内煮熟，去壳；桂圆肉洗净；莲子去心，保留莲子衣；大枣去核，洗净；生姜去皮切片；锅内放入适量水旺火煮开，下入桂圆肉、莲子、大枣、姜片、鸡蛋，中火煮2小时即成。

玉女补乳酥

花生100 g，大枣（去核）100 g，黄豆100 g。花生及黄豆连皮烘干磨粉，大枣切碎，充分混合均匀。加少许水使其成型，将其揉成小球后，压成小圆饼状。烤箱预热10分钟，再以150 ℃烘烤15分钟即成。

大枣木耳猪肝汤

大枣5枚，黑木耳20 g，猪肝500 g，生姜1片，盐少许。黑木耳泡发洗净，生姜去皮、大枣洗净去核。煲内加水大火烧开，放入黑木耳、生姜和大枣。中火煲1小时左右加入猪肝，猪肝熟透，加盐调服。

小贴士

主产于我国河北、河南、山东等地。秋季果实成熟时采收，晒干，生用。

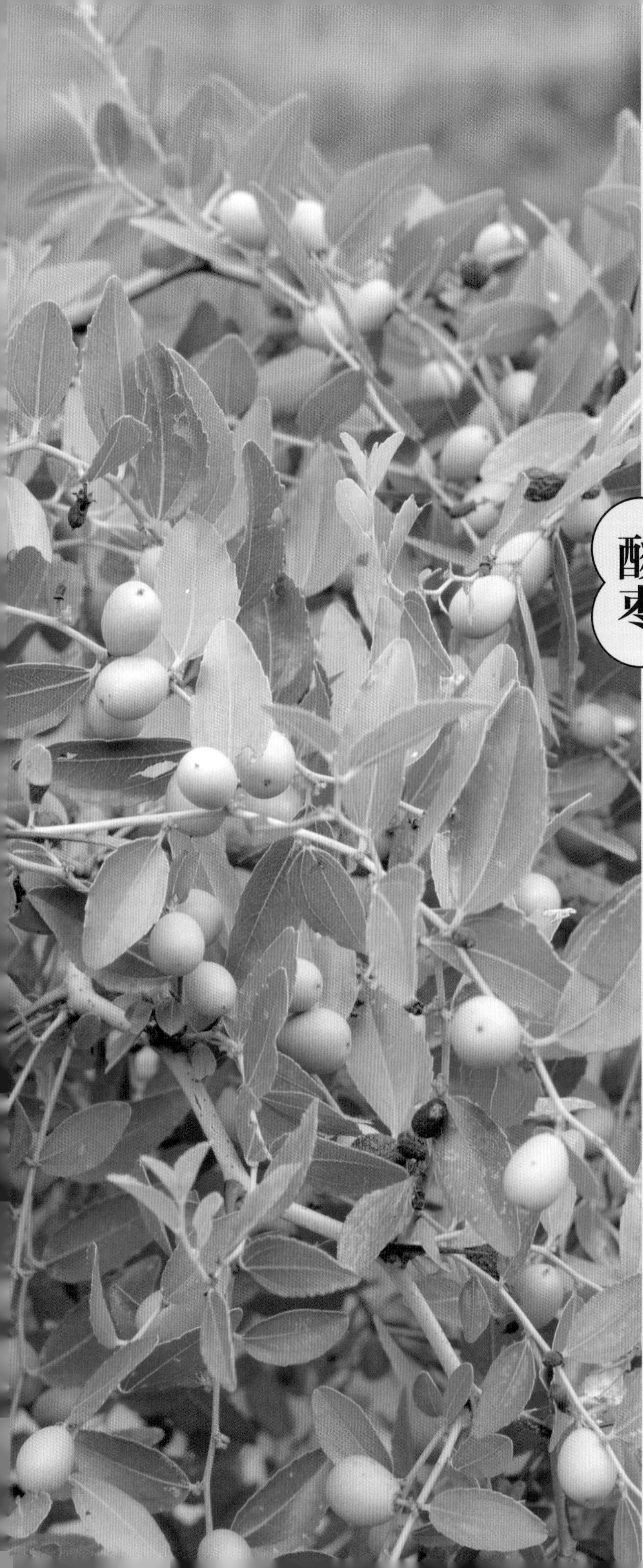

酸枣

【天然维生素丸】

汝阴太史万签藏，酸枣先生六世芳。
豹尾属车留不住，却寻陈迹海陵仓。

——宋·陆游《送王仲言倅泰州绝句》

酸枣【天然维生素丸】

◎ 来源

酸枣为鼠李科植物酸枣 *Ziziphus jujuba* Mill.var. *spinosa*(Bunge) Hu ex H.F.Chou 的干燥成熟果实。以粒大、饱满、外皮紫红色、干燥、无杂质者为佳。

◎ 别名

野枣、山枣、棘、棘子、葛针。

◎ 功效

养心益肝，安神。

◎ 性味归经

酸、涩，凉。归肝、肺经。

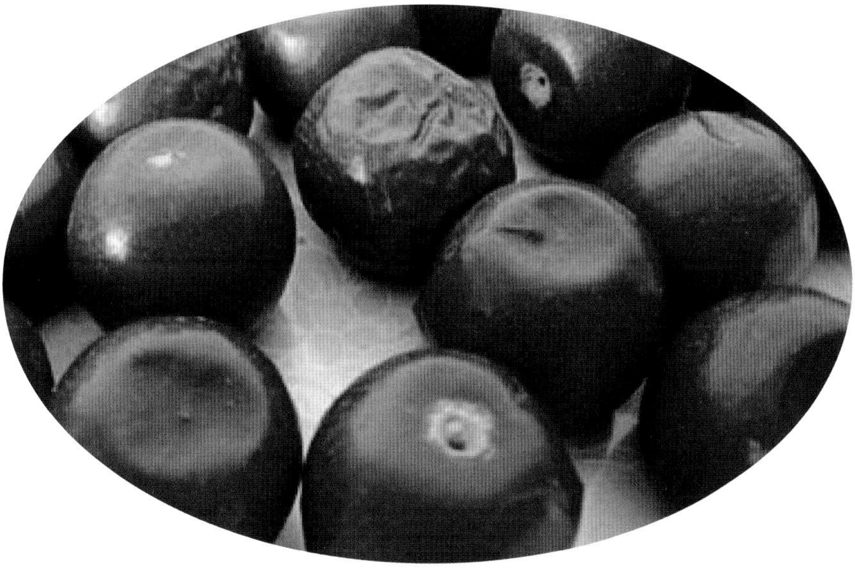

药食趣话

很久以前，董家寺住着一户人家，儿子叫栓宝，女儿叫爱萍。忽然有一天狂风大作，一个青面獠牙的怪物将爱萍抓走了。栓宝一路追赶，七七四十九天后，路上遇到的一个白胡子老头告诉了他妖怪的洞穴，并给他吃了一种果子。栓宝吃完果子倍感气力大增，与怪物大战三天三夜，终于将其杀死，救出了妹妹，为民除了害。白胡子老头给栓宝吃的果子便是酸枣。

酸枣还有很多别名，《诗经》中称为棘，《尔雅》中称樲，《述异记》名野枣，至《神农本草经》才正式称为酸枣。现代科学研究表明酸枣具有防病延缓衰老与养颜益寿的作用，酸枣中含有大量维生素 E，在人体的利用率高达 86%，普通水果只有 50%。酸枣的保健开发前景广阔，如利用酸枣、麦饭石酿造食醋；用酸枣叶开发的具有利尿、消炎作用的保健茶；酸枣果酒口感甘甜可口，同时能美容养颜，也很受人们欢迎和喜爱。

营养成分

酸枣含有酸枣多糖、黄酮类、皂苷类、三萜类、生物碱类、环磷酸腺苷、环磷酸鸟苷等，钾、钠、铁、锌、磷、硒等多种微量元素。新鲜酸枣维生素 C 含量是红枣的 2 ~ 3 倍、柑橘的 20 ~ 30 倍，在人体中的利用率可达到 86.3%，是所有水果中的佼佼者。

营养成分	含量（每 100 g）	营养成分	含量（每 100 g）
热量	278 kJ	维生素 C	400~2000 mg
镁	96 mg	维生素 B_1	0.01 μg
钠	3.8 mg	维生素 A	900 mg
蛋白质	3.5 g	锌	0.68 mg
维生素 B_2	0.02 mg	碳水化合物	73.3 g
钙	435 mg	膳食纤维	10.6 g
脂肪	1.5 g	磷	95 mg
烟酸	0.9 mg	锰	0.86 mg
铁	6.6 mg	钾	84 mg
铜	0.34 mg	硒	1.3 μg

药理研究

镇静、抗心律失常 ◎ 酸枣皂苷、黄酮苷、水及醇提取物分别具有镇静催眠及抗心律失常的作用，并能协同巴比妥类药物的中枢抑制作用。

镇痛、降压 ◎ 酸枣水煎液及醇提取液有镇痛、降压的作用。

其他作用 ◎ 酸枣还有抗缺氧、抗肿瘤、抑制血小板聚集、增强免疫功能及兴奋子宫的作用。

食疗方

解酒 ◎ 酸枣、葛根各 15 g，水煎服。

失眠 ◎ 龙眼肉 10 g，酸枣 10 g，五味子 5 g，大枣 10 枚，水煎代茶饮。

急慢性肝炎 ◎ 酸枣 50 g，水 500 mL，白糖适量。酸枣加水小火煎 1 小时，白糖适量调味。

主治

心悸失眠 ◎ 本品养心阴，益肝血，为养心安神之要药。治心悸、失眠、多梦、眩晕等，常与当归、白芍、何首乌等配伍。

按语

酸枣养心安神、止汗，用于心阴不足导致的失眠、多梦、惊悸等。《神农本草经》记载酸枣可以“安五脏，轻身延年”。酸枣富含丰富的营养成分，亦果亦蔬亦药，乃药食兼用之上品。经常食用酸枣，可以养血安神，延缓衰老。酸枣可以直接食用，新鲜的酸枣可以榨汁饮，可以制成酸枣酒，也可以熬粥或做成糕点。

◎用量用法◎

煎服，9 ~ 15 g。

◎食忌◎

腹泻便溏之人忌食。

◎药食铭言◎

肉嫩小巧味酸甜，
养血补气又安眠。

酸枣苹果汁

酸枣 50 g，苹果 300 g，蜂蜜适量。苹果削皮切小块，酸枣洗净去核，榨汁，调蜂蜜皆可。

酸枣面

酸枣面、白糖适量，凉开水拌匀即可食用。

酸枣酒

酸枣 1000 g，清酒 1000 mL。酸枣洗净控干水分，放入密闭容器，倒入清酒。阴凉处放 30 日，酒变成温润酱红色即可。

酸枣汤

酸枣洗净，放入锅内，加清水 500 mL，旺火上烧开，转小火煮 1 小时，加入白糖调味即成。

甘草酸枣

酸枣 1 kg，甘草粉 5 g，白糖 300 g，冷水 400 mL，茯苓少许。酸枣洗净，取冷水、甘草粉、茯苓和白糖放入锅中，加入酸枣，煮沸 30 ~ 40 分钟，离火后浸泡半日。酸枣捞出沥干汁液，晾晒 1 日。晒至七八成干时，将锅中剩余的汁液分 2 ~ 3 次喷洒在酸枣表面，搅匀后即可食用。

小贴士

酸枣分布于我国北部地区北纬 34° ~ 42° 之间，华北、东北以及中南各省，多生于向阳或干燥的山坡和丘陵坡地，耐碱、耐寒、耐旱、耐瘠薄。酸枣具有很好的开胃健脾、生津止渴、消食止滞的疗效。

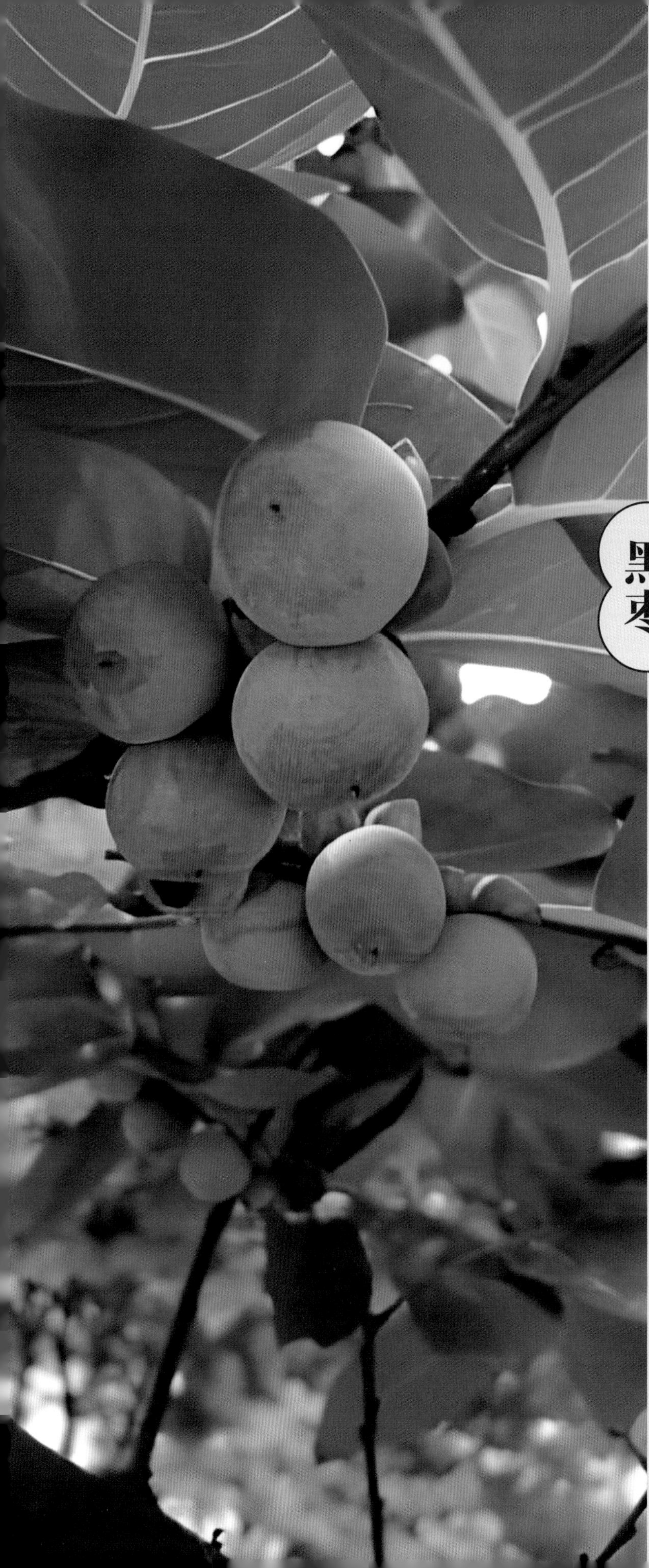

黑枣

【瑶台仙果】

其木类柿而叶长。但结实小而长，状如牛奶，干熟则紫黑色。

——明·李时珍《本草纲目》

黑枣【瑶台仙果】

◎ 来源

为柿科植物君迁子 *D iospyros lotus L.* 的成熟果实。以肉厚、饱满、核小、味甜为佳，入药以个大的为上品。

◎ 别名

软枣、牛奶枣、野柿子、丁香枣。

◎ 功效

补益脾胃，滋养阴血。

◎ 性味归经

甘，平。归脾、胃经。

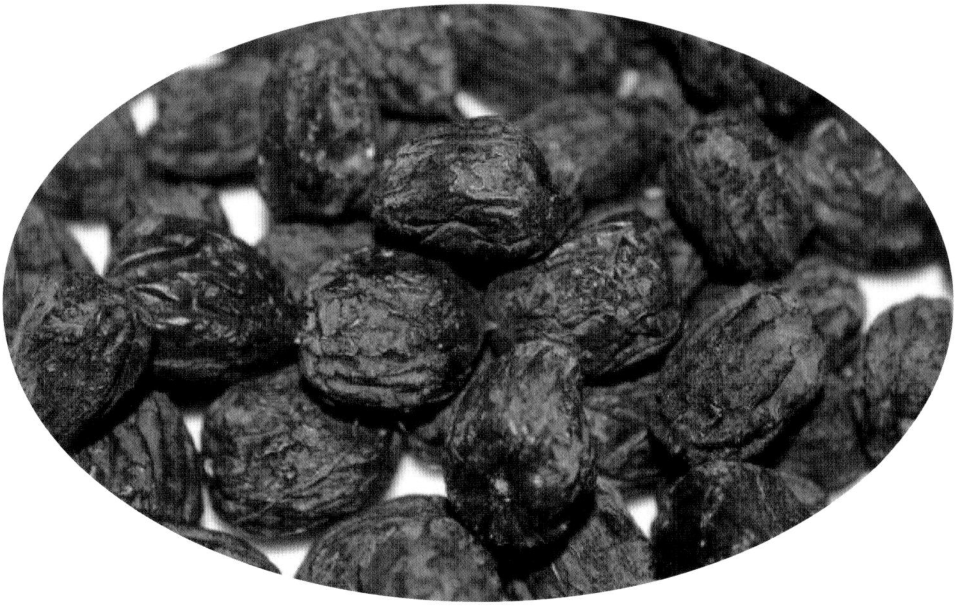

药食趣话

黑枣，据《本草纲目》记载为“君迁”之名。黑枣，其形似枣而软也，中医入药已有上千年的历史，用于治疗消渴，相当于现代糖尿病。

民间流传着“黑枣，黑枣，肉嫩味甘小巧。养血补气安眠，胜似瑶台仙果。仙果，仙果，品之我将成佛”的说法。相传，燕山脚下有一个神奇的峪子沟。这条沟有 400 多个沟沟岔岔，有 50 多个洞穴，漫山遍野的黑枣树把整个山地覆盖得风烟不透。这个黑枣林是王母娘娘的御枣园，由一位黑枣仙女看守。这里的黑枣是仙果，传说黑枣经仙女点化吃了可以容颜焕发，长生不老。

营养成分

黑枣富含蛋白质、脂肪、糖类、多种维生素等。每 100 g 黑枣含铁量在 3.7 ~ 3.9 mg 之间，是优良的补血食物。黑枣多用于补血，对贫血、血小板减少、肝炎、失眠均有一定疗效。

营养成分	含量（每 100 g）	营养成分	含量（每 100 g）
热量	227 kJ	铁	3.7 mg
碳水化合物	61.4 g	铜	0.97 mg
膳食纤维	9.2 g	钙	42 mg
蛋白质	3.7 g	锌	1.71 mg
脂肪	0.5 g	磷	66 mg
烟酸	1.1 mg	锰	0.37 mg
维生素 B_1	0.07 μg	钾	498 mg
维生素 B_2	0.09 mg	镁	46 mg
维生素 C	6 mg	钠	1.2 mg
维生素 E	1.24 mg		

药理研究

提高人体免疫力 ◎ 黑枣能提高机体免疫力并可抑制癌细胞。

促进白细胞生成 ◎ 黑枣能降低血清胆固醇，提高人血清白蛋白。

防治高血压 ◎ 黑枣所含芦丁能软化血管使血压降低，对高血压病有一定的防治作用。

防治骨质疏松及产后贫血 ◎ 黑枣对中老年人、更年期骨质疏松和女性贫血有一定防治作用。

主治

脾胃虚弱 ◎ 本品补脾气，治疗中气不足、脾胃虚弱诸证。

心悸、脏躁 ◎ 本品滋养阴血，可治疗血虚面色萎黄及心失所养、血虚脏躁之证。

此外，本品与祛邪药配伍，可缓其毒烈之性，以护正气。

食疗方

降血糖 ◎ 莲子 50 g，芡实 50 g，石榴皮 50 g，大黑枣 5 个，猪瘦肉 100 g。水煎 2 次，合并饮用。

养发 ◎ 黑豆 50 g，黑枣 5 枚，鲇鱼 1 条，植物油、姜片、盐各适量。黑豆、黑枣分别洗净，鲇鱼处理干净。锅中放入植物油烧热，放入姜片爆香，加入鲇鱼，煎至两面呈金黄色。砂锅内倒入适量水烧沸，加入黑豆、黑枣、鲇鱼，滚后改用小火煲 3 小时，加盐调味即成。

预防冬天气管炎发作 ◎ 夏季取黑枣若干，放入姜汁内浸泡数日后取出，在烈日下，晒至干硬，存入玻璃瓶内密封，到冬至日启开，每日食 8 ~ 10 个。

小儿脾虚泄泻 ◎ 荔枝肉干、莲子各 20 g，黑枣（去核）6 枚，大米 50 g。加水适量煮粥，食用。

改善感冒初起的不适症状 ◎ 紫苏叶 15 g，黑枣 8 ~ 10 颗。将苏叶、黑枣用水略冲洗净，小火慢煮，睡前饮用。

辅助治疗高脂血症 ◎ 芹菜 500 g，黑枣 250 g。将黑枣洗净去核，与芹菜段同煮。

滋补养颜 ◎ 黑豆 50 g，小麦 50 g，莲子 20 g，黑枣（有核）10 g，冰糖 10 g。黑豆、小麦单煮汁，再下入莲子、黑枣同煮，至莲子、黑枣熟烂，加冰糖调服。

◎用量用法◎

煎服，15 ~ 30 g。

◎食忌◎

空腹慎用。

◎药食铭言◎

肉嫩味甘又小巧，补气养血食黑枣。

按语

黑枣味甘，性平，补脾养胃，滋养阴血，可治疗中气不足等证，有很高的药用价值。中医认为色黑入肾，黑枣即为五黑固肾粥配方之一，此外其还能保护肝脏，提高人体免疫力。黑枣中富含钙和铁，是正值生长期的青少年和女性的理想食疗选择。黑枣富含膳食纤维与果胶，可以帮助消化和软便，能使皮肤细嫩。食用黑枣不仅能维持新陈代谢功能正常，还能抑制油脂在体内堆积，从而达到减肥效果。黑枣营养丰富，可用来炖肉、熬粥、泡茶、做糕点等。人们还用黑枣研制了多种食品、饮料、保健品，如黑枣醋、黑枣酒等。

赤豆黑枣粥

赤豆 50 g，黑枣 10 枚，糯米 100 g。先将赤豆煮软，再放入黑枣、糯米熬成稀粥，加白糖调食。

玫瑰黑枣茶

玫瑰花 15 g，黑枣 10 枚，蜂蜜 60 g。先将玫瑰花洗净，黑枣洗净后去核，加入蜂蜜拌匀。放锅内隔水用小火蒸 1 小时即可。

莲子黑枣小麦汤

黑豆 50 g 煮熟，小麦 50 g 煮成浓汁；莲子（去心）20 g，黑枣去核。锅中加适量清水，下入黑豆、小麦汁，再下入莲子、黑枣同煮，煮至莲子、黑枣熟烂，加入冰糖即成。

枸杞子黑枣鸽蛋汤

鸽蛋 80 g，枸杞子 15 g，黑枣（无核）50 g，白砂糖 10 g。将枸杞子、黑枣洗净；鸽蛋煮熟去壳；把全部用料一起放入锅内，加清水适量，大火煮沸后，小火煮 20 分钟，加白糖适量再煮沸即可，随量饮用。

黑枣炖鸡

土鸡腿 1 只，猪小排 250 g，黑枣 20 个，江米酒 1 杯，食盐 2 小匙。将鸡腿洗净切块，排骨洗净用热水汆烫捞起，再用清水洗净备用，黑枣亦洗净沥干备用。将所有材料与调味料同时放入碗中，用保鲜膜封口，再放入电锅中蒸，蒸熟即可食用。

生地枸杞黑枣瘦肉汤

猪瘦肉 60 g，生地黄 30 g，枸杞子 15 g，黑枣 5 枚。将猪瘦肉洗净，切片；生地、枸杞子、黑枣（去核）洗净。把全部用料放入锅内，加清水适量，大火煮沸后，小火煲 1 小时。

酒醉黑枣

把适量黑枣洗净，沥干水分；用蒸锅蒸 30 分钟，取出放凉备用；取适量的黄酒，倒入干净的密封瓶中，放入完全凉透的黑枣，再把冰糖一起放入，拧紧盖子静止存放 15 ~ 30 日左右，即可取出食用。

小贴士

产于我国辽宁、河北、山东、陕西及西南各地山区，或生在山坡、谷地或人工栽培。黑枣含有的大量果胶和鞣酸，易和人体内胃酸结合，因此空腹禁食，睡前也不要多食。

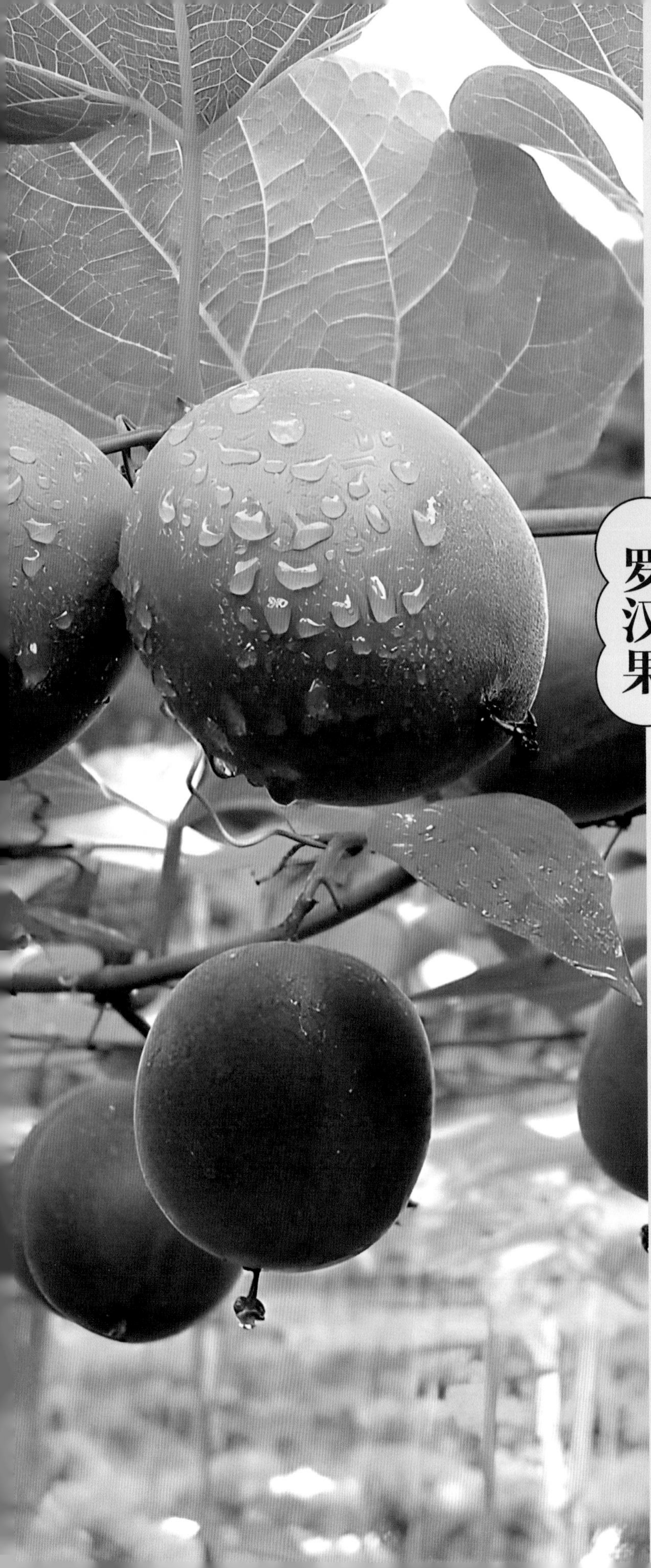

【佳果良药】罗汉果

黄实累累本自芳，西湖名字著诸方。
里称胜母吾常避，珍重山僧自煮汤。
——宋·张栻《赋罗汉果》

罗汉果【佳果良药】

◎ 来源

为葫芦科植物罗汉果 *Siraitia grosvenorii* (Swingle) C. Jeffrey ex A.M.Lu et Z.Y.Zhang 的干燥果实。以颜色黑褐，有光泽，摇时不响者为佳。

◎ 别名

拉汗果、假苦瓜、光果木鳖、罗汉表、种田泡、翁扭。

◎ 功效

清肺利咽，化痰止咳，润肠通便。

◎ 性味归经

甘，凉。归肺、大肠经。

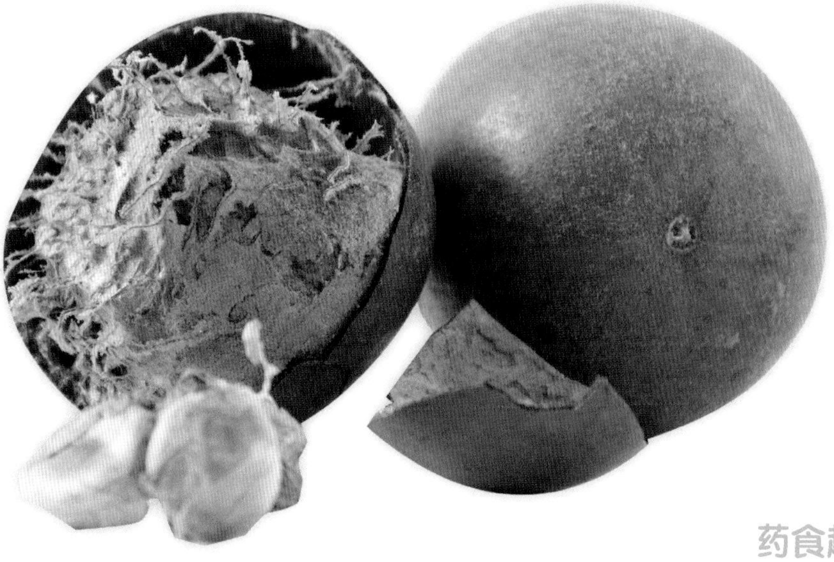

药食趣话

相传，广西一个古老的瑶寨中，住着一位姓罗的樵夫，其母亲受了风寒，咳喘不已，非常痛苦。有一天樵夫上山砍柴，不小心砍中了一个马蜂窝，被蜇得遍体鳞伤。樵夫下山的时候看见前方一簇簇的青藤上结满了不知名的野果，又饿又累的他摘下果子就吃了起来，没想到这野果香甜可口、清凉怡人，将果汁涂在伤口上，伤处红肿疼痛就消失了。惊喜之余，他便摘了好些野果带回家中给母亲吃。樵夫的母亲吃后，觉得清凉润喉，神清气爽，咳喘有所减轻……一个多月后，母亲的咳喘病竟不治而愈。后来每当遇上患有咳喘病的穷人，樵夫便免费教人用野果煎水饮用。恰逢此时一位名汉的郎中行至此地，发现此野果性味甘凉，具有清肺止咳、化痰平喘、利咽润喉和润肠通便之功效，可作药用。樵夫姓罗，郎中名汉，后人为了纪念他们就将野果称为罗汉果。

罗汉果为我国广西特有珍贵葫芦科植物，相对于其他的中药，它的运用历史就比较短了，只有几百年的历史，尽管如此，它因其疗效好、口味佳而畅销中外。罗汉果直接食用，风味独特，清火润喉的效果甚好，市场上用罗汉果开发出来的产品更是不胜枚举，如罗汉果止咳糖浆、罗汉果玉竹颗粒、清咽糖、袋泡茶等。日本人食用罗汉果，一般是煮汤，像乌龙茶或茉莉花茶一样饮用。罗汉果也可同牛奶等混合在一起饮用，有轻微的甜味，香甜可口。把浓缩的罗汉果汁同调料混合在一起炖肉，能使肉质鲜美。另外，罗汉果疏松柔绵、甜润如蜜，其甜味素是非糖成分，糖尿病者也可以放心食用。

营养成分

果实含丰富的维生素 B_1、C，烟酸，以及糖苷、果糖、葡萄糖、蛋白质、脂类、膳食纤维等，也含有钾、钙、镁、铁、锰、锌、铜、磷、硒等多种矿物质。

营养成分	含量（每 100 g）	营养成分	含量（每 100 g）
热量	707 kJ	维生素 B_1	0.17 μg
蛋白质	13.4 g	核黄素	0.38 μg
脂肪	0.8 g	维生素 C	5 mg
碳水化合物	65.6 g	钾	134 mg
膳食纤维	38.6 g	钠	10.6 mg
硒	2.25 μg	磷	180 mg
钙	40 mg	锰	1.55 mg
镁	12 mg	锌	0.94 mg
铁	2.6 mg	铜	0.41 mg

药理研究

降血糖 ◎ 罗汉果中含有丰富的糖苷具有降血糖作用，可辅助治疗糖尿病。

防治坏血病 ◎ 罗汉果中含有丰富的维生素 C，可防治坏血病。

提升免疫力 ◎ 罗汉果能提升机体特异性细胞免疫和体液免疫功能，不影响正常机体非特异性免疫功能。

食疗方

咽喉炎 ◎ 罗汉果 1 个，泡开水，徐徐咽下。或罗汉果 1 个，胖大海 3 枚，泡开水，徐徐咽下。

颈淋巴结炎、百日咳 ◎ 罗汉果 1 个，猪肺（切小块）100 g 同煮汤食用。

急性扁桃体炎 ◎ 罗汉果 1 个，岗梅根 30 g，桔梗 10 g，甘草 6 g，水煎服每日 1 ~ 2 次。

燥咳嗽痰多、咽干口燥 ◎ 罗汉果半个，陈皮 6 g，瘦猪肉 100 g。共煮汤，熟后去罗汉果、陈皮，饮汤食肉。

主治

咳喘、咽痛 ◎ 本品善清肺热，化痰饮，且可利咽止痛，用治痰嗽气喘，配伍百部、桑白皮；治咽痛失音，单用泡茶饮。

便秘 ◎ 本品甘润，生津润肠通便，可治肠燥便秘。

按语

罗汉果味甘，性凉，归肺、大肠经，能清肺利咽、化痰止咳、润肠通便，主要用于咳喘、咽痛和便秘等，对糖尿病、高血压也起着重要调节作用。罗汉果茶是理想保健养生饮料，即在果两头，各钻一小洞放入茶杯中，冲入开水，果内各种营养成分溶解水中，色泽红润，味道甘甜，气味醇香。罗汉果一般可冲泡 4 ~ 5 次，如能挑选到圆形色褐、个大质坚、摇之不响的优质果，冲泡次数还可增加。煲汤时放入罗汉果也会令汤汁清润甘甜。

◎用量用法◎

煎服，10 ~ 30 g；或开水泡服。

◎食忌◎

体质虚寒、腹泻、夜尿多者慎用，不与桂圆同食。

◎药食铭言◎

佳果良药罗汉果，营养利咽又降脂。

罗汉果减肥健身茶

罗汉果 10 g，蜂蜜适量，山楂片 10 g。罗汉果压碎，同山楂放锅中。加水煮熟，去渣，入蜂蜜适量，搅匀。

罗汉果红枣茶

罗汉果 2 个，莲藕 1 节，干红枣 7 枚，冰糖 45 g。莲藕切成圆片；干红枣泡；将清水和冰糖放入锅中，大火烧开后放入罗汉果和红枣，改小火慢慢熬煮约 20 分钟。然后将莲藕片放入，再用小火慢慢煮 15 分钟即可。

罗汉果柿饼汤

罗汉果 30 g，柿饼 15 g。加水煎汤饮。

罗汉果肉汤

罗汉果 30 ~ 60 g，猪瘦肉 100 g。罗汉果打碎，猪肉切成片，加水适量，煮熟，稍加食盐调味服食。

罗汉果猪肺汤

罗汉果 1 个，猪肺 250 g。猪肺切成小块，洗净、挤出泡沫后与罗汉果一起煮汤，调味服食。

罗汉果益母草汤

罗汉果（洗净压碎）1 个，益母草 25 g，煎水服用。

罗汉果粳米粥

罗汉果 250 g，粳米 50 g，精盐、味精适量。罗汉果压碎，水煎煮 3 次，用纱布滤去渣备用。粳米入罗汉果汤汁中煮粥，直至米烂，加入精盐、味精即可食用。

小贴士

主产于广西。秋季果熟时采摘，用火烘干，刷毛，生用。罗汉果中含有丰富的维生素 C，不仅清润甘甜，还可起到美白等美容功效。

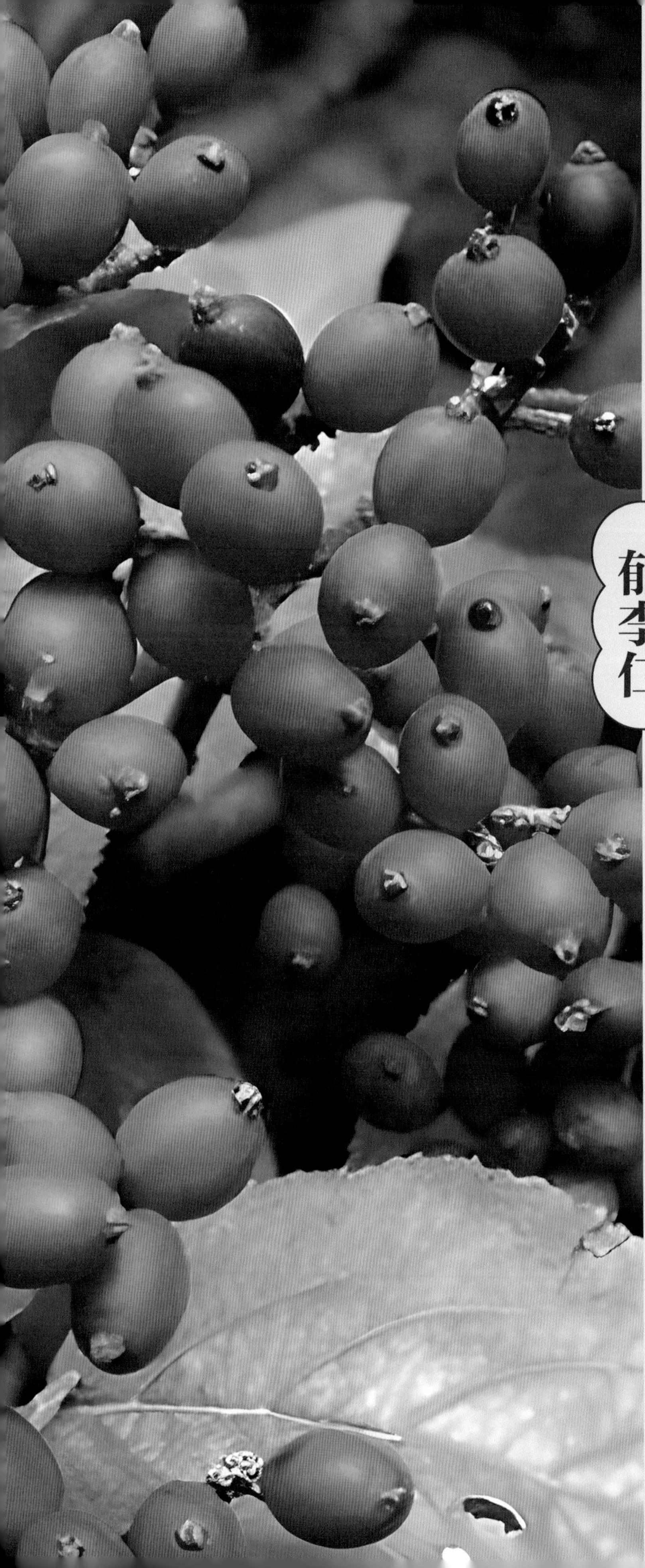

郁李仁

【馥郁行关膈】

兴逐蒹葭变，文因棠棣飞。
人伦用忠厚，帝德已光辉。

——唐·张九龄《和苏侍郎小园夕霁寄诸弟》

郁李仁

【馥郁行关膈】

◎ 来源

为蔷薇科植物欧李 *Prunus humilis* Bge.、郁李 *P. japonica* Thunb. 或长柄扁桃 *P. pedunculata* Maxim. 的干燥成熟种子。以颗粒饱满、淡黄白色、整齐不碎、不出油、无核壳者为佳。

◎ 别名

郁子、郁里仁、李仁肉、郁李、英梅、白棣、雀李、车下李、山李、爵梅、穿心梅、欧李、酸丁、乌拉奈、欧梨。

◎ 功效

润肠通便，利水消肿。

◎ 性味归经

辛、苦、甘，平。归脾、大肠、小肠经。

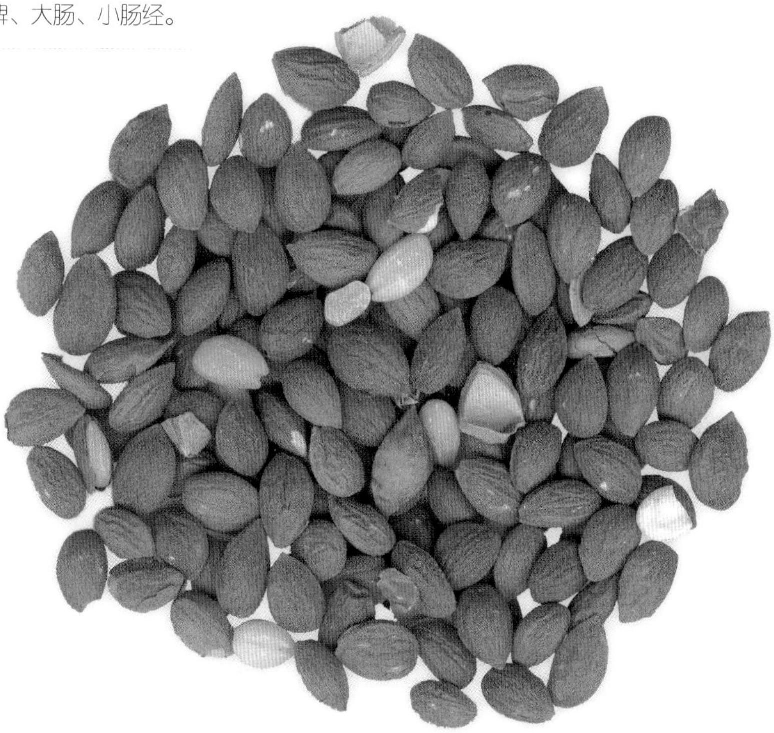

药食趣话

郁李始载于《神农本草经》，以干燥的种子入药用，称郁李仁。郁，有馥郁之意，因花与果实具有香气，故得郁李名。

酒浸郁李仁对于治疗肝系紊乱有奇效。清代名医薛生白在《温热经纬·温热病篇卷四》中谈道："惟目瞑则惊悸梦惕，余邪内留，胆气未舒，宜酒浸郁李仁……滑可去著，郁李仁性最滑脱，古人治惊后肝系滞而不下。始终目不瞑者，用之于治肝系而去滞，此证借用，良由湿热之邪留于胆中，胆为清净之府……胆热内扰，肝魂不安。用郁李仁以泄邪而以酒行之。"据《名医类案·卷七》记载，"钱仲阳治一乳妇，因悸而病，既愈目张不得瞑。钱曰：'煮郁李仁酒饮之，使醉即愈。所以然者，目系内连肝胆，恐则气结，胆横不下，郁李仁能去结，随酒入胆，结去胆下，目能瞑矣。饮之果验。'"《徐大椿医书全集·药性切用·卷之三》也谈到郁李仁"酒引入胆，兼治胆横目张不瞑"。

营养成分

郁李仁含有丰富的营养成分，如蛋白质、脂肪、维生素、膳食纤维、烟酸、钙、钾、钠、锰等。

营养成分	含量（每 100 g）	营养成分	含量（每 100 g）
热量	424 kJ	维生素 B_1	0.08 mg
蛋白质	24.8 g	核黄素	0.71 mg
脂肪	42.7 g	烟酸	0 mg
碳水化合物	0 g	维生素 C	0 mg
膳食纤维	24 g	维生素 E	28.67 mg
维生素 A	0 μg	胆固醇	0 mg
胡萝卜素	3.7 mg	钾	53 mg
视黄醇当量	4.9 μg	钠	5.2 mg
钙	111 mg	镁	0 mg
铁	0.5 mg	锰	1.27 mg
锌	2.96 mg	铜	0.47 mg
磷	32 mg	硒	1.28 μg

药理研究

促进小肠蠕动 ◎ 郁李仁水提物及其脂肪油有显著促进小鼠小肠蠕动的作用。

呼吸系统作用 ◎ 郁李仁皂苷能促使支气管黏液分泌而有祛痰效果。

抗炎镇痛 ◎ 郁李仁水提液有抑制大鼠足关节肿胀作用，对小鼠静脉注射抑痛率则达到 60% 以上。

降压 ◎ 郁李仁酊剂对试验狗血压有显著降低作用。

主治

肠燥便秘 ◎ 本品质润多脂，润肠通便，常用于肠燥便秘。

水肿、脚气 ◎ 本品苦降，利水消肿。常用于水肿腹满、脚气浮肿等症。

食疗方

肠燥便秘 ◎ 郁李仁 6 g，松子仁 12 g，柏子仁 12 g，桃仁 10 g，杏仁 10 g，枳壳 10 g。煎后温服。

水肿 ◎ 郁李仁 90 g，桑白皮 90 g，赤小豆 90 g，陈皮 60 g，紫苏 30 g，白茅根 120 g。共为粗粉，每次 15 g，水煎服。

肝硬化辅助治疗 ◎ 郁李仁 10 ~ 15 g，粳米 50 g。郁李仁捣烂，加水 500 mL，煎至 400 mL，过滤取汁，入粳米常法煮粥，每日早晚温热服食。

肛瘘 ◎ 马齿苋 30 g，郁李仁 30 g。水煎，分 2 次温服。

食管癌 ◎ 郁李仁 10 g，松子仁 10 g，柏子仁 10 g，桃仁（去皮、尖）10 g，杏仁 10 g，粳米 100 g。将前 5 味混合碾碎，与淘洗干净的粳米一同入锅，加水 1000 g，先用大火烧开，再转用小火熬煮成稀粥，可调入适量白糖。日服 1 剂，分数次食用。

◎用量用法◎

煎汤，6 ~ 9 g；或入丸、散剂。

◎食忌◎

大便溏薄者、孕妇慎用。

◎药食铭言◎

芬芳利水郁李仁，药食同源效果佳。

按语

郁李仁性辛、苦、甘，平，具有润肠通便、利水消肿的功效。《本草纲目》言其“主治大腹水肿，面目四肢浮肿，利小便水道。”陶弘景谓：“山野处处有，子熟赤色，亦可啖之。”郁李仁是药食同源之品，可直接食用、泡茶或熬粥，最常与大米同用，煮粥服食，以缓和药性，同时增强健脾补养之功。

郁李仁粥

郁李仁 10 g，粳米 60 g。研碎郁李仁，加水煮粥食之。

郁李仁薏米粥

郁李仁 6 g，薏苡仁 50 g。将郁李仁研碎，水煎取汁，去渣，加薏米煮为稀粥服食，每日 1 剂，作早餐服食。

姜汁郁李仁粥

郁李仁 15 g，粳米 200 g，蜂蜜 25 g，生姜汁适量。将郁李仁去皮研碎；粳米用水淘洗净放入锅内，加水烧开煮八成熟，加入生姜汁、蜂蜜、郁李仁末，搅匀，再熬 5 ~ 6 分钟即可。

郁李仁何首乌饮

郁李仁 50 g，何首乌 50 g，白糖 3 匙。将首乌、郁李仁分别洗净，放入锅中，加清水 500 mL，急火煮开 5 分钟，改用小火煮 30 分钟，滤渣取汁，加白糖，分次饮用。

藕汁郁李仁蛋

郁李仁 8 g，鸡蛋 1 只，藕汁适量。将郁李仁与藕汁调匀，装入鸡蛋内，湿纸封口，蒸熟即可。

小贴士

郁李仁主产辽宁、内蒙古、河北、河南等地。

郁李仁含苦杏仁苷、脂肪油等，具有润滑性缓泻作用，从而使胆固醇吸收下降，但多食易伤脾胃，损齿。

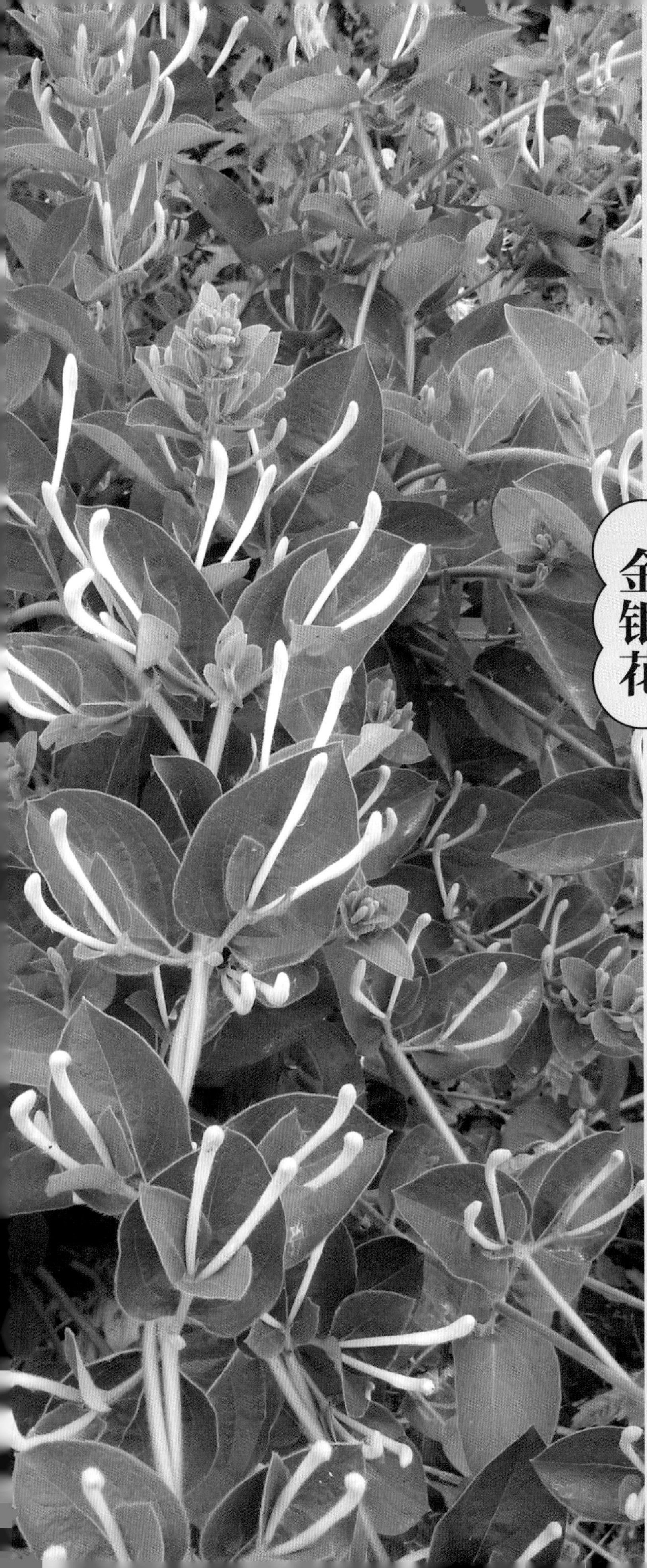

金银花

【绿色抗生素】

金银赚尽世人忙，花发金银满架香。
蜂蝶纷纷成队过，始知物态也炎凉。
——清·蔡淳《金银花》

金银花【绿色抗生素】

◎ 来源

为忍冬科植物忍冬 *Lonicera japonica* Thunb. 的干燥花蕾或带初开的花。以身干、色青白、香气浓、无开放花、无杂质、握之顶手者为佳。

◎ 别名

银花、忍冬花、鹭鸶花、二宝花、双花。

◎ 功效

清热解毒，疏散风热。

◎ 性味归经

甘，寒。归肺、心、胃经。

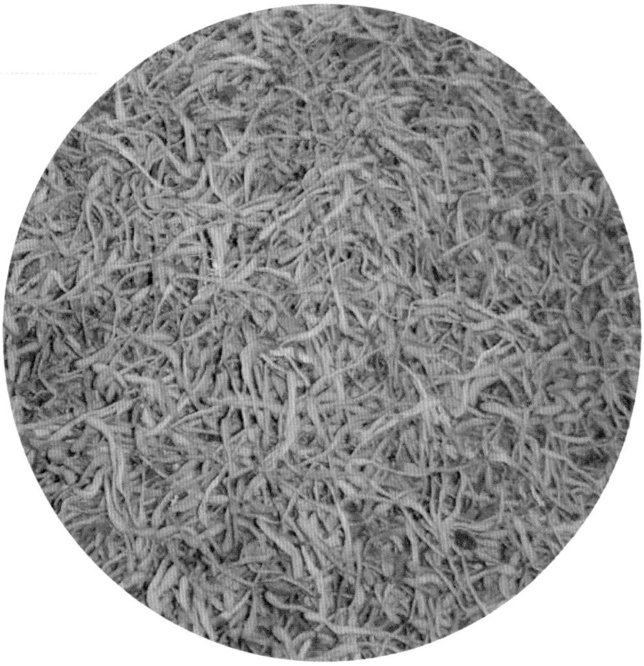

药食趣话

相传从前丁香河边上，住着一对孪生姐妹，姐姐叫金花，妹妹叫银花。一天她俩却同时患病，周身发热，全身红斑。医生看了说："这是热毒病，无药可治！"临死前，金花、银花对父母说："我俩死后，要变成专治热毒病的草药，让得了这种病的人起死回生。"姐妹二人死后不久，坟上果然长满了茂盛的蔓藤，每到夏初开花，先白后黄，交相辉映。人们记起了金花和银花临终前的话，就采来治疗热毒病，果然一服见效。为了纪念姐妹二人，人们就把这种花叫作"金银花"。金与银皆是宝，故俗称"二宝花"。

金银花，又名金花、银花、忍冬花，是多年生藤本缠绕灌木忍冬藤上所开的花。明代医学家李时珍在《本草纲目》中曾记载有"三日开花，长寸许，一蒂两花，花初开放白色，二、三日后变黄，黄白相映，新旧相参，故称金银花"。忍冬在初夏之时，于叶腋开白花，后变黄，香气强烈，由花瓣柄吸其花，有一种甜味，儿童喜吸之，故日本民间俗呼"吸桂"。

金银花牵藤挂蔓，生长迅速，可铺展数十米，绿叶密生，四时青葱，夏季繁花密布，清香宜人，是一种优良的藤木花卉，它既是美花，又是良药。其集"药用经济型、环保生态型"于一身，一直享有"四宝一枝花"的美誉。

营养成分

金银花中含木犀草黄素、肌醇、皂苷、绿原酸，以及糖类、蛋白质、多种维生素化合物和微量元素。绿原酸为抗菌消炎的主要有效成分，对黄金色葡萄球菌、溶血性链球菌、痢疾球菌、伤寒球菌、肺炎球菌有显著的抑制作用。

药理研究

抗菌、抗病毒 ◎ 金银花对金黄色葡萄球菌、溶血性链球菌、痢疾杆菌、伤寒杆菌、肺炎双球菌、脑膜炎双球菌、铜绿假单胞菌以及流感病毒等均有明显抑制作用。

增强免疫 ◎ 金银花能促进淋巴细胞转化，增强白细胞的吞噬功能。

抗炎、解热 ◎ 金银花能促进肾上腺皮质激素的释放，对炎症有明显抑制作用。

主治

痈肿疔疮 ◎ 本品清热解毒、散痈消肿，为治一切内痈外痈之要药。

外感风热、温病初起 ◎ 本品芳香清散，可透热达表。

热毒血痢 ◎ 本品有清热解毒、凉血止痢之效，常用治热毒痢疾、下利脓血。

◎用量用法◎

煎服，6 ~ 15 g。疏散风热、清泄里热以生品为佳；炒炭宜用于热毒血痢；露剂多用于暑热烦渴。

◎食忌◎

脾胃虚寒及气虚疮疡脓清者忌用。

◎药食铭言◎

清香甘寒金银花，透达祛邪效奇佳。

食疗方

预防乙脑、流脑 ◎ 金银花、连翘、大青根、芦根、甘草各 15 g，水煎代茶饮，每日 1 剂，连服 3 ~ 5 日。

热淋 ◎ 金银花、海金沙藤、胡荽、金樱子根、白茅根各 50 g，水煎服，每日 1 剂，5 ~ 7 日为 1 个疗程。

胆道感染、创口感染 ◎ 金银花 50 g，连翘、大青根、黄芩、野菊花各 25 g，水煎服，每日 1 剂。

预防流行性感冒 ◎ 金银花 30 g，菊花 15 g，柴胡 12 g，板蓝根 15 g。水煎服，每日 1 剂，日服 2 次，连服 3 日。患流感初期服用也有效。

泌尿系感染 ◎ 金银花、白茅根、海金沙各 30 g，水煎服，每日 1 剂。

咽喉肿痛 ◎ 金银花、马齿苋各 30 g，牛蒡子、玄参各 10 g，桔梗 6 g，水煎服，每日 2 ~ 3 次。

急性乳腺炎 ◎ 金银花 60 g，蒲公英 30 g，青皮、陈皮、连翘各 10 g，甘草 6 g，每日 1 剂，日服 3 次。

脉管炎、脉痹 ◎ 金银花 90 g，黄芪、当归、玄参各 30 g，甘草 10 g。水煎服，每日 1 剂，每日 3 次，10 日为 1 个疗程。

痈疖肿毒 ◎ 金银花 60 g，野菊花 30 g，甘草 10 g，水煎服，每日 1 剂。

痢疾 ◎ 银花炭（炒焦黄）15 g，研末，用蜂蜜水调服。每日 2 ~ 3 次。

荨麻疹 ◎ 金银花、路路通各 30 g，虎耳草 10 g，水煎服或沸水泡服，每日 1 剂。

清解暑热 ◎ 金银花 45 g，煎成凉茶喝，代茶频饮。

按语

金银花味甘，性寒，归肺、心、胃经，善散肺经邪热，又可清解心胃之热毒，是散热解毒之良药。《神农本草经》将金银花列为上品，《本草纲目》中也详细论述了金银花具有“久服轻身，延年益寿”的功效。乾隆年间的“延寿丹方”亦是以金银花为主；记录慈禧太后生活琐事的《御想缥缈》中，也有金银花滋润皮肤、返老还童的描述。金银花在民间享有“药铺小神仙”之誉，临床应用十分广泛。现在全国有三分之一的中药方剂用到金银花，如人们熟知的银翘解毒丸、银黄口服液等。

金银花含有多种人体必需的微量元素和化学成分，同时含有多种对人体有利的活性酶物质，具有延缓衰老、防癌变、轻身健体的功效。金银花闻之气味芬芳，饮之心清肺爽，且能防暑降温，是配制清凉饮料的佳品；金银花煎汤代水煮粥或与水鸭煲汤，也是深受人们喜爱的夏季养生美食。金银花系列产品如金银花晶、金银花露、金银花茶、忍冬酒、忍冬花牙膏等，受到广大消费者的好评，并畅销国内外。

银花蜜饮

金银花 30 g，蜂蜜适量。金银花水煎 2 次，每次煎 30 分钟，混合，取汁调入蜂蜜。

金银花枸杞汤

金银花 40 g，枸杞子 10 g，冰糖 30 g。金银花煮 20 分钟，加入枸杞子、冰糖再煮 10 分钟即可。

金银花桑叶膏

配料有低聚果糖、金银花、桑叶、马齿苋、淡竹叶、菊花、蒲公英、鲜芦根。

食用方法有口服，温水冲服，建议每日 1~2 次，每次 10~20 g。也可以 1∶10 的温水稀释兑匀后饮用。

金银花粥

金银花 30 g，白米 30 g。先用水煎煮，取其浓汁，加入白米和水，再煮为稀薄的粥。

银花绿豆粥

绿豆 60 g，金银花 15 g。将绿豆加水煮熟后，放入金银花（纱布包），一同煮沸，除去金银花。1 次服完，食绿豆饮汤。

银花冬瓜仁蜜汤

金银花 20 g，冬瓜仁 20 g，黄连 2 g，蜂蜜 50 g。先煎金银花，去渣取汁，用药汁煎冬瓜仁 15 分钟后，入黄连、蜂蜜即可。

金银花薄荷茶

金银花、枸杞子、菊花、薄荷均适量，稍冲洗，浸泡 3 分钟即可。

金银花水鸭汤

金银花 25 g，水鸭 1 只，无花果 2 粒，陈皮适量，鲜姜 2 片，清水 1000 mL，盐少许。水鸭洗干净，滚水煮 5 分钟，捞出冲掉浮沫。将水鸭放入砂煲内，倒入清水煮沸后，放入金银花、无花果、陈皮和姜，撒上少许白胡椒粉，用小火煲 2.5 小时后加入少许盐搅匀即可。

小贴士

金银花在我国大部分地区均有分布，但正宗金银花三大产地为：河南省封丘县、山东平邑县、河北省巨鹿县。其中以山东产量最大，而以河南的质量最优。以山东沂蒙山区的“济银花”和河南密县的“密银花”驰名中外。

炎夏酷暑之际易中暑，用金银花制成凉茶，频频饮用能够预防夏季中暑。

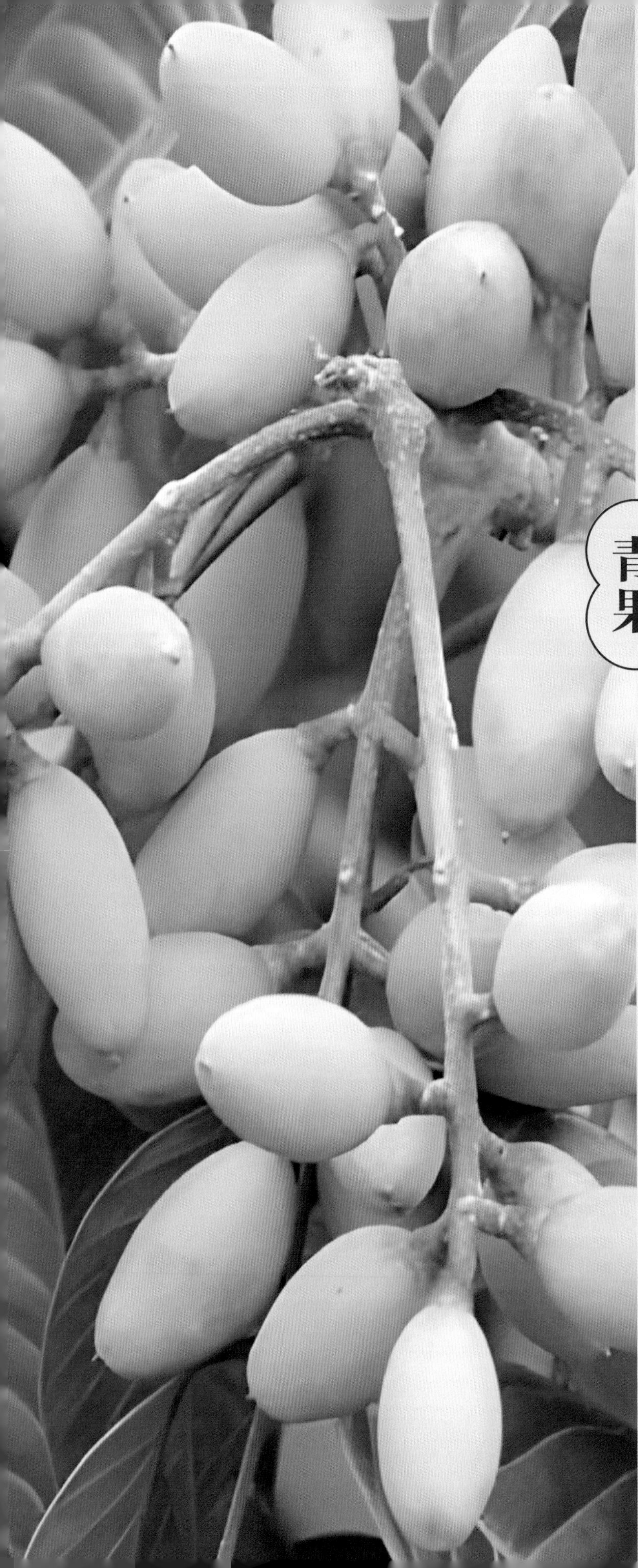

青果

【吉祥果】

南国青青果，涉冬知始摘。
虽咀涩难任，竟当甘莫敌。
来从万里外，或以苦口掷。
所投同木瓜，欲报无琼璧。

——宋·梅尧臣《玉汝遗橄榄》

青果【吉祥果】

◎ 来源

为橄榄科植物橄榄 *Canarium album* Raeusch. 的成熟果实。以个大、坚实、肉存、味先涩后甜者为佳。

◎ 别名

忠果、吉祥果、橄榄、青子、黄榔果、柯榄、青橄榄、甘榄、诃梨子等。

◎ 功效

清热解毒，利咽，生津。

◎ 性味归经

甘、酸，平。归肺、胃经。

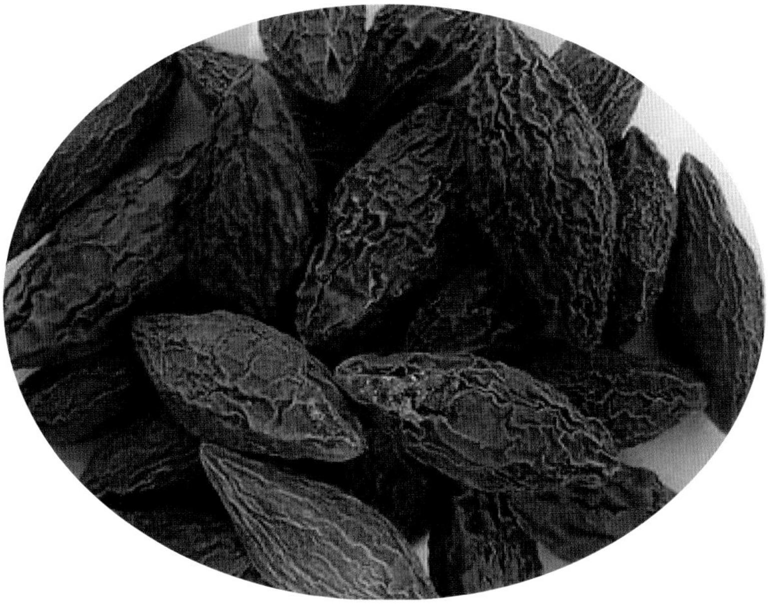

药食趣话

传说洪蒙之地，有一棵青果树。与天地同寿，日夜常青，果实亦终年不坠。食其果，可得千年之寿。千年之后，青果萌芽，食者裂腹而死，青果亦萎。

古人对青果的喜爱多以诗赞之。如元·洪希文《尝新橄榄》说："橄榄如佳士，外圆内实刚，为味苦且涩，其气清以芳。侑酒解酒毒，投茶助茶香。得盐即回味，消食尤奇方。……虽云白霜降，气味更老苍。"元·方回《独游塘头五首》言："密树窥青果，方塘数绿荷。久晴田水细，向晚野烟多。兀坐几忘起，成诗费屡哦。归鞍犹觉早，再欲叩烟萝。"宋·王禹偁《橄榄》谓："江东多果实，橄榄称珍奇。北人将就酒，食之先颦眉。皮核苦且涩，历口复弃遗。良久有回味，始觉甘如饴。我今何所喻，喻彼忠臣词。直道逆君耳，斥逐投天涯。世乱思其言，噬脐焉能追。寄语采诗者，无轻橄榄诗。"

营养成分

青果含蛋白质、脂肪、碳水化合物、多种维生素、没食子酸、香树脂醇、金丝桃苷、钙、磷、铁等。青果含钙量相当高，且钙、磷比值远大于1。钙可与脂肪酸、胆汁酸形成不溶性化合物排出体外，减少对肠道的致癌作用。青果含钙量高且好吸收，尤其适合妇女、儿童食用。

营养成分	含量（每 100 g）	营养成分	含量（每 100 g）
热量	49 kJ	维生素 B_1	0.01 mg
蛋白质	0.8 g	核黄素	0.01 mg
脂肪	0.2 g	烟酸	0.7 mg
碳水化合物	15.1 g	维生素 C	3 mg
膳食纤维	4 g	钙	49 mg
维生素 A	22 μg	磷	18 mg
胡萝卜素	130 μg	钾	23 mg
镁	10 mg	铁	0.2 mg
锌	0.25 mg	锰	0.48 mg
硒	0.35 μg	钠	0

药理研究

解酒护肝 ◎ 青果具有防醉解酒、护肝之功效。青果中所含三萜化合物对半乳糖胺引起的鼠肝细胞中毒有保护作用。

抗菌 ◎ 青果对大肠杆菌、金黄色葡萄球菌、枯草杆菌、酿酒酵母、黄曲霉等均有较明显的抑制作用，黄酮类物质及没食子酸可能是其抑菌活性成分。

助消化 ◎ 青果能兴奋唾液腺，增加唾液分泌，有促消化作用。

其他作用 ◎ 青果没食子酸具有较好的抗乙肝病毒作用。

主治

咽喉肿痛、咳嗽烦渴 ◎ 本品性平偏寒，清热解毒，生津利咽，化痰止咳。可治疗风热上袭或热毒蕴结而致咽喉肿痛。

鱼蟹中毒 ◎ 本品甘平解毒，单用鲜品榨汁或煎浓汤饮用，可解河豚之毒；本品又有解毒醒酒之效，单用青果十枚，煎汤饮服用于饮酒过度。

食疗方

细菌性痢疾 ◎ 青果 30 g。水煎服，日 1 剂。

干咳少痰 ◎ 青果 12 g，栀子、瓜蒌、浙贝母各 10 g。水煎服，日服 1 剂。

咽喉肿痛 ◎ 青果 12 g，生地黄、玄参、麦冬各 10 g，蝉蜕 6 g，甘草 3 g。水煎服，日服 1 剂。

湿疹 ◎ 青果 50 g，冰片 1 g。青果水煎取浓汁，兑入冰片溶解后外用，以棉签涂患处，每日 3 次。

咽痛（慢性咽炎） ◎ 用青果放在嘴中，咀嚼后慢慢含咽。

食积不化 ◎ 青果 15 g，神曲 12 g，煎汤饮用。

醉酒 ◎ 鲜青果适量，生吃或煮茶喝。

过敏性皮炎 ◎ 鲜青果捣烂绞汁搽患处（有化脓溃烂的可用渣敷之），每日数次。或鲜橄榄叶适量，洗净煎汤洗患处。

麻疹 ◎ 鲜青果、甘草各 3 g。青果打破与甘草同煎服，每日 1 次，连服 7 日。

腹胀 ◎ 盐青果 30 枚，煅炭，研细末，每服 5 g，每日 3 次。饭后生姜汤冲服，2 ~ 3 日为 1 个疗程。

◎用量用法◎

煎服，4.5 ~ 9 g；鲜品尤佳，可用至 30 ~ 50 g。

◎食忌◎

不宜与海鲜同食，会引起胃肠不适；消化道溃疡患者不宜食。

◎药食铭言◎

药食兼用之青果，
营养丰富味道好。

按语

青果味甘酸，性平，具有清热解毒、利咽化痰、生津止渴、开胃降气、除烦醒酒之功效，适用于治咽喉肿痛、咳嗽吐血、菌痢、癫痫、暑热烦渴、肠炎腹泻等病症，外用湿敷对皮肤病、阴囊溃疡、红斑湿疹皮炎等均有一定疗效。

“初生幼榄来精制，入药几分香味浓，消胀健脾还养胃，相宜饮啖两从容”。青果不仅有药用价值，而且营养十分丰富，也是茶余饭后的食用佳品，能“解酒毒、助茶香”。初食青果时会有酸、涩、苦感，久嚼则味转清甜，满口生津；除了直接食用，青果还可以泡茶、熬粥、煲汤、制作膏滋或腌渍。蜜浸渍后的青果更是香甜无比，味道怡人。此外，青果能解河豚之毒，至今我国南方沿海渔民煮河豚时，还常在锅内放几枚青果。

青果杞子饮

青果 10 g，枸杞子 20 g。枸杞子、青果分别洗净，置锅内，加清水 1000 mL，急火煮开 3 分钟，改小火煮 20 分钟，滤渣取汁，分次服用。

青果拌麒麟菜

青果 200 g，干麒麟菜 25 g，葱丝 10 g，白糖、香油、醋、川盐、味精等量。干麒麟菜洗净，用开水泡 2 小时，捞起，切成丝；青果洗净，削去皮，切成丝，盛入盘中，加入麒麟菜丝，白糖、香油、醋、川盐、味精，拌匀即成。

青果梨羹

青果 250 g，梨块 300 g，白糖、水豆粉各适量。青果洗净，削去皮，切成小片状；锅内放清水、白糖烧沸，放梨块、青果片、水豆粉，收汁成羹汤，起锅即成。

青果玉竹百合汤

青果 230 g，干百合 15 g，玉竹 9 g，白糖适量。青果洗净，削皮切片。锅内放清水、干百合、玉竹、炖至熟烂，拣去玉竹，加入白糖、青果片，烧沸，起锅即成。

萝卜青果粥

粳米 100 g，青果 20 g，胡萝卜 50 g，盐 1 g。粳米淘洗干净，用冷水浸泡 30 分钟，捞出，沥干水；青果洗净；萝卜洗净切块；锅中加入约 1000 mL 冷水，将粳米放入，置旺火烧沸加入青果和萝卜块，改用小火熬煮成粥；粥内下盐拌匀，再稍焖片刻，即可盛起食用。

青果炖猪肚

猪肚 500 g，青果 20 g，盐 2 g。猪肚洗净，先用开水烫一下，再和青果一起加适量清水炖至猪肚熟烂即可。食用时加少许的食盐调味，以喝汤为主。

青果酸梅饮

酸梅 15 g，青果 10 枚。先将青果洗净，与酸梅一同放入砂锅，加水适量，中火煎煮 30 分钟，代茶饮。

小贴士

青果主产广东、广西、福建、云南、四川等地。秋季果实成熟时采收，洗净。鲜用或晒干，打碎生用。

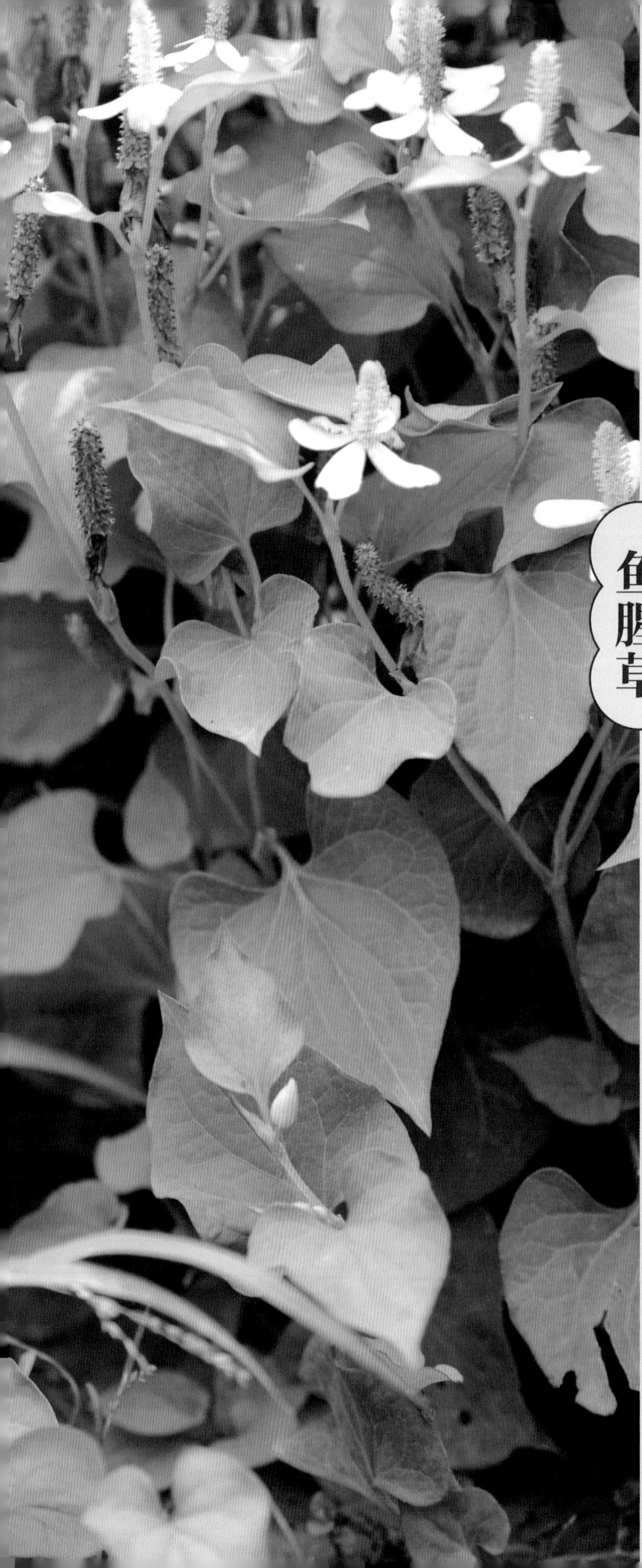

鱼腥草

【清热解毒】

散热毒痈肿，疮痔脱肛。

——明·李时珍《本草纲目》

鱼腥草【清热解毒】

◎ 来源

为三白草科植物蕺菜 *Houttuynia cordata* Thunb. 的干燥地上部分。以叶片茂盛、颜色翠绿、鱼腥气浓者为佳。

◎ 别名

岑草、紫背鱼腥草、紫蕺、臭猪巢、折耳根、猪鼻拱、九节莲、肺形草、鱼鳞真珠草、秋打尾、臭蕺。

◎ 功效

清热解毒，消痈排脓，利尿通淋。

◎ 性味归经

辛，微寒。归肺经。

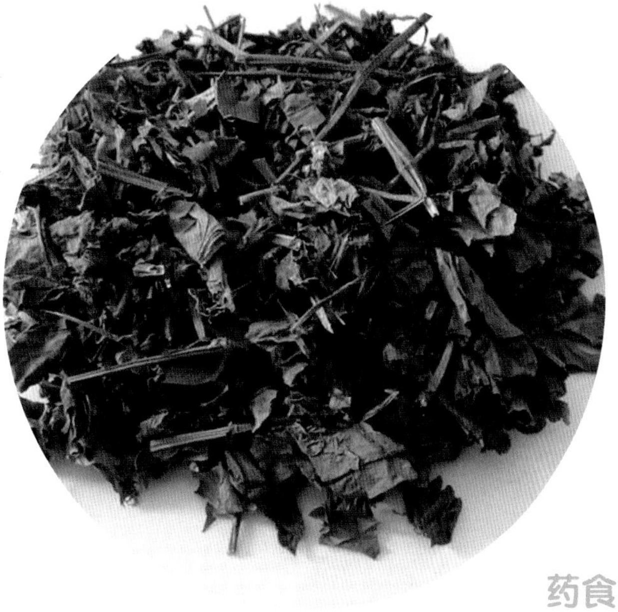

药食趣话

春秋时期吴越争霸，越王勾践“会稽之耻”做了吴王夫差的俘虏。勾践归国后第一年，就碰上了罕见的荒年。为了渡过难关，勾践亲自翻山越岭寻找野菜，发现了一种可以食用的野菜，生长能力特别强。举国上下靠着这小小的野菜度过了荒年。勾践也把这种有些鱼腥味的野菜命名为鱼腥草。鱼腥草助勾践渡过难关立了大功，历来被人们推崇和赞颂。“南方阴湿茂青翠，解毒消痈腥味冲。勃勃生机生野外，频频灾害采家中。报仇复国充饥草，忍辱含辛尝屎翁。大败夫差千古赞，越王蕺菜立奇功”。“弱茎紫疏薇，傲挺一清蕊，玉果蕺山独具辉。勾践相为贵，入世不随庸。厌富离权势泊野，经风任雨摧淡雅无须兑”。

其实，吃鱼腥草是有个由来的。那是从古沅州（即今芷江）开始流传着的一个真实的故事。相传宋朝熙宁六年夏，大雨滂沱，河水猛涨，冲毁房屋，淹没农田，沿河两岸民众流离失所，无家可归。雨停水退后，民众大多患上了同一种病，整天拉稀，一时间，闹得人心惶惶。就在这紧要关头，有一个张姓后生手持一把鱼腥草，对寨子里的人说：“此草大概可以治这种病，大家不妨试试看吧。”于是，民众就拖着病躯上山下地挖鱼腥草的根吃，果然病情见好。消息很快传遍了沅州各寨，所有染病之人全都因吃了鱼腥草把病治好了。从此，沅州民众对鱼腥草特别珍爱，吃的方法也越来越讲究了。把鱼腥草的地下茎洗净切段，拌上烤香的辣椒粉、生姜、芫荽、葱蒜、香料、食醋等。就这样一直吃到今天，吃出了一种传统美味，吃出了一道药食同源的佳肴。

我国的鱼腥草资源非常丰富，作为绿色无污染的天然野蔬，以其为主要原料的保健饮料、鱼腥草茶、鱼腥草酒、鱼腥草罐头、鱼腥草风味牛肉干等也相继上市，发展潜力巨大。更多高档次的鱼腥草精品有待研制，使其在日常生活、畜牧生产和水产养殖中发挥更加重要的作用。

营养成分

鱼腥草富含蛋白质、油脂、维生素等，活性黄酮类成分如槲皮素、金丝桃苷，单糖如葡萄糖、果糖、阿拉伯糖和少量半乳糖、鼠李糖等多糖类成分，矿物质钠、镁、钙、硒等。此外还含鱼腥草素、挥发油、蕺菜碱等。

营养成分	含量（每 100 g）	营养成分	含量（每 100 g）
碳水化合物	0.3 g	维生素 C	70 μg
膳食纤维	0.3 g	钾	718 mg
维生素 A	575 μg	钠	2.6 mg
胡萝卜素	3450 μg	镁	71 mg
钙	123 mg	锰	1.71 mg
铁	9.8 mg	铜	0.55 mg
锌	0.99 mg	磷	38 mg

药理研究

抑菌 ◎ 鱼腥草素对金黄色葡萄球菌、肺炎双球菌、流感杆菌、伤寒杆菌以及结核分枝杆菌等均有不同程度的抑制作用。

抗病毒 ◎ 鱼腥草乙醚提取的非挥发物有抗病毒作用。

提高免疫力 ◎ 鱼腥草能增强白细胞吞噬能力，提高机体免疫力。

扩张血管 ◎ 鱼腥草所含槲皮素及钾盐能扩张肾动脉，增加肾动脉血流量，有较强的利尿作用。

其他 ◎ 鱼腥草还有镇痛、止血、促进组织再生和伤口愈合以及镇咳等作用。

主治

肺痈吐脓、肺热咳嗽 ◎ 本品主入肺经，以清解肺热见长，又具消痈排脓之效，故为治肺痈之要药。

热毒疮毒 ◎ 本品既能清热解毒，又能消痈排脓，亦为外痈疮毒常用之品，常与野菊花、蒲公英、金银花等同用。

湿热淋证 ◎ 本品有清热除湿、利水通淋之效，善清膀胱湿热，常与车前草、白茅根、海金沙等同用，治疗小便淋沥涩痛。

此外，本品又能清热止痢，还可用治湿热泻痢。

食疗方

病毒性肺炎、支气管炎、感冒 ◎ 鱼腥草、厚朴、连翘各 15 g，研末；桑枝 50 g，煎水冲服药末。

肺病咳嗽、盗汗 ◎ 鱼腥草叶 100 g，猪肚 1 个。将鱼腥草叶置肚子内炖汤服。每日 1 剂，连用 3 剂。

痢疾 ◎ 鱼腥草 30 g，山楂炭 10 g。水煎加蜜糖服。

热淋、白浊、白带 ◎ 鱼腥草 50 g。水煎服。

慢性鼻窦炎 ◎ 鲜鱼腥草捣烂，绞取自然汁，每日滴鼻数次。另用鱼腥草 20 g，水煎服。

疮痈肿毒 ◎ 鱼腥草晒干，研成细末，蜂蜜调敷。未成脓者能内消，已成脓者能排脓（阴疽忌用）。

妇女外阴瘙痒、肛痈 ◎ 鱼腥草适量，煎汤熏洗。

恶蛇虫伤 ◎ 鱼腥草、皱面草、槐树叶、决明子均适量。共杵烂敷之。

肺脓疡 ◎ 鱼腥草 30 g，桔梗 15 g，水煎服或研末冲服。

流行性腮腺炎 ◎ 鲜鱼腥草捣烂外敷患处，以胶布包扎固定，每日 2 次。

急性黄疸型肝炎 ◎ 鱼腥草 180 g，白糖 30 g，水煎服，每日 1 剂，连服 5 ~ 10 剂。

◎用量用法◎

煎服，15 ~ 25 g。鲜品用量加倍，水煎或捣汁服。外用适量，捣敷或煎汤熏洗患处。

◎食忌◎

本品含挥发油，不宜久煎。虚寒证及阴性疮疡忌服。

◎药食铭言◎

清热解毒鱼腥草，药食兼用味道新。

按语

鱼腥草是地道的中药，又是名副其实的美味。鱼腥草营养丰富，味道鲜美，风味独特，可生食、凉拌、泡茶、煮粥和炖肉，是贵州一道特色风味菜肴。贵州人都叫鱼腥草为折耳根，折耳根的吃法很多，如凉拌折耳根。折耳根有一种特有的味道和香气，切碎后和上葱末、香菜一起可与辣椒面拌作蘸水。折耳根炒腊肉，也是每席必上、必有、百吃不厌的特色菜，它集冲鼻的生鱼腥气与腊肉、辣椒的香气，共同形成了一股奇特的混合：一种冷香，一种暖香，缭绕不去，任人回味。

蒜香鱼腥草

鱼腥草 1 把，红椒 1 个，蒜、食盐、白糖适量。鱼腥草叶洗净，红椒洗净切丁，蒜切片。锅烧热倒少许油，下蒜片煎出香味倒入鱼腥草，翻炒至软，倒入红椒丁，关火，调入盐、一点点糖炒匀即可。

鱼腥草猪肺汤

鱼腥草 30 g，红枣 4 枚，猪肺 250 g。猪肺反复清洗干净，切块，放入锅中爆干水分，再放入水中漂洗，挤干水，加水适量，下红枣，小火煮至猪肺熟后，下鱼腥草，再煮 20 分钟左右，调味食用。

凉拌鱼腥草

鱼腥草 1 把，盐、姜蒜、老抽和油辣椒适量。鱼腥草叶去掉根蒂和毛须，放入清水中泡去泥，洗净沥干水分，加入盐、姜蒜、老抽和油辣椒拌匀，最后淋入点儿香油即可。

枇杷鱼腥草蜜饮

枇杷叶 30 g，鱼腥草 20 g，桑白皮 30 g，蜂蜜 30 g。先将鱼腥草洗净，放入砂锅中，加清水浸泡 30 分钟。将桑白皮、枇杷叶切碎，装入沙袋中，扎紧袋口，一同放入砂锅，加水适量，先用大火煮沸，后改用中火煎煮 30 分钟，取出药袋，趁温热加入蜂蜜，调匀即可。早晚两次分服。

鱼腥草乌鸡汤

鱼腥草 30 g，蜜枣 5 枚，乌骨鸡半只，盐、味精各适量。鱼腥草洗净，乌骨鸡洗净切块，红枣洗净备用。锅中加水煮沸，放入鸡块氽烫去血水捞出。将清水 1000 mL 放入锅内煮沸后，加入以上所有材料，大火煲开后，改用小火煲 2 小时，加入调味料即可。

鱼腥草粥

鱼腥草 50 g，粳米 100 g，白糖 20 g。将鱼腥草洗净，切碎；粳米淘洗干净。大米、鱼腥草放入锅内，加水适量，煮 35 分钟，加入白糖即成。

山楂鱼腥汤

鱼腥草 60 g，山楂 6 g。将上两味入锅内，加适量水煎成汤剂，去渣服食。饮汤。

小贴士

分布于长江流域以南各省。夏季茎叶茂盛花穗多时采割，除去杂质，迅速洗净，切段，晒干。生用。

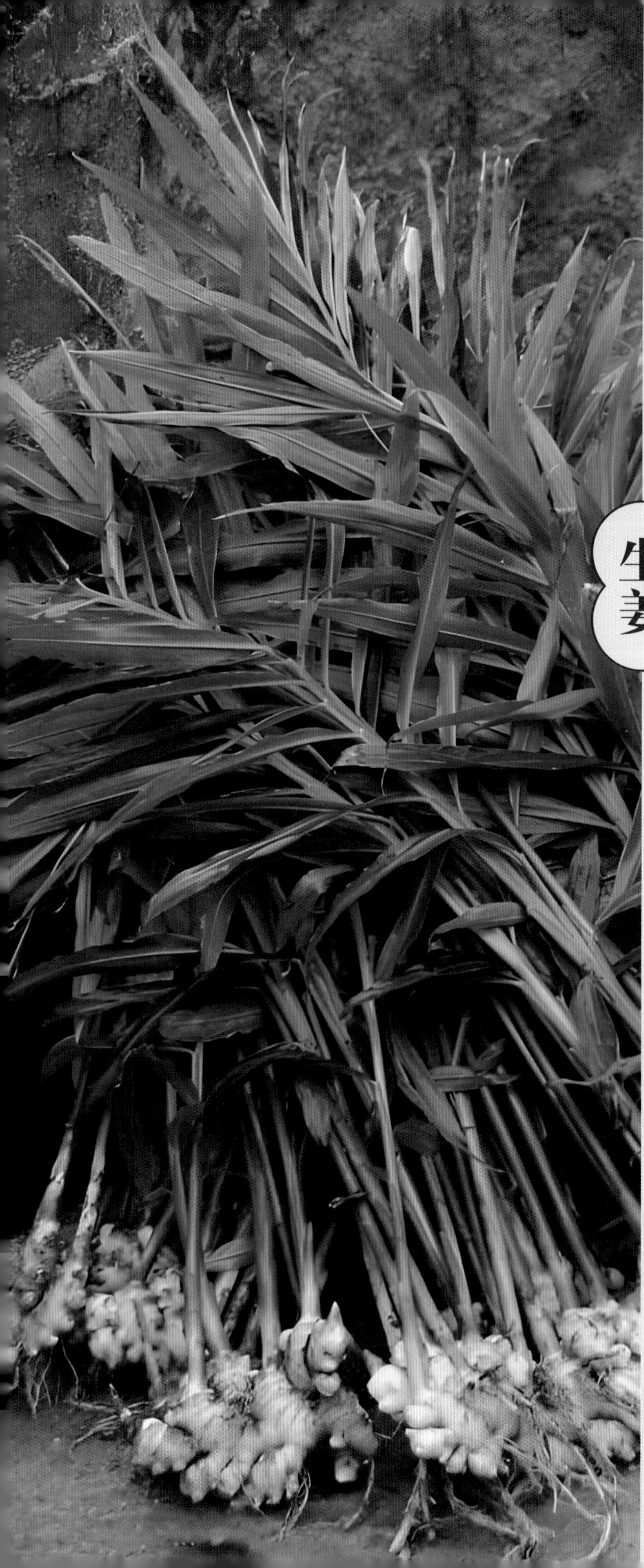

生姜

【呕家圣药】

道是生姜树上生，不应一世也随声。
暮年受用尧夫语，莫与张程几个争。

——南宋·刘克庄《丁未春五首》

生姜

【呕家圣药】

◎ 来源

为姜科植物姜 *Zingiber officinale* Rosc. 的新鲜根茎。以块大、丰满、质嫩者为佳。

◎ 别名

姜根、百辣云、因地辛、炎凉小子、鲜姜。

◎ 功效

解表散寒，温中止呕，温肺止咳。

◎ 性味归经

辛，温。归肺、脾、胃经。

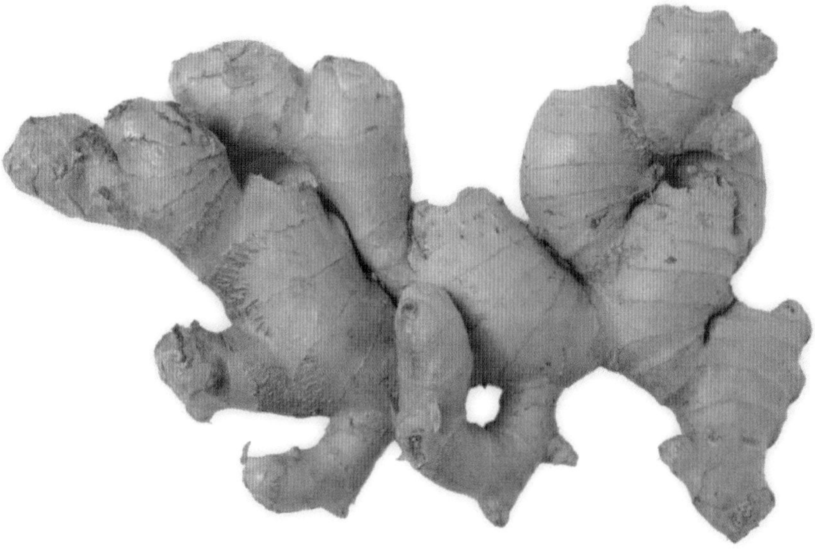

药食趣话

唐代长安香积寺有个和尚叫行端，夜间上南五台山砍柴，回寺后成了哑巴。方丈带领众僧在佛前做了八十一天道场也无济于事，行端仍不能说话。次日凌晨，长安医术高超的刘韬来到山上，仔细观察后知道是误食山中半夏。他从药袋里取出一块生姜，对方丈说：“尊师放心，请那沙弥速将此药煎服，三五日内定能药到病除。”行端连服三剂姜汤，胸中郁积渐解，咽喉轻松爽利，又连服了三剂，竟能开口说话，寺中众僧都惊讶不已。

明代《奇效良方》中载药方说：“一斤生姜半斤枣，二两白盐三两草（甜草），丁香沉香参半两，四两茴香一处捣，蒸也好，煮也好，修合此药省似宝，天天清早饮一杯，一世面貌长不老。”民间也流传着不少关于生姜的谚语，如“一杯茶，一片姜，驱寒健胃是良方”“早上三片姜，胜过饮参汤”“每天三片姜，不劳医生开处方”，等等。生姜作为抗氧化香料，其抗氧化效果优于维生素 E 和丁基羟基茴香醚，目前已广泛应用于肉类保鲜等。

营养成分

生姜除含挥发油、姜辣素、姜酮、姜烯酮、生姜醇、姜烯酚、天门冬素、谷氨酸、甘氨酸、淀粉外，还含有蛋白质、糖、维生素、植物杀菌素、油树脂等。生姜挥发油、姜辣素具有很好发汗的作用。

营养成分	含量（每 100 g）	营养成分	含量（每 100 g）
热量	66 kJ	维生素 B_1	0.02 μg
镁	44 mg	锌	0.34 mg
钠	14.9 mg	碳水化合物	10.3 g
蛋白质	1.3 g	膳食纤维	2.7 g
维生素 B_2	0.03 mg	磷	42 mg
钙	46 mg	锰	3.2 mg
脂肪	0.6 g	钾	295 mg
烟酸	0.8 mg	硒	0.56 μg
铁	1.4 mg	维生素 A	28 μg
铜	0.14 mg	胡萝卜素	170 μg
维生素 C	4 mg		

药理研究

抗氧化 ◎ 生姜中所含的姜辣素等均具有很强的抗氧化和清除自由基作用。

降低胆固醇 ◎ 生姜中含有的生姜醇、姜烯酚是降胆固醇的有效成分。

抗炎 ◎ 生姜乙醇提取物（EZE）腹腔给药能抑制角叉菜胶和 5- 羟色胺（5-HT）引起的大鼠足跖肿胀和皮肤水肿。

抗微生物 ◎ 生姜提取物对金黄色葡萄球菌、大肠杆菌等食品常见污染菌有广谱抑制作用。

抗肿瘤 ◎ 生姜所含 6- 姜酚具有抗肿瘤刺激因子活性作用，可明显抑制 HL-60 细胞活性。

降血糖 ◎ 生姜汁能使大鼠空腹血糖明显下降、血清胰岛素水平显著升高。

主治

风寒感冒 ◎ 本品能发汗解表、祛风散寒，但作用较弱，适用于风寒感冒轻症。

脾胃寒证 ◎ 本品能温中散寒，适用于寒犯中焦或脾胃虚寒之胃脘冷痛、食少、呕吐者。

胃寒呕吐 ◎ 本品能温胃散寒、和中降逆，其止呕功，素有“呕家圣药”之称，随证配伍可治疗多种呕吐。

肺寒咳嗽 ◎ 本品能温肺散寒、化痰止咳，对于肺寒咳嗽，不论有无外感风寒，或痰多痰少，皆可选用。

食疗方

感冒 ◎ 生姜 10 g，葱白 15 g，白萝卜 150 g，红糖 20 g。水煎服。

呕吐痰饮 ◎ 半夏 20 g，生姜 10 g，水煎温服。

呃逆 ◎ 橘皮 15 g，竹茹 15 g，大枣 5 枚，生姜 9 g，甘草 6 g，人参（或党参）3 g，水煎温服。

哮喘 ◎ 生姜 15 g，鸡蛋 1 个，生姜切碎后同鸡蛋搅匀，炒熟趁热吃。

慢性气管炎 ◎ 生姜 20 g，萝卜 250 g，红糖 30 g，水 500 mL，煎趁热服。

消化不良 ◎ 生姜末 3 g，水 100 mL 煎开，加醋 5 mL，趁热服，每日 3 次。

口臭 ◎ 生姜 10 g，加水 500 mL 煎水，每日 3 次，每次加蜂蜜 5 mL。

急性喉炎 ◎ 生姜 50 g，白萝卜 200 g，榨成汁，二液混匀，不计用量，频频含咽。

急性肠胃炎 ◎ 生姜 5 g，绿茶 5 g，姜切丝，同绿茶放入杯中，沸水冲泡，盖上盖浸泡 10 分钟，代茶饮。

◎ 用量用法 ◎

煎服，3 ~ 9 g，或捣汁服。

◎ 食忌 ◎

阴虚内热及实热证禁服。

◎ 药食铭言 ◎

可果可药好处多，止呕解毒一片姜。

按语

生姜早在《食物本草》就有记载："孙真人云，姜为呕家圣药。盖辛以散之，呕乃气逆不散，此药行阳而散气也。"生姜又是极为常用的调味品，几千年来早已成为人类生活中不可或缺的。明代李时珍说："生啖，熟食，醋、酱、糟、盐、蜜煎调和，无不宜之，可蔬可和，可果可药，其利博矣。"

生姜虽不像其他蔬菜含有较多维生素和矿物质，但具有独特的香辣味。生姜香气扑鼻，是料理增味的佳品。煮鱼时加几片姜，清香四溢，去腥解毒；以香醋浸姜制成的保健醋，酸中带姜香，饭前服用能开胃。

生姜中含有的生姜辣素，能够加快血液循环而促使排汗，不仅能带走体内有余的热量还有减肥功效。姜油酮和姜脑还可促进消化吸收，促进胃液分泌。

柠檬可乐生姜茶

生姜 10 g，柠檬 2 片，可口可乐 600 mL。将可乐倒入小锅中，放入生姜片烧开，微沸 3 ~ 5 分钟，最后放入柠檬片即可。

生姜甜梨汤

生姜 10 g，鸭梨 2 个，花椒粉 1 茶匙，白糖 1 茶匙，蜂蜜适量。生姜去皮切薄片，煮成生姜水。鸭梨去皮切瓣状，嵌上花椒粒，放入生姜水中，加入白糖和蜂蜜，煮至鸭梨看上去透明即可。

生姜粥

生姜 10 g，大枣 2 枚，大米 100 g。生姜切细丝，大米、大枣洗净。大米、大枣、姜丝加高汤同煮粥，适量加盐、麻油调味即可。

生姜菠菜

嫩菠菜 500 g，生姜 25 g，精盐、酱油、醋、味精、芝麻油各适量。菠菜从中剖开，入沸水中断生，捞出沥水，淋芝麻油拌匀，放盘中。生姜去皮，切成细末放入碗中，加盐、酱油、醋，味精调成姜汁。将菠菜、姜汁分盘同时上桌，吃时夹菠菜蘸姜汁。

当归生姜羊肉汤

当归 10 g，生姜 20 g，羊肉 500 g。羊肉切块，开水氽一下，去泡沫；当归洗净，生姜去皮，放砂锅中加入适量黄酒、红糖、水，小火煮 2 小时，即可食用。

小贴士

生姜各地均产，以四川、贵州、广西、山东、陕西等地为多，原植物喜欢温暖湿润气候，不耐严寒，怕潮湿，怕强光直射，以土层深厚肥沃、排水良好的砂质壤土最适宜生长。

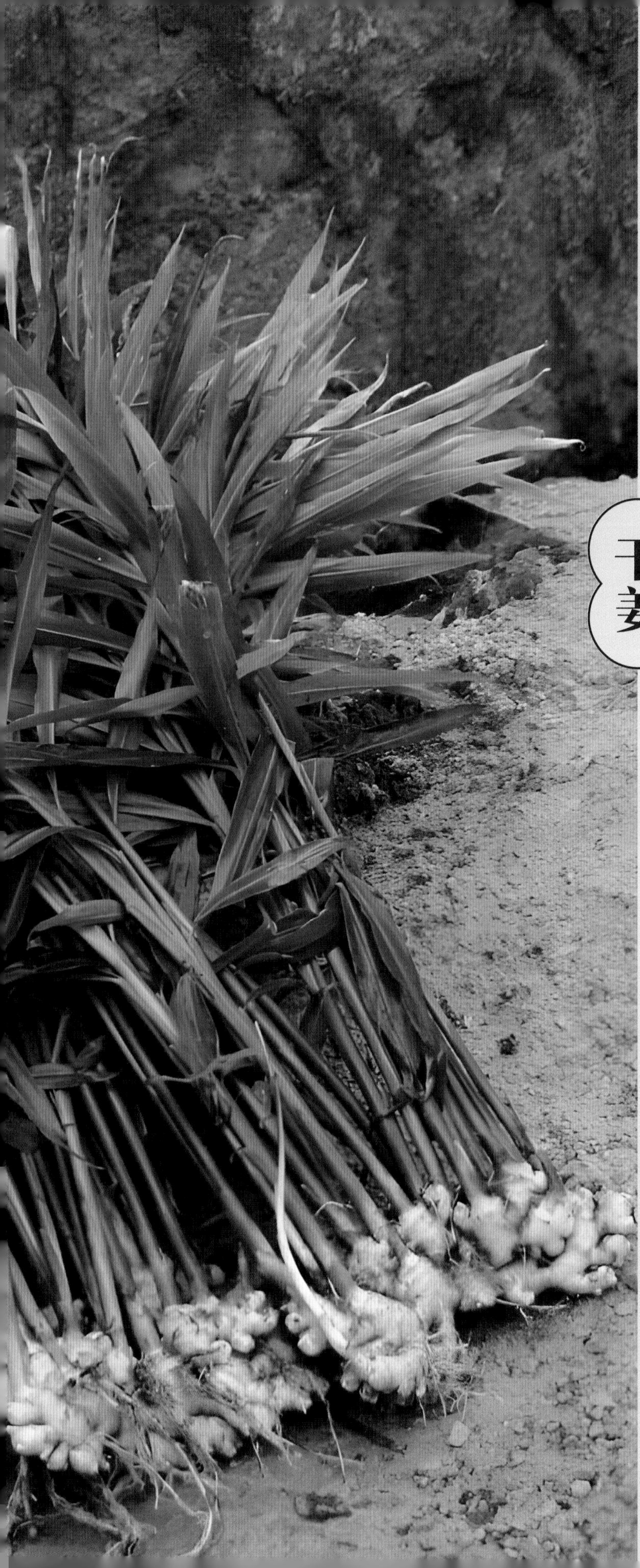

干姜

【温中散寒】

姜云能损心，此谤谁与雪。
请论去秽功，神明看朝彻。

——宋·朱熹《子姜》

干姜【温中散寒】

◎ 来源

为姜科植物姜 *Zingiber officinale* Rosc. 的干燥根茎。以色白、粉质多、味辣者为佳。

◎ 别名

干生姜、白姜、白干姜、均姜、台均姜、廉姜、疕姜、阳朴姜、淡姜。

◎ 功效

温中散寒，回阳通脉，温肺化饮。

◎ 性味归经

辛，热。归脾、胃、肾、心、肺经。

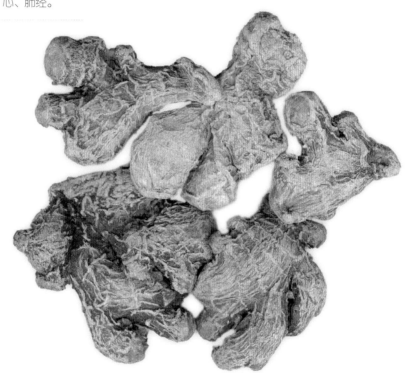

药食趣话

传说，天宫神医吕纯阳，到民间采药。一天，他路过一个村庄，见路边一老婆婆手捂肚子翻滚呻吟，就忙从葫芦里倒出 3 粒丹药，给老婆婆服下。不料，老婆婆服药后，不但不见效，反而病情恶化，吕纯阳急得满头大汗，束手无策。这时，一白发赤脚老翁闻声而至，伸手摸摸老婆婆的额头，又搭搭脉说：“是风寒攻心，我取点药马上就来。”说罢，拿起锄头到屋后挖起一枝绿叶小草，将其根部黄色块状的物体切片，水煮开，放上红糖，让老婆婆喝下。老婆婆喝下后顿时全身汗出，腹痛消失。老婆婆称赞说：“姜老头，你真行，药比天上的吕仙翁还灵。”吕纯阳一生气，把一条毒蛇变成一只大鳖，令其爬向姜老头。姜老头打死大鳖，回家煮熟后下酒。吕纯阳心中得意，等待着姜老头中毒的消息。谁知，姜老头不但没有中毒，反倒越活越精神。吕纯阳按捺不住，去问个究竟。姜老头笑着说：“鳖毒怕什么，三片黄姜解百毒。”吕纯阳发誓再不到人间治病了。

营养成分

干姜含挥发油约2%，主要成分是姜烯、水芹烯、莰烯、姜烯酮、姜辣素、姜酮、龙脑、姜醇、柠檬醛等。此外，干姜尚含淀粉、树脂、多种氨基酸等。

营养成分	含量（每 100 g）	营养成分	含量（每 100 g）
热量	273 kJ	钠	9.9 mg
蛋白质	9.1 g	锰	10.65 mg
脂肪	5.7 g	铜	0.96 mg
碳水化合物	46.3 g	硒	3.1 μg
膳食纤维	17.7 g	铁	85 mg
胡萝卜素	6.3 μg	锌	2.3 mg
视黄醇当量	14.9 μg	钙	62 mg
核黄素	0.1 mg	磷	22 mg
钾	41 mg		

药理研究

镇静、镇痛 ◎ 干姜甲醇或醚提取物有镇静、镇痛、抗炎、止呕及短暂升血压的作用。

抗血栓形成 ◎ 干姜水提取物或挥发油能明显延长大鼠实验性血栓形成时间。

增加胆汁分泌 ◎ 干姜醇提取物能明显增加大鼠肝脏胆汁分泌量，维持长达 3 ~ 4 小时。

抗缺氧 ◎ 干姜醚提取物有抗缺氧作用，能延长常压缺氧和氰化钾中毒小鼠缺氧的存活时间。

其他 ◎ 干姜醇提取物及其所含姜辣素和姜辣烯酮有显著灭螺和抗血吸虫作用。

主治

腹痛、呕吐、泄泻 ◎ 本品长于温中散寒、健运脾阳，为温暖中焦之主药。多与党参、白术等同用，治脾胃虚寒、脘腹冷痛等。

亡阳证 ◎ 本品有温阳守中，回阳通脉的功效，治心肾阳虚、阴寒内盛所致亡阳厥逆、脉微欲绝者，每与附子相须为用。

寒饮喘咳 ◎ 本品善能温肺散寒化饮，治寒饮喘咳、形寒背冷、痰多清稀之症，常与细辛、五味子、麻黄等同用。此外，本品又能清热止痢，还可用治湿热泻痢。

食疗方

中寒水泻 ◎ 干姜（炮，研末）10 g，饮服。

头目眩晕吐逆 ◎ 川干姜（炮）100 g，甘草（炙赤色）50 g。研为粗末。每服 20 ~ 25 g，水煎，食前热服。

遗尿 ◎ 干姜 15 g，加 200 mL 水，煎至 100 mL，滤渣取液和面粉调成糊状，摊于 3 块 6 cm 见方布上，晒干即成，选中极、三阴交将此姜饼置于穴上，艾灸，每日 2 ~ 3 次，每次 30 分钟，3 日为 1 个疗程。

◎用量用法◎

煎服，3 ~ 10 g。

◎食忌◎

本品辛热燥烈，阴虚内热、血热妄行者忌用。

◎药食铭言◎

小小一片姜，温暖回心阳。

按语

生姜和干姜均来自姜科植物姜 *Zingiber officnale* Rosc. 的根茎，且都具有温中散寒的功效。二者具有同源性，但不能认为生姜晒干就成了干姜。正如清末《医学衷中参西录·药物》记载："秋后剖出其当年所生之姜为生姜。是以干姜为母姜，生姜为子姜，干姜老而生姜嫩也。为生姜系嫩姜，其味之辛、性之温，皆亚于干姜，而所具生发之气则优于干姜，故能透表发汗。"阐明了生姜、干姜来源部位的不同，使其性味产生差异。也正如老百姓口中常说的"姜还是老的辣"。中医认为姜是助阳之品，自古以来素有"男子不可三日无姜"之说。《论语·乡党》中就记载了孔子"不撤姜食，不多食"的爱姜情结，认为"姜能通神明，去秽恶，故不撤"。干姜不仅是养生祛病的中药材，也是调味圣品。

干姜丝绿茶

绿茶 3 g，干姜丝 5 g，方糖适量。干姜丝、绿茶冲泡，加入方糖，代茶饮。

姜枣红糖汤

干姜 5 g，枣（干）15 g，赤砂糖 30 g。大枣去核，洗净，干姜洗净，切片。大枣、干姜加红糖煎汤服。

干姜白灼虾

干姜 1 个，基围虾 350 g，葱白适量。姜切丝，虾去虾线，将姜丝入油锅中爆到皱、香、干。倒一碗凉水在锅中，见滚后放入葱白。最后倒入洗净的虾，稍滚虾壳见红即可。

干姜羊肉汤

羊肉（瘦）150 g，干姜 30 g，盐 1 g，大葱 3 g，花椒粉 1 g。羊肉切块，与干姜共炖至肉烂，调入盐、葱花、花椒面，即可。

干姜花椒粥

干姜 5 片，高良姜 4 g，花椒 3 g，粳米 100 g，红糖 15 g。将干姜、高良姜、花椒洗净，姜切成片，以白净的纱布袋盛之，与粳米同加清水煮沸，30 分钟后取出药袋，煮制成粥。

小贴士

我国中部、东南部至西南部各地广为栽培。

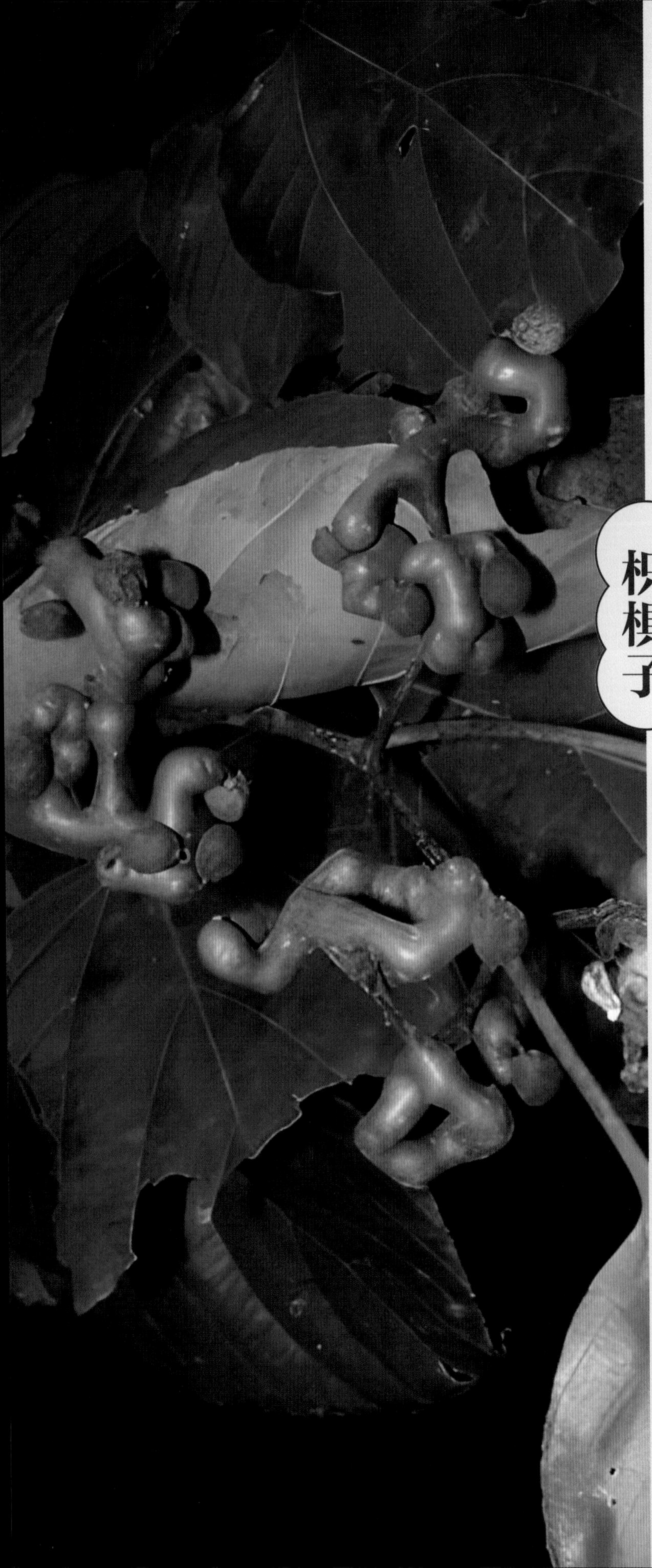

枳椇子

【解酒果】

枸即枳椇，南山谓之秦岭。

——《辞源》

枳椇子【解酒果】

◎ 来源

为鼠李科植物枳椇 *Hovenia dulcis* Thunb. 带有肉质果柄的果实或种子。以粒大、饱满、色棕红、干燥无杂质者为佳。

◎ 别名

木蜜、鸡距子、棘枸子、万寿果、拐枣。

◎ 功效

利水消肿，解酒毒。

◎ 性味归经

甘、酸，平。归脾经。

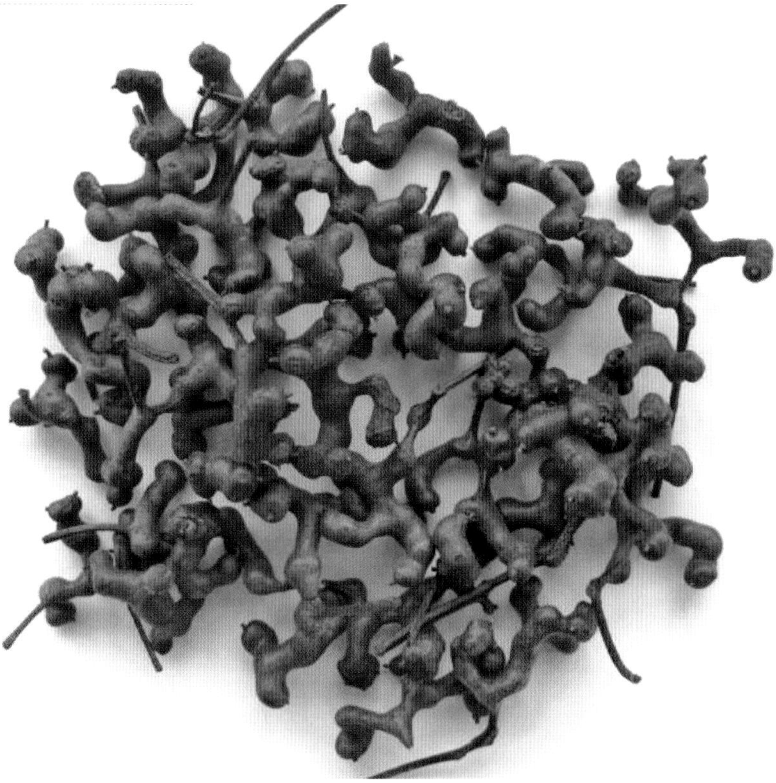

药食趣话

相传，苏东坡的一个同乡揭颖臣因长期喝酒，得了一种怪病，出现饮食倍增，小便频数。久治不好，病越发严重。后来苏东坡向他推荐了一个名叫张肱的医生，张肱诊后认为是慢性酒精中毒。于是张肱用醒酒药为他治疗，多年痼疾就此痊愈。张肱所用的一味主药就是“枳椇子”。苏东坡不仅记录了这个小医案，还常以枳椇子作为醒酒良药，向友人推荐。

枳椇子又名拐枣，在我国栽培利用的历史久远。早在《诗经·小雅》中就有“南山有枸”的诗句。据《辞源》解释：“枸即枳椇，南山谓之秦岭。”拐枣除鲜食外，可用作酿酒、制醋、制糖、果露、香槟、汽酒、汽水等。亦可加工成罐头、蜜饯、果脯、果干等。拐枣加工等产品畅销国内外，颇受消费者青睐。

营养成分

枳椇子含大量葡萄糖和丰富的有机酸、苹果酸钾等无机盐类，还含有多种维生素和 18 种人体必需氨基酸，以及铁、磷、钙、铜、锰、锌等营养微量元素和一些生物碱。

营养成分	含量（每 100 g）	营养成分	含量（每 100 g）
蛋白质	0.9 g	维生素 B_1	0.02 mg
脂肪	0.5 g	维生素 C	60 mg
碳水化合物	9.2 g	钾	325 mg
钙	16 mg	钠	0.4 mg
铁	0.2 mg	锌	0.18 mg
磷	27 mg		

药理研究

醒酒安神 ◎ 枳椇子中含有大量的葡萄糖、有机酸，能解酒毒，有醒酒安神作用。

通利二便 ◎ 枳椇子含有大量水分、葡萄糖、有机盐、脂类物质，具有促进尿液排泄、加速肠道蠕动等作用。

中枢抑制 ◎ 枳椇子中含有大量的钙和枳椇子皂苷，具有中枢抑制作用，能够抗惊厥，防治手足抽搐痉挛。

营养补充 ◎ 枳椇子中含有大量的葡萄糖、蔗糖、果糖、有机酸、无机盐、维生素等，能给人体补充养分，增强机体的抗病能力。

降血压 ◎ 枳椇子中含有麦草碱、B- 咔啉、枳椇苷 C、D、G、H、鼠李碱等，具有抗脂质过氧化和降血压等作用。

食疗方

酒醉呕吐 ◎ 枳椇子 9 ~ 12 g，水煎服。

解酒毒 ◎ 枳椇子 60 g，白附子 20 g，砂仁 20 g，炮姜 20 g。将白附子、砂仁、炮姜分别研细末；枳椇子洗净，捣成膏状，与白附子末，共和成饼状，置风凉处阴干作曲；然后与砂仁、炮姜末加水搅拌成稀面糊，做成梧桐子大小水丸。

小儿疳积 ◎ 干枳椇子 2 枚，黄鸡肝 1 具。先将枳椇子杵成细末备用；鸡肝洗净，用刀切十字刀花，盛于盘中，撒上枳椇子末，适量精盐，入笼中蒸 20 分钟，取出食用。

主治

水肿证 ◎ 本品通利二便而消肿，治疗水肿、小便不利，可与猪苓、泽泻、椿皮等同用。

酒醉 ◎ 本品解酒毒，清胸膈之热，善治酒醉后诸症。

按语

枳椇子，李时珍《本草纲目》称其“味甘、性平、无毒，有止渴除烦，去膈上热，润五脏，利大小便，功同蜂蜜”。具有解酒止呕、止渴除烦、祛风通络、通利二便、醒酒安神等功效，主治饮酒过度所致的胸膈烦热、头风、口渴心烦等病症。枳椇子民间亦有“千杯不醉枳椇子”的称号，是解酒的佳品。作为食材，人们常用它来酿酒、煲汤、做菜。此外，枳椇子可消化人体过多脂肪，常吃达到减肥健美。

◎用量用法◎

煎服，10 ~ 15 g。

◎食忌◎

脾胃虚寒者忌食。

◎药食铭言◎

解酒奇果枳椇子，亦药亦蔬功效多。

枳椇子酒

枳椇子干 2 枚，低度烧酒 500 mL。先将枳椇子洗净，用刀切开，浸入烧酒中，密封，1 周后启封饮用，每日 2 次，每次 20 mL。

枳椇甘蔗心肺汤

枳椇子 30 g，甘蔗（切片）100 g，猪心 150 g，猪肺 100 g。将以上材料洗净同煮汤食用。

枳椇子鸡肝

干枳椇子 2 枚，黄鸡肝 1 具。先将枳椇子杵成细末备用；鸡肝洗净，用刀切十字刀花，盛于盘中，撒上枳椇子末，适量精盐，入笼中蒸 20 分钟，取出食用。

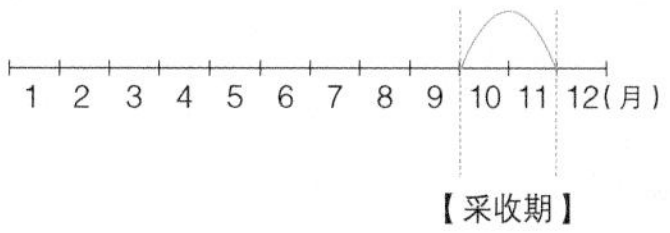

小贴士

主产于陕西、广东、湖北、浙江、江苏、安徽、福建等地。野生或栽培。10 ~ 11 月果实成熟时采收。将果实连果柄摘下，晒干，或碾碎果壳，筛出种子，除去杂质，晒干，生用。因其果柄含多量葡萄糖和苹果酸钾，经霜后甜，可生食或酿酒，俗拐枣；果实入药，为清凉利尿药，并能解酒；拐枣酒能治风湿症。

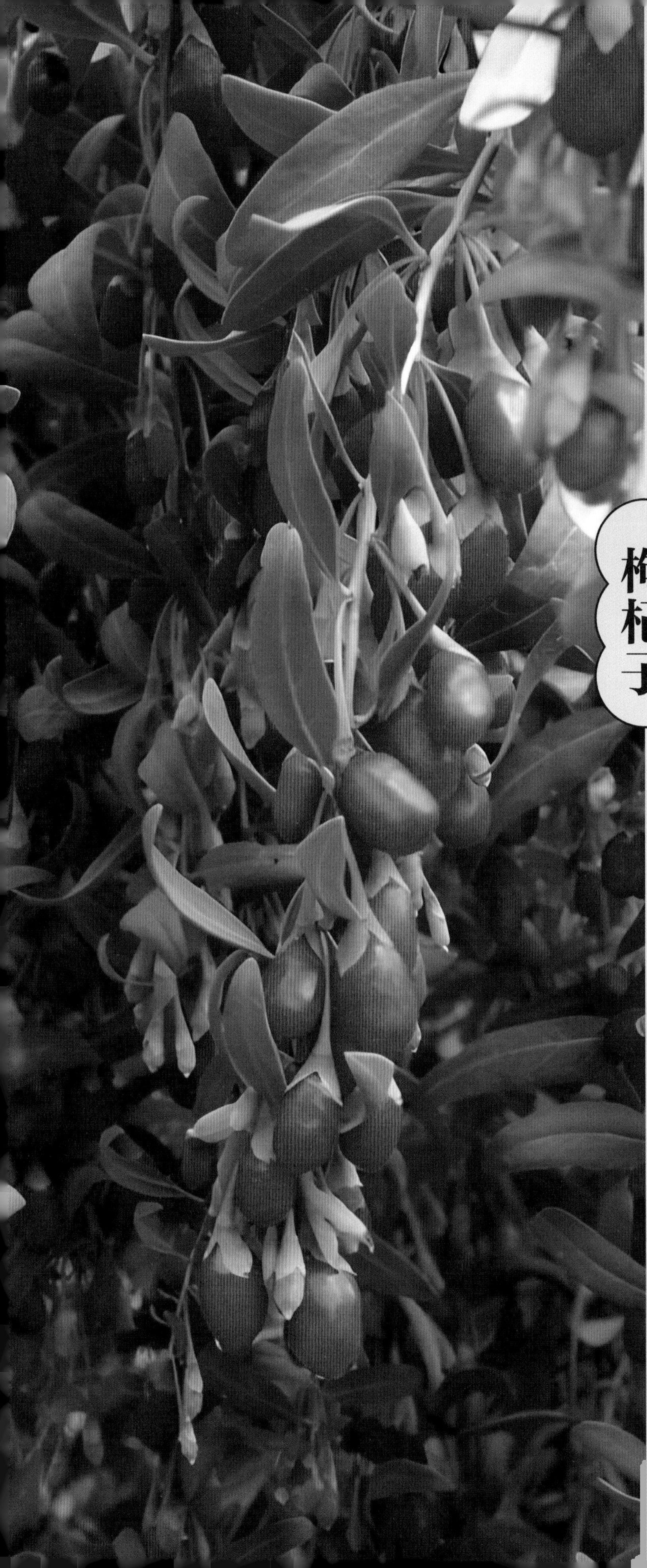

枸杞子

【却老圣药】

僧房药树依寒井，井有香泉树有灵。
翠黛叶生笼石甃，殷红子熟照铜瓶。
枝繁本是仙人杖，根老新成瑞犬形。
上品功能甘露味，还知一勺可延龄。

——唐·刘禹锡《楚州开元寺北院枸杞临井繁茂可观群贤赋诗因以继和》

枸杞子【却老圣药】

◎ 来源

为茄科植物宁夏枸杞 *Lycium barbarum* L. 的成熟果实。以个大、肉丰、色红、子少、质柔润者为佳。

◎ 别名

枸杞、红耳坠。

◎ 功效

滋补肝肾，益精明目。

◎ 性味归经

甘，平。归肝、肾经。

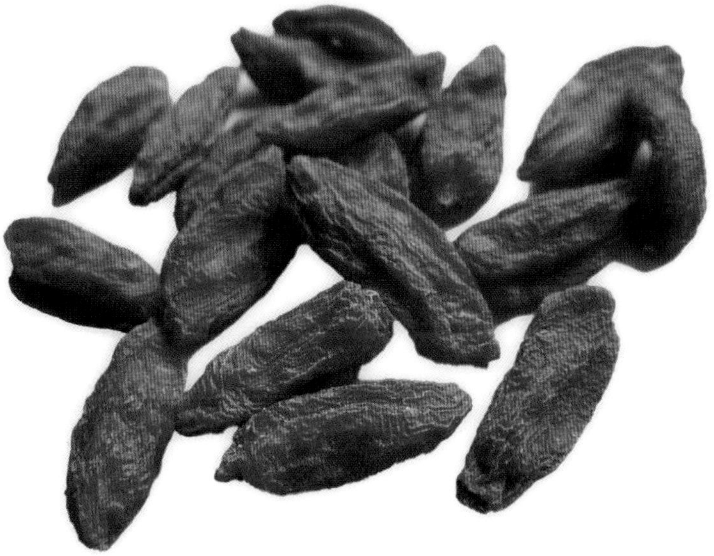

药食趣话

相传战国时，在秦国有一乳名狗子的青年农夫，以农耕为生，娶妻后夫妻两人共同奉养老母。后来国家发生战事，狗子被征入伍。数年后狗子归来，见家乡正闹饥荒，遍地都是饿死的百姓。狗子见到家中老母和妻子不仅没有饥饿状，而且面色红润。原来妻子从山中采集了一种红色小果与母亲充饥。后来邻居得知，也纷纷采集食用。民间医生发现这种红果有滋阴补血，养肺健胃之功效，遂采之入药，并改其名为枸杞子。

枸杞的种植、采摘、食用历史距今至少有 4000 年。最早在《诗经》中记载“陟彼北山，言采枸杞”。地处丝绸之路的宁夏中卫市中宁县被国务院命名为“中国枸杞之乡”，宁夏枸杞远销美国、日本等 30 多个国家和地区。马可·波罗游历中国，偶将东方枸杞与西方咖啡混合熬制并饮之，顿感神清气爽且味美无比，于是不断完善枸杞咖啡的配方。后来，此方随他的足迹流传于一些达官贵族家中，视为中西结合养生保健之秘籍。我国民国年间，枸杞咖啡配方亦载于宁夏民间秘术绝招大观。

营养成分

枸杞含有丰富的蛋白质、糖，以及甜菜碱、胡萝卜素、多种维生素、烟酸、亚油酸、氨基酸、苷类、胺类等成分。枸杞子中的维生素 C 含量比橙子高，β－胡萝卜素含量比胡萝卜高，铁含量比牛排高。

营养成分	含量（每 100 g）	营养成分	含量（每 100 g）
热量	1078 kJ	维生素 B_1	0.053 mg
粗脂肪	2.33 g	维生素 C	48 mg
碳水化合物	9.12 g	核黄素	0.137 mg
抗坏血酸	19.8 mg	甜菜碱	0.26 mg
粗蛋白	4.49 g	钠	252.1 mg
硒	13.25 mg	磷	209 mg
钾	434 mg	锰	0.87 mg
铜	0.98 mg	锌	1 mg
类胡萝卜素	96 mg	铁	5.4 mg

药理研究

延缓衰老 ◎ 枸杞多糖对培养心肌细胞黄嘌呤（XOD）引发的自由基损伤有保护作用。

增强免疫 ◎ 枸杞多糖可通过调节白细胞介素 -2 基因的表达而增强免疫功能。

降血脂 ◎ 枸杞多糖有良好的降血脂作用，能显著降低血清胆固醇含量。

抗脂肪肝 ◎ 枸杞甜菜碱可升高血及肝中的磷脂水平，对碱性磷酸酯酶、胆碱酯酶等均有改善作用。

抗肿瘤 ◎ 枸杞子对人胃腺癌 KATo- Ⅲ 细胞、人宫颈癌 Hela 细胞均有明显抑制作用。

食疗方

贫血、身体或神经虚弱 ◎ 枸杞子清蒸鸡蛋、鸭蛋、猪脑或鸽子，加糖或淡盐食用。

低血压 ◎ 党参 10 g，枸杞子 20 g，水煎 2 次，每日服 3 次，连服 2 周。

头昏眼花、迎风流泪、夜盲 ◎ 枸杞子 15 g，加菊花 6 g，开水同泡。

补虚弱、益精气、去冷寒、壮阳道、健腰腿 ◎ 枸杞子 50 g，泡酒渴。

高血压、糖尿病 ◎ 每日用枸杞子 15 g，煎汤代茶，常服有效。

肝虚眼痛、见风流泪、云清遮眼、白内障 ◎ 枸杞子 250 g，黄酒适量，浸于坛中，密封 1 ~ 2 个月后，每日食后适量饮，一日 2 次。

辅助治疗消渴病（糖尿病） ◎ 枸杞子 100 g，洗净，蒸熟后嚼食，每次 10 g，每日 3 次，可长期服用。

老人夜间口渴 ◎ 每晚取枸杞子 30 g，洗净后嚼服，连服 10 日。

肥胖病 ◎ 每天取枸杞子 30 g，洗净，用开水冲泡当茶饮，可长期服用。

男性不育症 ◎ 每晚取枸杞子 15 g，洗净嚼服，1 个月为 1 个疗程。

阳痿 ◎ 枸杞子 30 g，鸡蛋放入清水中煮，蛋熟后取出去壳再煮，饮汤食蛋。可连服 3 ~ 5 日。

脱发 ◎ 枸杞子 15 g，大米 50 g。将枸杞子、大米洗净，放砂锅中煮成粥，食用。

白内障 ◎ 枸杞子 15 g，沸水冲泡 20 分钟后，饮之，1 日数次。

慢性萎缩性胃炎 ◎ 枸杞洗净烘干，研成细粉分装。每日 20 g，分 2 次空腹服用，2 个月为 1 个疗程。

眩晕 ◎ 黑豆、枸杞子各 12 g，水煎服，可用于肝肾不足引起的眩晕。

主治

肝肾阴虚及早衰证 ◎ 本品能滋肝肾之阴，为平补肾精肝血之品。治疗精血不足所致的视力减退、腰膝酸软、牙齿松动、失眠多梦等。以其明目尤佳，故多用于肝肾阴虚或精亏血虚之两目干涩，内障目昏，常与熟地、山茱萸、山药、菊花等同用。

◎用量用法◎

煎服，6 ~ 12 g。

◎食忌◎

外邪实热，脾虚有湿及泄泻者忌服。

◎药食铭言◎

上品功能甘露味，却老圣药枸杞子。

按语

枸杞子味甘，性平，归肝、肾经，具有滋补肝肾、益精明目之功效。《本草纲目》记载："枸杞，补肾生精，养肝，明目，坚筋骨，去疲劳，易颜色，明目安神，令人长寿。"枸杞子药用价值备受历代医家的推崇，自古就是滋补养人的上品，有延衰抗老的功效，又名却老子。服枸杞子四季皆宜，泡茶、炖汤、酿酒或用于甜品样样适宜，是养生的美味佳品。春季可单服；夏季宜与菊花、金银花、胖大海和冰糖一起泡茶饮；秋季宜与雪梨、百合、银耳、山楂等制成羹类；冬季宜与桂圆、大枣、山药等搭配煮粥，最适宜体质虚弱、抵抗力差之人食用。

美食天地

枸杞子羊肉丁

枸杞子 12 粒，冬瓜丁 300 g，洋葱丁 100 g，羊肉丁 200 g，用调和油炒熟，低盐调味即可。

枸杞萝卜汤

白萝卜 180 g，枸杞子 12 g，甘菊花 4 g。将白萝卜放入锅中煮熟，再加入枸杞，煮 10 分钟，最后加入甘菊花及盐煮 2 ~ 3 分钟即可。

枸杞子南瓜粥

枸杞子 10 粒，南瓜（带皮去籽切丁）50 g，花生米 7 粒，小米 50 g，加温开水适量煮粥。

五味枸杞茶

五味子、枸杞子各 5 g。沸水冲泡，加盖，10 分钟后，即可代茶饮。

枸杞酒

枸杞子 500 g，米酒 2000 mL。把枸杞子放入盛米酒的坛中，密封 15 天即可。

板栗枸杞粥

枸杞子 100 g，板栗 200 g，盐 6 g，大米 100 g。将大米用清水淘洗干净；板栗用水烫过冲凉，剥壳备用。砂锅中加入清水，投入备好的板栗和大米，用小火一起熬煮成粥。大约需要 70 分钟。快煮好时撒上枸杞子，加入调味料，然后再煲煮入味即可。

枸杞黄芪蒸鳝片

枸杞子 10 g，黄芪 10 g，麦门冬 10 g，鳝鱼 350 g，姜 10 g，胡椒粉等。鳝鱼去头、骨剁段；黄芪、麦冬洗净；枸杞洗净泡发；姜洗净切片。鳝鱼用盐、味精、酱油腌渍 5 分钟至入味。将所有材料和调味料一起拌匀入锅中，蒸熟即可。

枸杞韭菜炒虾仁

枸杞子 10 g，韭菜 250 g，虾 200 g，盐 5 g，味精 3 g，料酒、淀粉适量。虾去壳洗净，枸杞洗净泡发。虾抽去泥肠，放淀粉、盐、料酒，腌 5 分钟。锅置火上，油烧热，放入虾仁、韭菜、枸杞子和调味料，炒至入味即可。

枸杞地黄肠粉

红枣 2 g，熟地黄 5 g，枸杞子 3 g，虾仁 20 g，韭菜 80 g，猪肉丝 4 g，香菜 1 g，河粉 100 g，淀粉、米酒各 5 g，甜辣酱、盐、酱油各 3 g。药材放入碗，加水用中火蒸煮 30 分钟，制成药汁备用。虾仁去泥肠，猪肉丝、虾仁放入碗里，腌渍 15 分钟。河粉切块，包入备好的材料，蒸 6 分钟，出锅时将药汁淋在肠粉上，撒上香菜即可。

小贴士

我国宁夏枸杞最为普遍且质量最优，开发出了枸杞水晶软糖、枸杞茶、枸杞晶、枸杞药酒等。

枸杞子擅长明目，俗称明眼子，含钙、铁等眼睛保健必需营养元素，对缓解上网族眼睛酸涩、疲劳、视力加深有很大帮助。

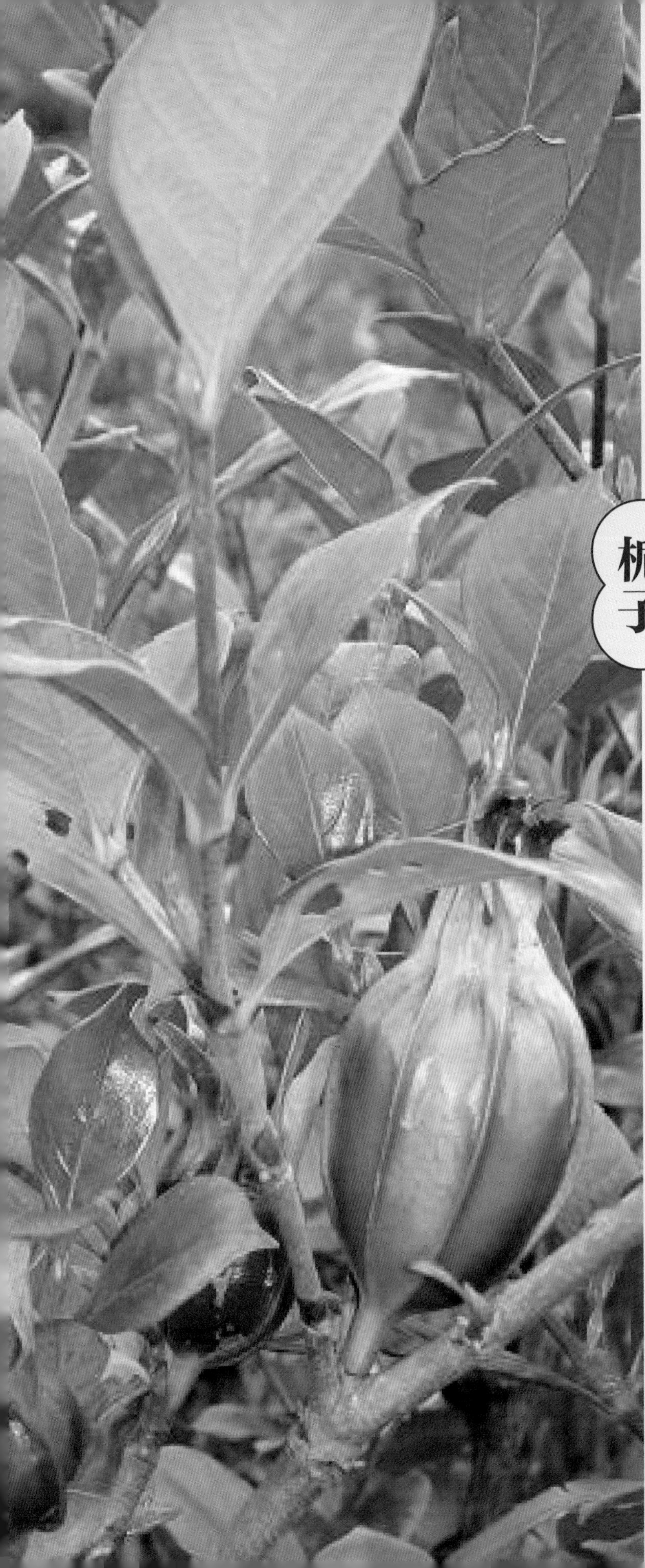

栀子

【泻火除烦】

栀子比众木，人间诚未多。
于身色有用，与道气相和。
——唐·杜甫《栀子》

栀子

【泻火除烦】

◎ 来源

为茜草科植物栀子 *Gardenia jasminoides* Ellis 的干燥成熟果实。以个小而饱满、干燥、色红黄、完整者为佳。

◎ 别名

木丹、鲜支、卮子、支子、越桃、山栀子、枝子、小卮子、黄栀子、山黄栀、山栀。

◎ 功效

泻火除烦，清热利湿，凉血解毒，凉血止血（焦栀子）。

◎ 性味归经

苦，寒。归心、肺、三焦经。

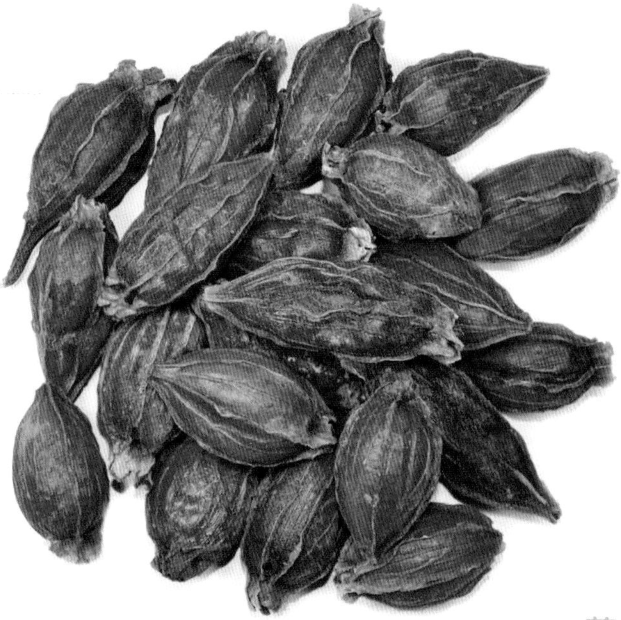

药食趣话

传说，在山间的宅院里有一隐者，每日清晨在桥头诵读经文，风雨无阻……一天夜里，隐士听到好像有人在呼唤他，他步入庭中，只见月下有位美丽清纯的女子，长袖半掩面，含情脉脉，似乎想说什么……隐者走向前问话，女子默不作声，她只是把掩住下半面的手轻轻挪开——她没有嘴巴，隐者一惊梦醒。接下来，无口女日日半夜出现。隐者去请教有名的方士，方士告诉他，这个无口女本是隐士家桥头的栀子花所化。她日夜听你诵读经文而有了灵性，栀子花又叫无口花，幻化的人形也没有嘴巴。近来将有百年难遇的大雨，她幻化作人形是来求你救救她。第二日，隐者念完经书，将桥头的栀子花连土带根移入家中的花盆里。第三日清晨开始，连下数日大雨，桥头果然被水淹没了。从那以后，无口女再也不在半夜出来了。

栀子花气味芳香浓郁，历来受百姓喜爱，我国栀子栽培历史悠久，园林栽培史已有两千余年。栀子始见于《神农本草经》，又名木丹。汉司马相如所作《上林赋》中有“鲜支黄砾”之句，鲜支即栀子。《汉书》曾记“汉有栀茜园”；《晋书》载有“晋有华林园种栀子，今诸宫有秋栀子”等语。公元六七世纪，栀子就被引种到了日本；十七八世纪时，被引种到欧洲；十九世纪初期又传至美国。栀子所含栀子苷、京尼平苷等可用于肝脏保护、抗肿瘤、抗氧化、抗辐射等功能食品。栀子果实内栀子黄色素含量达 5% ~ 13%，是一种天然、安全的天然色素，也是名贵的食用色素，广泛用于食品、医药、日用化工、化妆品等行业。

营养成分

栀子含有碳水化合物、蛋白质、粗纤维、多种维生素等；含有环烯醚萜苷类，如栀子苷、去羟栀子苷（京尼平苷）、京尼平 -1- 龙胆双糖苷和山栀苷；还有黄酮类栀子素、果胶、鞣质、藏红花素等。栀子黄色素的主要成分藏红花素和藏红花酸，是一种罕见的类胡萝卜素，不仅极易被人体吸收，且在体内可以转化为维生素 A 能补充人体维生素的不足。

药理研究

对心血管系统作用 ◎ 栀子提取物能降低心肌收缩力；栀子煎剂和醇提取物不论何种途径给药都有降压作用。

对中枢神经系统作用 ◎ 栀子所含熊果酸具有明显的中枢抑制作用，且对东莨菪碱有一定的协同作用。

利胆 ◎ 栀子所含环烯醚萜苷等成分均有利胆作用；栀子京尼平苷成分水解成京尼平后，能显著增加胆汁流量，同时使胆汁中胆汁酸浓度下降。

镇静 ◎ 栀子水煎液有镇静作用，炒焦、炒炭后镇静作用明显加强。

降压 ◎ 栀子水煎液有持久的降压作用及防治动脉粥样硬化作用。

凝血作用 ◎ 焦山栀有明显的凝血作用，可明显缩短小鼠的凝血时间。

抑制胃酸 ◎ 生栀子水煎液对小鼠胃总酸分泌和胃蛋白酶活性有明显的抑制作用。

泻下 ◎ 去羟栀子苷、异栀子苷有泻下作用。

加速愈合 ◎ 栀子提取物制成的软膏，可加速软组织愈合。

主治

热病心烦 ◎ 本品能清泻三焦火邪，泻心火而除烦，为治热病心烦、躁扰不宁之要药，可与淡豆豉同用。

湿热黄疸 ◎ 本品有清利下焦肝胆湿热之功效，可用治肝胆湿热郁蒸之黄疸、小便短赤者，常配茵陈、大黄等。

血淋涩痛 ◎ 本品善清利下焦湿热而通淋，凉血止血，故可治血淋涩痛或热淋证。

目赤肿痛 ◎ 本品清泻三焦热邪，可治肝胆火热上攻之目赤肿痛，常配大黄用。

食疗方

牛皮癣 ◎ 生栀子 6 g，炒栀子 6 g，粳米 120 g。生栀子、炒栀子研为细末，和匀，分为 4 份；粳米煮粥，近熟时下栀子末 1 份，搅匀，粥熟即可。

遗精 ◎ 栀子仁3～5g，莲子蕊10g，粳米50～100 g。将栀子仁碾成细末，先煮粳米、莲子心，待粥将成时，调入栀子末稍煮即可，或加白糖适量服。

血淋涩痛 ◎ 生栀子、滑石等份，葱汤送服。

下泻鲜血 ◎ 栀子仁烧灰，水送服一匙。

水火烫伤 ◎ 栀子末和鸡蛋清调浓敷涂。

流鼻血 ◎ 山栀子烧灰吹入鼻中。

按语

栀子味苦性寒，归心、肺、三焦经，可泻火除烦、清热利湿、凉血解毒，焦栀子能凉血止血。《神农本草经》云："栀子，主五内邪气，胃中热气，面赤酒疱皶鼻，白癞赤癞疮疡。"栀子主要用来泡茶饮用，或用栀子仁煮粥，有良好的保健价值。栀子所含京尼平苷对人体肝胆、肠道等都有一定的保护作用。现代还用其防治糖尿病的并发症。

◎用量用法◎

煎服，10 ～ 15 g。

◎食忌◎

本品苦寒伤胃，脾虚便溏者不宜用。

◎药食铭言◎

全身是宝有栀子，药食两用总相宜。

栀子药茶

芽茶、栀子各 30 g。加适量水，煎浓。

栀子佛手饮

栀子 30 g，佛手 50 g。佛手洗净，切成片，栀子洗净。同置锅中，加清水 500 mL，急火煮开 3 分钟，改小火煮 30 分钟，去渣取汁，分次饮用。

栀子仁粥

栀子 3 ~ 5 g，粳米 50 ~ 100 g。将栀子碾成细末。先煮粳米为稀粥，待粥将成时，调入栀子细末，粥煮成即可。

栀子豉粉粥

栀子 5 ~ 10 g，香豆豉 15 g，花粉 15 g，粳米 50 ~ 100 g。将栀子仁研成细粉备用。取香豆豉、花粉共入锅中，水煎去渣取汁。将粳米、药汁共入锅中，加水适量煮粥，待熟时调入栀子粉，稍炖即成。

栀子鲜藕茅根粥

栀子 10 g，鲜藕 60 g，白茅根 30 g，粳米 100 g。将栀子仁研为细末备用。鲜藕洗净切薄片；白茅根煎汁去渣。将白茅根汁、藕片、粳米共入锅中，加水适量煮粥，待熟时调入栀子仁末，再炖片刻即成。

茵陈栀子仁粥

茵陈 50 g，栀子 5 g，鲜车前草 30 g，粳米 100 g。茵陈、栀子仁、车前草洗净，加适量水浸泡 30 分钟，粳米洗净。将茵陈、栀子仁、车前草加水约 600 mL，煮取汁液 400 mL。将药汁与粳米烧沸，转成小火，至粳米煮烂为止，加少量糖即成。

栀子蛋花

栀子花 20 g，鸡蛋 3 枚，葱花、姜丝各适量。栀子花去杂洗净，放入沸水中稍焯，切成碎末；鸡蛋打匀；将栀子花放入鸡蛋中，搅拌均匀；锅中加油，烧至八成热，倒入栀子蛋花，炸熟，撒上葱花、姜丝，入食盐、味精，炒匀即可。

干烧杞麦冬笋

冬笋 50 g，枸杞子 15 g，麦冬 10 g，鲜菊花 5 g，栀子 2 g，黄酒 5 g，酱油 5 g，白砂糖 3 g，味精 1 g，植物油 50 g。将冬笋入油锅，低温炸成金黄色，捞出；将锅中加冬笋、清汤、料酒、味精、白糖、枸杞子、菊花、生栀子、麦冬，大火烧沸，小火炖煮至汁干即成。

小贴士

产于我国长江以南各省。野生或栽培。9 ~ 11 月果实成熟显红黄色时采收。生用、炒焦或炒炭用。

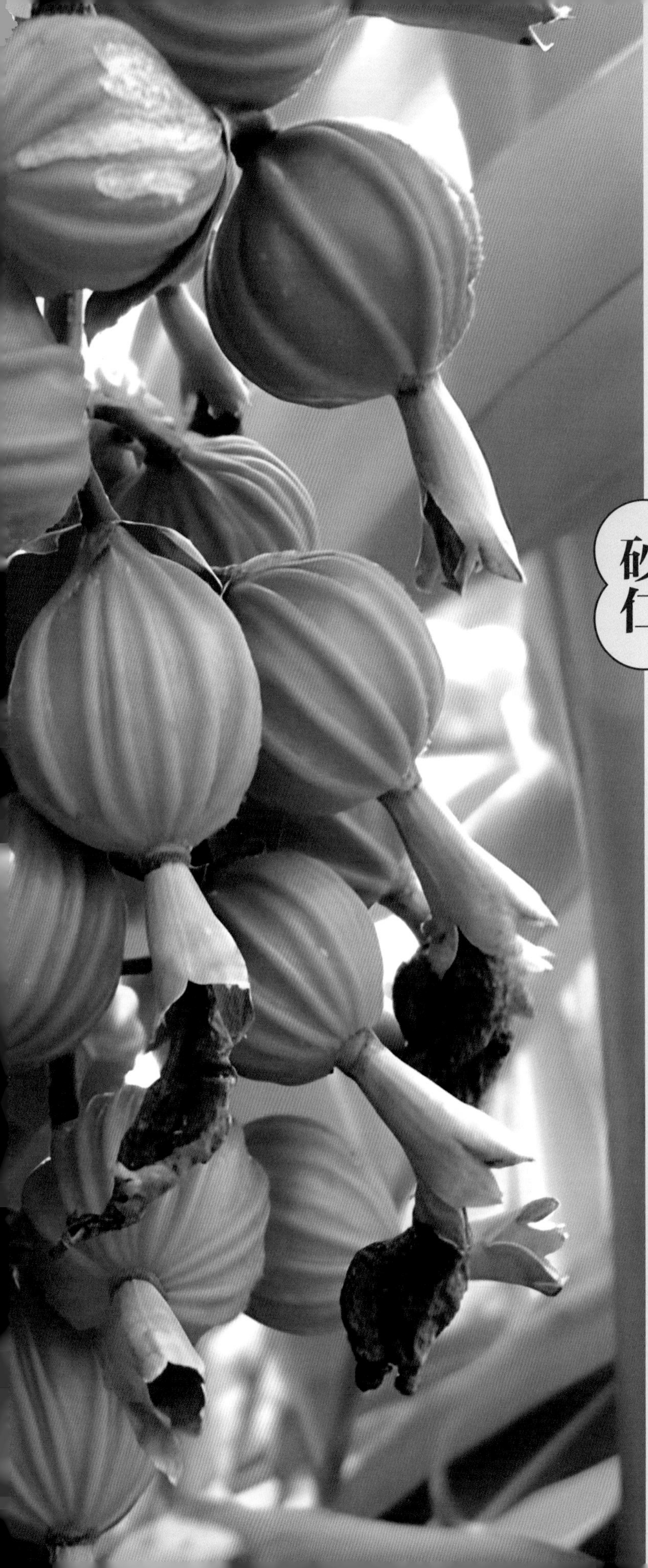

【医林珍品】

砂仁

风味团头别有称，砂仁须向广南征。
蜜煎糖缠甘尤胜，香入烹调美更增。
疏利安胎胎可主，辛温开胃胃堪凭。
误吞铜铁金银物，一饮浓汤便不凝。
——清·赵瑾叔《本草诗》

砂仁【医林珍品】

◎ 来源

为姜科植物阳春砂 *Amomum. villosum* Lour.、绿壳砂 *A. villosum* Lour.var. *xanthioides* T.L.Wu et Senjen 或海南砂 *A. longiligulare* T.L.Wu 的干燥成熟果实。以个大、坚实、仁饱满、气味浓厚者为佳。

◎ 别名

缩砂、春砂仁、阳春砂、海南砂、海南砂仁、西砂、砂米、砂头、白砂仁、奎砂仁、赛桂香、罗定砂仁、蟠龙正春砂。

◎ 功效

化湿行气，温中止泻，安胎。

◎ 性味归经

辛，温。归脾、胃、肾经。

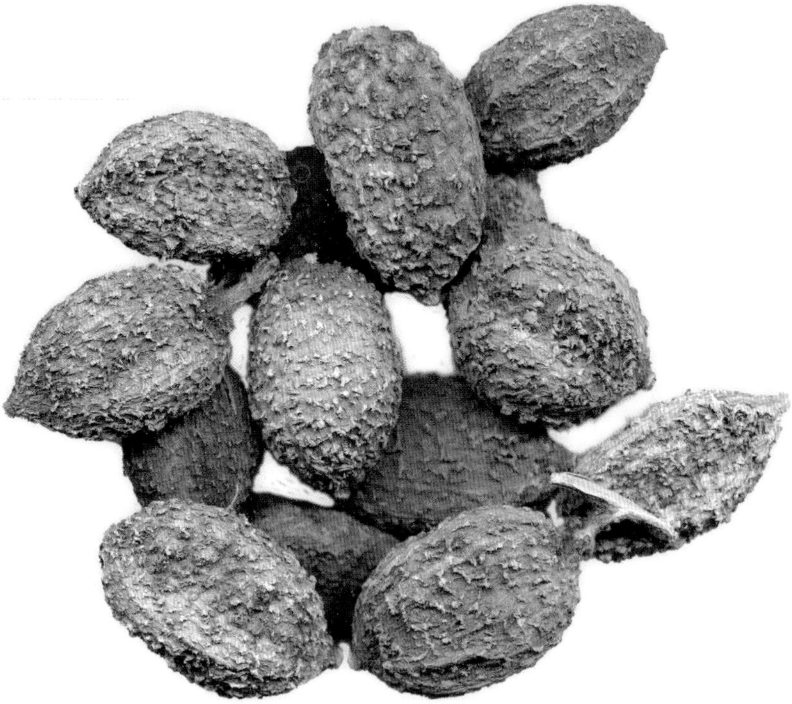

药食趣话

传说很久以前，广东阳春县发生了牛瘟，全县境内方圆数百里的耕牛相继病死。但有人发现金花坑附近的耕牛，不仅没有发瘟，而且健强力壮。原来这里的牛喜欢吃一种散发出浓郁芳香，根部发达又结果实的草。人们就摘下几粒此草的果实放入口中，一股带有香、甜、酸、苦、辣的气味冲入了脾胃。一些因受了风寒引起胃脘胀痛、不思饮食、连连呃逆的人，吃了后病情大有好转。于是这种草被人们移植到房前屋后，久而久之成为一味常用的中药，具有行气、止痛、健脾、消胀、安胎止呕的功能，这就是著名的“四大南药”之一——阳春砂仁的由来。

砂仁在我国的应用已有 1300 多年的历史。以广东阳春市产者为佳，产量高、质量优，故名春砂仁，在国际药材市场上也享有比较高的声誉。砂仁全身都是宝，叶、花、根、茎均可入药，叶、茎可提取砂仁叶油。另外，砂仁初夏可赏花，盛夏可观果，观赏价值也较高。

营养成分

砂仁主要含挥发油，油中成分有乙酸龙脑酯、樟脑、樟烯、柠檬烯、β－蒎烯、苦橙油醇及 α－蒎烯、莰烯、桉油精、芳樟醇、α－胡椒烯等，含皂苷约 0.69%。此外，其还含有槲皮苷和异槲皮苷等黄酮苷类成分，香草酸、棕榈酸等有机酸，锌、锰、钴、镍、铜、硼、磷、铁、钾、镁等多种微量元素。

营养成分	含量（每 100 g）	营养成分	含量（每 100 g）
能量	870 kJ	钙	80 mg
碳水化合物	69 g	钠	21.6 mg
蛋白质	8.1 g	锌	6.07 mg
脂肪	1.5 g	锰	22.96 mg
胡萝卜素	180 mg	维生素 A	30 mg
核黄素	0.11 mg	硒	4.2 μg
烟酸	2.6 mg	磷	67 mg
维生素 E	0.42 mg	镁	232 mg
膳食纤维	28.6 g	维生素 B_1	0.02 mg
铜	1.29 mg	钾	46 mg
		铁	0.6 mg

药理研究

抗炎、镇痛 ◎ 砂仁挥发油中的乙酸龙脑酯具有镇痛、抗炎作用。

增强机体免疫力 ◎ 砂仁中含有人体必需的微量元素硒，是谷胱甘肽过氧化物酶的重要组分，能增强机体免疫力。

抑制肿瘤 ◎ 砂仁含有丰富的锌、锰、铬等微量元素，能有效增强体内细胞诱生干扰素的能力，抑制肿瘤生长和扩散。

行气开胃 ◎ 砂仁挥发油可促进胃排空和肠道蠕动。

主治

湿阻中焦及脾胃气滞证 ◎ 本品化湿醒脾，行气温中，为醒脾调胃要药。故凡湿阻或气滞之脘腹胀痛等均可应用，寒湿气滞者最为适宜。

脾胃虚寒吐泻 ◎ 本品善温中暖胃以达止呕止泻之功，但其重在温脾。可单用研末吞服，或与干姜、附子等药同用。

气滞妊娠恶阻及胎动不安 ◎ 本品能行气和中而止呕安胎。若妊娠呕逆不能食，可单用或与苏梗、白术等配伍同用。

食疗方

痰气膈胀 ◎ 砂仁捣碎，以萝卜汁浸透，焙干为末，每服 6 g。

大肠虚而夹热、脱肛红肿 ◎ 砂仁、黄连、木贼各药等分，研末，每服 6 g，空腹米汤饮下。

脾虚气逆 ◎ 砂仁 3 ~ 5 g，粳米 100 g。先将粳米淘净煮粥，煮熟后调入砂仁细末，再煮 1 分钟即可。早晚温热食或少量多次服食。

胃气虚弱 ◎ 砂仁 1.5 g，木香 1 g，共研面，和藕粉、白糖冲食。

◎用量用法◎

煎服，3 ~ 6 g，入汤剂宜后下。

◎食忌◎

阴虚血燥者慎用。

◎药食铭言◎

芳香理气阳春砂，健脾补益又延年。

按语

砂仁味辛，性温，归脾、胃、肾经，能化湿行气、温中止泻、安胎。《本草纲目》有载："补肺醒脾，养胃益肾，理元气，通滞气，散寒饮胀痞，噎膈呕吐……"砂仁为药食同源佳品，在我们的火锅、麻辣烫、卤味等烹饪调味料中，都能见到砂仁的身影。砂仁煮粥能健脾胃、助消化；砂仁炖肉能温中健脾、补身健体；砂仁酒也独具风味。

砂仁粥

砂仁2～3 g，大米50～75 g。先把砂仁捣碎为细末；再将大米淘洗后，放入小锅内，加水适量，煮粥，待粥煮熟时，调入砂仁末，稍煮即可。

砂仁糖醋益母羹

砂仁 10 g，益母草 15 g，米醋 15 g，红砂糖 30 g。将益母草、砂仁共煎去渣取汁，再加入米醋、红糖炖至成羹。

砂仁苏梗莲子汤

苏梗9 g，砂仁5 g，莲子60 g。莲子去皮、芯，放在陶瓷罐里加水500 mL，用小火隔水炖至九成熟后倒在砂锅里，加入苏梗、砂仁，再加水 250 mL，用小火煮至莲子熟透即成。食莲子，饮汤。

砂仁牛肚汤

牛肚 250 g，炒枳壳 9～12 g，砂仁 3 g，葱、生姜、精盐、胡椒、胡椒面适量。将牛肚反复洗净，入沸水锅汆透，捞出用凉水冲洗干净，切成细丝；将砂仁、炒枳壳研为细粉末备用。将牛肚条放入砂锅内，摆上姜片、葱节，注入清水适量；先放在大火上烧沸，后改用小火炖30 分钟，拣去葱节、姜节，加入炒枳壳末、精盐、砂仁末，略煮至沸。食肉，饮汤。

砂仁木香鸡蛋面

砂仁 2 g，木香 2 g，白面粉60 g，鸡蛋 1 个。将砂仁、木香共研细粉，面粉混匀，打入鸡蛋，加水适量和面，将面擀成面条即成。如一般面条煮炖调味食。

砂仁炖牛肉

牛肉 1500 g，砂仁 5 g，桂皮10 g，陈皮 5 g，葱、姜、胡椒粉、盐、酱油、醋、香油、卤汁各适量。将陈皮、桂皮、砂仁（打破）装入纱布袋。牛肉切成方块，开水煮 5 分钟，焯去血沫，冷水洗净。起锅放入牛肉块，加入卤汁先用大火煮沸，投入药袋同时加入葱姜、胡椒粉、盐，改用小火炖牛肉至熟烂，捞出即可。

砂仁鳝鱼丝

鳝鱼 500 g，砂仁 5 g，鹌鹑蛋 12 个，葱姜蒜末适量。把砂仁用布包好后放在锅里煮开取汁备用，鹌鹑蛋煮熟去皮。鳝鱼切成丝，加入葱丝、姜丝、料酒、味精、盐搅拌均匀，大火蒸 15 分钟，葱姜丝取出，鳝丝装盘。蒜末爆炒出香味，加入砂仁汁、鸡汤、白胡椒粉、水淀粉，待汤浓缩后浇在鳝鱼丝上，最后将鹌鹑蛋码放在盘子周围即可。

砂仁酒

砂仁 50 g，黄酒 500 mL。将砂仁略炒后捣研成粗末，装入绢布袋，浸于酒中，密封瓶口，5 日后即可服用。

砂仁佛手山楂酒

砂仁 30 g，佛手 30 g，山楂30 g，米酒 500 mL。将砂仁、佛手、山楂共浸入米酒中，7 日后可饮。

小贴士

阳春砂主产于广东、广西、云南、福建等地；绿壳砂主产于广东、云南等地；海南砂主产于海南及雷州半岛等地。于夏、秋间果实成熟时采收，晒干或低温干燥。用时打碎生用。砂仁挥发油不仅能促进胃肠蠕动、增强消化吸收，还能防治应激性溃疡。

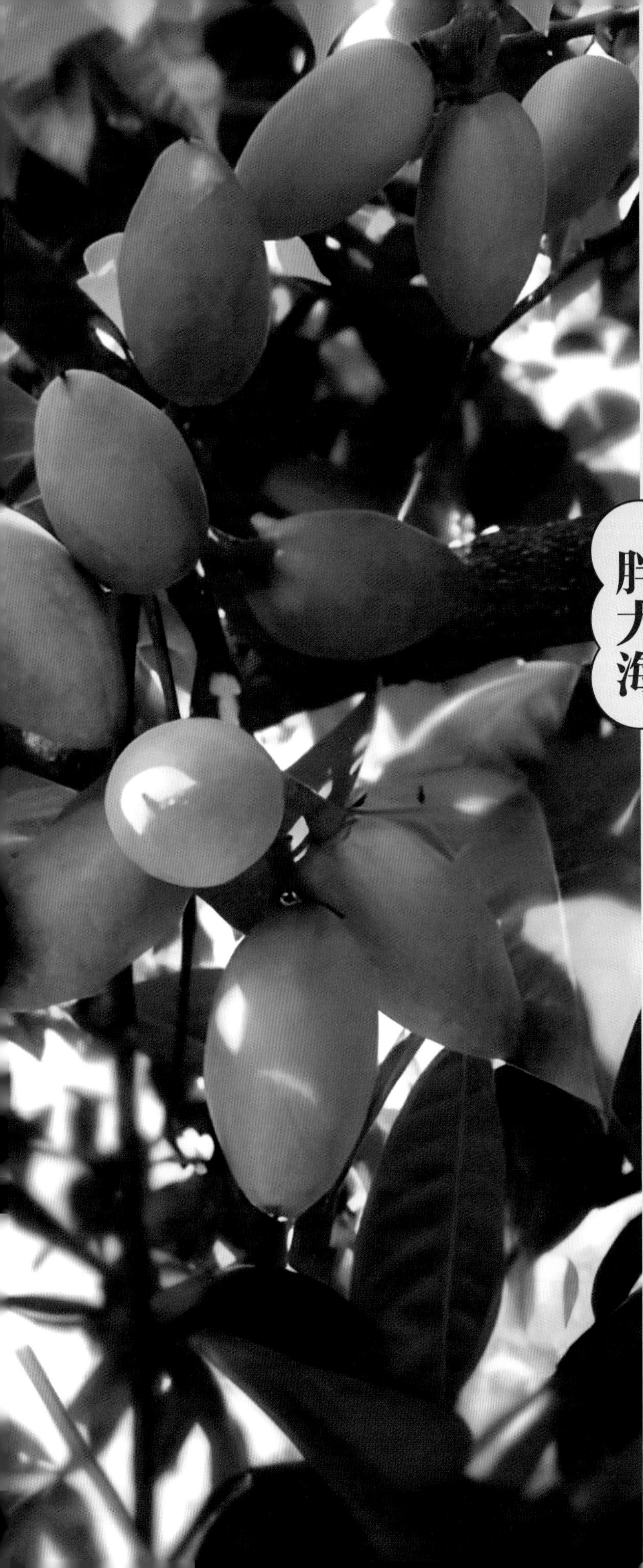

胖大海

【护嗓宝】

胖大海，能清邪热，解毒凉营，目牙热疾。味甘，淡。治六经、三焦之火牙疼，时行赤眼，一切热症。

——清·张仁锡《药性蒙求·果部》

胖大海【护嗓宝】

◎ 来源

为梧桐科植物胖大海 *Sterculia lychnophora* Hance 的成熟种子。以个大、质坚、棕色、表面有细皱纹及光泽者为佳。

◎ 别名

安南子、大洞果、胡大海、大发、通大海、大海子、大海、大海榄。

◎ 功效

清肺化痰，利咽开音，润肠通便。

◎ 性味归经

甘，寒。归肺、大肠经。

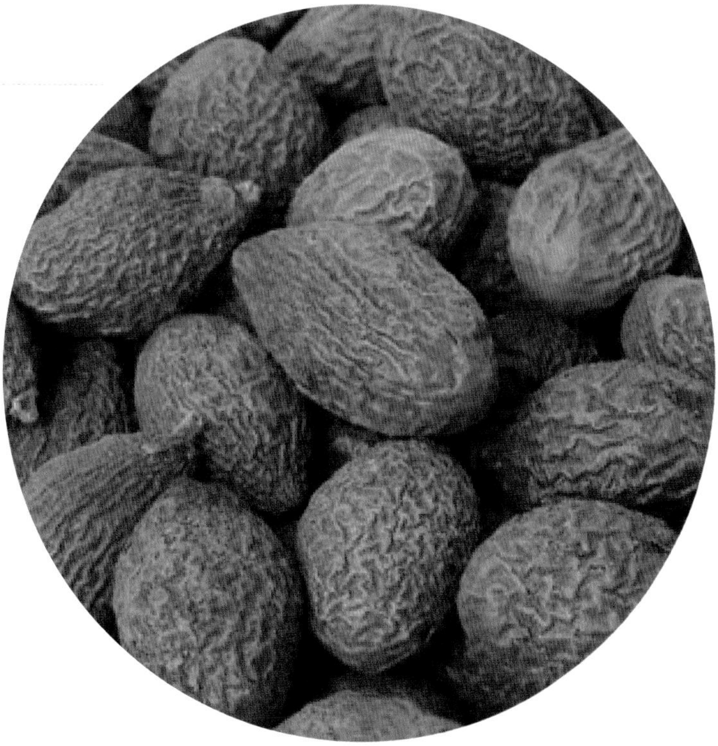

药食趣话

从前，有个叫大海的青年，经常跟着叔父到大洞山为乡亲们采一种药果。大洞山上有许多野兽毒蛇出没，一不小心就会丧命。有一次叔父病了，大海一个人到大洞山采药果，用来治喉病。谁知大海几个月都没回来，当地人告诉叔叔大海被白蟒吃掉了。乡亲们为了纪念他就将此药果称“大海”，由于大海生前比较胖，也有人叫“胖大海”。

胖大海原产于越南、老挝等地，是一种用来治疗喉痛、声哑、咳嗽等的药食两用之品，在我国作茶饮的用量较大。“胖大海”之“胖”和“大”均不难理解，与这种植物的种子浸水前后形状的变化有关。浸水前，种子呈梭形、有皱纹、黑褐色，浸水后即膨大成海绵状，而且是随着浸泡时间的延长而慢慢膨胀变大的。

胖大海树是一种野生落叶乔木，叶子形似小船有巴掌大小。胖大海果实结在树叶的叶柄与叶片连接处，每个叶片结一个胖大海果。当果实成熟后，会与变黄的树叶一起随风飘落下来，遇水便会膨胀，很快会生长出一棵幼苗。胖大海树一般都在 15 米以上，没有大的树杈且树干光滑，采摘十分麻烦。产地农民常常冒着被蛇咬的危险，深入老林到处寻找胖大海资源。每人每天一般仅能采摘鲜果 50 kg 左右，非常不易。

营养成分

胖大海富含多种营养成分，包括维生素、糖类、矿物质、膳食纤维等。

营养成分	含量（每 100 g）	营养成分	含量（每 100 g）
热量	234 kJ	铁	0.3 mg
维生素 A	7 μg	食物纤维	0.8 g
钠	18.6 mg	烟酸	0.3 mg
蛋白质	1.9 g	锌	0.27 mg
维生素 B_1	0.05 mg	糖类	11.6 g
钙	16 mg	磷	34 mg
脂肪	0.2 g	钾	213 mg
维生素 B_2	0.05 mg	硒	0.55 μg

药理研究

泻下 ◎ 胖大海通过增加肠内容物产生机械性刺激，引起反射性肠蠕动增加而引起泻下。

降压 ◎ 胖大海仁（去脂干粉）制成 25% 溶液，给动物静注、肌注或口服均可使血压明显下降。

其他 ◎ 胖大海外皮、软壳、仁的水浸提取物均有一定的利尿和镇痛作用。

主治

肺热声哑、咽喉疼痛、咳嗽等 ◎ 本品甘寒清宣肺气，化痰，利咽开音。常单味泡服，亦可配桔梗、甘草等同用。

燥热便秘、头痛目赤 ◎ 本品能润肠通便，清热泻火，可单味泡服，或配清热泻下药以增强药效。

食疗方

慢性咽炎 ◎ 橄榄 3 g，胖大海 3 枚，绿茶 3 g，蜂蜜 1 匙。先将橄榄放入清水中煮片刻，然后冲泡胖大海及绿茶，闷盖片刻，入蜂蜜调匀，徐徐饮之。每日 1 ~ 2 剂。

咽喉炎 ◎ 取绿茶、合欢花各 3 g，胖大海 3 枚，加冰糖适量，沸水冲泡代茶饮用；或菊花 9 g，麦冬 9 g，胖大海 2 枚，甘草 6 g，水煎去渣后服用，每日 1 剂。

便秘 ◎ 取胖大海 5 枚，放在茶杯或碗里，用沸水约 150 mL 冲泡 15 分钟。

大便出血 ◎ 胖大海数枚，开水泡发，去核，加冰糖调服。

咳嗽、声嘶 ◎ 橘子皮 6 g，茉莉花 2 g，冰糖 3 g，胖大海 3 个，放入茶杯内用沸水冲泡一段时间后，频频饮用，每日 3 次。

小儿扁桃体炎 ◎ 胖大海 4 ~ 6 枚，冰糖适量。将胖大海洗净放入碗内，加入冰糖适量调味。冲入沸水，加盖闷 30 分钟左右，慢慢饮用。隔 4 小时再泡 1 次，每日 2 次。

◎用量用法◎

2 ~ 4 枚，沸水泡服或煎服。

◎食忌◎

脾胃虚寒泄泻者慎服。

◎药食铭言◎

护嗓良药胖大海，润肺通便防流感。

按语

胖大海味甘，性寒，有清宣肺气、清肠通便之功，适用于肺气闭郁、痰热咳嗽、肺热声嘶、咽喉肿痛、目赤牙痛、大便秘结等。胖大海清咽利喉有奇效，用胖大海加冰糖或蜂蜜或搭配决明子、冬瓜子等泡茶，可以缓解咽喉肿痛、保护嗓子。胖大海开发出的保健食品也广受大家欢迎，如胖大海口含片、胖大海清咽糖、胖大海凉茶等。

胖大海冰糖茶

胖大海数枚，冰糖适量。胖大海去核，用开水泡发，加冰糖调服即可。

胖大海蜂蜜茶

胖大海 3 枚，蜂蜜 15 g。将胖大海洗净，放入茶杯内，加入蜂蜜，以开水冲泡，加盖，3 ~ 4 分钟后，用勺拌匀即成。代茶饮用。

胖大海冬瓜子茶

胖大海 3 枚，生冬瓜子 10 g。将胖大海、冬瓜子洗干净，用沸水冲泡 20 分钟。代茶饮用。

大海绞明茶

胖大海 2 枚，绞股蓝、决明子各 10 g。将三药择净，放入茶杯中，冲入沸水，加盖密封浸泡片刻，即可饮服。

胖大海粥

胖大海 3 枚，大米 50 g，白糖适量。将胖大海择净，放入锅中，加清水适量，浸泡 20 ~ 30 分钟，待其发胀后水煎取汁，加大米煮粥，待熟时调入白糖，再煮沸即成。

小贴士

胖大海原产于热带东南亚各国，我国广东、海南、广西、云南等省已引种栽培。

胖大海不适合虚寒体质者使用，作保健饮料不宜长期饮用。

美食天地

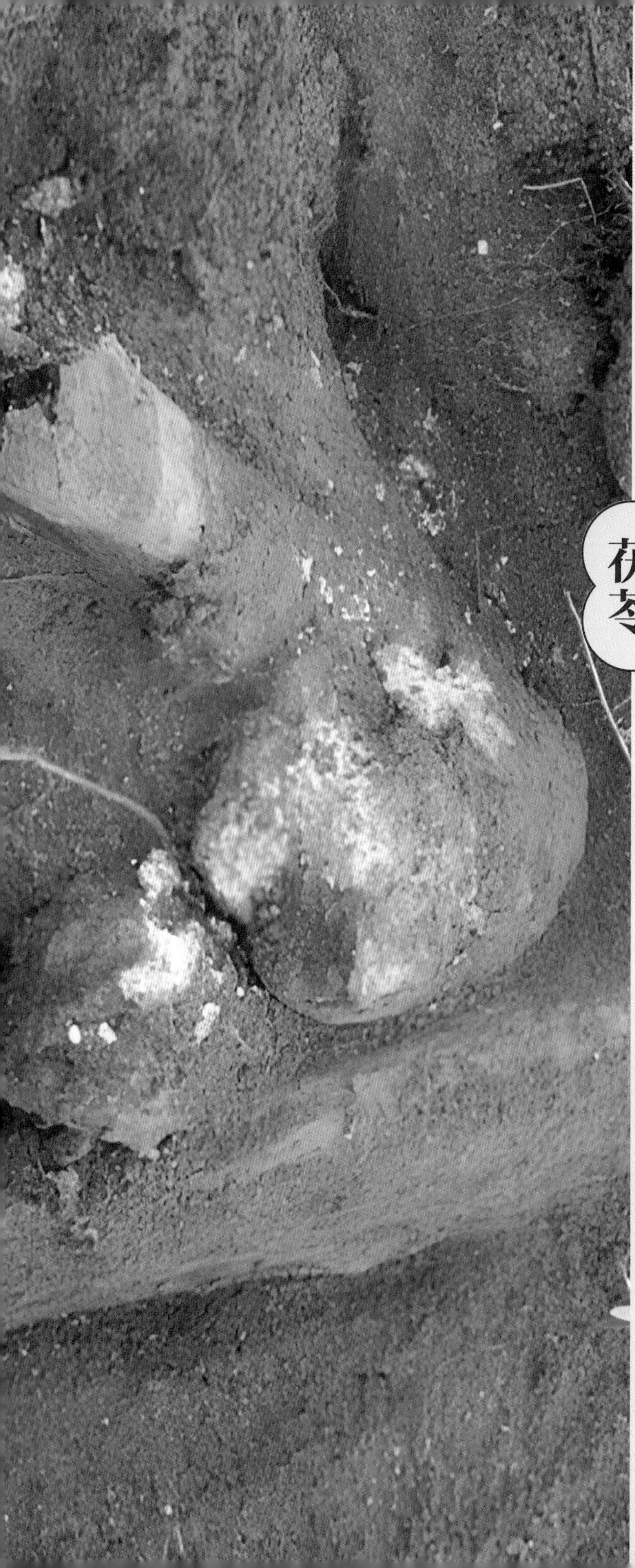

茯苓

【百岁仙】

草堂归意背烟萝，黄绶垂腰不奈何。
因汝华阳求药物，碧松之下茯苓多。
——唐·李商隐《送阿龟归华》

茯苓【百岁仙】

◎ 来源

为多孔菌科真菌茯苓 *Poria cocos* (Schw.)Wolf 的干燥菌核。以体重坚实、外皮色棕褐、皮纹细、无裂隙、断面白色细腻、粘牙力强者为佳。

◎ 别名

茯菟、茯灵、云苓、松薯、松木薯、松苓。

◎ 功效

利水渗湿，健脾和胃，宁心安神。

◎ 性味归经

甘、淡，平。归心、肺、脾、肾经。

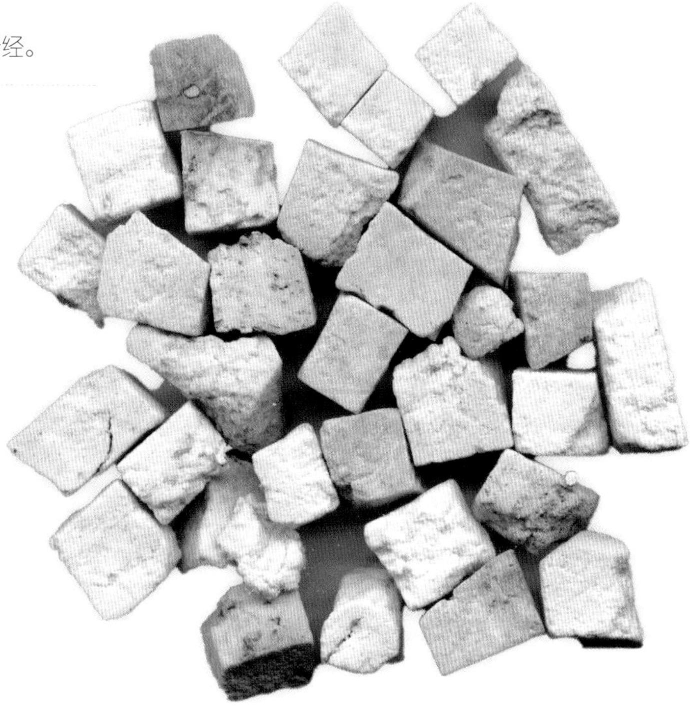

药食趣话

相传唐代有个大财主，女儿名叫小玲，小玲与长工小伏情投意合。财主知道后要将小伏赶走，两人便私奔了。后来小玲得了风湿病，卧床不起。小伏进山采药，忽见前面有只野兔，他用箭一射，射中兔子后腿，兔子带着伤跑了，小伏紧追不舍，追到一片被砍伐的森林处，兔子忽然不见了。他四处寻找，发现在一棵松树旁，一个球形的东西上插着那支箭。小伏拔起箭，发现棕黑色球体表皮裂口处，白似番薯。他把这种东西挖回家，做熟了给小玲吃。第二天，小玲就觉得身体舒服多了，小伏非常高兴，经常挖这些东西给小玲吃，小玲的风湿病渐渐痊愈了。由于是小玲和小伏发现的，人们就把这种药材称为“茯苓”。

茯苓是人们历来推崇的仙物，有“松脂入地，千年为茯苓”“松脂化茯苓，千年为琥珀”“千年以上者，变化为兔，或化为鸟，服之轻身，成就仙道”等说法，都把其视为延寿珍品。魏晋时期人们食茯苓以求长生。陶弘景辞官返乡时，梁武帝即令“每月赐茯苓五斤，白蜜二斤，以供服尔”。清太后慈禧的长寿、补益药方中使用率最高的一味药，便是茯苓。茯苓亦受到文人墨客的青睐，如宋代黄庭坚诗句“汤泛冰瓷一座春，常松树下得灵根，吉祥老人亲拈出，各个教成百岁人”。唐代吴融曾有诗“千年茯菟带龙鳞，太华峰头得最珍，金鼎晓煎云漾粉，玉瓯寒贮露含津”。

营养成分

茯苓含茯苓多糖、β-茯苓聚糖、茯苓酸、蛋白质、脂肪、卵磷脂及甾醇等成分。茯苓多糖能增强人体免疫，卵磷脂则能延缓衰老。

营养成分	含量（每 100 g）	营养成分	含量（每 100 g）
热量	16 kJ	钾	58 mg
蛋白质	1.2 g	钠	1 mg
脂肪	0.5 g	镁	8 mg
碳水化合物	1.7 g	锰	1.39 mg
膳食纤维	80.9 g	铜	0.23 mg
胡萝卜素	1.2 mg	硒	4.55 μg
视黄醇当量	14.5 μg	锌	0.44 mg
核黄素	0.12 mg	磷	32 mg
烟酸	0.4 mg	钙	2 mg
铁	9.4 mg		

药理研究

延缓衰老 ◎ 茯苓多糖能提高动物体内自由基清除酶的活力，显著降低自由基水平。

增强免疫 ◎ 茯苓多糖能针对性地保护免疫器官，增加细胞免疫的功能。

抗肿瘤 ◎ 茯苓多糖通过增强机体免疫功能和直接细胞毒作用而发挥抗肿瘤作用。

利水消肿 ◎ 茯苓多糖能促进电解质钠、氯、钾等的排出，同时抑制肾小管重吸收。

保肝 ◎ 茯苓多糖可增加肝脏重量，并能加速肝细胞再生达到保肝降酶的作用。

主治

水肿 ◎ 本品性平味甘而淡，利水而不伤正气，为利水消肿之要药。可用治寒热虚实各种水肿。

痰饮 ◎ 本品善渗泄水湿，可治痰饮之目眩心悸，配以桂枝、白术同用；若饮停于胃而呕吐者，多和半夏、生姜合用。

脾虚泄泻、带下 ◎ 本品健脾渗湿，对于脾虚运化失常之泄泻、带下，多与党参、白术、山药等配伍。

心悸、失眠 ◎ 本品既健脾，又宁心安神。常用治心脾两虚、气血不足之心悸、失眠、健忘。

食疗方

风湿关节炎 ◎ 茯苓 50 g，防己 30 g，牛膝 30 g，煎 3 次去渣留汁，猪脚 500 g 炖之，分两餐食，连服 7 日。

胃癌 ◎ 茯苓、龙葵、半枝莲各 15 g，红参、白术、黄芪各 9 g，诃子肉 6 g，干姜、丁香、炙甘草各 3 g，水煎服，每日 1 剂。

心神失养 ◎ 茯苓 9 g，酸枣仁 15 g，知母 6 g，川芎 4.5 g，甘草 3 g，水煎服。

支气管哮喘 ◎ 茯苓 12 g，桂枝 9 g，白术、炙甘草各 6 g。水煎服，每日 1 剂。

肾炎、肾积水 ◎ 茯苓、猪苓、泽泻各 12 g，白术 9 g，桂枝 6 g。水煎服，每日 1 剂。

慢性胃炎 ◎ 茯苓 30 g，党参、山药、白术各 15 g，甘草 6 g。水煎服，每日 1 剂。

◎用量用法◎

煎汤，10 ~ 15 g；或入丸散。宁心安神用朱砂拌。

◎食忌◎

茯苓勿与米醋、龟甲配伍食用。

◎药食铭言◎

茯苓自古称珍贵，扶正祛邪两相宜。

按语

茯苓甘淡，为健脾利水渗湿之要药，适用于脾虚水湿内停之证，又可宁心安神、止泻止带。早在《神农本草经》就记载，茯苓“久服安魂养神，不饥延年”。茯苓性质平和，既是一味古老中药，又是滋补强身之佳品，可煮粥，做茯苓饼、茯苓酥和茯苓酒等。

白茯苓粥

粳米 100 g，茯苓 15 g。先煮粥，茯苓研为末，待米熟后加入茯苓末同煮。

茯苓赤小豆粥

茯苓 15 g，赤小豆 50 g，大米 100 g。把茯苓打成细粉；赤小豆用水浸泡 2 小时；大米淘洗干净。把大米、赤小豆放入锅内，注入清水 800 mL，用大火烧沸，再用小火炖煮 40 分钟，加入茯苓粉，再煮 10 分钟，即成。

茯苓酒

茯苓 60 g，米酒 1000 mL。先将茯苓洗净，研碎，入米酒中，加盖密封，浸泡 7 日，即可饮用。

茯苓鸡肉馄饨

茯苓 50 g，鸡肉适量，面粉 200 g。茯苓研为细末，与面粉加水揉成面团，鸡肉剁细，加生姜、胡椒、盐做馅，包成馄饨，煮食。

茯苓饼

茯苓粉、米粉各等分，加白糖和水调糊，煎成饼，每日 6 g。

茯苓怀山包子

茯苓粉、怀山药粉各 100 g，加水适量调成糊状蒸 30 分钟，加入白糖适量，面粉 200 g，以及油、海带丝、红萝卜丝少许，制成包子馅。包子蒸熟食用。

参苓怀山汤圆

人参、茯苓、怀山药各 10 g，蒸熟共捣成泥状，与豆沙泥 30 g，白糖、猪油适量制成汤圆馅，包汤圆熟食。

茯苓红枣汤

茯苓 30 g，鳖甲 10 g，红枣 10 枚，蜂蜜 1 匙。将茯苓洗净，用冷水两大碗，浸泡 1 小时，将红枣用温水浸泡片刻，待枣皮发软、洗净、滤干。将鳖甲、茯苓连同浸液，倒入砂锅内，小火烧 30 分钟后加入红枣，再烧至约剩汁大半碗，红枣酥烂时，加蜂蜜煮沸 2 分钟，离火。喝汤吃枣。

小贴士

在我国，茯苓产于湖北、安徽、河南、云南、贵州、四川等省，其中栽培品以安徽为多，有“安苓”之称，野生者以云南为著，称为“云苓”，品质最好。茯苓根据采收加工的不同，分为茯苓个、茯苓皮、茯苓块、茯神。茯苓粉配黑芝麻或胡萝卜汁有助于改善黑眼圈。

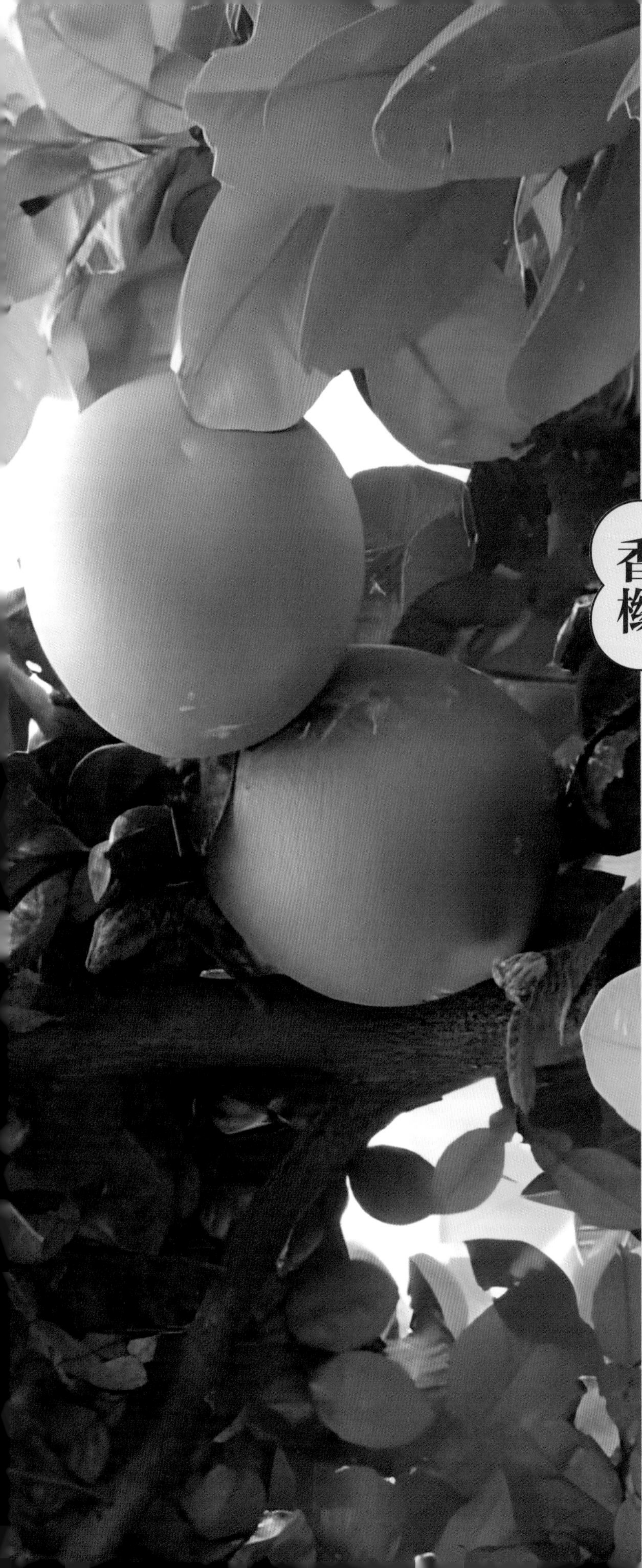

香橼

【九天香果】

枸橼，生岭南，大叶，甘橘属也。子大如盏。

——唐·陈藏器《本草拾遗》

香橼

【九天香果】

◎ 来源

为芸香科植物枸橼 *Citrus medica* L. 或香圆 *C. wilsonii* Tanaka 的果实。以个大、皮粗、色墨绿、香气浓者为佳 。

◎ 别名

枸橼、钩缘干、香泡树、香橼柑、枸橼、香圆。

◎ 功效

疏肝解郁，理气和中，燥湿化痰。

◎ 性味归经

辛、微苦、酸，温。归肝、肺、脾、胃经。

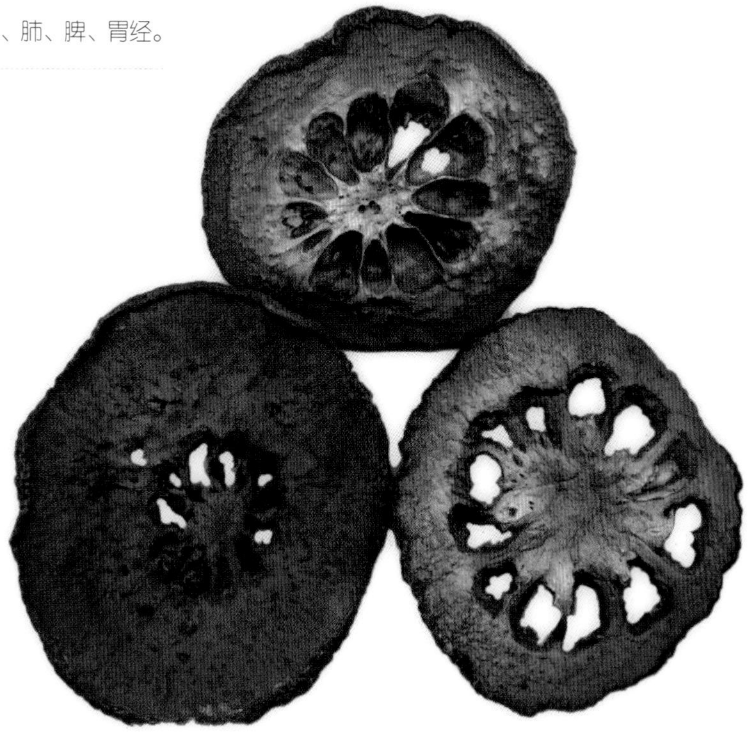

药食趣话

相传，梁王遍尝北方水果，就去南方吴国寻访鲜果。吴人送呈一筐橘子，梁王感觉味道鲜美，再求好果，吴人又呈上蜜柑，梁王吃了觉得超过橘子，于是判断吴国还有更好的。就派人去吴国暗中察访。密使果然找到一种黄澄澄的香果，压弯了枝头，近前讨尝。主人笑曰："这叫香橼，中看中闻不中吃。"使者回国报告梁王，梁王听后亲差使臣去吴国，向吴王讨要香橼。吴王解释香橼食不得，使臣非要不可，吴王只好命人摘来一筐。使臣赶回梁国，献上香橼，大殿上顿时香气四溢。梁王见了又大又黄的香橼，立刻眉开眼笑，命人剥开一个，大咬一口，顿时把梁王酸出了眼泪，想发怒，却又难言……

香橼，被人们赋予华夏深厚的文化底蕴。诗人绿萍在《香橼》中称："借得天宫瑶池宴，半瓣枸橼九天香。"著名作家汪曾祺写了一首关于香橼的民歌："第一香橼第二莲，第三槟榔个个圆，第四芙蓉五桂子，送郎都要得郎怜。"香橼香味怡人，我们可以想象这样一幅笔墨丹青的画面：中秋月夜，摘下香橼，与莲藕、菱角、鸡头及月饼等供在小桌上敬月亮。等到果实金黄，切开香橼置于书案上，整个房间则有冷香浮动。闲暇时，手捧唐诗或宋词，拥鼻微吟，墨香伴芳香，感觉奇好。

营养成分

香橼含有枸橼酸、维生素 C、维生素 P、橙皮苷、柠檬酸、苹果酸、果胶、鞣质等。香橼橙皮苷可降低毛细血管的通透性、防止微细血管出血。

药理研究

抗炎 ◎ 香橼橙皮苷能改善缺乏维生素 C 豚鼠眼睛球结膜血管内细胞凝聚，提高毛细血管抵抗力。

抗病毒 ◎ 香橼橙皮苷能预防流感病毒的感染。

其他作用 ◎ 香橼橙皮苷有预防冻伤作用。

主治

肝郁胸胁胀痛 ◎ 本品能疏理肝气而止痛，治肝郁胸胁胀痛，常配柴胡、郁金、佛手等同用。

气滞脘腹胀痛 ◎ 本品气香醒脾，入脾胃以行气宽中。治脾胃气滞之脘腹胀痛、嗳气吞酸，可与木香、砂仁、藿香等同用。

痰饮咳嗽、胸膈不利 ◎ 本品化痰止咳、理气宽胸，治痰多、咳嗽、胸闷等，常配生姜、半夏、茯苓等。

按语

香橼辛、微苦、酸，性温，入肝、肺、脾、胃经，有疏肝理气、和中止痛、燥湿化痰之功。《本草便读》中说香橼可“下气消痰，宽中快膈”；《本草再新》中说香橼可“平肝舒郁，理肺气，通经利水，治腰脚气”。香橼对慢性胃炎、神经性胃痛疗效较佳。除鲜食外，可泡酒和泡茶饮用。

食疗方

食滞、胃胀痛 ◎ 香橼切片于通风处晾干，用适量食盐腌渍，放入玻璃瓶或瓷罐中备用。每次 10 ~ 20 g，开水冲泡，至咸淡适宜为度时服用。

痰湿咳嗽、哮喘 ◎ 鲜香橼 1 ~ 2 个，切碎放在有盖的碗中，加入等量的麦芽糖，隔水蒸 2 小时，以香橼稀烂为度。每次服 1 匙，早晚各 1 次。

肝胃不和、食少 ◎ 香橼、陈皮、香附各 10 g，水煎服，每日 2 ~ 3 次。

痰咳、胸膈不利 ◎ 香橼 10 g，法半夏 10 g，茯苓 15 g，生姜 3 片，水煎服，每日 2 ~ 3 次。

肝痛、胃气痛 ◎ 鲜香缘 12 ~ 15 g，开水冲泡代茶饮。

胃痛胸闷、消化不良 ◎ 陈香缘（焙干）30 g，花椒、小茴香各 12 g，共研细末，每次服 3 g，每日 2 次，温开水送服。

腹胀气鼓 ◎ 陈香橼（连瓤）1 枚，大核桃肉（连皮）2 枚，缩砂仁（去膜）6 g。各煅存性为末，白糖拌匀，空腹温开水调服。

◎用量用法◎

水煎服，每次 10 ~ 15 g。

◎食忌◎

阴虚血燥者及孕妇气虚者慎服。

◎药食铭言◎

疏解肝郁行气滞，九天香橼世人爱。

佛手香橼汤

佛手、香橼各6 g，白糖适量。水煎，去渣取汁加白糖调匀，每日2次。

香橼露

香橼500 g。香橼加水浸泡2小时，入蒸馏器内蒸2次，收集芳香蒸馏液。每日2次，每次30 mL，温服。

香橼粥

香橼20 g，佛手20 g，炒山药20 g，炒薏苡仁20 g，大枣、粳米适量。烧开水，下入香橼、佛手，煮开一会捞出。然后放入炒山药、炒薏苡仁、粳米，最后放大枣。煮到米熟呈烂粥状即可，早晚服食。

蒸鲜香橼

鲜香橼2个，切碎放在有盖的碗中，加入等量的麦芽糖，隔水蒸2小时，以香橼稀烂为度，每服1匙，早晚各1次。

小贴士

香橼原产于我国东南部，江苏、浙江、江西、安徽、湖北、四川等省有栽种。

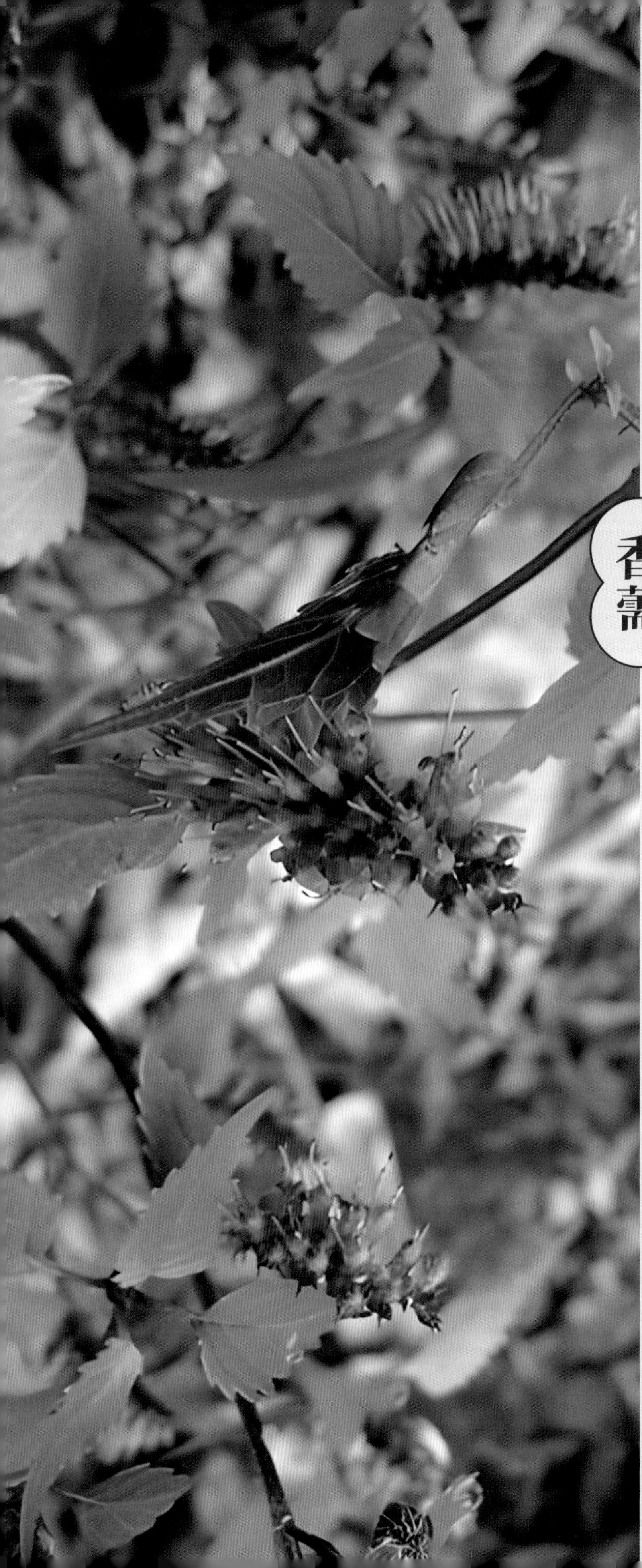

香薷

【夏月祛暑草】

文杏裁为梁，香茅结为宇。
不知栋里云，去作人间雨。
——唐·王维《辋川集·文杏馆》

香薷【夏月祛暑草】

◎ 来源

为唇形科多年生草本植物海州香薷 *Mosla chinensis* Maxim. 或江香薷 *Mosla chinensis* 'Jiang xiang ru' 的干燥地上部分。以身干、无根、叶多、色绿、气味浓者为佳。

◎ 别名

小苏子、水荆芥、香茹、香绒、石香茅、石香薷、香茸、紫花香茅、细叶香薷、小香薷。

◎ 功效

发汗解表，化湿和中，利水消肿。

◎ 性味归经

辛，微温。归肺、脾、胃经。

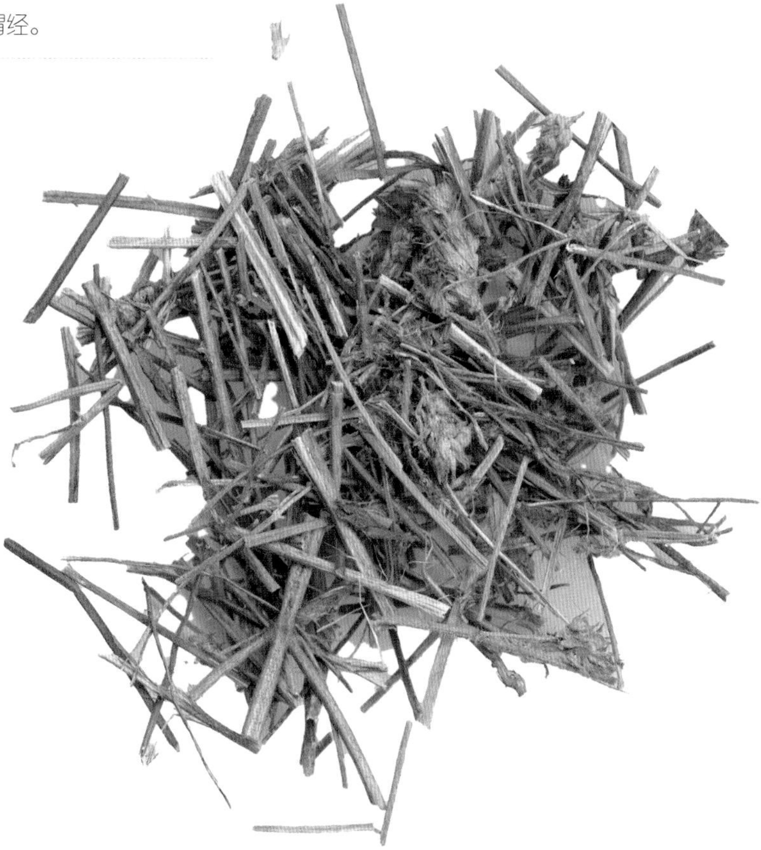

药食趣话

相传，宋代祥兴元年（1278 年），赵昺被元兵从泉州追到厦门港后，抛舟上南太武山避难，因在途中中暑，侍从采来太武香薷，熬成药汤，帝服后，顿觉精神清爽，遂解暑疾，便令人将余下的太武香薷，植在石壁边。从此，太武香薷就多生长在石壁缝中，茎梗也比较短。

海州香薷又名铜草、江香薷，是一种唇形科草本植物，高约 1 m，气味芳香。茎四方形，多分枝。叶对生，卵披针形，边缘有锯齿。夏日开花，花瓣淡紫，开裂为上下十唇，在花轴上集成顶生多轮总状花序。夏秋采集全草阴干入药，也可在暑日采鲜叶代茶泡饮，具有化湿解暑、利水消肿等功效。

营养成分

香薷中含有多糖、氨基酸、多肽、蛋白质、鞣质、黄酮，以及苷类、内脂、香豆精、甾体、挥发油、酚类和有机酸等。香薷挥发油有发汗解热作用，能刺激消化分泌及胃肠蠕动。

营养成分	含量（每 100 g）	营养成分	含量（每 100 g）
热量	92.85 kJ	食物纤维	0.67 g
维生素 E	0.04 mg	泛酸	0.06 mg
蛋白质	0.95 g	烟酸	0.06 mg
碳水化合物	22.76 g	核黄素	0.01 mg
钙	7.4 mg	磷	18.6 mg
脂肪	0.06 g	维生素 B_1	0.02 mg
锰	0.08 mg	钾	54.6 mg
钠	0.13 mg	锌	0.11 mg
铜	0.03 mg	铁	0.32 mg
镁	8.75 mg	硒	0.06 μg

药理研究

抗病原微生物 ◎ 香薷挥发油对病原微生物有较强的抑杀作用。

提高免疫力 ◎ 香薷挥发油对机体非特异性和特异性免疫功能均有显著增强作用。

主治

阴暑证 ◎ 本品能发汗解表而散寒、化湿祛暑而和中，故善治夏月阴暑证，常配伍厚朴、扁豆同用。

水肿脚气 ◎ 本品能利水消肿，可用于小便不利及脚气水肿者。

按语

香薷味辛，性温，能发汗解表、祛暑化湿，多用于阴暑病，即暑天因贪凉饮冷所引起的怕冷发热、无汗、呕吐、腹泻等，被称为解暑圣药。正如人们所说“世医治暑病，以香薷饮为首药”“夏月之用香薷，犹冬月之用麻黄”。夏日可用香薷泡茶饮用或煮粥服食。香薷挥发油又可刺激消化腺分泌及胃肠蠕动，以增进食欲。

食疗方

风寒感冒 ◎ 香薷 10 g，白扁豆、厚朴各 5 g，水煎服，每日 1 剂。

心烦尿赤、口干口苦 ◎ 香薷、薄荷、淡竹叶各 5 g，车前草 10 g，水煎代茶饮。

中暑发热、暑湿吐泻等 ◎ 白扁豆 30 g，香薷 15 g，扁豆花 5 朵，水煎取汁频饮，每日 1 剂。

暑湿型感冒 ◎ 香薷 9 g，白扁豆 12 g，陈皮 3 g，荷叶 6 g，白糖适量。水煎，代茶饮。

口臭 ◎ 香薷、藿香各 15 g，水煎服，日服 3 次，每日 1 剂。

心烦胁痛 ◎ 香薷捣汁服。

◎用量用法◎

煎服，3 ~ 9 g。

◎食忌◎

本品辛温发汗之力较强，表虚有汗及暑热证当忌用。

◎药食铭言◎

夏月麻黄话香薷，解暑圣药增食欲。

茵陈香芦茶

茵陈 25 g，香薷 25 g，芦根 40 g，共煮至沸即可。

香薷薄荷茶

香薷、薄荷、淡竹叶各 5 g，车前草 10 g，水煎代茶饮。

香薷荷茶原料

香薷 5 g，荷叶 3 g，绿茶 3 g，白糖 10 g。开水冲泡后饮用。

香薷莲子粥

香薷 15 g，莲子 10 g，粳米 50 g。香薷碾成细粉，过筛。将莲子、粳米洗净放入锅内，加入香薷粉和水，煮 30 分钟。

香薷粥

香薷 10 g，大米 100 g，白糖适量。将香薷择净，放入锅中，加清水适量，水煎取汁，加大米煮粥，待熟时调入白糖，再煮沸即成。

小贴士

香薷属唇形科多年生草本植物，常生于山坡、林内及路旁。在我国滇、川、陕、鲁、甘等地分布较广。夏日常用香薷煮粥服食或泡茶饮用，既可预防中暑又可增进食欲。

桃仁

【长寿果】

程子精微谈谷种，谢公近似喻桃仁。
要须精别性情异，方识其言亲未亲。

——宋·真德秀《咏仁》

桃仁【长寿果】

◎ 来源

为蔷薇科植物桃 *Prunus persica*(L.) Batsch. 或山桃 *P.davidiana*(Carr.)Franch. 的成熟种子。以粒饱满、完整、外皮色棕红、内仁白者为佳。

◎ 别名

大桃仁、山桃仁、桃核仁、单桃仁、毛桃仁、白桃仁、红桃仁、山毛桃仁、野桃仁、花桃仁、桃实。

◎ 功效

活血祛瘀，润肠通便，止咳平喘。

◎ 性味归经

苦、甘，平，有小毒。归心、肝、大肠经。

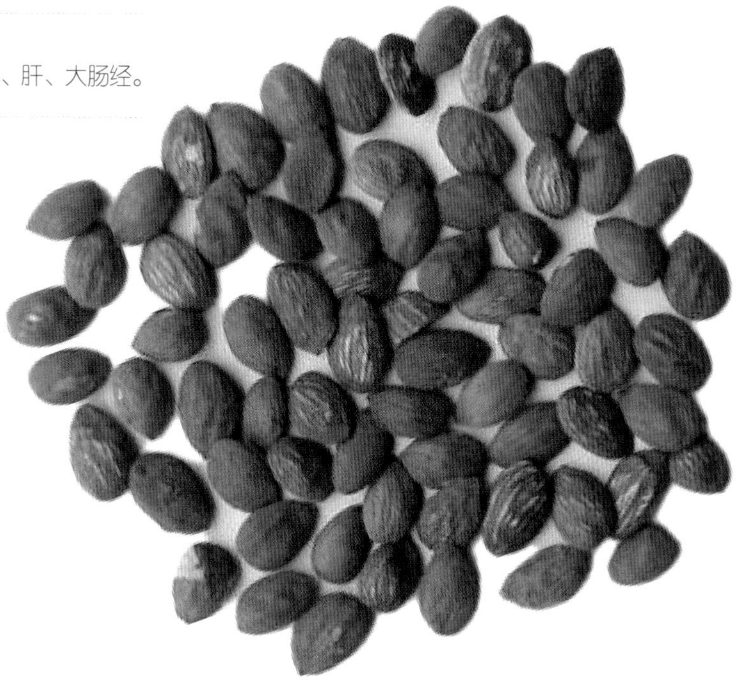

药食趣话

李时珍在《本草纲目》中引述了这样一个故事：古代有一位妇女，因丈夫亡故，日夜思虑以致精神失常，得了狂证。她手舞足蹈，甚至登高上墙，家人只好把她锁在房中。一天晚上，她破窗而出，攀登上树，此时正值桃花盛开，一夜之间，她竟将一树桃花尽数吃光。次晨家人发现，连忙把她接下树来，而她的狂病竟霍然而愈。医家认为，桃花治愈狂证是因桃花具有消积散瘀的功效。

崔护《题城南庄》云："去年今日此门中，人面桃花相映红。人面不知何处去，桃花依旧笑春风。"《咏仁》谓："程子精微谈谷种，谢公近似喻桃仁。要须精别性情异，方识其言亲未亲。"徐渭《四张歌张六丈七十》言："三郎惊倒谓玉环，我欲别尔渡海寻三山。玉环泪落君之前，梨花春雨不得干。繄彼三仙人，是君之祖君是孙。今年己丑腊嘉平，正君七十之生辰。三祖消息虽寥寥，桃仁传种还生桃。"唐寅《桃花庵歌》道："桃花坞里桃花庵，桃花庵下桃花仙。桃花仙人种桃树，又摘桃花换酒钱。酒醒只在花前坐，酒醉还来花下眠。半醉半醒日复日，花落花开年复年。但愿老死花酒间，不愿鞠躬车马前。车尘马足权贵趣，酒盏花枝痴人缘。若将富贵比痴颠，一在平地一在天。若将贫贱比车马，他得驱驰我得闲。世人笑我太疯癫，我笑他人看不穿。不见五陵豪杰墓，无花无酒锄作田。"

营养成分

桃仁含苦杏仁苷约 3.6%、挥发油 0.4%、脂肪油 45%，其中脂肪油中主含油酸甘油酯和少量亚油酸甘油酯，另含苦杏仁酶等。

营养成分	含量（每 100 g）	营养成分	含量（每 100 g）
能量	429 kJ	视黄醇当量	7.80 μg
碳水化合物	22.5 g	胡萝卜素	3.10 g
膳食纤维	28.9 g	蛋白质	0.10 g
脂肪	37.6 g	磷	63 μg

药理研究

舒张血管 ◎ 桃仁水煎醇沉液对血管壁有直接扩张作用，可使静脉血管流量增加。

改善微循环 ◎ 桃仁提取物对肝脏表面微循环有一定的改善作用。

抗炎 ◎ 桃仁对急性炎症反应有显著抑制作用。

镇咳 ◎ 桃仁中含苦杏仁苷有镇咳作用。

主治

瘀血阻滞病证 ◎ 本品善泄血滞，祛瘀力强，又称破血药，为治疗多种瘀血阻滞病证的常用药。

肺痈、肠痈 ◎ 本品活血祛瘀以消痈，配清热解毒药，常用治肺痈、肠痈等证。

肠燥便秘 ◎ 本品富含油脂，能润燥滑肠，故可用于肠燥便秘证。

咳嗽气喘 ◎ 本品降肺气，止咳平喘，治咳嗽气喘，既可单用煮粥食用，又常与杏仁同用。

按语

桃仁味苦、甘而性平，入心、肝、大肠经，活血祛瘀作用甚广，可用治瘀血阻滞各种病证；脂多质润，具润肠通便之功。桃仁直接食用、凉拌、做粥或加进酥饼都美味无比。女性常吃桃仁，可以活血、益颜、美容。桃仁在民间也有长寿果之美誉，老年人吃些桃仁可促进健康、长寿延年。

食疗方

上气咳嗽、胸膈痞满、气喘 ◎ 桃仁 50 g，去皮、尖，研汁，和粳米煮粥食。

脑卒中、脑血栓形成 ◎ 蜂蜜 15 g，桃仁 10 g，决明子 12 g。水煎，蜂蜜调匀。每日 2 次，20 日为 1 个疗程。

止咳平喘 ◎ 桃仁 12 g，杏仁 12 g，白果（去壳）10 个，水煎温服。

肠燥便秘 ◎ 桃仁 15 g，松子仁 15 g，橘子皮 6 g，水煎取汁，加蜜糖 1 匙，拌匀服食。

月经色暗有血块 ◎ 桃仁 15 g，粳米 50 g，红糖适量。桃仁捣烂，加水浸泡，研汁去渣，同粳米入砂锅，加水 450 mL，小火煮稀粥。

◎用量用法◎

煎服，5 ~ 10 g，捣碎用。

◎食忌◎

孕妇忌用。便溏者慎用。

◎药食铭言◎

桃仁营养价值高，常食健康又长寿。

菊花桃仁粥

菊花 15 g，桃仁 15 g，粳米 100 g，冰糖 20 g。粳米熬粥，待沸加入菊花、桃仁，小火熬煮。冰糖调服。

桃仁芝麻粥

炒黑芝麻 6 g，桃仁 6 g，冰糖 20 g，大米 100 g。将大米放入锅内，加入水，煮至八成熟时，放入黑芝麻、桃仁、冰糖搅匀，煮至粥熟即成。

莴笋拌桃仁

莴笋 300 g，桃仁 20 g。将莴笋切成厚片，在每片中间连刀竖切一个口，使之保持不断；桃仁切成条；莴笋片、桃仁焯至变色捞出，过凉待用；把莴笋片中间开口处掀开，将桃仁嵌入莴笋片中，装盘，加入精盐、香油、鸡精拌匀即可。

桃仁牛血汤

桃仁 10 g，牛血 200 g。将桃仁放入砂锅，加适量清水，放入切成小块的牛血和葱花，煮至牛血熟透，加食盐略煮，淋点麻油即可。

桃仁拌冬瓜

冬瓜 100 g，桃仁 10 g。将桃仁、冬瓜丝开水煮 2 分钟，捞出，沥水备用；大蒜捣泥，与香油、醋、盐适量调匀冬瓜丝、桃仁即可。

桃仁鱼排

草鱼 1 尾（约 1000 g），去皮桃仁 100 g，全蛋糊、葱、姜、料酒、盐、味精各适量。鱼去鳞、洗净，片下鱼肉，去皮后修成 1 cm 厚的长片，用盐、味精、料酒、葱姜段腌渍 15 分钟；桃仁入热油锅中炸酥后捞出，剁成碎米状。锅置火上，加油烧至 4 ~ 5 成热，把鱼片拖匀全蛋糊，蘸上桃仁，入锅中炸透后捞出，待油温重新升高，再将鱼片入油中炸至金黄色，捞出装盘。

桃仁鸡丁

鸡脯肉 300 g，桃仁 100 g，盐、味精、料酒、湿淀粉、高汤、葱末各适量。锅内入油加热，把切好的鸡丁加湿淀粉抓匀，入油中滑透后捞出控油；桃仁入油，慢火炸透至脆香。锅留底油烧热，盐、味精、湿淀粉、葱末、高汤调成汁，同鸡丁一起倒入锅中，颠翻几下，倒入桃仁，淋香油后装盘即可。

小贴士

桃原产于我国，现在主要在北半球的许多国家有种植，我国除黑龙江省外，其他各省、自治区、直辖市都有栽培。

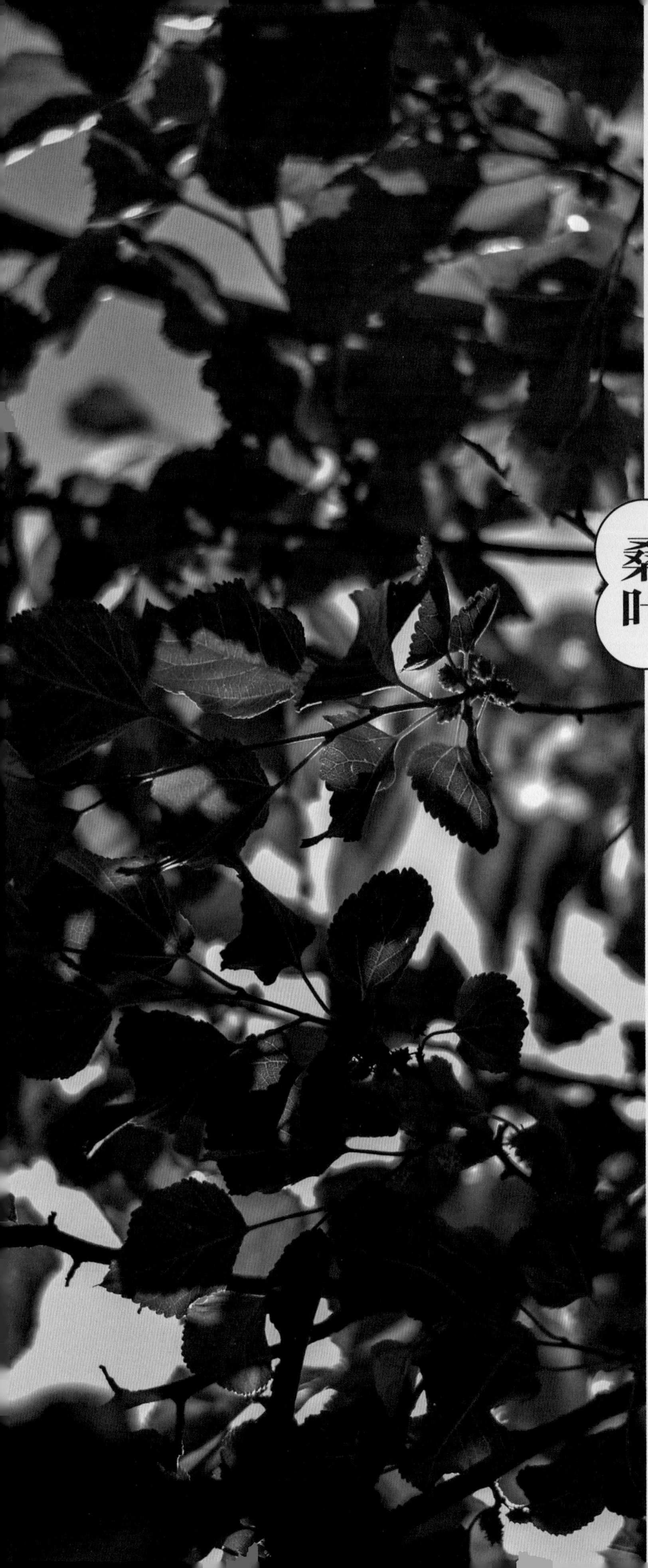

桑叶

【神仙叶】

柳花深巷午鸡声，桑叶尖新绿未成。

——宋·范成大《春日田园杂兴》

桑叶【神仙叶】

◎ 来源

为桑科植物桑 *Morus alba* L. 的干燥叶。以叶大而肥、色黄橙者为佳。

◎ 别名

家桑、荆桑、黄桑、霜桑叶、冬桑叶。

◎ 功效

疏散风热，清肺润燥，平抑肝阳，清肝明目。

◎ 性味归经

甘、苦，寒。归肺、肝经。

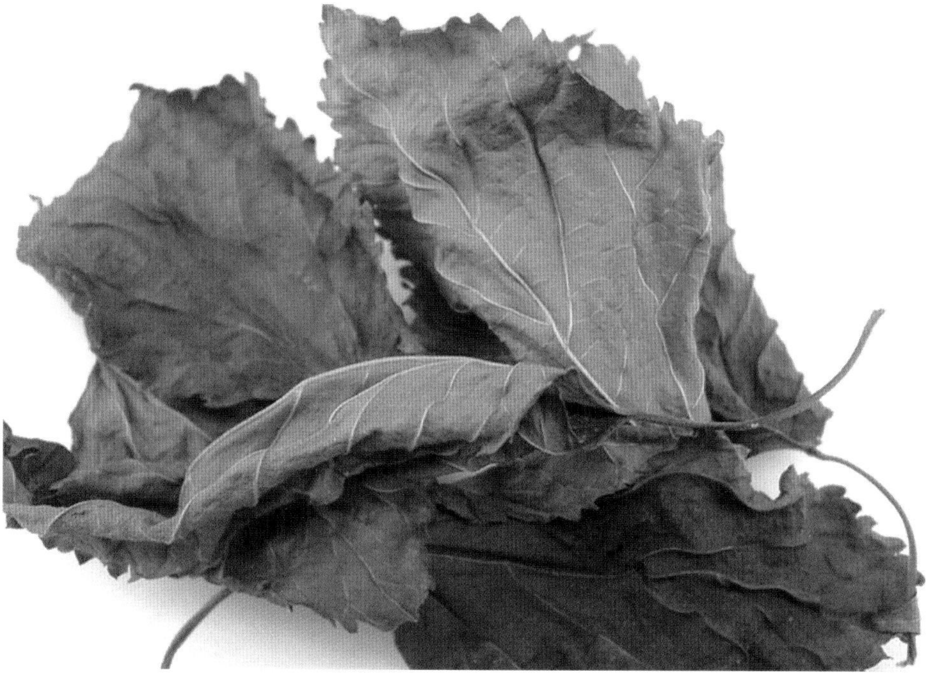

药食趣话

相传宋代时，某日严州山寺来一游僧，身体瘦弱且饮食甚少，每夜就枕，便浑身汗出，醒后衣衫尽湿，多方求医皆无效。寺中监寺和尚得知，就带着游僧来到桑树下，趁晨露未干时采了一把桑叶带回寺中，并叮嘱游僧焙干研末后，每次服 10 g，空腹时用米汤送服，每日 1 次。连服 3 日后，游僧果然夜汗顿止，众人无不惊奇。桑叶止盗汗，确有渊源。早在秦汉《神农本草经》中就云："桑叶除寒热出汗。"《本草撮要》言："以之代茶，取经霜者，长服止汗。"《丹溪心法》中亦有"桑叶焙干为末，空心米汤调服，止盗汗"之妙录。

早在《诗经》里，就有关于"桑"的记载："罗敷喜蚕桑，采桑城南隅""桑之未落，其叶沃若。"目前我国拥有世界最大桑树保有量，桑树也被称为延年益寿的圣树，桑叶亦常作为药食两用的原料，广泛应用于民间。桑叶药用可以祛风清热，润肺凉肝明目，生发。如《本草纲目》记载："桑叶可以明目长发。"同时，很多古代养生家曾用桑叶代替茶叶作饮料，借以长葆青春。相传慈禧太后经常吃些明目延龄丸与明目延龄膏，即以桑叶、菊花两药制成，交替服用。

营养成分

桑叶含碳水化合物、粗蛋白、17 种氨基酸和植物纤维，维生素 C、E，叶酸、胡萝卜素、矿物质钙、磷、铁、锰、钠等。桑叶还能调节和改善皮肤新陈代谢，抑制色素沉着。

营养成分	含量（每 100 g）	营养成分	含量（每 100 g）
水分	76.54 g	锰	1.94 mg
碳水化合物	6.50 g	硒	0.002 mg
粗脂肪	0.71 g	钙	469.20 mg
蛋白质	6.25 g	磷	91 mg
粗灰分	1.94 g	铁	5.07 mg
粗纤维	2.06 g	锌	0.52 mg
钾	258.06 mg	维生素 C	149.57 mg
镁	274.48 mg	维生素 E	4.06 mg
铜	0.17 mg	胡萝卜素	8.50 mg
氨基酸	5.17 g		

药理研究

降血压 ◎ 桑叶黄酮及其衍生物等具有降压作用。

降血脂 ◎ 桑叶中植物甾醇和黄酮类能抑制胆固醇的吸收，还可预防心肌梗死和脑出血。

降血糖 ◎ 桑叶中含有两种抑制双糖酶的活性黄酮类成分，能延缓碳水化合物的消化从而降低餐后血糖。

抗衰老 ◎ 桑叶中的 SOD、黄酮类和多酚类化合物均具有清除自由基和抗衰老作用。

抗肿瘤 ◎ 桑叶黄酮、SOD、GABA、桑素等能抑制染色体和基因的突变，同时还能提高人体免疫力。

主治

风热感冒、温病初起 ◎ 本品清肺热、润肺燥，常用于风热感冒，或温病初起，温热犯肺，发热、咽痒、咳嗽等症。

肺热咳嗽、燥热咳嗽 ◎ 本品清泄肺热、凉润肺燥，故可用于肺热或燥热伤肺，咳嗽痰少、色黄黏稠，或干咳少痰、咽痒等症。

肝阳上亢 ◎ 本品有平降肝阳之效，可治肝阳上亢之头痛眩晕、头重脚轻、烦躁易怒。

目赤昏花 ◎ 本品既疏散风热，又清泄肝热，且甘润益阴以明目，故常用治风热上攻、肝火上炎所致的目赤、涩痛、多泪。

食疗方

高血脂 ◎ 霜桑叶 9 g，新鲜荷叶 1 张，粳米 60 g，砂糖适量。上药煎汤去渣取汁，加入粳米同煮成粥，分早、晚 2 次服用。

急性眼结膜炎 ◎ 桑叶 20 g，菊花 15 g，黄豆 60 g，白糖 30 g。将黄豆浸透，同桑叶、菊花一起加水适量，煎后去渣，放白糖即可，每晚 1 次。

头发早白 ◎ 桑叶研末，黑芝麻碾粉，将二者 2∶8 混合，加入适量蜂蜜调制成丸，早晚各 1 丸，嚼食。

风热感冒 ◎ 霜桑叶 9 g，野菊花 10 g，竹叶 6 g。水煎服，每日 1 剂，分早、晚 2 次服用，5 日为 1 个疗程。

急性支气管炎 ◎ 霜桑叶 9 g，栀子皮、沙参、贝母各 6 g，梨皮 20 g，豆豉 6 g。水煎服，每日 1 剂，分早、晚 2 次服用，5 日为 1 个疗程。

高血压、头目眩晕 ◎ 霜桑叶 9 g，黄菊花、金银花各 6 g。将以上药置保温瓶中，加入沸水适量，盖闷约 20 分钟，代茶频饮，每日 1 剂。

用量用法

煎服5～9 g；或入丸散。外用煎水洗眼。一般疏风清热、清肝明目多生用；清肺润燥多炙用。

食忌

无。

药食铭言

小小桑叶止盗汗，明目乌发又驻颜。

按语

桑叶甘、苦，寒，归肺、肝经。轻清升散，善祛风热之邪；甘寒清润，又有清肺润燥，平肝明目凉血的功效。适用于风热感冒，头痛目赤；燥热伤肺，咳嗽少痰；肝阳上亢，头晕目眩，及血热吐衄等证。桑叶的营养及食疗价值也十分可观，研究表明桑叶含有8种人体必需氨基酸，比例与瘦猪肉、鸡肉和鲢鱼等接近，十分有利于人体吸收利用。桑叶可直接泡茶喝；桑叶煮粥具有清热、降脂、明目之功；桑叶凉拌或作包子馅，也是美味可口。国内外桑叶保健品的开发也是层出不穷，如桑叶茶、桑叶薏米茶、桑叶柿叶茶、桑叶咀嚼片、桑叶干粉、桑叶营养素、桑叶口服液、桑叶寿司、桑叶饼干、桑叶糕点等。目前，桑叶用于开发降糖食品，亦有较大的挖掘空间。

桑叶菊花饮

桑叶10 g，菊花30 g，煮水代茶饮。

桑杏乌龙茶

桑叶10 g，杏仁10 g，枇杷叶10 g，黄芩10 g，乌龙茶5 g。水煎煮服用。

桑叶荷叶粥

鲜桑叶100 g，新鲜荷叶1张，粳米100 g，砂糖适量。桑叶、荷叶洗净煎汤取汁，加入粳米同煮成粥，兑入砂糖调匀即可。

桑叶红薯粥

鲜桑叶100 g，红薯、粳米各100 g，砂糖适量。鲜桑叶、红薯洗净；红薯切小条；加入粳米（洗净）同煮成粥，兑入砂糖调匀即可。

桑叶煎蛋

鲜桑叶100 g，鸡蛋4个，盐、味精适量。鲜桑叶洗净切碎，与鸡蛋搅拌均匀，加入调料，用油煎熟即可。

桑叶鲢鱼汤

鲢鱼头1个，桑叶20 g。鲢鱼头洗净，桑叶洗净、纱布包好。将鲢鱼头、桑叶放入锅内，加清水500 mL，急火煮开3分钟，加姜、葱、黄酒、精盐等，小火煮20分钟，分次食用。

桑笋鲜肉饺

把桑笋（即桑叶最嫩的部分）用开水烫开，切碎加上肉馅拌匀，用桑叶打汁加上淀粉，用开水烫到八分熟，包成饺子状，蒸熟即可。

小贴士

我国原产，各省区均有栽培，有时有野生或半野生。桑叶有“驻容颜，乌鬓发”的功效，现代研究表明桑叶内服或外用对面部痤疮、黄褐斑疗效显著；桑叶水煎液有美发生发作用。

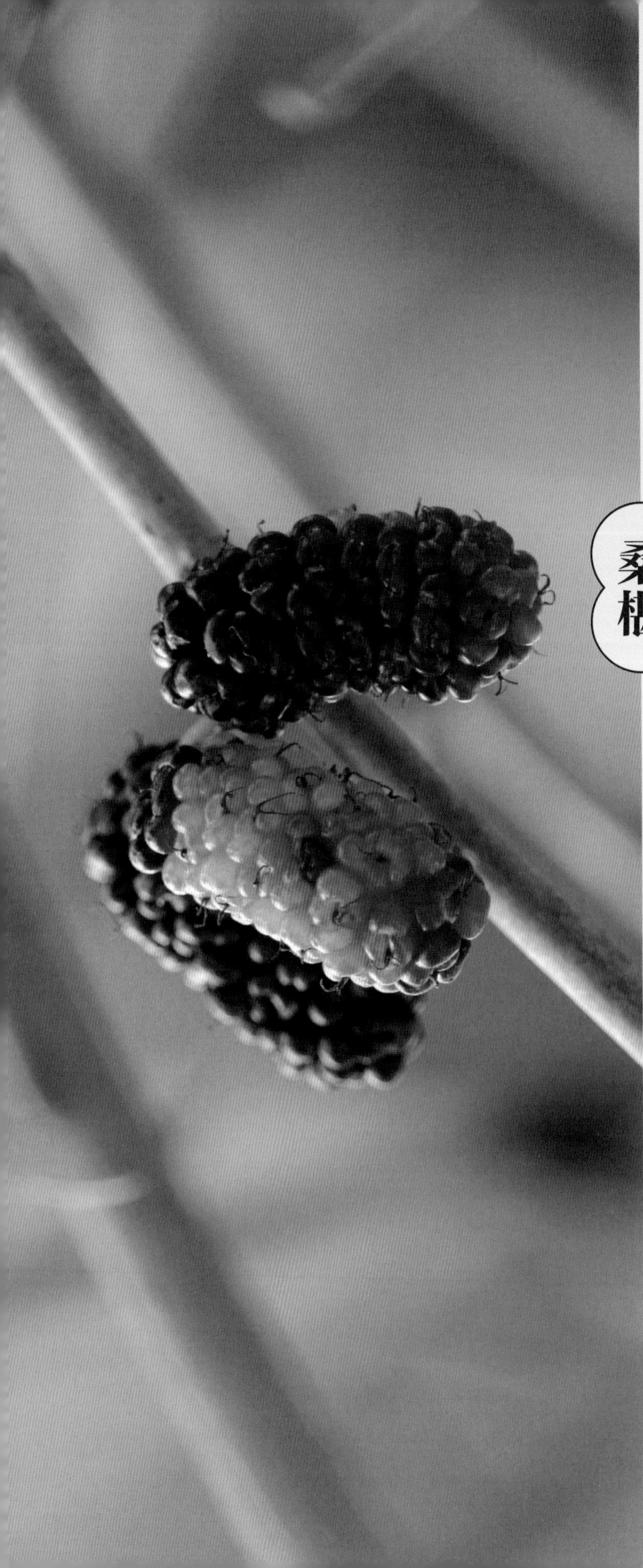

桑椹

【中华果王】

云头红上三竿日，烟际青来数点峰。
桑椹熟时鸠唤雨，麦花黄后燕翻风。
——宋·王迈《暮春》

桑椹【中华果王】

◎ 来源

为桑科植物桑 *Morus alba* L. 的果穗。以个大、肉厚、色紫红、糖分足者为佳。

◎ 别名

桑葚、桑实、桑果、桑枣、乌椹。

◎ 功效

滋阴补血，生津润燥。

◎ 性味归经

甘、酸，寒。归肝、肾经。

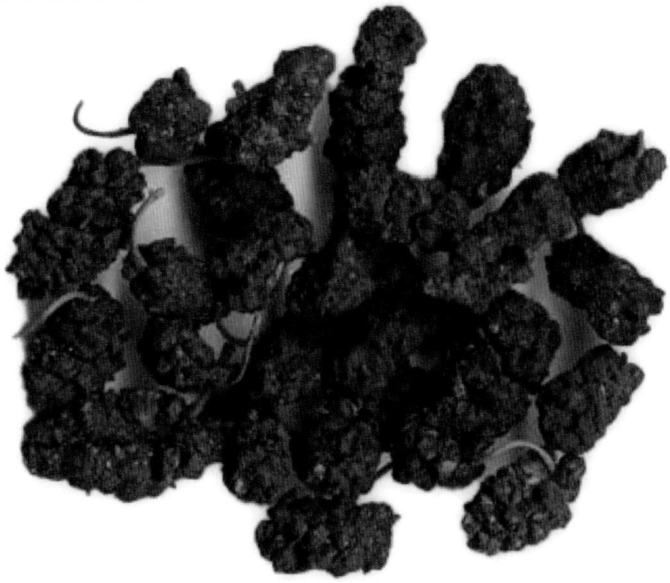

药食趣话

相传，西汉末年，王莽篡位，东宫太子刘秀起兵讨伐王莽，在幽州附近却被苏献杀得大败。刘秀胸前受了刀伤，躲到一座废弃的砖窑，刚进去就晕了过去，直到第七天的夜里才睁开眼。刘秀又饥又饿，忍痛爬到了门前一棵大树下仰面躺下。时值五月中旬，一阵轻风吹过，那棵树上的果实三三两两地落下来。刘秀一尝，又香又甜，喜出望外。刘秀靠此果充饥，坚持了 30 天左右，刀伤也都好了，身体已渐渐恢复。后来大将邓羽带人找到了刘秀。邓羽告诉刘秀："这棵树是桑树，您吃的是桑树上结的果实，叫桑椹儿。"刘秀感慨地说："邓将军，替孤想着，一旦恢复汉室，定封此树为王。"

桑椹又称桑枣、桑实、桑粒，《本草纲目》又将之称为"文武实"。桑椹在我国大部分地区均产，每年 4 ~ 6 月份，当桑椹呈紫红色时采收，蒸后晒干备用。《本草新编》云："四月采桑椹，饭锅蒸熟，晒干为末。紫色为上，红者次之。"成熟的桑椹质油润，富有糖性、味微酸而甜，不仅具有养肝益肾，滋阴补血药用价值，还是营养十分丰富的水果，深受广大群众喜爱。清代名医兼食疗医家王孟英对吃桑椹研究颇多，"其以小满前熟透色黑而味纯甘者，用布滤取汁，瓷器熬成膏收之，每日白汤或醇酒调服一勺，老年服之，长精神，健步履，息虚风，清虚火，久久服之，须发不白"。我国的桑椹资源十分丰富，以桑椹为原料开发制成了多种营养保健食品，如果干、果脯、果酱、果酒、果醋等。目前桑椹对干预和治疗糖尿病也显示出良好的开发前景。

营养成分

桑椹含有葡萄糖、果糖、鞣质、苹果酸、芸香苷、花青素苷、胡萝卜素、亚油酸、维生素 A、维生素 E、黏液质、钙质等。现代研究表明桑椹具有增强免疫功能、降血糖、抗氧化及延缓衰老等作用。

营养成分	含量（每 100 g）	营养成分	含量（每 100 g）
热量	48 kJ	食物纤维	3.3 g
核黄素	0.05 mg	胡萝卜素	20 μg
钠	1.9 mg	锌	0.25 mg
蛋白质	11.6 g	碳水化合物	12.9 g
铜	0.06 mg	维生素 A	3 μg
钙	30 mg	磷	33 mg
脂肪	0.4 g	维生素 E	0.78 mg
锰	0.29 mg	钾	32 mg
铁	0.3 mg	硒	6.5 μg

药理研究

防止血管硬化 ◎ 桑椹中的脂肪酸主含油酸、亚油酸等，能分解脂肪，降低血脂，防止血管硬化。

助消化 ◎ 桑椹中的脂肪酸、苹果酸等有机酸有助于脂肪、蛋白质及淀粉的消化，还可治疗因消化不良而导致的腹泻。

乌发美容 ◎ 桑椹中含有乌发素能使头发变得黑而亮泽，常用来乌发美容。

防癌抗癌 ◎ 桑椹中所含的芸香苷等有预防肿瘤细胞扩散，预防癌症发生的功效。

营养补充 ◎ 桑椹中含有大量的水分、碳水化合物、多种维生素、胡萝卜素及人体必需的微量元素等，能有效扩充人体的血容量，尤适于高血压、体虚患者食疗。

主治

肝肾阴虚证 ◎ 本品益肝肾之阴、兼凉血退热，适用于肝肾阴虚之头晕耳鸣、目暗昏花、须发早白等症。

津伤口渴、消渴及肠燥便秘等证 ◎ 本品生津止渴、润肠通便，兼阴血亏虚者，又能补养阴血。鲜品食用有效，亦可随证配伍。

食疗方

贫血、关节炎 ◎ 桑椹 500 g，米酒 1000 mL，浸泡 1 ~ 2 个月饮用，每日 2 次，每次 1 小杯；或鲜桑椹 60 g，桂圆肉 30 g。炖烂食，每日 2 次。

大便干燥 ◎ 桑椹 40 g，冰糖 20 g，用开水冲泡饮用。

自汗、盗汗 ◎ 桑椹、五味子各 10 g。水煎服，每日 2 次。

脱发 ◎ 鲜桑椹 100 g，茯苓粉 20 g，粳米 100 g。一并入锅，加水适量煮成粥，早餐食用。每日 1 剂，连服 10 日。

解酒 ◎ 鲜桑椹洗净，捣烂取汁，饮服 50 mL，能解酒。

肺结核 ◎ 桑椹 60 g，地骨皮、冰糖各 15 g。水煎服，每日早晚各 1 次。

须发早白、眼目昏花 ◎ 桑椹 30 g，枸杞子 18 g。水煎服，每日 1 次；或桑椹、首乌各 30 g。水煎服，每日 1 次。

失眠健忘 ◎ 桑椹 30 g，酸枣仁 15 g。水煎服，每晚 1 次。

血虚腹痛 ◎ 桑椹 60 g，水煎服；或桑椹膏，每日 10 ~ 15 g，用温开水和少量黄酒冲服。

贫血或关节炎辅助治疗 ◎ 取新鲜熟透的桑椹 500 g，米酒 1000 mL，浸泡 1 ~ 2 个月饮用，每日 2 次，每次 1 小杯。

神经衰弱 ◎ 鲜桑椹 1 kg，洗净，捣烂取汁（或取干桑椹 300 g 煎取汁），与糯米 500 g 一并煮熟，做成糯米干饭。放冷，加酒曲适量，拌匀，发酵成酒酿，每日食用。

◎用量用法◎

煎服 9 ~ 15 g。

◎食忌◎

脾胃虚寒、便溏者禁服。

◎药食铭言◎

美味桑椹药食用，补血养颜又健康。

按语

桑椹味甘、酸，性寒，归肝、肾经。具有滋阴，补肝肾、补血、明目、乌发养颜功效，可治疗失眠、神经衰弱并可抗疲劳、防治便秘。《本草经疏》称：“桑椹者，桑之精华所结也。”《滇南本草》亦云：“桑椹益肾脏而固精，久服黑发明目。”桑椹不仅是治病良药，也是食用佳果，早在两千多年前就是皇帝御用的补品，是中老年人健体美颜、抗衰老的佳果与良药。桑椹煮粥能补血美容延缓衰老；桑椹酒的营养价值比葡萄酒还高；桑椹酱等也深受人们喜爱。

桑椹汁饮

鲜桑椹适量，绞汁饮用。

桂圆桑椹饮

鲜桑椹 60 g，桂圆肉 30 g。将鲜桑椹和桂圆肉洗净，加水适量炖烂，饮汁。

桑椹酒

桑椹 100 g，黄酒 500 g。将桑椹洗净彻底风干，置黄酒中密封浸泡 1 周后，即可服用。

桑椹糖

干桑椹 200 g，白糖 500 g，食用油少许。将白糖放入砂锅中，加少许清水用小火熬至黏稠状，加入干桑椹碎末，搅匀，再继续熬至用铲挑起即成丝状却不粘手时，停火，将糖倒在表面涂过食用油的容器中，待稍冷即可。

桑椹醋

桑椹 800 g，糙米醋或陈年醋 1000 mL。桑椹洗净彻底风干，将桑椹、醋放入洁净干燥玻璃罐，密封，阴凉处静置 3 ~ 4 个月后即可食用。

桑椹粥

桑椹 30 g，香糯米 50 g，冰糖适量。砂锅内加水 400 ~ 500 mL，将新鲜紫色桑椹去掉长柄，加香糯米、冰糖，用小火慢熬，直至粥变得黏稠。

桑椹乌骨鸡

乌骨鸡 1 只，干桑椹 50 g，笋片 200 g，盐、绍兴酒各少许。将乌骨鸡、桑椹洗净，一起放入砂锅中，加水用小火炖至八分熟，再放入笋片、盐、绍兴酒煮至熟透即可。

桑椹杏仁蛋糕

低筋面粉 50 g，杏仁粉 150 g，鸡蛋 3 个，牛奶 50 g，桑椹 80 g，杏仁 30 g，柠檬 1 个，食盐 1/4 茶匙，黄油 35 g，白砂糖 70 g。黄油隔热水化成液态备用。将糖、蛋、盐用手动打蛋器搅打均匀后，将少量柠檬汁滴入其中。先加入牛奶混匀，再加入液态黄油搅拌至呈乳化状，即没有油星。一次性将提前过筛的面粉、杏仁粉倒入，用手动打蛋器拌匀。桑椹提前洗净控干水分，加入面糊中略拌几下。将面糊倒入长条蛋糕模具中，表面撒上杏仁片。杏仁片提前用水浸湿后再控干，这样烤的时候不容易糊。烤箱提前 180 ℃预热后，将模具放入，同样温度烘烤 25 分钟左右即可。

小贴士

我国大部分地区均有栽培，以南方育蚕区产量最大。桑椹中硒含量为百果之首，自古享有民间圣果、中华果王之美称。

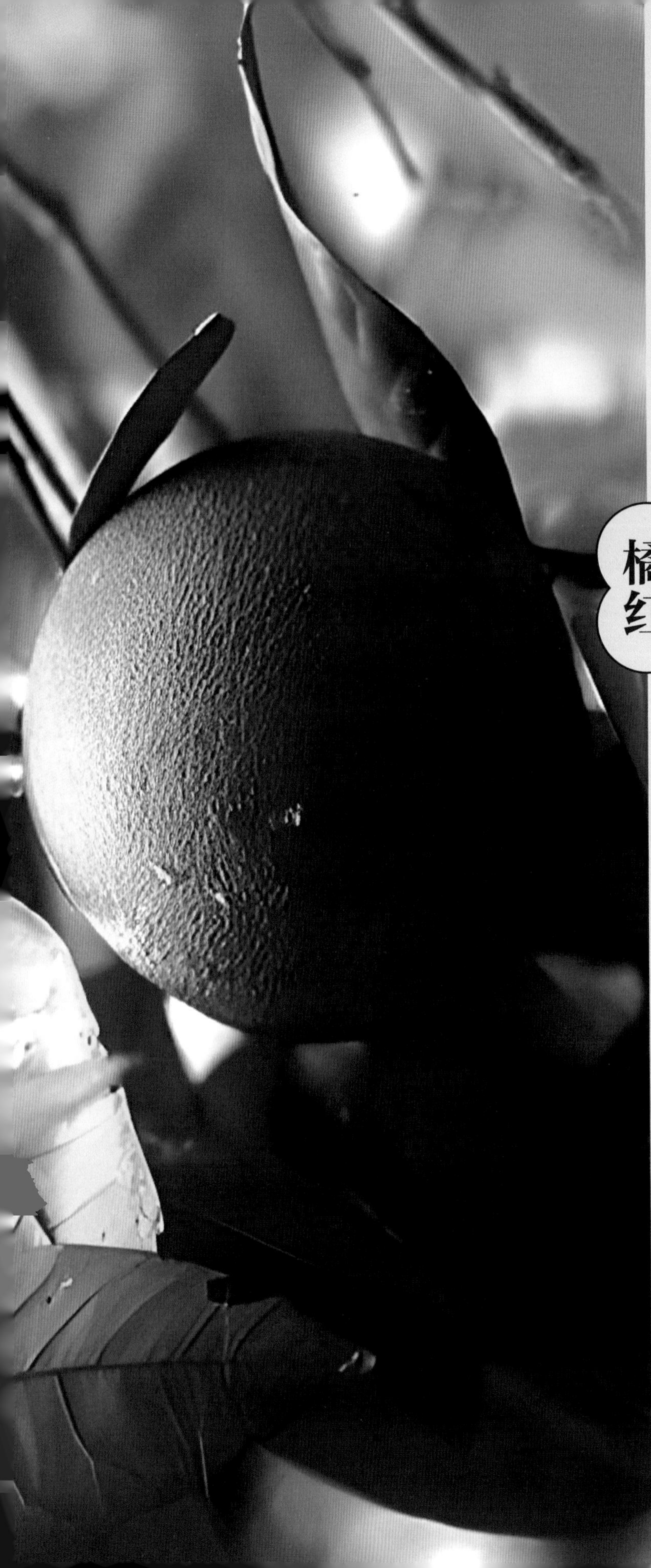

橘红

【消痰利气】

橘红安稳近谁传，鬓雪萧骚久已然。

——宋·苏轼《己丑除日》

橘红【消痰利气】

◎ 来源

为芸香科植物橘 *Citrus reticulata* Blanco 及其栽培变种的成熟干燥外层果皮。以片大、色红、油润者为佳。

◎ 别名

芸皮、芸红。

◎ 功效

理气宽中，燥湿化痰。

◎ 性味归经

辛、苦，温。归肺、脾经。

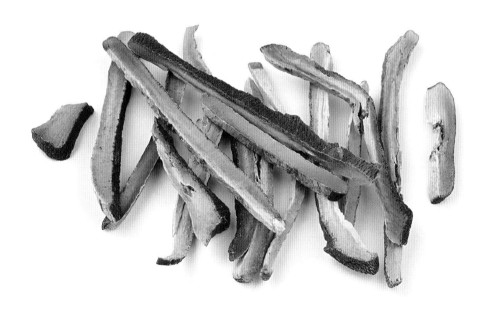

药食趣话

传说清初有一酷吏，性急如火，患咳喘久不愈，服药不应。春夜大雨，急咳不止，喘促难卧，又值雨夜，请医不便，急命婢再煎日服过之药。一时无净水，雨急路滑，恐迟遭斥，催又急，婢乃随手暗取屋前缸中雨水入煎。服后，吏症竟大减，较头煎大不同，心里生疑，婢乃告之，但莫知其由。后一幕僚曰："州衙瓦上有橘红之落英甚多，风雨带花入缸，愈疾者，橘红耳。"

古时广东化州为一荒凉的地方，多瘴气，因而民众多患痰饮。相传有一个罗仙翁，怜悯民众困苦，种橘于"石龙"城内，所产橘红，消痰化饮有神效。明、清间，州人在州城建"华严庵"纪念罗仙翁，庵门楹联云："韵事忆当年，橘树千株经手植；仙踪留此地，茅庵一所寄身栖。"

营养成分

橘红含糖类、蛋白质和挥发油，维生素 C、B 族维生素、维生素 P，胡萝卜素、烟酸和矿物质钙、磷、铁等。橘红中维生素 C 的含量很高，经常饮用橘红茶对患有动脉硬化或维生素 C 缺乏症者有益。

药理研究

消炎镇痛 ◎ 橘红所含柚皮苷有消炎镇痛作用。

促消化 ◎ 橘红所含挥发油对胃肠有温和的刺激作用，并能促进胃液的分泌，有助于消化。

其他作用 ◎ 橘红中的柚皮苷可降低血小板聚集，增快血流等。

主治

咳嗽痰多，食积伤酒，呕恶痞闷。

按语

橘红，味苦、辛，性温。能理气宽中，燥湿化痰，用于咳嗽痰多及食积不化等症而无热象者。《本经逢原》云："橘红专主肺寒咳嗽多痰，虚损方多用之，然久嗽气泄，又非所宜。"《本草纲目》言："橘红温燥之性胜于橘皮，并兼发表散寒，外感风寒咳嗽痰多者，用之为宜。"现在人们多饮橘红茶或搭配饮用，不仅清新、芳香、醒神，还能养颜美容、去脂健身，是防病治疾病、健身延年之佳品。

食疗方

小儿风寒咳嗽 ◎ 橘红 60 g、生姜 30 g、蜂蜜 250 g。将橘红、生姜加水煎煮，煎液以小火煎熬浓缩，呈稠黏状态时加入蜂蜜，煮沸即可。每日服 3 次，每次 3 汤匙。

感冒后期咳痰 ◎ 苏叶、橘红各 3 g。橙子皮切成条，和苏叶混在一起，用开水泡来当茶饮用。

老慢支、肺气肿 ◎ 橘红 5 g，乌梅 10 g，五味子 10 g。上述药材洗净后放入开水中浸泡 30 分钟即可饮用。

◎用量用法◎

煎服，10 ~ 15 g。

◎食忌◎

阴虚燥咳及久咳气虚者不宜服用。

◎药食铭言◎

消痰利气话橘红，益气延年又轻身。

橘红酒

橘红 30 g，白酒 500 g，将橘红洗净后切成小块，装入纱布袋并扎紧，一般置 3 个月左右，即可饮用。

橘红茶

橘红 6 g，绿茶 3 g。以沸水冲泡，稍浸后代茶频饮。

罗汉果橘红膏

配料有低聚果糖、橘红、罗汉果、桔梗、紫苏子、陈皮、杏仁、白果。

食用方法有口服，温水冲服，建议每日 1~2 次，每次 10~20 g。也可以 1∶10 的温水稀释兑匀后饮用。

苡仁酿藕

薏苡仁 15 g，鲜藕 500 g，橘红 1.5 g，百合 15 g，莲子 15 g，芡实 15 g，糯米 125 g，蜜樱桃 30 g，瓜片 15 g，白糖 500 g，网油 60 g。取鲜藕粗壮部位把孔通透，将淘洗过的糯米由孔装入，蒸熟、刮粗皮、切成 6 mm 厚的圆片待用。莲子刷尽皮去心，同薏苡仁、百合、芡实装碗中，加清水上笼蒸熟；瓜片、橘红切成丁；蜜樱桃对剖开，将网油修成一方铺于碗内，蜜樱桃摆成花纹图案，再相继放入瓜片、橘红丁和薏苡仁、百合、芡实、莲子等原材料，同时将藕片摆成风车形定好，撒入白糖，放笼蒸至熟烂，出笼后翻于圆盆内，揭去网油不用，将其余白糖收浓汁浇上即成。

代参膏

取黄芪、当归各 15 g，玉竹 30 g，橘红 10 g。先将当归加入白酒泡软，然后与其他的药物一起放入锅中，加水煎煮后取汁，再用小火慢熬， 至黏稠时，加入适量蜂蜜收膏即可。每日早晨空腹服用，每日 10 g，温开水送服。

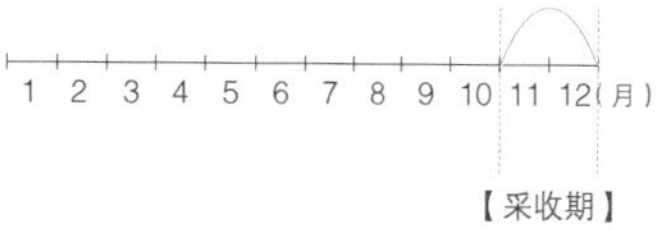

小贴士

橘红主要产于四川、浙江、福建、广东。11 ~ 12 月间采摘。用刀削下外果皮，晒干或阴干。

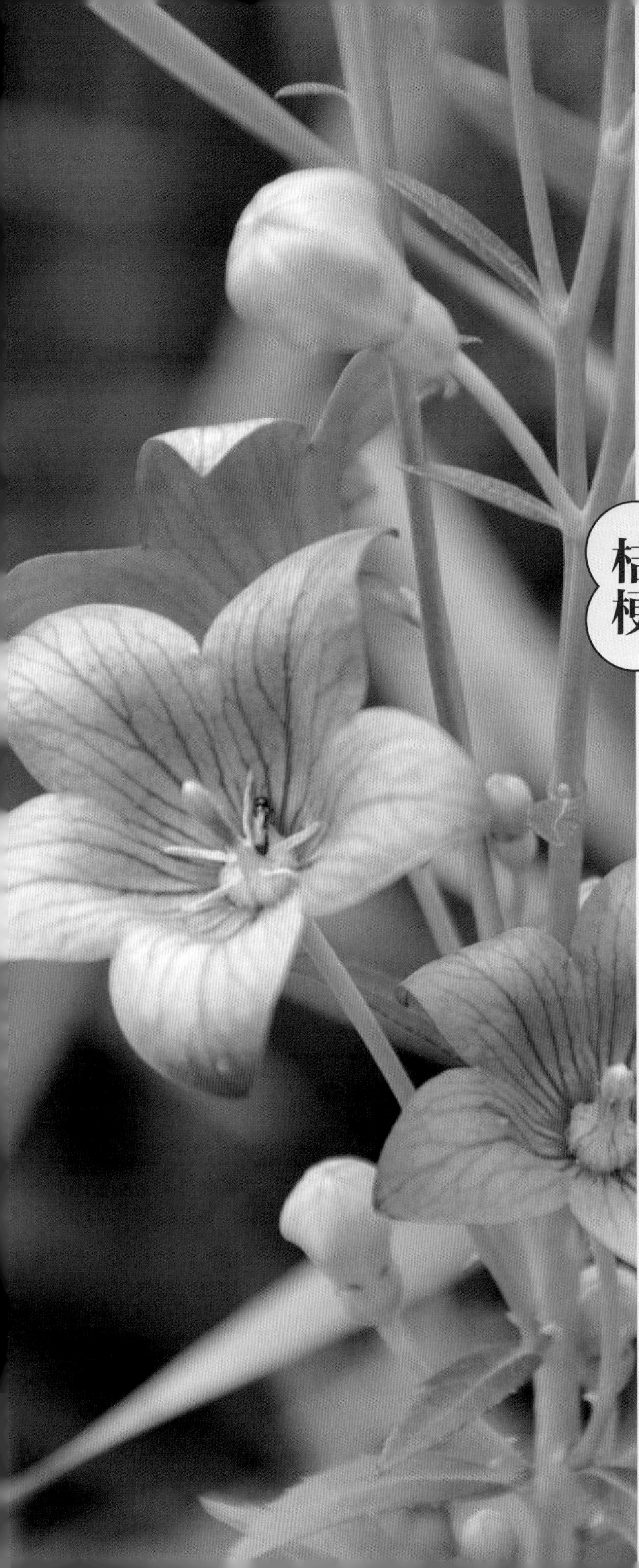

桔梗

【开宣理气】

愁云欲雪纷来族，微霰铮鏦先入竹。
舞空蛱蝶殊未下，进瓦明珠正相逐。
仆夫无事困薪苏，乌鸟不鸣依室屋。
肺病恶寒望劝酬，桔梗作汤良可沃。

——宋·晁补之《春雪监中即事二首一》

桔梗【开宣理气】

◎ 来源

为桔梗科植物桔梗 *Platycodon grandiflorum* (Jacq.) A.DC. 的根。以根条肥大、质坚体重、干燥、断面色白、味苦者为佳。

◎ 别名

苦桔梗、白桔梗、玉桔梗、苦梗、南桔梗、粉桔梗、白药、利如、梗草、芦如、铃铛花根、道拉基。

◎ 功效

宣肺，祛痰，利咽，排脓。

◎ 性味归经

苦、辛，平。归肺经。

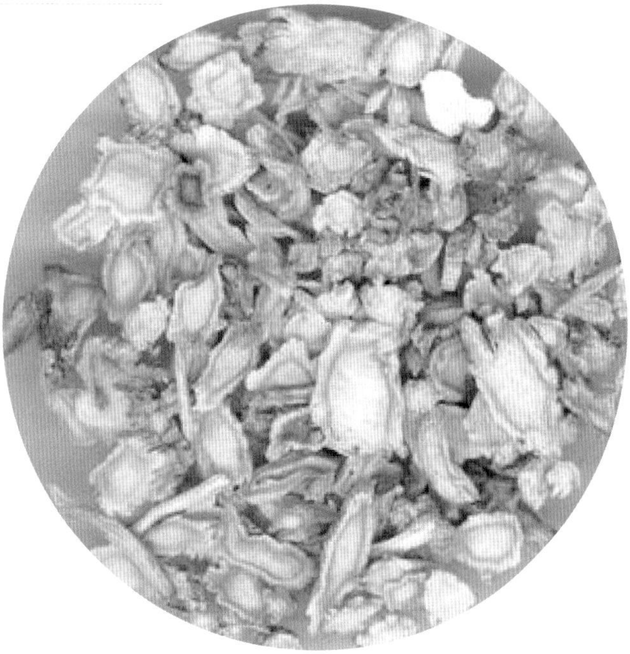

药食趣话

从前，村子里住着一位叫桔梗的少女，和一个少年相恋，二人私定了终身。少年要乘大船去很远的地方捕鱼，二人难舍难分。桔梗日日望着大海，十年过去了，少年却一直没有回来。桔梗内心十分难过，就跑到寺院里住下。又过了几十年，桔梗依然忘不了少年。临终时，桔梗祈求佛祖帮助她忘了少年，平静地闭上了眼睛。佛祖把她的身体化成了花，人们称之为桔梗。桔梗花的花语第一是无望的爱，第二是永恒的爱。人们喜爱桔梗，用诗词将其传诵。宋代谢枋得《赠儒医陈西岩》云："猪苓桔梗最为奇，药笼书囊用有诗。莫把眼前穷达论，要知良相即良医。"

桔梗适应性强，在朝鲜、韩国、日本及我国许多地区均有种植，人们把它当作食用蔬菜。桔梗菜为韩国的传统名菜，在韩国人餐桌上也必不可少，菜场、超市等常有小包装保鲜、冷藏或腌制桔梗出售。

营养成分

桔梗富含人体所需的氨基酸、蛋白质、植物纤维、维生素，以及钙、锌、钾、铁等微量元素。桔梗中含糖量高达 61.2%，其中包括葡萄糖、桔梗聚糖、菊糖；氨基酸达 16 种以上，包括 8 种必需氨基酸。

营养成分	含量（每 100 g）	营养成分	含量（每 100 g）
膳食纤维	2.9 g	维生素 C	32 mg
视黄醇当量	81.4 μg	钠	16.7 mg
钙	46 mg	锌	0.4 mg
铁	3.6 mg	磷	53 μg

药理研究

祛痰 ◎ 桔梗皂苷能直接刺激口腔、咽喉、胃黏膜，反射性地增加支气管黏膜分泌亢进从而使痰液稀释易于排出。

抗炎 ◎ 桔梗有抗炎作用，其抗炎强度与阿司匹林相似。

提高免疫 ◎ 桔梗水提物能增加巨噬细胞的吞噬功能，增强中性粒细胞的杀菌力，提高溶菌酶活性。

溶血 ◎ 桔梗皂苷有很强的溶血作用，但口服能在消化道中分解破坏而失去溶血作用。

其他作用 ◎ 桔梗粗皂苷有镇静、镇痛、解热、降血糖、降胆固醇、松弛平滑肌等作用。

主治

咳嗽痰多、胸闷不畅 ◎ 本品辛散苦泄，开宣肺气，祛痰，治疗咳嗽痰多，无论寒热皆可应用。

咽喉肿痛、失音 ◎ 本品能宣肺利咽，凡外邪犯肺，咽痛失音者，常配甘草、牛蒡子等同用。

肺痈吐脓 ◎ 本品利肺气以排脓，治肺痈咳嗽胸痛，咯痰腥臭者，可配甘草用之。

此外，本品又可宣开肺气而通二便，治癃闭、便秘。

食疗方

痰咳喘急 ◎ 桔梗研末，每服 3 ~ 9 g，日服 2 次。

肺痈、咳嗽胸满、脓痰等 ◎ 桔梗 30 g，甘草 60 g，加水煎汤，分次温服。

伤寒痞气、胸部满闷 ◎ 桔梗、炙枳壳各 30 g，加水煎汤，去渣，分 2 次服。

咽喉肿痛 ◎ 桔梗 6 g，薄荷、牛蒡子各 9 g，生甘草 6 g，水煎服。

热咳痰稠 ◎ 桔梗 6 g，桔梗叶 9 g，桑叶 9 g，甘草 3 g，水煎服，日 1 剂，连服 2 ~ 4 日。

小儿喘息性肺炎 ◎ 桔梗、半夏、枳壳、陈皮各 4 g，神曲、茯苓各 5 g，甘草 1.5 g。为 3 岁小儿用量，每日服 1 ~ 2 剂。

急性扁桃体炎 ◎ 桔梗 10 g，生地黄 30 g，麦冬 12 g，甘草 5 g，水煎服，日 1 剂。

小儿咳嗽 ◎ 梨子 100 g，川贝母 5 g，桔梗 8 g，一起入锅，水煎约 20 ~ 30 分钟，再加入菊花 10 g，再煮 5 分钟，去渣取汁，加入冰糖适量，即可温服。

慢性支气管炎 ◎ 生姜（切丝）30 g，桔梗 20 g，与红糖 20 g 拌匀，共置于暖瓶内，沏入开水，加盖 1 小时后，代茶饮用，以微汗为佳。

感冒、气管炎咳嗽 ◎ 雪梨 1 个，去核切片，川贝、桔梗、白菊花各 3 g，水煎去渣，加冰糖适量饮用。

凉燥咳嗽 ◎ 白萝卜 1 个，生姜 3 块，百部 10 g，桔梗 6 g。将萝卜、生姜、百部、桔梗切片置锅内，加水 1 碗，煮沸 20 分钟，去渣，加入蜂蜜，趁热代茶频饮。

◎用量用法◎

煎服 9 ~ 15 g。

◎食忌◎

本品性升散，凡气机上逆，呕吐、呛咳、眩晕、阴虚火旺咳血等不宜用，胃、十二指肠溃疡者慎服。用量过大易致恶心呕吐。

◎药食铭言◎

开宣理气话桔梗，亦药亦蔬总相宜。

按语

桔梗味苦、辛，性平，归肺经。能宣肺、祛痰、利咽、排脓。主治咳嗽痰多、咽喉肿痛、肺痈吐脓等。桔梗是药食同源的佳品。鲜桔梗色泽白嫩、口感香脆，可以腌渍、凉拌、热炒，还可挂糊炸食；喝啤酒时，吃蒜伴桔梗，别有滋味。桔梗的嫩苗、根还可以加工成罐头、果脯、什锦袋菜、保健饮料等；种子可榨油食用。此外，桔梗亦可酿酒、制粉做糕点。

桔梗粗纤维含量高，对消除人体内的垃圾有良好的作用。

美食天地

桔梗茶

桔梗 10 g，蜂蜜适量。将桔梗纳入蜂蜜中，冲入沸水适量，浸泡 5 ~ 10 分钟后饮服。

桔梗粥

桔梗 10 g，大米 100 g。将桔梗择净，放入锅中，加清水适量，浸泡 5 ~ 10 分钟后，水煎取汁，加大米煮粥，待熟即成。

桔梗生姜红糖汤

鲜生姜 20 g，桔梗 20 g，红糖 30 g。先将鲜生姜切片，桔梗切段，同放入砂锅，加水适量，大火煮沸后，改用小火煨煮 30 分钟，用洁净纱布过滤，去渣留汁，加入红糖，继续煨煮至沸即可，早晚 2 次分服。

桔梗煮荸荠

鲜桔梗 100 g，荸荠 500 g，冰糖 30 g。将桔梗切片；荸荠去皮，切成两半；冰糖打碎成屑。同放炖锅内，加清水 1800 mL，置大火上烧沸，再用小火煮 35 分钟即成。

桔梗炒苦瓜

鲜桔梗 100 g，苦瓜 250 g，盐、味精各 2 g，姜 5 g，葱 10 g，素油。桔梗洗净，切成 3 cm 厚的块；苦瓜洗净，去瓤，切成 3 cm 的块；姜切片；葱切段。砂锅置大火上烧热，加入素油，烧六成热时，下入姜葱爆香，随即下入苦瓜、桔梗，炒熟，加入盐、味精即可。

桔梗拌海蜇

鲜桔梗 100 g，海蜇 400 g，盐、味精各 3 g，醋、葱各 10 g，香油 25 g。将桔梗洗净，切成 4 cm 长的丝；海蜇用沸水烫透，切 4 cm 长的丝；葱切丝。桔梗、海蜇放入盆中，加入盐、味精、葱、香油拌匀即可。

小贴士

全国大部分地区均有。以东北、华北地区产量较大，华东地区质量较优。秋季采挖，除去须根，刮去外皮，放清水中浸 2 ~ 3 小时，切片，晒干生用或炒用。

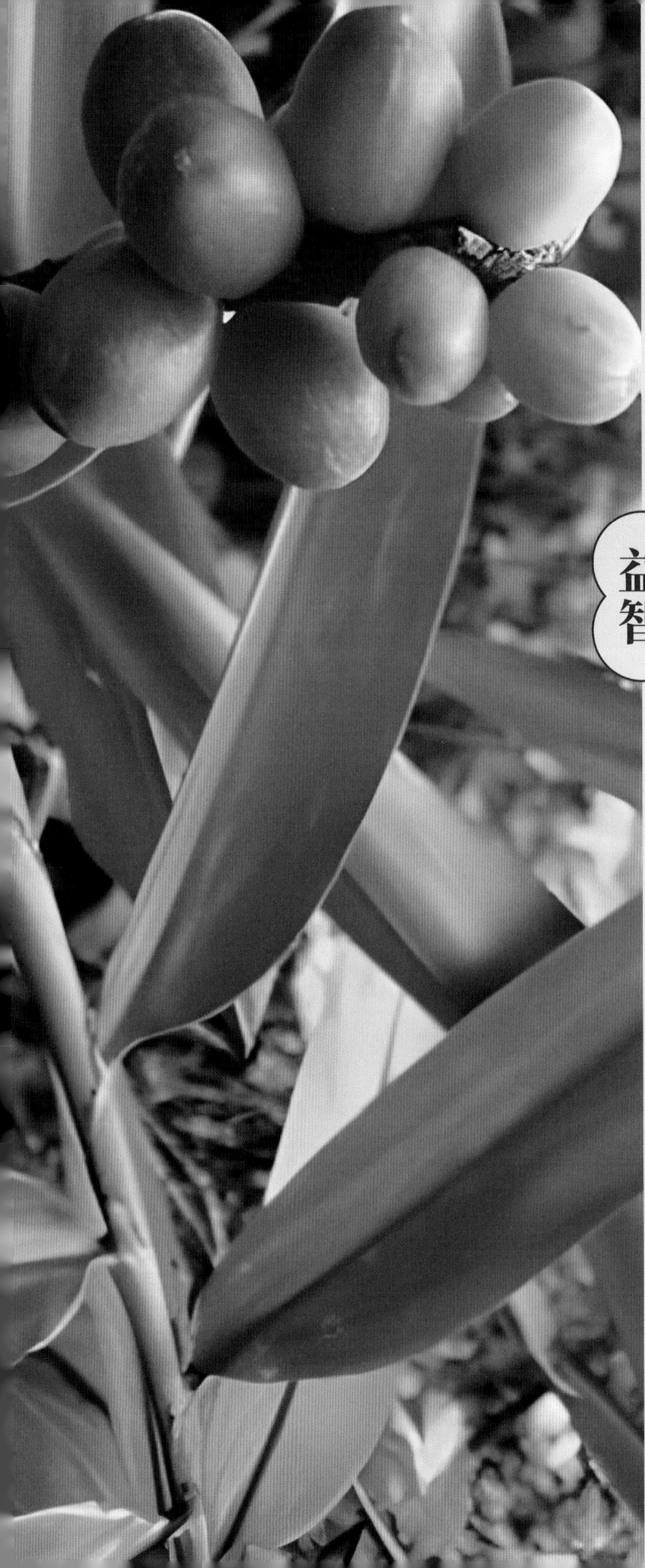

益智

【续命草】

岭南益智遍山丘，子向英华库内收。
知岁久传禾可卜，赠人更见粽堪投。

——清·赵瑾叔《本草诗》

益智

【续命草】

◎ 来源

为姜科植物益智 *Alpinia oxyphylla* Miq. 的成熟果实。以果大饱满、气味浓、干燥无杂质者为佳。

◎ 别名

益智仁、益智子。

◎ 功效

暖肾固精缩尿，温脾开胃摄唾。

◎ 性味归经

辛，温。归肾、脾经。

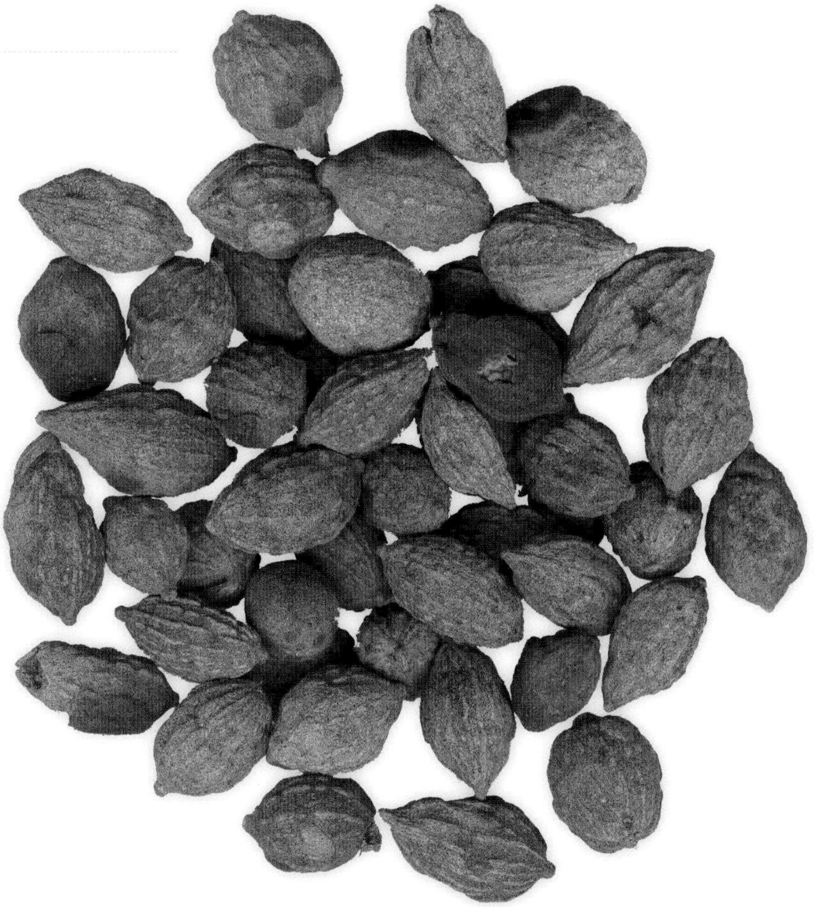

药食趣话

相传，唐代有一秀才，一心想中举人，多年来仍未如愿，因此思虑过度，劳伤心神，以致不思饮食、失眠多梦、健忘。久而肾气虚衰，夜尿频繁，使他极为苦恼。某晚他索性不睡，坐在院中草丛里，偶感饥饿，无意间摘取身旁植物果实，放进口中，果实状如笔头，杂有五味，芬芳可口。于是他接连几天都吃此果，不觉小便次数减少，并一睡到天亮。由于夜尿减少，加上睡眠好、胃口佳，精神也大为好转，次年高中举人。为了记住这种神奇植物，人们给它取名益智仁。

营养成分

益智仁含挥发油、益智仁酮，维生素 B_1、维生素 B_2、维生素 C、维生素 E，以及多种氨基酸、脂肪酸等。

营养成分	含量（每 100 g）	营养成分	含量（每 100 g）
热量	234 kJ	食物纤维	0.8 g
维生素 A	7 μg	烟酸	0.3 mg
钠	18.6 mg	锌	0.27 mg
蛋白质	1.9 g	糖类	11.6 g
维生素 B_1	0.05 mg	维生素 E	0.24 mg
钙	16 mg	磷	34 mg
脂肪	0.2 g	维生素 C	5 mg
维生素 B_2	0.05 mg	钾	213 mg
铁	0.3 mg	硒	0.55 μg

药理研究

促进性功能 ◎ 益智中所含苯丙基糖苷类化合物能明显提高男性的性功能。

抑制前列腺素合成 ◎ 益智仁甲醇提取物能抑制前列腺素合成酶活性，从而抑制前列腺素的合成。

改善学习记忆障碍 ◎ 益智仁能改善化学药品造成的小鼠学习记忆障碍。

增强免疫 ◎ 益智仁水煎剂和乙醇浸出物能够增强阳虚动物的脾脏和胸腺重量。

抗癌 ◎ 益智仁水提物体外能抑制肉瘤细胞的增长。

主治

下元虚寒遗精、遗尿、小便频数 ◎ 本品暖肾固精缩尿，补益之中兼有收涩之性，治疗遗精、遗尿等。

脾胃虚寒，腹痛吐泻及口涎自流 ◎ 本品温脾、开胃、摄唾，可用于虚寒性腹痛及流涎。

食疗方

梦泄 ◎ 益智仁 100 g（用盐 100 g 炒，去盐），乌药 100 g。上为末，用山药 50 g 为糊，和丸如梧桐子大。每服 50 丸，空腹临卧盐汤下，以朱砂为衣。

小儿遗尿、亦治白浊 ◎ 益智仁、白茯苓各等分。上为末。每服 3 g，空腹米汤调下。

小便赤浊 ◎ 益智仁、茯神各 100 g，远志、甘草（水煮）各 250 g。为末，酒糊丸，梧子大。空腹姜汤下 50 丸。

阿尔茨海默病 ◎ 党参 15 g，益智仁、白术、半夏各 10 g，陈皮、生姜各 6 g，猪尾 4 条，洗净，蒸 30 分钟，每日 1 剂。

小儿流涎 ◎ 益智仁 30 g，土炒白术 40 g。共研细末，加白面粉 400 g，食盐、炒芝麻各 10 g。水适量和面，烙焦饼 40 个。食用前，放火上烤焦后再食。1 ~ 2 岁者，每日 2 次，每次半个；3 ~ 4 岁者，每日 2 次，每次 1 个；5 岁以上者，每日 3 次，每次 1 个。

肾阳不足 ◎ 益智仁 15 g，绿茶 3 g。先将益智仁捣碎与茶一同放入茶杯中，沸水冲泡代茶饮。

脾虚多涎、口水自流、质地清稀 ◎ 益智仁、白术、党参、茯苓各 9 g，陈皮 6 g。水煎服，每日 1 剂。

脾肾虚寒、五更泄泻 ◎ 益智仁、补骨脂、肉豆蔻各 10 g。水煎服，每日 1 剂。

◎用量用法◎

煎服，3 ~ 10 g。

◎食忌◎

本品燥热，能伤阴动火，故阴虚火旺或热证尿频、遗精、多涎者忌用。

◎药食铭言◎

益智健脑益智仁，益寿延年强体质。

按语

益智仁味辛性温，归肾、脾经，能温脾开胃、摄涎液、补肾气、固精缩尿，治疗遗精遗尿、腹痛多唾等。作为保健食品，人们将其制成九制益智、甜酸益智、糖砂益智、蜜饯益智、益智粽子等，既是风味独特，美味可口的小食，又可发挥温脾肾以摄涎、涩精的药用价值。

益智仁素有“岭南第一果”之称，其锌、锰、维生素 B_1、维生素 B_2、谷氨酸和天门冬氨酸的含量较一般补阳药均高。

益智仁扁豆饮

扁豆 30 g，益智仁 30 g。扁豆、益智仁分别洗净，置锅内，加清水 500 mL，急火煮开 3 分钟，改用小火煮 30 分钟，滤渣取汁，分次饮用。

益智仁粥

益智仁 5 g，糯米 50 g，精盐少许。将糯米煮成粥后，将益智仁末调入粥内，同时加盐，再稍煮即可，每日或隔日 1 次。

益智仁炖肉

益智仁 5 g，牛肉或瘦猪肉 30 g，盐少许。益智仁洗净；肉洗净切小块。将原料入锅，加适量水，大火煮开，小火炖熟，加入盐调味即可，吃肉饮汤。

益智茯苓粥

益智仁 30 ~ 50 g，白茯苓 30 ~ 50 g，大米 30 ~ 50 g，先把益智仁同白茯苓烘干后，研为细末；将大米煮成稀薄粥；待粥将熟时，每次调入药粉 3 ~ 5 g，稍煮即可。

益智仁百合膏

配料有低聚果糖、益智仁、百合、N-乙酰神经氨酸（98%）、γ-氨基丁酸（98%）、磷脂酰丝氨酸、山楂、山药、茯苓、核桃。

食用方法有口服，温水冲服，建议每日 1~2 次，每次 10~20 g。也可以 1:10 的温水稀释兑匀后饮用。

摄涎饼

炒白术 20 ~ 30 g，益智仁 20 ~ 30 g，鲜生姜 50 g，白糖 50 g，面粉适量。先把炒白术和益智仁一同研成细末，生姜捣烂绞汁；把药粉同面粉、白糖和匀，加入姜汁和清水和匀，做成小饼 15 ~ 20 块，放入锅内，如常法烙熟。

益智核桃仁炖猪腰

猪腰子（肾）1 对，益智仁 10 g，核桃仁 30 g。将猪腰子对半切开，去其筋膜，漂洗干净；益智仁用纱布包好，和核桃仁同放砂锅内，加水适量，煮至猪腰熟透。吃猪腰、核桃仁，喝汤。

小贴士

益智仁主产于海南、广东、广西等地，是我国四大南药之一。

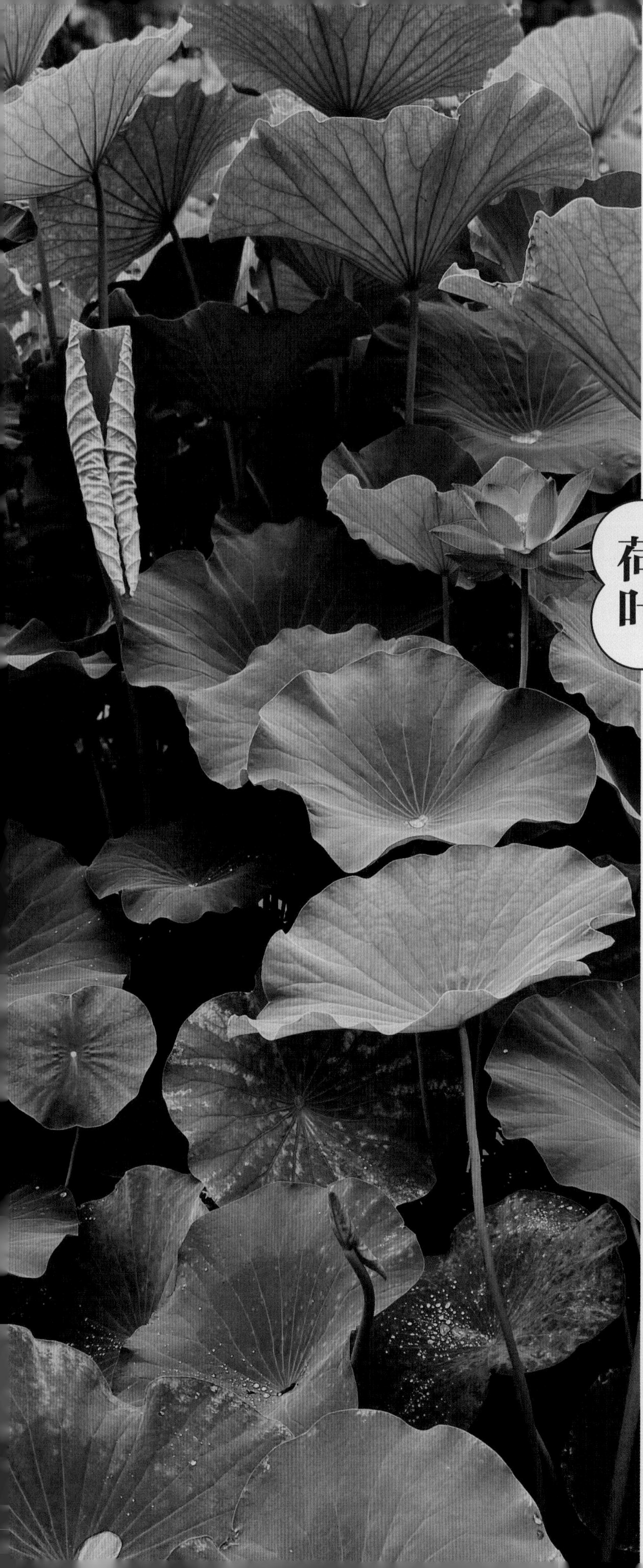

荷叶

【解暑降脂减肥】

荷叶罗裙一色裁，芙蓉向脸两边开。
乱入池中看不见，闻歌始觉有人来。

——唐·王昌龄《相和歌辞·采莲曲》

荷叶

【解暑降脂减肥】

◎ 来源

为睡莲科植物莲 *Nelumbo nucifera* Gaertn. 的叶片。以叶大、整洁、色绿者为佳。

◎ 别名

鲜荷叶、干荷叶、莲叶、藕叶。

◎ 功效

清暑利湿，升阳止泻，凉血止血。

◎ 性味归经

苦、涩，平。归肝、脾、胃经。

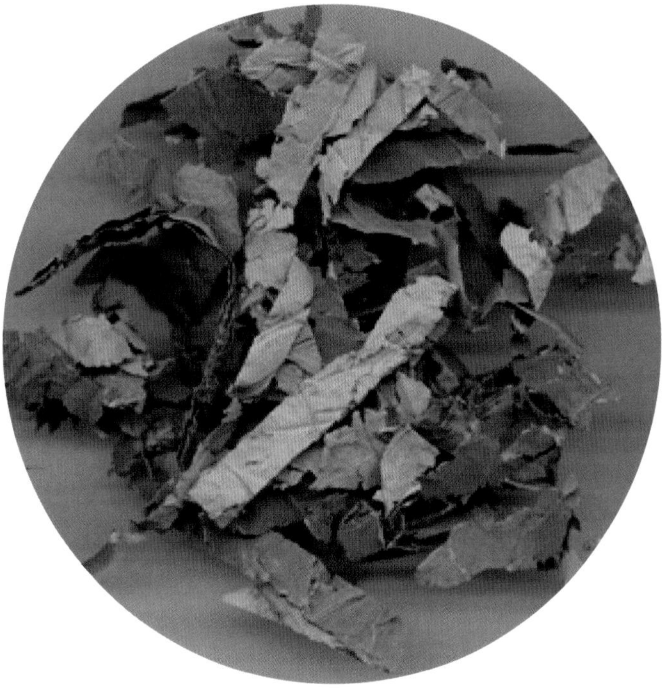

药食趣话

相传，很久以前，无为是一个滨江小城，是名副其实的鱼米之乡。但每遇多水季节，由于没有堤防，这里大片土地便被洪水淹没。何仙姑路过无为正遇天降暴雨，急浪连天起，惊涛卷地来，火灾现场惨不忍睹。何仙姑心生不忍，随手摘下一片莲叶掷于水中，顿时莲叶浮出水面高地，迅速延展开来，拯救了无数人的性命。此后，这块高地每遇洪水，总是水涨地升，犹如荷叶浮在水面上。大家为了感谢何仙姑掷莲化灾的厚恩，便把这块地取名叫"荷叶地"。

古往今来，人们对荷都喜爱有加。诗人歌颂荷的高洁，画家爱荷的妩媚，美食家爱荷的鲜美。唐·白居易《酒熟忆皇甫十》言："新酒此时熟，故人何日来？自从金谷别，不见玉山颓。疏索柳花碗，寂寥荷叶杯。今冬问毡帐，雪里为谁开？"为我们描绘熟悉的画面——"曲曲折折的荷塘上面，弥望的是田田的叶子。叶子出水很高，像亭亭的舞女的裙"。

营养成分

荷叶中含碳水化合物、脂肪、蛋白质、维生素 C、荷叶多糖，以及生物碱、黄酮、挥发油、有机酸、皂苷、甾体、荷叶多酚、原花青素等。荷叶具有降脂、减肥、清除自由基、延缓衰老、美容等保健作用。

药理研究

抑菌 ◎ 荷叶生物碱对大肠杆菌的代谢具有抑制作用。

防止胆结石形成 ◎ 荷叶黄酮可改变血脂水平，防止胆囊胆固醇结石的形成。

调节血脂 ◎ 荷叶生物总碱具有明显的调节血脂作用。

抗氧化 ◎ 荷叶不同提取物均有抗氧化作用。

其他作用 ◎ 荷叶生物碱还具有抗病毒、抗炎、抗过敏作用。

主治

暑热烦渴、暑湿泄泻、脾虚泄泻、血热吐衄、便血崩漏。荷叶炭收涩止血，用于多种出血症及产后血晕。

按语

荷叶味苦、涩，性平，能清暑利湿、升阳止泻、凉血止血，具有悠久的药食两用历史。荷叶营养价值丰富，为传统药膳中经常选用的原料。荷叶泡茶、煎汤、煮粥皆可，具有很好的解暑、减肥功效。如《红楼梦》中的小荷叶莲蓬汤，颜色靓丽，口味清新。荷叶也常用包烤，如荷叶蒸鸡或包米作荷叶饭等，清香，增味解腻，无比诱人。

荷叶能在人体肠壁上形成一层脂肪隔离膜而有效阻止脂肪的吸收，是希望保持身材苗条的女士最理想的选择。

食疗方

清热祛暑 ◎ 荷叶 15 g，金银花 10 g，竹叶心 6 g。沸水浸泡，代茶饮。

脾胃不和、少食腹泻 ◎ 荷叶 15 g，陈皮 6 g，粳米 150 g。粳米加水煮饭，待米近熟时，在饭上放荷叶、陈皮，蒸至饭熟。

血热吐血、衄血、便血 ◎ 生地 30 g，荷叶半张。生地煎水取汁，荷叶捣烂绞汁或煎水取汁，两汁混合饮用。

黄水疮 ◎ 荷叶烧炭，研末，香油调匀，涂敷患处，一日 2 次。

夏秋腹泻 ◎ 荷叶洗净，置锅内焖炒成炭，放凉研成细末，取 10 ~ 15 g，白糖冲服，日服 3 次。

水肿 ◎ 枯萎荷叶，烧干研末，每次服 10 g，小米汤冲服，日服 3 次。

阴肿痛痒 ◎ 荷叶、浮萍、蛇床各等分，适量，每日煎水洗。

◎用量用法◎

煎汤，6 ~ 10 g(鲜品 15 ~ 30 g)。外用适量，捣敷、研末掺或煎水洗。

◎食忌◎

体瘦，气血虚弱者慎服。

◎药食铭言◎

碧色一叶荷，药食功用多。

山楂荷叶饮

山楂 15 g，荷叶 12 g。煎水，代茶饮。

荷叶鲜藕茶

荷叶半个，鲜藕 150 g，冰糖适量。鲜藕、荷叶洗净，荷叶汆烫去涩，鲜藕削皮、切片。入锅加水，大火烧开，转小火再煮约 20 分钟，加冰糖调味即可。

荷叶粥

粳米 100 g，荷叶 30 g，冰糖 30 g。取粳米煮粥，待粥熟后，加冰糖搅匀，趁热将荷叶覆盖粥面上，待粥呈淡绿色取出荷叶，即可食用。

荷叶莲子粥

鲜荷叶 1 张，莲子、芡实各 60 g，粳米 100 g。莲子温水浸泡后去皮，芡实去壳，荷叶洗净切块；粳米洗净入锅，加入莲子、芡实、荷叶及清水适量，大火烧沸转小火煮成粥，加入白糖或冰糖调味食用。

绿豆荷叶粥

粳米 100 g，绿豆 30 g，荷叶 10 g，水竹叶 10 g，金银花 5 g，冰糖 15 g。先将鲜荷叶、鲜竹叶用冷水洗净，锅内加入适量冷水，煮开，去渣取汁；绿豆、粳米用冷水浸泡发胀，放入锅中，加入约 1500 mL 冷水，煮沸后兑入银花露及竹叶、荷叶汁，改用小火缓熬至粥熟，粥内调入冰糖，搅拌均匀，即可食用。

荷叶饭

将做好的米饭摊开放凉，然后将冬菇片、香肠、肉丝、苋菜等切好，加味精、精盐拌匀，再将米饭堆在荷叶上，菜料包在饭里，将荷叶包起来扎好，放入锅中蒸。时间长短以菜料熟为适度。

荷叶粉蒸肉

新鲜荷叶 5 张，猪瘦肉 250 g，大米 250 g，精盐、酱油、淀粉等各适量。先将大米洗净后捣成米粉，再将猪瘦肉切成厚片，加入酱油、淀粉等搅拌均匀备用；荷叶洗净裁成 10 块，把肉和米粉包入荷叶内，卷成长方形，放入蒸笼中蒸 30 分钟，即可食用。

荷香东坡鱼

青鱼 500 g，五花肉适量，荷叶 1 张。青鱼取中段洗净，下油锅炸至金黄色，捞出；荷叶用水泡开。油锅烧热，放葱段、姜片煸香，入鱼段、五花肉，加其余调料一起卤制，待鱼肉入味收汁，倒入垫荷叶的盘中即可。

小贴士

主产于湖南、福建、江苏、浙江及南方各地池沼湖塘中。秋季采收。晒干。生用。

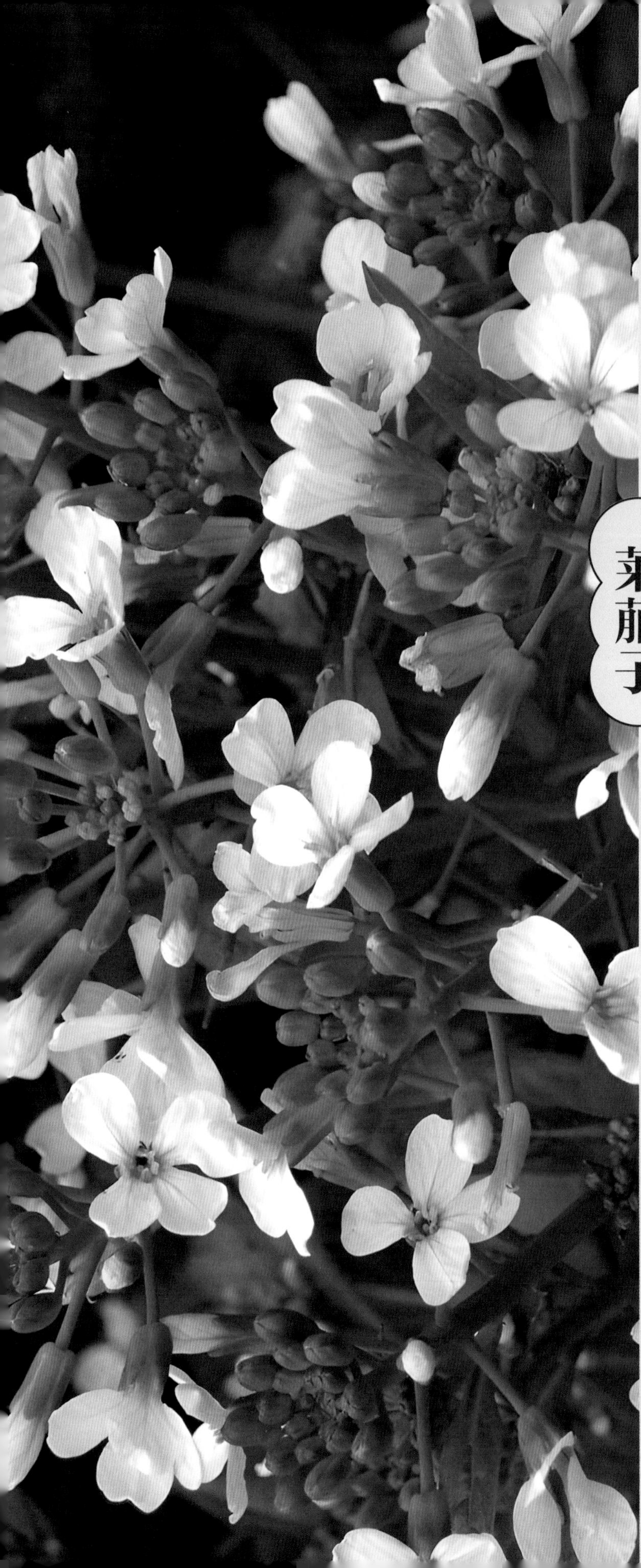

莱菔子

【冲墙倒壁】

性质宜沙地，栽培属夏畦。
熟登甘似芋，生荐脆如梨。
老病消凝滞，奇功直品题。
故园长尺许，叶青更堪齑。

——元·许有壬《上京十咏·其六芦菔》

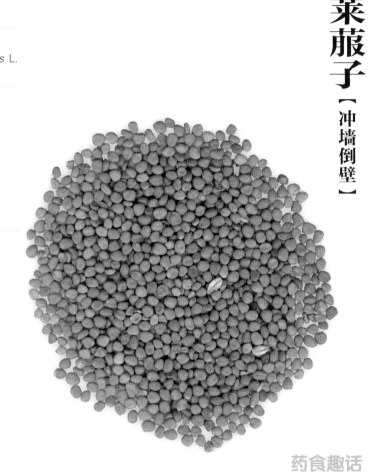

莱菔子

【冲墙倒壁】

◎ 来源

为十字花科植物萝卜 *Raphanus sativus* L. 的成熟种子。

◎ 别名

萝卜子、萝白子、菜头子。

◎ 功效

消食除胀，降气化痰。

◎ 性味归经

辛、甘，平。归肺、脾、胃经。

药食趣话

清朝年间，苏州府有位富家公子得了一怪病，医生诊视后，认为是虚证，日服人参三钱。谁知越补痰火越结，最后竟身强如尸，皮下还生了许多大大小小的痰核。家里人都以为他不行了，已开始准备后事。名医叶天士路过，问询后，开了一些清火安神之类的药，又留下些自带的药末，叫病人一起服用。服药之后，3 天就能讲话了，5 天便坐了起来，一个月便行动自如了。原来叶天士那药末是其花八文钱买来的萝卜籽（中药名莱菔子）研成的。

另有一则关于“三钱莱菔子，换个红顶子”的故事。清慈禧太后过生日，吃山珍海味过多而病倒了。御医用上等人参进补，不但没有使她病体好转，反而日甚一日地觉得头胀、胸闷、浑身无力、不思饮食，甚至鼻孔流血，脾气暴躁。后来，一位乡下郎中进宫给慈禧诊治，将三钱莱菔子研为细末，用茶水、面粉调匀，做成药丸呈上去，美其名曰“小罗汉丸”。慈禧服了 3 天，病竟然好了。慈禧大喜，赐给这位郎中一个红顶子。

莱菔俗称萝卜，据《王祯农书》云：“萝卜一种四名，春曰破地锥，夏曰夏生，秋曰萝卜，冬曰土酥，谓其洁白如酥也。”莱菔子俗称萝卜籽，有化痰、行气、消积之效，古称“莱菔子治痰，有推墙倒壁之功”。名医张锡纯对它颇多赞誉，认为“无论生或熟，皆能顺气，开郁消胀除满，此乃化气之品，非破气之品”。上面两则清代轶事，说明莱菔子能解除滥服人参所致的毒副作用。故有曰：“人参得萝卜子，其功更著。”

萝卜，是相当“接地气儿”的一个秋冬家常蔬菜，全国各地均有种植。如天津的沙窝萝卜，皮薄光洁，脆甜味浓，为天津独有的传统蔬菜之一；山东潍县萝卜有“水果萝卜”的美称，清脆可口，甜而不辣，百姓称为心里美、赛过梨。萝卜华丽转身，也可做成品种繁多的名菜，畅销国内外。萝卜含有大量的多种维生素、碳水化合物和糖类物质，其中有一糖化酵素，能分解食物中的淀粉、脂肪等。还有一种辛辣物质“芥子油”，具有促进胃肠蠕动，增进食欲，帮助消化的功能，所以，民间有“十月萝卜小人参”之说。

营养成分

莱菔子含莱菔素、芥子碱、脂肪油（油中含大量芥酸、亚油酸、亚麻酸）、β－谷甾醇、糖类及多种氨基酸、维生素等，挥发油内有甲硫醇等。

营养成分	含量（每 100 g）	营养成分	含量（每 100 g）
热量	352 kJ	食物纤维	35.6 g
蛋白质	1808 g	糖类	37.2 g
维生素 B_1	0.36 mg	铜	0.97 mg
脂肪	30 g	锌	2.33 mg
维生素 B_2	0.31 mg	钾	8 mg
钙	48 mg	硒	5.1 μg
铁	6.3 mg	磷	8 mg
锰	2.08 mg		

药理研究

降压 ◎ 莱菔子水提物具有明显的降压作用，给麻醉动物静脉注射时可引起血压下降。

解毒 ◎ 莱菔素体外与细菌外毒素混合后有明显的解毒作用。

抗病原微生物 ◎ 莱菔子水提物对葡萄球菌和大肠杆菌等有显著的抑制作用。

食疗方

百日咳 ◎ 莱菔子，焙干，研细粉。白糖水送服少许，1 日数次。

跌打损伤 ◎ 莱菔子 100 g，生研烂，热酒调敷。

高脂血症 ◎ 莱菔子、决明子各 30 g，水煎服。每日 1 剂，早晚 2 次服用。

便秘 ◎ 炒莱菔子 50 g，水煎，每日 1 剂，分 2 次空腹服。

主治

食积气滞证 ◎ 本品消食化积，尤善行气消胀。常与山楂、神曲、陈皮同用，治食积气滞所致的脘腹胀满或疼痛、嗳气吞酸。

咳喘痰多，胸闷食少 ◎ 本品降气化痰、止咳平喘，尤宜治咳喘痰壅、胸闷兼食积。

按语

莱菔子味辛、甘，性平，归肺、脾、胃经，具有消食除胀、降气化痰的功效，可用于食积气滞证及咳喘痰多、胸闷食少等。

萝卜既是蔬菜中的佳品，又是药食兼优的中药，民谚中说："萝卜上了街，药铺不用开。"莱菔子即为萝卜籽，多用来泡茶饮用或熬粥，是高血压患者日常保健降压的首选。民间经常用萝卜刮丝，压取其汁，令病人仰卧，滴入痛侧鼻孔中，治疗偏头痛。此外，还发现萝卜有抗癌作用，所含木质素能提高巨噬细胞的活力，其中的一种酶能分解致癌的亚硝胺，起到防癌作用。

◎用量用法◎

煎服，5 ~ 12 g。生用吐风痰，炒用消食下气化痰。

◎食忌◎

本品辛散耗气，故气虚及无食积、痰滞者慎用。不宜与人参同用。

◎药食铭言◎

来福来福莱菔子，消食降气又降压。

莱菔粥

莱菔子 15 g，白粳米 50 g。先煮米做粥，米将熟前放入莱菔子，至粥熟，加入白糖或盐少许均可。

莱菔子白果汤

莱菔子、白果仁各 15 g，杏仁、橘皮、熟地各 10 g。莱菔子、白果仁、橘皮、杏仁、熟地分别洗净，用水 300 mL 煎 2 次，每次 30 分钟。2 次混匀，去渣取汁。

莱菔鸡金粥

莱菔子 9 g，鸡内金 6 g，怀山药粉 50 g。莱菔子与鸡内金先加水煮 20 分钟，去渣，再加入怀山药粉煮沸成粥，白糖调味。

小贴士

全国各地均有栽培。夏季果实成熟时采割植株，晒干，搓出种子，除去杂质，再晒干。生用或炒用，用时捣碎。

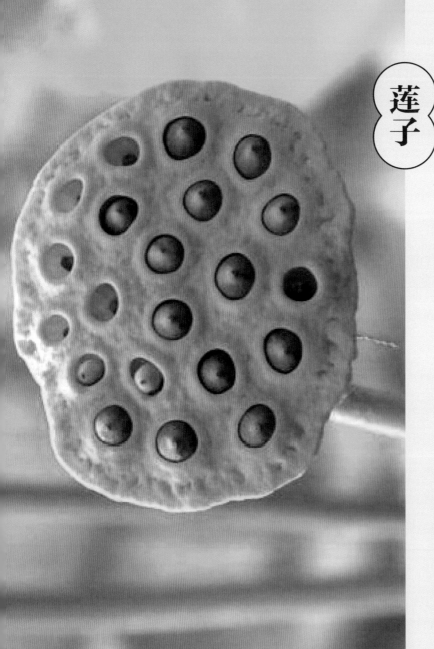

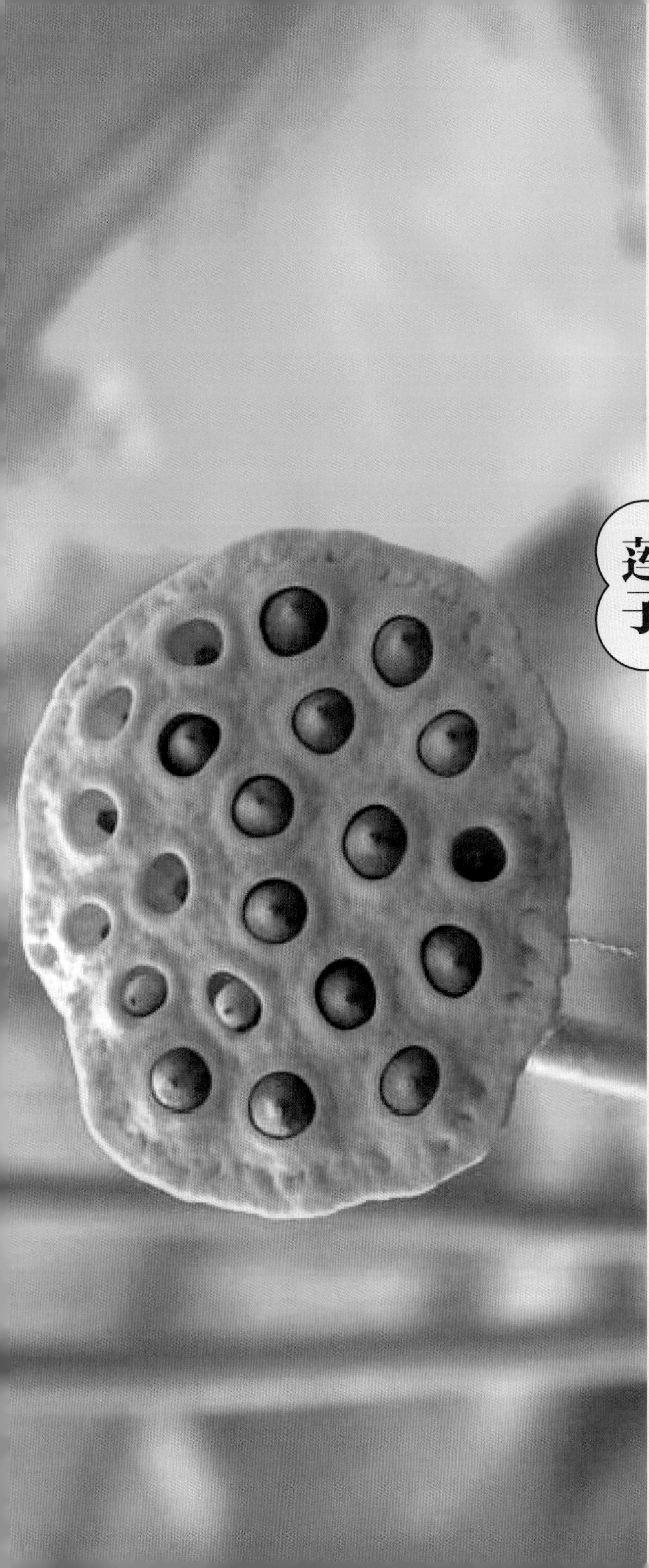

莲子【水芝丹】

人爱榴房红，侬爱莲房绿。
翾风作房老，绿珠胜红玉。

——清·孙芳祖《莲房》

莲子【水芝丹】

◎ 来源

为睡莲科植物莲 *Nelumbo nucifera* Gaertn. 的成熟种子。以个大饱满、粒匀整齐者为佳。

◎ 别名

莲实、莲米、莲肉、水芝丹、泽芝、莲蓬子。

◎ 功效

固精止带，补脾止泻，益肾养心。

◎ 性味归经

甘、涩，平。归脾、肾、心经。

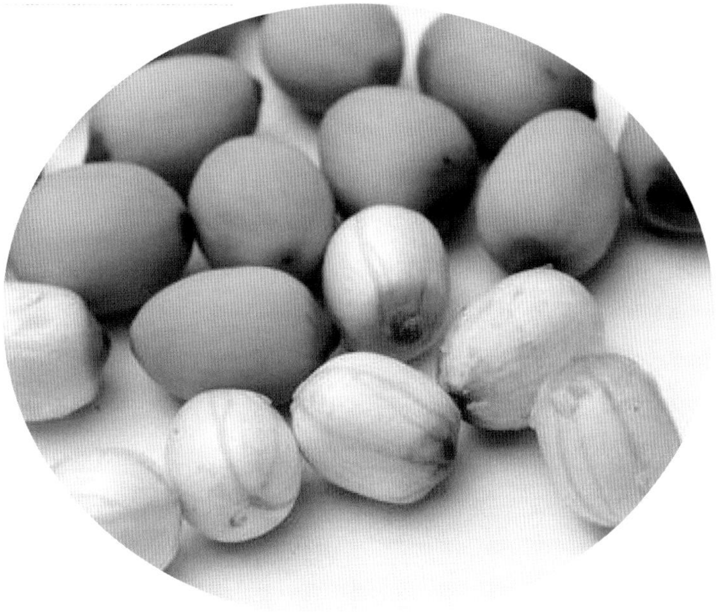

药食趣话

莲始载于《诗经·尔雅》，称之为莲实。《神农本草经》将其列为上品，称“能补中养神益气力，除百疾，久服轻身耐老，不饥延年”。明代李时珍称其“禀清芳之气，得稼穑之味，乃脾之果也”。清代黄元御云：“莲子甘平，甚益脾胃，而固涩之性，最宜滑泄之家，遗精便溏，极为有效。”总结历代医家运用莲子的经验，可将其功用概括为“养心、益肾、补脾、固涩”八个字，古人又把它当作一种强壮滋补之品。历代达官贵人常食的大补三元汤，其中一元即为莲子。

古今丰盛的宴席上，无不备有莲馔，而无论哪种莲馔，都无不清香可口。宋代《武林旧事》描写宋高宗的御宴；《西游记》中的天厨御宴；《红楼梦》中贾府盛宴，均有莲子肉、干蒸莲子、莲子汤，却有“无莲不成席”之势。清代食疗医家王士雄，常把莲子磨以和粉作糕，或同米煮为粥饭，健脾益肾，颇著奇勋。《士材三书》中也有莲肉糕，治病后胃弱，不消水谷之记载。此外，莲子跟荷密不可分，荷全身都是宝。荷叶可清热利湿、止血凉血，莲房有消瘀止血作用，莲子心可清心退热，藕节有收敛止血之功。

“低头弄莲子，莲子清如水”。一直以来，莲除了它的药用和食用价值以外，其的文学价值也是极高的。北宋苏轼《莲》云：“城中担上卖莲房，未抵西湖泛野航。旋折荷花剥莲子，露为风味月为香。”现代诗人刘健君亦有《莲》其谓：“花中君子水芙蓉，玉立亭亭映日红。叶可升清疗暑热，子能补土却烦侬。甘凉藕汁生津好，淡涩莲蓬止泻崇。失血细茎常入药，爱莲何独一周公。”

营养成分

莲子含蛋白质、脂肪、糖、多种维生素、荷叶碱、金丝草苷等，以及微量元素钙、磷、钾、铁。

营养成分	含量（每 100 g）	营养成分	含量（每 100 g）
镁	242 mg	维生素 B_1	0.16 μg
钠	5.1 mg	维生素 E	2.71 μg
维生素 B_2	0.08 mg	锌	2.78 mg
钙	97 mg	磷	550 mg
烟酸	4.2 μg	钾	846 mg
铁	3.6 mg	硒	3.36 μg
铜	1.33 mg	维生素 C	5 mg

药理研究

防癌抗癌 ◎ 莲子所含氧化黄心树宁碱对鼻咽癌有抑制作用。

降血压 ◎ 莲子生物碱有降血压作用。

强心安神 ◎ 莲子心生物碱具有显著强心作用，还能抗心律不齐。

补益 ◎ 莲子含棉籽糖，是久病、产后或老年体虚者的营养佳品。

主治

遗精、滑精 ◎ 本品味甘而涩，入肾经而能益肾固精，治肾虚精关不固之遗精、滑精。

带下 ◎ 本品既补脾益肾，又固涩止带，其补涩兼施，为治疗脾虚、肾虚带下之常用之品。

脾虚泄泻 ◎ 本品甘可补脾，涩能止泻，既可补益脾气，又能涩肠止泻。

心悸，失眠 ◎ 本品甘平，入于心肾，能养心血、益肾气、交通心肾而有安神之功。

食疗方

低血压 ◎ 莲子 20 g，大枣 6 枚，生姜 6 片，水煎服，每日 2 次。

阴虚久咳 ◎ 莲子（去心）、百合各 30 g，瘦猪肉 100 g，加水煎煮 2 小时，喝汤吃肉。

盗汗 ◎ 莲子（去心）、黑枣各 7 枚，浮小麦 30 g。水煎服，连服 3 日。

小便白浊、梦遗 ◎ 莲子、益智仁、龙骨各等份，共研成粉，每次 6 g，空腹以米汤送服，每日 2 ~ 3 次。

甲亢 ◎ 鳖甲 5 g，莲子 20 g，水煎服，每日 3 次，连用 10 日。

小儿疳积 ◎ 莲子、山药各 15 g，白糖适量。加水煮烂为羹，每日服食。

白癜风 ◎ 莲子、龙眼肉、大枣各 15 g，水煎代茶饮。

青光眼 ◎ 莲子 30 g，百合 30 g，加水适量用小火炖烂，每日 1 剂，临睡前食用。

◎用量用法◎

煎服，6 ~ 10 g。生用吐风痰，炒用消食下气化痰。

◎食忌◎

中满痞胀及大便燥结者忌服。不能与牛奶同服，否则加重便秘。

◎药食铭言◎

莲子营养价值高，养心安神又健脑。

按语

莲子性平，味甘、涩，入脾、肾、心经，功能补益心气、健脾止泻、补肾固精，主治脾虚便溏、痢疾、食欲不振，或心肾不交、失眠多梦、心悸、五心烦热等。莲子是食材中的雅客，许多文学巨著中都有关于莲子的佳肴。莲子鲜可生食，熟可做汤、菜、甜食、糕点、蜜饯等。红枣、银耳等是其最好搭配。干燥糖浆煮的莲子糖，也是深受人们喜爱的一种小吃。莲子做成的莲蓉被广泛应用于各种糕点，具有浓郁的莲子香味且口感细腻甜爽、香甜软滑，浆料还被用于日本料理。

银耳莲子羹

莲子 100 g，干银耳 15 g，鲜百合 120 g，香蕉 2 根，枸杞子 5 g，冰糖 100 g。干银耳泡水 2 小时，拣去老蒂及杂质后撕成小朵，加水，入蒸笼蒸 30 分钟，取出备用。新鲜百合剥开洗净去老蒂，香蕉切为 0.3 cm 厚度的片。将所有材料放入炖盅中，炖 2 小时即可。

莲子龙眼汤

莲子、芡实各 30 g，薏苡仁 50 g，龙眼肉 8 g，蜂蜜适量。将 4 味一起放入砂锅内，加 500 mL 清水，以小火炖煮 1 小时，再加入少许蜂蜜调味即可。

花生莲子粥

花生 30 g，莲子 30 g，白糖适量。将以上两料洗净，下入小锅，加水用小火炖 1 小时，加白糖一匙，再继续炖 30 分钟，至花生、莲子都胀烂为止。

红枣银耳莲子汤

红枣 100 g，白木耳 50 g，莲子 100 g，红糖适量。将红枣、白木耳、莲子洗净后泡水。锅中加适量的水，放入 3 种材料，煮熟后，加糖调味。

莲子红枣糯米粥

红枣 10 枚，莲子 150 g，圆糯米 100 g，冰糖适量。莲子去心。糯米淘净，加水以大火煮开，转小火慢煮 20 分钟。红枣洗净、泡软，与莲子一同加入已煮开的糯米中续煮 20 分钟。莲子熟软、米粒成糜烂，加冰糖调味，搅拌均匀即可。

莲子羊肉豆腐汤

莲子 50 g，枸杞子 10 g，羊肉 100 g，豆腐 150 g，精盐适量，上汤 500 mL。羊肉用沸水焯去血水，控干水分，切成 4 cm 见方的薄片。豆腐切成 4 cm 的薄块。把上汤放入炖锅内，用中火烧沸，加入莲子、枸杞子、羊肉片、豆腐片、精盐，煮熟即成。

桂花莲子羹

莲子 60 g，桂花 2 g，白糖适量。先将莲子用清水浸泡 2 小时，去芯，放入砂锅中，加水煮 1 小时。至莲子肉酥烂，加入桂花、白糖，再炖 5 分钟即可。

冰糖莲子

莲子浸泡吸水，加冰糖上笼蒸，然后再炖浓食用。

蜜汁红莲

莲子肉 250 g，大枣 10 g，白糖 200 g，蜂蜜 100 g。莲子肉用温水浸泡，大枣剔去枣核。将莲子、大枣放入大蒸碗内，加少许清水，装入笼屉，蒸至熟烂后取出。将汤汁滤入锅内，莲子、大枣装入汤盘中。将装有原汤汁的锅上火，加入白糖，熬至溶化时再加入蜂蜜，收浓糖汁，浇在莲子、大枣上即成。

莲子百合排骨汤

莲子、百合各 50 g，枸杞子少许，排骨 500 g，米酒、盐、味精适量。将排骨洗净，剁块，放入沸水中氽烫一下，去除血水，捞出备用。莲子和百合一起洗净，莲子去心，百合剥成块备用。所有的材料一同放入锅中炖煮至排骨完全熟烂，起锅前加入调味料及枸杞即可。

小贴士

莲子在我国大部分地区均有出产，而以江西广昌、福建建宁产者最佳。而湘潭寸三莲在氨基酸、蛋白质等 17 项主要指标全部优于其他莲子，被誉为“中国第一莲”。

莲子中的钙、磷和钾含量非常丰富，中老年人特别是脑力劳动者常食莲子可以健脑，增强记忆力，提高工作效率。

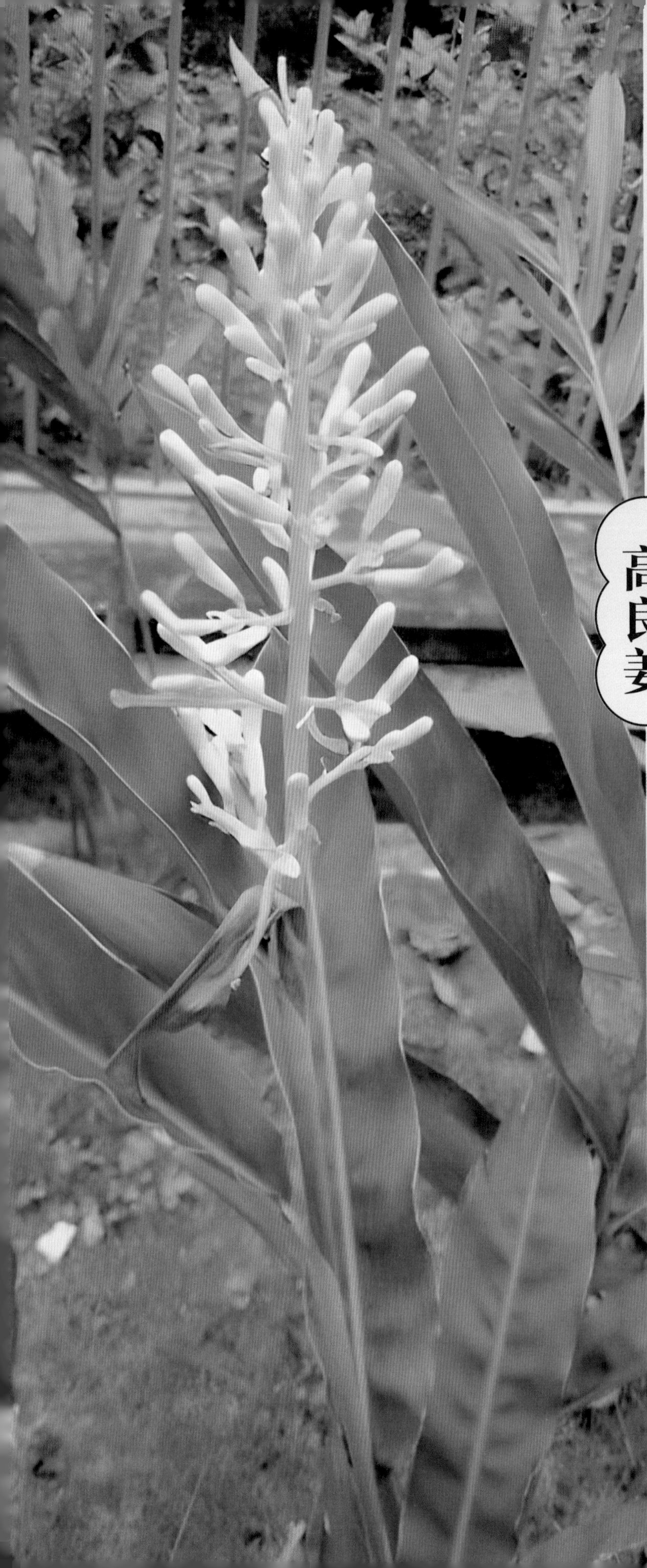

高良姜

【中国神姜王】

蛮姜豆蔻相思味。
算却在、春风舌底。
江清爱与消残醉。
悴憔文园病起。
停嘶骑、歌眉送意。
记晓色、东城梦里。

——宋·吴文英《杏花天·咏汤》

高良姜【中国神姜王】

◎ 来源

为姜科植物高良姜 *Alpinia officinarum* Hance 的干燥根茎。以分枝少、色红棕、香气浓、味辣为佳。

◎ 别名

良姜、大良姜、小良姜、海良姜、良姜片、良姜炭、佛手根、蛮姜、山姜。

◎ 功效

温胃散寒，消食止痛、止呕。

◎ 性味归经

辛，热。归脾、胃经。

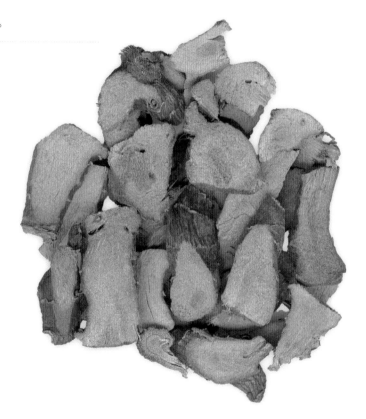

药食趣话

高良姜最早出自《名医别录》，其云："高良姜，出高良郡。人腹痛不止，但嚼食亦效。形气与杜若相似，而叶如山姜。"高良姜有个浪漫缠绵的别名——比目连理花，寓意比目连理，相互守望，白发齐眉。我国南方的湛江徐闻县，水土、气候适于良姜的生长，质地好、产量高，被誉为"中国高良姜之乡"。高良姜是世界上最为珍贵的食用植物之一，北宋时期就作为朝廷的贡品。现代高良姜除了作调味料如盐焗鸡粉等以外，也是药油，如二天油、驱风油、清凉油、万金油等的主要原料之一。由于其气味芬芳馥郁，悬于室中有避疫之效，更是人们常用的香料和驱蚊虫品。此外，高良姜还有解酒功效。

营养成分

高良姜主要含有挥发油、二芳基庚烷类、甾醇类和黄酮类化合物，另含多糖、维生素和多种微量元素等营养物质。高良姜挥发油等对消化系统作用显著，具有良好的保健作用。

营养成分	含量（每 100 g）	营养成分	含量（每 100 g）
碳水化合物	61.9 g	核黄素	0.31 g
膳食纤维	43.3 g	维生素 E	3.65 μg
脂肪	5.7 g	能量	707 kJ
锰	36 mg	钾	87 mg
铁	0.5 mg	钠	7.5 mg
钙	75 mg	锌	4.99 mg
磷	8 mg	硒	12.6 μg

药理研究

降血糖 ◎ 高良姜甲醇提取液和水提取液有明显降血糖作用。

抗氧化 ◎ 高良姜所含黄酮醇类化合物能抑制自由基生成，抑制率为 96.99%。

抗癌 ◎ 高良姜素能有效降低甲基亚硝基脲对小鼠肺细胞染色体的致畸作用；高良姜提取物能抑制 7，l2- 二甲基苯并蒽引起的小鼠细胞畸变作用。

促渗透 ◎ 高良姜醇提物、高良姜油和桉叶素能促进 5- 氟尿嘧啶的透皮吸收。

抗腹泻 ◎ 高良姜提取物能明显减少蓖麻油、番泻叶引起的小鼠腹泻次数。

对胃肠平滑肌的影响 ◎ 高良姜水提物能明显减慢小鼠小肠推进，显著抑制兔正常离体肠管的运动。

解痉 ◎ 高良姜黄酮类化合物具有明显的胃肠解痉作用，可抑制乙酰胆碱致平滑肌张力升高。

主治

胃寒冷痛、呕吐 ◎ 本品温热暖中、止痛止呕，为治胃寒脘腹疼痛呕吐的常用药，常配伍干姜、肉桂等同用。

食疗方

胃寒气滞作痛 ◎ 高良姜、制香附各 60 g，共研细末，水泛为丸。每服 3 g。

胸胁胀痛 ◎ 高良姜、厚朴、当归各 9 g，桂心 3 g，水煎服。

牙痛 ◎ 高良姜、全蝎各 1 g，研细末，涂患处。

小儿夜啼 ◎ 干姜 1 ~ 3 g，高良姜 3 ~ 5 g，粳米 100 g。先煎干姜、高良姜，取汁，去渣，再入粳米同煮为粥。

呕吐（急性胃炎） ◎ 高良姜 70 g，藿香 50 g，黄酒 500 mL。先将高良姜用火炙出焦香、打碎，藿香切碎，同置砂锅中，加入黄酒，煮 3 ~ 4 沸，过滤去渣。每次服 15 ~ 20 mL，日服 2 次。

◎用量用法◎

煎服，3 ~ 6 g。研末服，每次 3 g。

◎食忌◎

阴虚有热者禁服。

◎药食铭言◎

美味温中高良姜，调味入药皆相宜。

按语

高良姜性热，味辛，具有温胃、祛风、散寒、行气、止痛的功效，治疗脾胃中寒、脘腹冷痛、呕吐泄泻、噎膈反胃等症。如《药性论》云："治腰内久冷，胃气逆、呕吐。治风，破气，腹冷气痛；去风冷痹弱，疗下气冷逆冲心，腹痛，吐泻。"高良姜是药食同源的佳品，用高良姜烹制的食物口味独特，可提鲜开胃、增进食欲。在远东地区，高良姜通常用于咖喱菜和马来菜中，也加在香甜酒及苦啤酒里。在我国，高良姜粉为五香粉的主要原料之一，老百姓用其作卤水调味料，独具风味。

高良姜粥

高良姜（挫细）30 g，糯米 60 g。将高良姜加水 500 mL，煎汁去渣，加入糯米 60 g，一同煮粥服食。

高良姜猪肚汤

胡椒、高良姜各 10 g，猪肚 1 个（约 300 ~ 500 g），盐适量。将猪肚洗净，高良姜切片；胡椒研碎。将后 2 味放猪肚内，拉紧两端，加水煮熟，加盐调味，吃猪肚饮汤。

酸枣仁良姜炖鲫鱼

酸枣仁、干姜、大蒜、良姜各 10 g，鲫鱼 150 g，味精、盐各 2 g，料酒、鸡油各 20 g。将酸枣仁炒香；高良姜、干姜洗净，切薄片；大蒜去皮，切片；鲫鱼去鳃、鳞、肠杂。将酸枣仁、高良姜、干姜、鲫鱼、大蒜同放炖锅内。加水 800 mL，置大火上烧沸，再用小火炖煮 25 分钟，加入盐、味精、鸡油、料酒即成。

二姜烧鸡

鸡肉 500 g，高良姜 10 g，草豆蔻 5 g，陈皮 5 g，干姜 20 g，胡椒粉 2 g，味精 2 g，大葱 5 g，盐 2 g，植物油 15 g。将鸡肉切块；干姜、高良姜、草豆蔻和陈皮洗净；葱白切成段。锅内放油烧六成热，放入鸡肉炒到鸡肉变白收缩时，加入高汤、干姜、高良姜、草豆蔻、陈皮烧至九成熟时，加大葱、胡椒粉、味精、盐调味，烧至鸡肉软烂即可。

小贴士

高良姜主要分布于广东、海南、广西等地。夏末秋初采挖生长 4 ~ 6 年的根茎，除去地上茎、须根及残留鳞片，洗净，切段，晒干。生用。

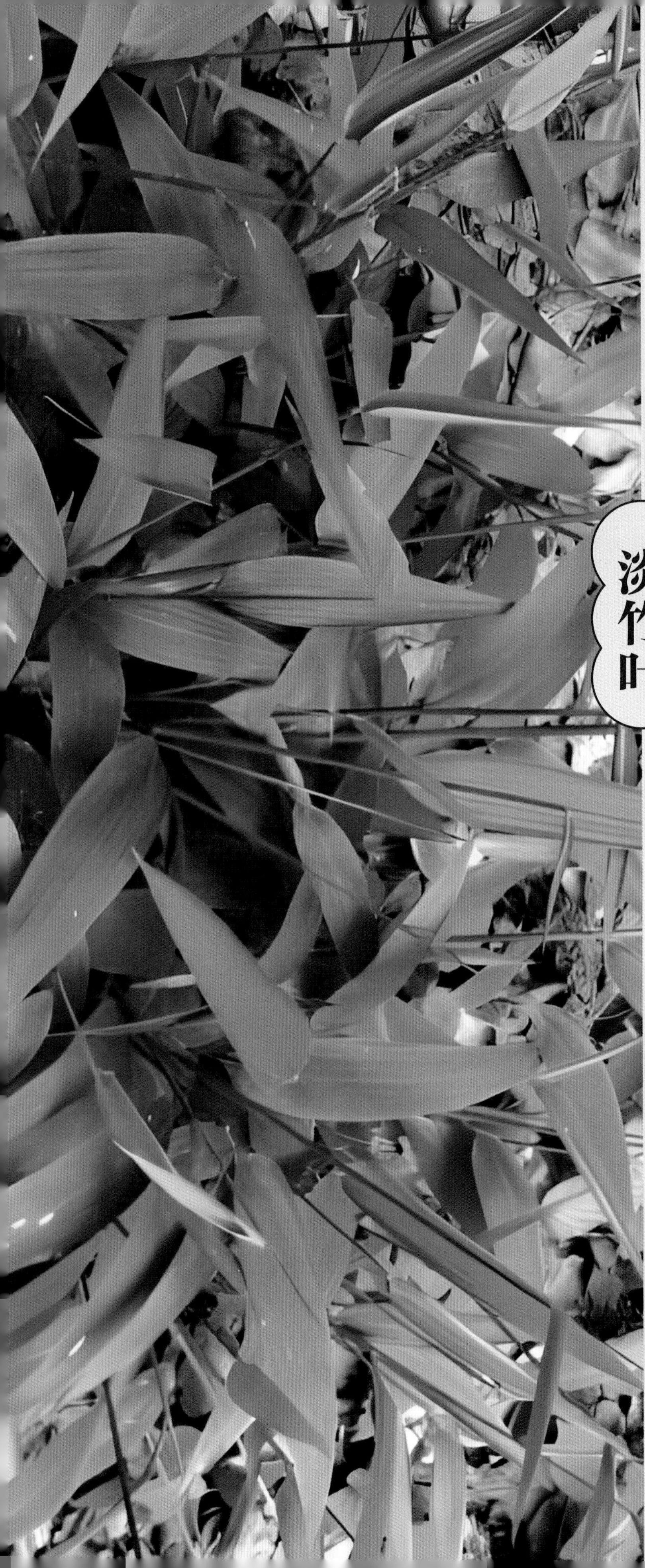

【清心灵品】

淡竹叶

重阳独酌杯中酒，抱病起登江上台。
竹叶于人既无分，菊花从此不须开。
殊方日落玄猿哭，旧国霜前白雁来。
弟妹萧条各何在，干戈衰谢两相催。

——唐·杜甫《九日五首·其一》

淡竹叶

【清心灵品】

◎ 来源

为禾本科植物淡竹叶 *Lophatherum gracile* Brongn. 的干燥茎叶。以叶大、色绿、不带根及花穗者为佳。

◎ 别名

碎骨子、山鸡米、金鸡米、迷身草。

◎ 功效

清热泻火，除烦，利尿。

◎ 性味归经

甘、淡，寒。归心、胃、小肠经。

药食趣话

相传，三国时期，刘备发兵声讨曹操。张飞与曹大将张郃相遇。张郃智勇双全，筑寨拒敌。急攻不下，张飞便令军士在阵前骂阵，众兵士累得热病烦渴，张郃却也不理。不久，诸葛亮派人送来了 50 坛“佳酿”，下令将士们阵前大碗“饮酒”。张郃道：“张飞欺我太甚！”随即传令当夜下山劫营，结果惨遭埋伏。原来张飞诱敌之计的佳酿美酒，只是淡竹叶汤，不仅为众军士们解火治病，又诱敌军上了当。

淡竹叶含有黄酮类化合物 20 多种，具有清除自由基、免疫调节、扩张冠状动脉和周围血管等多种生物活性。淡竹叶凭借药食两用的安全性、功能性和良好的风味，在食品工业、医疗和化妆品行业中有广泛应用。如开发出的心脑血管保护剂、抗肿瘤药物以及具有绿色、去油腻功能的饮品等。此外，淡竹叶提取后的残渣，仍含有丰富的纤维素、多糖、蛋白质及矿物质等，又可直接用于禽畜饲料的生产。

营养成分

淡竹叶中含有大量的黄酮、内酯、多糖、叶绿素、氨基酸、维生素、微量元素等。生物活性黄酮、酚酸类化合物能清除体内活性氧自由基、延缓衰老进程。

营养成分	含量（每 100 g）	营养成分	含量（每 100 g）
热量	920.89 kJ	碳水化合物	7.1 g
脂肪	2.8 g	蛋白质	12.2 g
纤维素	60.8 g		

药理研究

抗氧化 ◎ 淡竹叶中含有丰富的叶绿素，叶绿素有抗氧化功能。

增强免疫 ◎ 淡竹叶生物活性多糖是一种理想的免疫增强剂，能够促进 T 细胞、B 细胞、NK 细胞等免疫细胞的功能。

解热 ◎ 研究表明，每 2 g/kg 淡竹叶的解热效价相当于 33 mg/kg 非那西汀的 0.83 倍。

利尿 ◎ 淡竹叶的利尿作用较弱，但能明显增加尿中氯化钠的含量。

抑菌 ◎ 淡竹叶水煎剂对金黄色葡萄球菌有一定的抑菌作用。

主治

热病烦渴 ◎ 本品清热泻火，治疗热病津伤、心烦口渴，常配伍石膏、芦根等。

口疮尿赤、热淋涩痛 ◎ 本品能清心火利尿，治疗心火亢盛之口舌生疮和热移小肠之小便短赤等，常配伍木通、甘草等。

按语

淡竹叶味甘、淡，性寒，具有清热泻火、除烦、利尿之功效，用于热病烦渴、小便赤浊、淋病、口舌生疮等症。淡竹叶在我国有悠久的药用和食用历史。淡竹叶黄酮能清除体内自由基、调节血脂、提高免疫力，可用于老年功能性食品和抗氧化食品，是理想的纯天然营养保健品。夏日里，人们用淡竹叶煎水代茶或熬粥，竹香淡然、易于入口，既清心除烦，又消暑热、宁心神、利小便。

食疗方

小便不利、淋沥疼痛 ◎ 淡竹叶 30 g，车前草 15 g，木通 15 g。水煎服，每日 2 次。

预防流行性乙型脑炎 ◎ 淡竹叶 10 g，白苇根 10 g，冬瓜皮 10 g，荷叶 10 g，水煎服。每周 2 ~ 3 次，每次 1 剂。

火眼痛 ◎ 淡竹叶 15 g，加白糖煮豆腐适量食用。

黄疸 ◎ 淡竹叶 30 g，茵陈 15 g，栀子根 10 g。水煎服。每日 2 次。

咽喉肿痛 ◎ 淡竹叶 30 g，栀子根 15 g。水煎服。每日 2 次。

感冒发热 ◎ 淡竹叶 30 g，葛根 15 g，路边青 15 g，岗梅根 10 g，薄荷 6 g，水煎服。每日 2 次。

火热牙痛、牙龈溃烂 ◎ 淡竹叶 50 g，生姜 5 g，食盐 2 g，生石膏 30 g，水煎，药液频频含咽。

热病口渴、心烦不安、口糜舌疮 ◎ 淡竹叶、白茅根、金银花各 15 g，水煎服，每日 1 剂。

预防麻疹 ◎ 淡竹叶 12 g，夏枯草 30 g，马蹄 40 ~ 60 g，水煎当茶饮。

◎用量用法◎

煎服，6 ~ 10 g。

◎食忌◎

体虚有寒者、孕妇禁服。

◎药食铭言◎

清心除烦暑良药，保健功多淡竹叶。

竹叶石膏粥

鲜竹叶 15 g，生石膏 40 g，麦冬 20 g，粳米 100 g，砂糖适量。先将三药加水煎煮，取药液 150 mL，加粳米和水煮成粥，食时放砂糖。

茵陈淡竹叶粥

粳米 100 g，茵陈蒿 15 g，淡竹叶 10 g，冰糖 30 g。将茵陈、淡竹叶洗净，水煎约 20 分钟，去渣取汁。加入粳米，再加水适量，熬煮成稀粥，加冰糖调味。

石膏竹叶绿豆粥

石膏 30 ~ 45 g，淡竹叶 30 g，绿豆 30 g，粳米、鲜芦根各 100 g，砂糖适量。将鲜竹叶、芦根洗净后，与石膏共煎汁弃渣。再与绿豆、粳米共煮为稀粥，调入砂糖即可。

竹叶糯米酒

淡竹叶 250 g，糯米、酒曲各适量。将淡竹叶加水煎取汁，与糯米共熬煮成米饭，放入酒坛中，拌入酒曲，密封至酒熟，压去酒糟，取出酒液即可。

绿豆冰激凌

绿豆 50 g，淡竹叶 10 g，荷叶梗 20 g，冰激凌粉适量。先将绿豆、淡竹叶、荷叶梗水煎浓缩至 500 mL，加入冰激凌粉，略煮调匀后放凉，置于冰箱冷冻层内，间断取出搅拌待成冰激凌状即可食用。

小贴士

淡竹叶始载于《本草纲目》，它不是淡竹或苦竹的叶（鲜竹叶），而是另一种草本植物“淡竹叶”的叶。淡竹叶的块根形似麦冬，华东地区有称之为“竹叶麦冬”者，非中药之麦冬。淡竹叶入食以鲜品为佳，煮粥时宜稀薄，且不宜久煎。

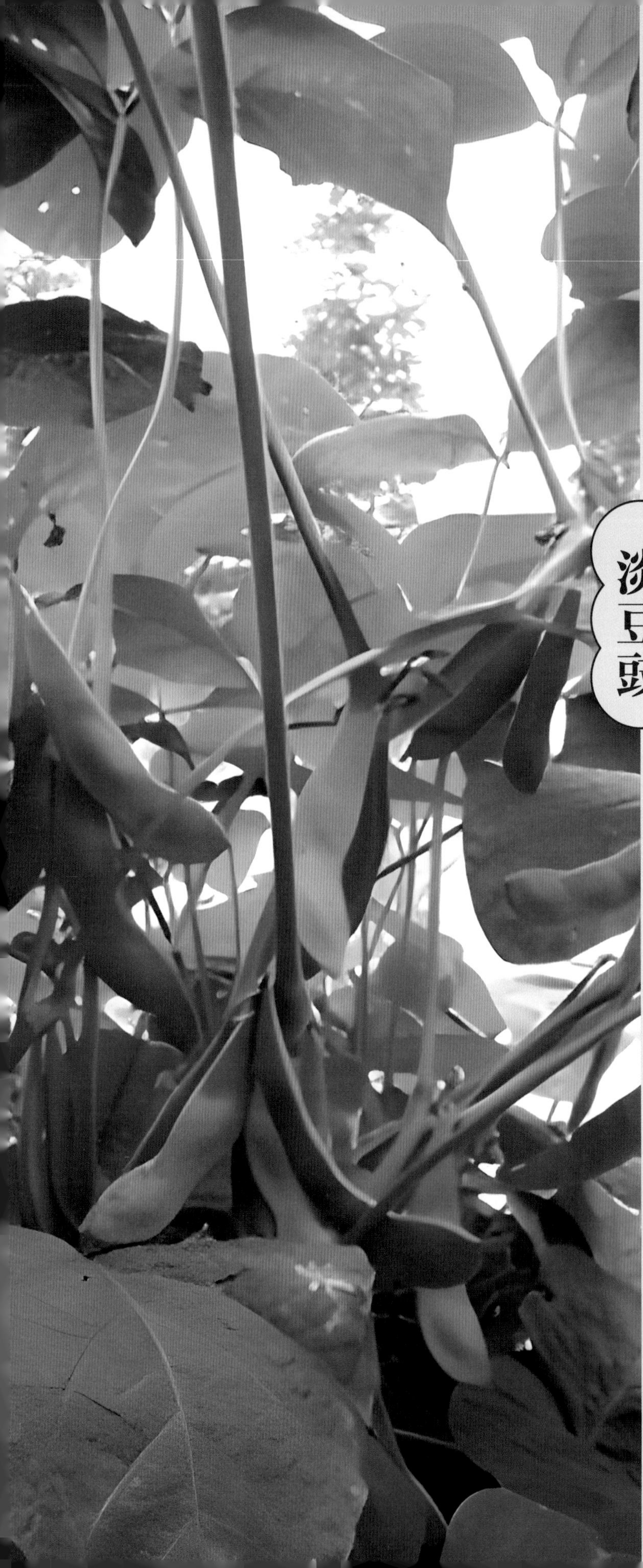

淡豆豉

【天然营养素浓缩丸】

煮豆持作羹，漉豉以为汁。
萁向釜下燃，豆在釜中泣。
本自同根生，相煎何太急？
——魏·曹植《七步诗》

淡豆豉

【天然营养素浓缩丸】

◎ 来源

为豆科植物大豆 *Glycine max* (L.) Merr. 的成熟种子发酵加工品。以粒大、饱满、色黑者为佳。

◎ 别名

香豉、豉、淡豉、大豆豉。

◎ 功效

解表，除烦，宣发郁热。

◎ 性味归经

苦、辛，凉。归肺、胃经。

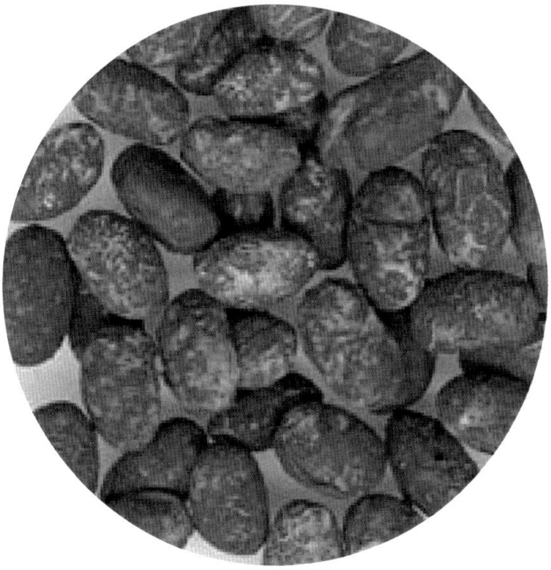

药食趣话

初唐四杰之首王勃，以《滕王阁序》为大家熟知，其与中药豆豉也有一段有趣的故事。传说，阎都督由于连日宴请，贪杯又感外邪，只觉得浑身发冷，汗不得出，骨节酸痛，咳喘不已，胸中烦闷，夜不得寐。当时众医都认为以麻黄为治，而都督平日最忌麻黄，一时无策。王勃听说此事，想起来之前一位老者告知的豆豉，说是用青蒿、藿香、佩兰、苏叶、荷叶和麻黄浓煎取汁，浸泡大豆，再煮熟发酵，可做成豆豉。王勃劝阎都督连服 3 日豆豉，果真汗出喘止，胸闷顿减，能安然入睡，几天后痊愈。阎都督重金相谢，王勃坚辞不受，言："都督若要谢我，何不扩大作坊，使其不至失传。"从此豆豉不仅在洪州流传，而且畅销大江南北，至今不衰。

《释名·释饮食》曰："豉，嗜也。五味调和，须之而成，乃可甘嗜也。故齐人谓豉，声如嗜也。"入药用其淡味者，故名淡豆豉。历代医家对淡豆豉的记载颇多。陶弘景说："豉，食中之常用，春夏天气不和，蒸炒以酒渍服之，至佳。暑热烦闷，冷水渍饮二三升。依康伯法，先以醉、酒溲蒸曝燥，麻油和，又蒸曝，凡三过，乃末椒、干姜屑合和以进食，胜今作油豉也。"《本经逢原》云："淡豆豉，入发散药，陈者为胜，入涌吐药，新者为良。"

营养成分

淡豆豉中主要含有蛋白质、脂肪、维生素 E、纤维素、胡萝卜素、碳水化合物、烟酸、胆碱、黄嘌呤、次黄嘌呤、多种氨基酸、钙、磷、铁等成分。淡豆豉多糖具有清除自由基作用而能抗氧化。

营养成分	含量（每 100 g）	营养成分	含量（每 100 g）
热量	259 kJ	纤维素	5.9 g
蛋白质	24.1 g	脂肪	3 g
碳水化合物	39.7 g	维生素 E	40.7 mg

药理研究

降血糖 ◎ 淡豆豉中异黄酮含量较高，是降血糖主要有效成分。

抗肿瘤 ◎ 淡豆豉提取物体外能抑制肝癌细胞株等的增殖。

抗骨质疏松 ◎ 淡豆豉中含有大量的维生素 K_2 能预防骨质疏松，对经绝后妇女骨丢失有保护作用。

抗动脉硬化 ◎ 淡豆豉可使三酰甘油、氧低密度脂蛋白和丙二醛明显降低，高密度脂蛋白、载脂蛋白含量和超氧化物歧化酶活性明显升高，发挥抗动脉硬化作用。

食疗方

感冒 ◎ 淡豆豉 2 g，清洗干净，放入砂锅内，加水适量，煎成浓汤；有头痛者加白芷 3 g，同煎；欲发汗可用葱末粥，加入盐豆豉食之，取汗。

伤寒吐下后，心中烦闷 ◎ 淡豆豉 9 g，山栀子 14 个。水煎，每服半杯，得吐即愈。

老人大小便不通 ◎ 生姜 15 g，葱白 1 个，盐 10 g，淡豆豉 30 粒。将上述药物捣烂，共烘热安脐中，以帛扎定，良久气透，即通，或再换一料。

主治

外感表证 ◎ 本品辛散轻浮，能疏散表邪，且发汗解表之力颇为平和，无论风寒、风热表证，皆可配伍使用。

热病烦闷 ◎ 本品既能透散外邪，又能宣散邪热、除烦，常与栀子等同用。

按语

淡豆豉味苦、辛，性凉，归肺、胃经。本品辛散轻浮，能疏散表邪，无论风寒、风热表证，皆可配伍使用。中国制作豆豉已有千年历史，是传统的佐餐佳品。日常食用豆豉，不仅可调畅气机，又可增鲜提味。豆豉焖鲮鱼、豆豉蒸排骨、豆豉苦瓜、豆豉椒肉丝等美味菜肴，都因小小豆豉的加入而增香添彩。此外，淡豆豉还有美容、抗癌之功。

◎用量用法◎

煎服，6 ~ 12 g。研末服，每次 3 g。

◎食忌◎

胃虚易泛恶者慎服。

◎药食铭言◎

解郁除烦营养高，解表健胃淡豆豉。

葱姜豆豉饮

葱白 15 g，葱须 15 g，淡豆豉 10 g，姜 8 g。将淡豆豉、生姜（切丝）加水 500 mL，加盖煎沸，加葱白、葱盖严，小火煮 5 分钟，再加黄酒烧开即可。

香菜萝卜豆豉汤

香菜 15 g，淡豆豉 10 g，白萝卜 1 个，洋葱 30 g，生姜 3 片，大葱 1 根，芥末少许。先将白萝卜切块煮熟后，再将余料放入，煮 5 分钟后食用。

羊肉豆豉汤

羊肉 100 g，豆豉 500 g，生姜 15 g，食盐适量。前 3 味共置砂锅中煮至熟烂，加盐调味。

豆豉荆芥薄荷粥

淡豆豉 9 g，荆芥 9 g，薄荷 3 g，粳米 100 g。将三药加水煎煮，沸后 5 分钟，滤出药汁，去渣，加入粳米煮粥，稍煮即成。

豆豉茶

淡豆豉 10 g，薄荷 3 g。将豆豉洗净，打碎，与薄荷一起放入茶杯，用沸水冲泡。代茶服用。

豆豉薤白粥

粳米 100 g，淡豆豉 50 g，薤白 50 g。粳米冷水浸泡 30 分钟，沥干水分；薤白去皮，切细；锅中加入约 1200 mL 冷水，倒入粳米，先用旺火煮开；下入淡豆豉，再改小火煮至半熟时；加入薤白、盐，再续煮成粥即可。

葱豉豆腐汤

豆腐 250 g，淡豆豉 12 g，葱白 15 g。在炒锅中放入适量食用油，用中火烧热，放入切成块的豆腐煎至两面呈金黄色，然后加入豆豉和适量清水，煮沸约 10 分钟；再放入葱白、盐略煮片刻，即可。

豆豉猪心

猪心 1 个，豆豉 50 g，黄酒、酱油、姜、葱各适量。将猪心洗净，放入锅内，加入豆豉、黄酒、姜、酱油、葱及水适量，以小火煨炖，熟烂后收浓汁，待冷，用刀切成薄片即可。

豆豉鲤鱼汤

鲤鱼 100 g，豆豉 30 g，生姜 9 g，陈皮 6 g，胡椒粉 0.5 g。将以上各味共放砂锅内煮汤调味服食。

小贴士

在我国，淡豆豉全国大部分地区均产，但主产于东北。

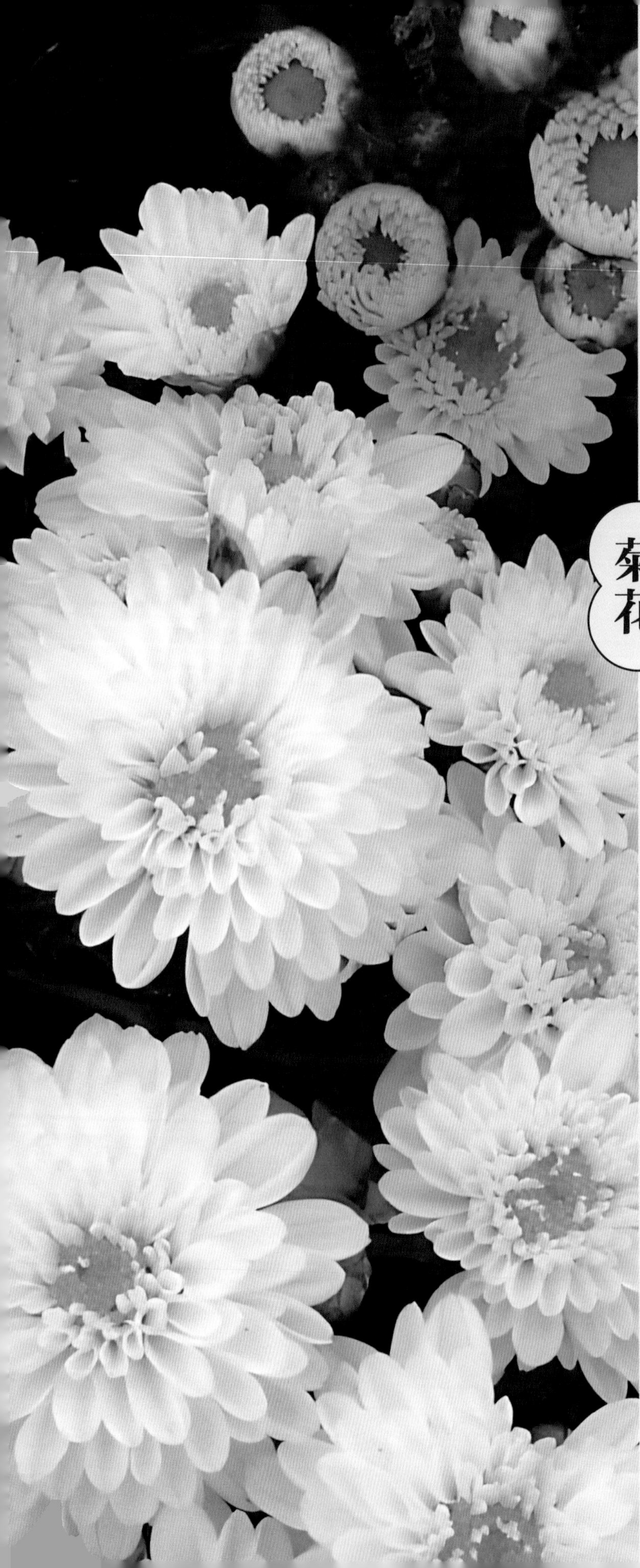

菊花

【明目奇葩】

南阳菊水多耆旧，此是延年一种花。

八十老人勤采啜，定教霜鬓变成鸦。

——清·郑板桥《咏甘菊》

菊花【明目奇葩】

◎ 来源

为菊科植物菊 *Chrysanthemum morifolium* Ramat. 的干燥头状花序。入药者甘菊以滁州所产为佳，名“滁菊”；白菊以杭州者为佳，名“杭菊”。还有亳菊、贡菊、怀菊均以花朵完整不散瓣，色白（黄）、香气浓郁、无杂质者为佳。

◎ 别名

黄花、九花、女华、日精、节华、朱嬴、延寿客、延龄客、阴威、寿客、更生、金蕊、周盈、黄蕊、金秋菊。

◎ 功效

疏散风热，平抑肝阳，清肝明目，清热解毒。

◎ 性味归经

辛、甘、苦，微寒。归肺、肝经。

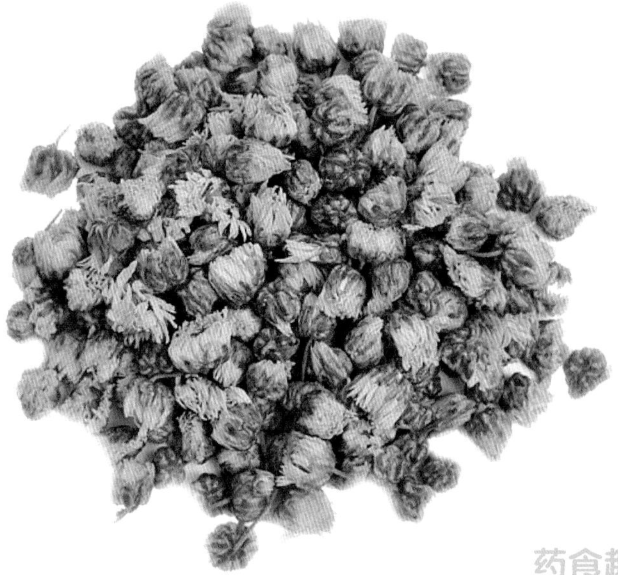

药食趣话

传说，很早以前，大运河边住着一个叫阿牛的农民，阿牛的母亲患了严重的眼病，一直求医买药却不见好转。一天夜里，阿牛梦见一位漂亮的姑娘告诉他说：“沿运河往西数十里，有个天花荡，荡中有一株白色的菊花，九月初九重阳节你去采来，可治你母亲的眼疾。”重阳节那天，阿牛终于找到了这株白菊花，一梗九分枝，眼前只开一朵花，其余八朵含苞待放。阿牛将这株白菊花连根带土挖了回来，移种在自家屋旁。精心护理，不久八枚花朵也陆续绽开，他每天采下一朵白菊煎汤给母亲服用。当吃完了第七朵菊花之后，阿牛母亲的眼疾便恢复了。白菊花能治眼病的消息很快传遍全村，乡亲们争相种白菊。阿牛梦见的姑娘便是菊花仙子，此后白菊便在此地广为种植。

菊花原产于中国，已有三千多年的栽培历史，早在春秋时期《尔雅》中，就有了菊的记载。千百年来，中国人民一直深爱着菊花，称其无桃李之妖娆，有松柏之坚毅，被誉为“花中君子”，是中国十大名花之一，与青松、翠竹、红梅同伍，尊称为“四君子”；又与兰花、水仙、菖蒲齐名，被誉为“花草四雅”。菊花是应时之花，是秋季的“花中仙子”，称为“节花”和“女华”，在“霜降之时，唯此草盛茂”，因其花开于晚秋和具有浓香，故又有“晚艳”“冷香”之雅称。在我国历来有重阳赏菊的习俗，“待到重阳日，还来就菊花”。在中国文化中菊花被赋予了吉祥、长寿的含义，又被视为孤标亮节、高雅傲霜的象征，为历代文人墨客笔下常咏之物。屈原在《离骚》中写有“春兰兮秋菊，长无绝兮终古”“朝饮木兰之堕露兮，夕餐秋菊之落英”；陶渊明有“采菊东篱下，悠然见南山”之句，显示了先生高尚的气节。元稹更是喜爱菊花，写有“不是花中偏爱菊，此花开尽更无花”。菊花气香怡人，黄巢亦有“冲天香阵透长安，满城尽带黄金甲”的诗句。

菊花除了是观赏花卉外还是一味中药，古时雅称延寿客、药中圣贤，《神农本草经》将其列为上品，称其“久服利血气，轻身耐老延年”，亦有“作枕明目”“真菊延龄”之美誉。晋代傅玄《菊赋》曰：“服之者长寿，食之者通神。”宋代大文豪欧阳修也曾有诗句赞誉：“欲知却老延龄药，百草摧时始见花。”

营养成分

菊花含有丰富的营养成分，如蛋白质、脂肪、碳水化合物、膳食纤维、菊苷、腺嘌呤、氨基酸、水苏碱、胆碱、烟酸、黄酮类、维生素 A 样物质、维生素 B_1，以及钙、钾、钠、锰元素等。

营养成分	含量（每 100 g）	营养成分	含量（每 100 g）
热量	242 kJ	维生素 B_1	0.09 mg
蛋白质	6 g	核黄素	0.51 mg
脂肪	3.3 g	烟酸	9.2 mg
碳水化合物	47.1 g	维生素 C	1 mg
膳食纤维	15.9 g	维生素 E	1.61 mg
胡萝卜素	8.5 μg	钾	132 mg
视黄醇当量	19.2 μg	钠	20.5 mg
钙	234 mg	镁	256 mg
铁	78 mg	锰	3.47 mg
锌	2.42 mg	铜	0.77 mg
磷	88 mg	硒	11.08 μg

药理研究

对胆固醇代谢的影响 ◎ 菊花水煎剂能抑制大鼠肝微粒体中的羟甲基戊二酰辅酶 A 还原酶的活性，激活胆固醇羟化酶，加快胆固醇代谢。

抗氧化活性 ◎ 菊花黄酮类化合物有清除羟自由基、超氧阴离子的能力。

抗炎 ◎ 鲜菊花可增强毛细血管抵抗力，抑制毛细血管通透性而有抗炎作用。

镇痛 ◎ 菊花有明显的镇痛作用，以亳菊、黄菊、怀菊最为突出。

抗菌 ◎ 菊花挥发油对金黄色葡萄球菌、白色葡萄球菌、变形杆菌、乙型溶血性链球菌、肺炎双球菌均有一定的抑制作用。

抗病毒 ◎ 菊花有一定的抗病毒作用，其中以亳菊、怀菊作用最好。

抗肿瘤 ◎ 从菊花中分离出来的羟基三萜类成分对小鼠皮肤肿瘤有较显著的抑制作用。

食疗方

咽喉肿痛、口疮音哑 ◎ 杭白菊 5 g，射干 5 g，胖大海 5 g。开水泡开，饮水及含漱。

风热感冒、头痛烦渴 ◎ 菊花 5 g，桑叶 5 g，白芷 3 g，开水泡开，代茶饮。

肝火上炎引起的血压升高，头痛、目赤、易怒症等 ◎ 杭白菊 5 g，荷叶 10 g，浮萍 5 g。先以开心果 20 g 去皮，泡 6 小时后煮烂，加入前三种中药小火慢煮 15 分钟，滤去固体成分，加冰糖适量，即可饮用。

痤疮 ◎ 金银花 15 g，菊花 15 g，玫瑰花 10 g。加水煎饮。

保护视力 ◎ 菊花 10 朵，金莲花 5 朵，决明子 5 g，枸杞子 3 g。开水沏，代茶饮。

补益肝肾、清肝明目、滋阴乌发、润肠通便 ◎ 女贞子、枸杞子各 6 g，决明子、菊花各 3 g，开水沏，代茶饮。

◎用量用法◎

煎服，5 ~ 10 g。疏散风热宜用黄菊花，平肝、清肝明目宜用白菊花。

◎食忌◎

忌与鸡肉、猪肉、芹菜同食。

◎药食铭言◎

清热解毒菊花佳，
养肝明目延年华。

主治

风热感冒，温病初起◎本品疏散达表，微寒清热，可疏散肺经风热，常用治风热感冒，或温病初起，温邪犯肺，发热、头痛、咳嗽等症。

肝阳上亢◎本品能清肝热、平肝阳，常用治肝阳上亢，头痛眩晕。

目赤昏花◎本品辛散苦泄清热，入肝经，既疏散肝经风热，又清泄肝热，故可治肝经风热，或肝火上攻所致目赤肿痛。

疮痈肿毒◎本品能清热解毒，可用治疮痈肿毒，常与金银花、生甘草同用。

按语

菊花味辛、甘、苦，性微寒，入肝、肺经，具有疏风清热、解毒明目的功效，常用于治疗风热感冒、目赤肿痛以及肝阳上亢所致的头痛眩晕等。菊花的食用价值，早在战国时期就被人们发现了。到了唐宋时期，更有服用芳香植物而使身体散发香气的记载。当今，在北京、天津、南京、广州、香港等地，食菊也日渐成为时尚。古往今来，食菊的方法颇多，但尤以饮菊酒、喝菊茶最为便利和普及。菊花入茶饮，主要采用浙江杭菊、河南怀菊、安徽滁菊和亳菊。菊花茶不仅具有菊花特有的清香，且可去火、养肝明目。菊花酒清凉甘美，是强身益寿佳品。此外，菊花精、菊花露、菊花脑、菊花点心、菊花酒宴汤料、火锅配料、菊花药膳等也受到人们的喜爱。

美食天地

菊楂决明饮

菊花 10 g，生山楂片 15 g，决明子 15 g。将决明子打碎，同菊花、生山楂片水煎，即服。

菊花蜜饮

菊花 50 g，加水 20 mL，稍煮后，保温 30 分钟，过滤后加入适量蜂蜜，搅匀饮用。

菊花粥

菊花 15 g，大米 100 g。将白米放入锅内，加水熬成粥，并于粥将好时放入菊花，再烧煮片刻即可。

银花白菊饮

金银花、白菊花各 10 g，冰糖适量。水煎煮，待花香四溢时，加入冰糖，搅拌均匀即可。

菊花酒

将干菊花去蒂洗净晾干，泡于低度粮食酒中，一两日后就可以饮用。

菊花糕

杭白菊 20 ~ 30 朵，马蹄粉 200 g，新鲜菊花 1 朵（切碎）、冰糖适量。用清水煮菊花（纱布包）约 10 分钟，当颜色呈现淡黄色即可。菊花取出加入冰糖调味，再加入切碎的新鲜菊花。将马蹄粉以适量清水溶解，倒入菊花水大火蒸约 15 ~ 20 分钟，变成完全透明即熟，热食或冷食均可。也可在糊中加入葡萄干、杏肉等细小果脯块或者铺上柠檬片。

生姜菊花豆腐汤

干菊花 6 g，生姜 25 g，豆腐 300 g，葱、姜各 5 g，盐 3 g，鸡精 2 g，素油 15 g。将干菊花洗净，生姜洗净，切片，豆腐切成 2 cm 左右的块，葱、姜切成细末。将炒锅内加入素油，烧至七成热时，放入葱姜末爆出香味，放入菊花、豆腐、盐、鸡精烧 2 分钟，然后，加适量的水炖熟即可。

小贴士

菊花主产于浙江、安徽、河南等省。四川、河北、山东等省亦产。多栽培。9 ~ 11 月花盛开时，分批采收，阴干或焙干，或熏、蒸后晒干。生用。

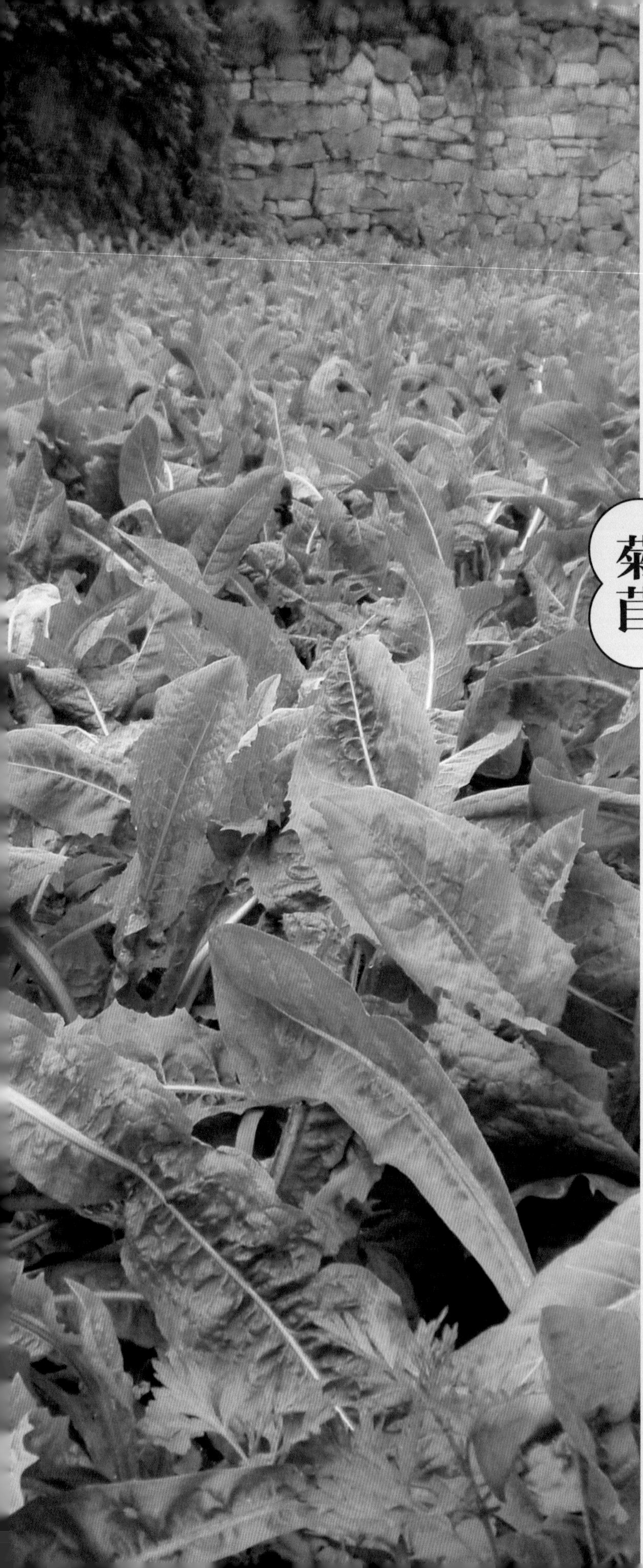

菊苣

【清凉仙】

赐食金盘出宝闱，玄熊掌映紫驼蹄。
侯家但诧承恩泽，岂识山厨苦荬齑。
——宋·陆游《初夏》

菊苣【清凉仙】

◎ 来源

为菊科植物毛菊苣 *Cichorium glandulosum* Boiss.et Hout 及菊苣 *Cichorium intybus* L. 的干燥地上部分或根。

◎ 别名

苦苣、苦菜、卡斯尼、皱叶苦苣、明目菜、咖啡萝卜、咖啡草、卡斯尼（维名）。

◎ 功效

清热解毒，利尿消肿。

◎ 性味归经

微苦、咸，凉。归肝、胆、胃经。

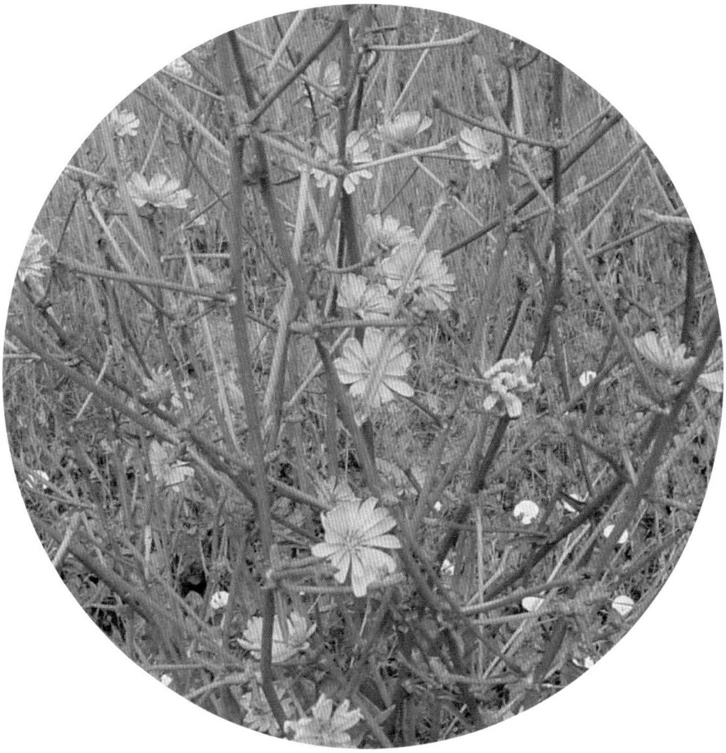

药食趣话

菊苣在我国四川（成都）及广东等有引种栽培，其地上部分及根可供药用。京剧《武家坡》中有个苦守寒窑十八载的王宝钏。她丈夫薛平贵奉命西征，一去十八载，王宝钏苦守寒窑，靠挖野菜度日，经常吃的就是菊苣菜。相传，菊苣菜之前原本是甜的，染上王宝钏的泪水后就成苦的了。在旧社会，漫山遍野的菊苣菜是穷苦人家的充饥度日的主要食粮。抗日战争时，杨靖宇将军及其部下，在长白山打游击，也曾用菊苣菜充饥饱腹。我国三年自然灾害时期，菊苣菜也发挥了巨大作用。当今，每年的三四月份，是菊苣菜盛产的季节，吃腻了大鱼大肉的都市人，都喜欢换换口味，吃点清新的山野菜，爽口又保健。

营养成分

菊苣全草含马栗树皮素、马栗树皮苷、野莴苣苷、山莴苣素和山莴苣苦素等。菊苣根含山莴苣素、α－山莴苣醇、野莴苣苷。菊苣叶含单咖啡酰酒石酸、菊苣酸。

营养成分	含量（每 100 g）	营养成分	含量（每 100 g）
热量	17 kJ	维生素 B_1	0.08 mg
蛋白质	1.3 g	核黄素	0.08 mg
脂肪	0.2 g	烟酸	0.4 mg
碳水化合物	3.4 g	维生素 C	7 mg
膳食纤维	0.9 g	钾	314 mg
维生素 A	205 μg	钠	22 mg
胡萝卜素	1.4 μg	镁	15 mg
视黄醇当量	93.8 μg	锰	0.42 mg
钙	52 μg	铜	0.1 mg
铁	0.8 mg	锌	0.79 mg
磷	28 mg		

药理研究

强心 ◎ 菊苣花浸剂给动物注射后，可兴奋中枢神经系统并增强心脏活动。

抗菌 ◎ 菊苣蒲公英甾醇、胆碱等对金黄色葡萄球菌、耐药菌群、溶血性链球菌均有较强的杀灭作用。

改善胃肠功能 ◎ 高浓度菊苣浸剂可促进胃液分泌，改善消化功能，提高食欲。

凝血作用 ◎ 菊苣种子含有非特异性植物血球凝集素，具有一定的凝血作用。

降糖降脂 ◎ 菊苣提取物有较好的降糖降脂作用。

降尿酸 ◎ 菊苣提取物有一定的降尿酸作用。

主治

湿热黄疸、肾炎水肿、胃脘胀痛、食欲不振。

食疗方

黄疸型肝炎 ◎ 菊苣 9 g，水煎服。

菊苣茵陈绿豆饮 ◎ 菊苣 9 g，茵陈 30 g，绿豆 100 g。加水 600 mL，煎煮 30 分钟，过滤取汁即成。

◎用量用法◎

煎汤，9 ～ 18 g。外用适量，煎水洗。

◎食忌◎

脾胃虚寒者忌之。

◎药食铭言◎

清新健康又保健，人人爱食菊苣菜。

按语

菊苣苦凉，清热解毒、利尿消肿，可治湿热黄疸、肾炎水肿、胃脘胀痛、食欲不振等。《中国民族药志》记载菊苣："清热解毒，利水消肿，健胃。用于肝火食少，肾炎水肿，胃脘湿热胀痛，食欲不振。"《新疆中草药》言其："清热，利尿，利胆，消炎。主治黄疸型肝炎，急性肾炎，气管炎。"

菊苣根含菊糖及芳香族物质，国外常用作食品添加剂、营养饲料、果糖原料和咖啡替代品，我国常作药用和家畜饲料。菊苣的嫩叶可调制生菜、沙拉；软化栽培的菊苣芽球主要用于生食。小个儿的芽球可整个食用；大型的芽球洗净后，把叶瓣剥下，可整片蘸酱，做成鲜美开胃的凉拌菜。另外，菊苣不能用热水冲洗，因其经加温后，即变褐色变软而苦。

乳酪菊苣梨子沙拉

核桃6颗，菊苣3棵，甜梨2个，羊乳酪 85 g。醋 1 汤匙，盐少许，纯橄榄油 2 汤匙，核桃油 3 汤匙，细叶芹 1 小把或龙蒿 4 枝。鲜核桃，取出果仁，稍切待用。菊苣叶洗净沥干，将叶分开，摆放在各个盘子上。梨洗净沥干，切成 4 块，去核。每块梨切成 3 片，排放在菊苣叶上。乳酪用手搓碎，与核桃仁一起撒在梨片上。如用香草点缀，将香草洗净沥干，摘下叶子待用。制作沙拉酱：醋放在碗内，加入盐、橄榄油和核桃油搅打，然后浇一些在沙拉上，再撒上细叶芹或龙蒿叶点缀。

菊苣绿豆饮

菊苣 30 g，绿豆 100 g，茵陈 30 g。将菊苣、绿豆、茵陈洗净后一同放入锅内，加水 600 mL，煎煮 30 分钟，过滤取汁即可。

小贴士

分布我国中部、东北及新疆等地，生于田野、路旁、草地、山沟。

菊苣味苦性凉，对牙龈出血、祛火明目有一定疗效。

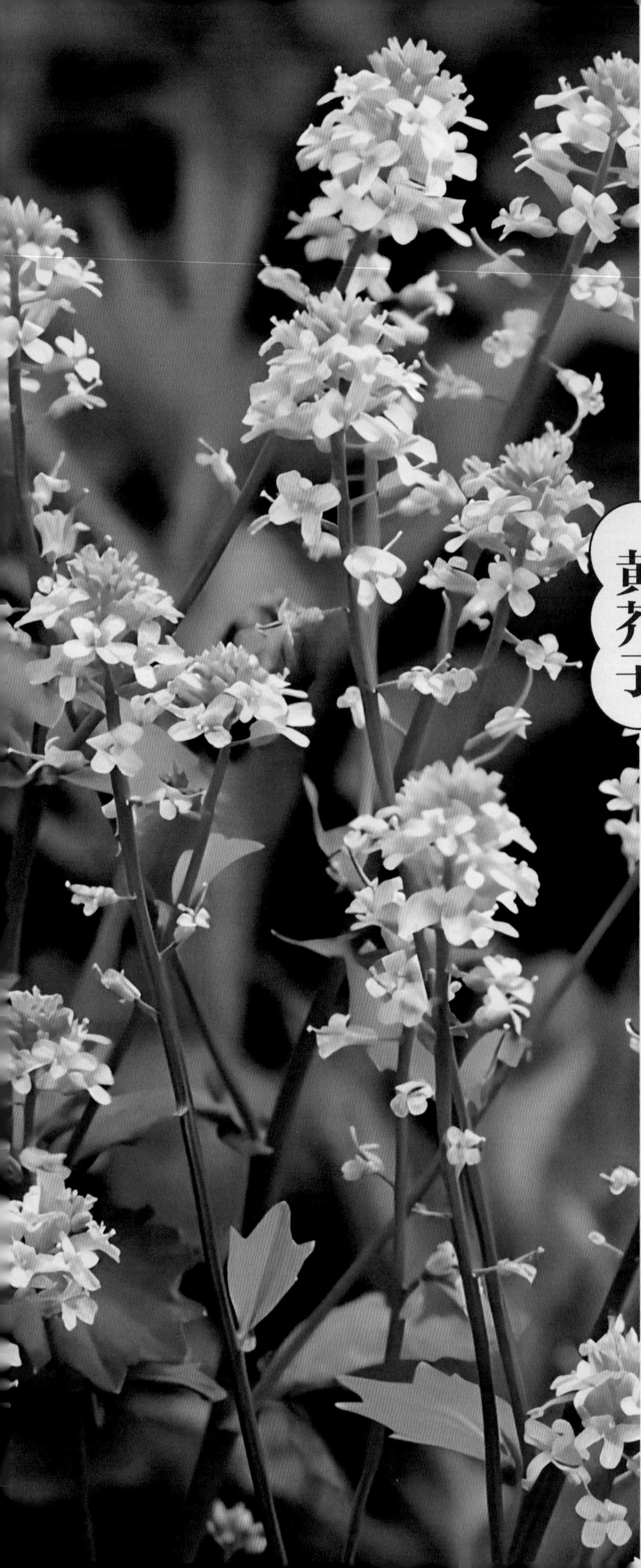

黄芥子

【温肺化痰】

夫子声名号浙西，作成文士欲何为。
达人胸次元无翳，芥子须弥我独知。
——宋·刘过《役诚斋》

黄芥子

【温肺化痰】

◎ 来源

为十字花科植物白芥 *Sinapis alba* L. 或白芥 *Brassica juncea* (L.) Czern. et Coss. 的干燥成熟种子。以粒大、饱满、色黄白、纯净者为佳。

◎ 别名

芥菜子、菜子、青菜子等。

◎ 功效

温肺化痰，止咳平喘，消肿散结。

◎ 性味归经

辛，温。归肺经。

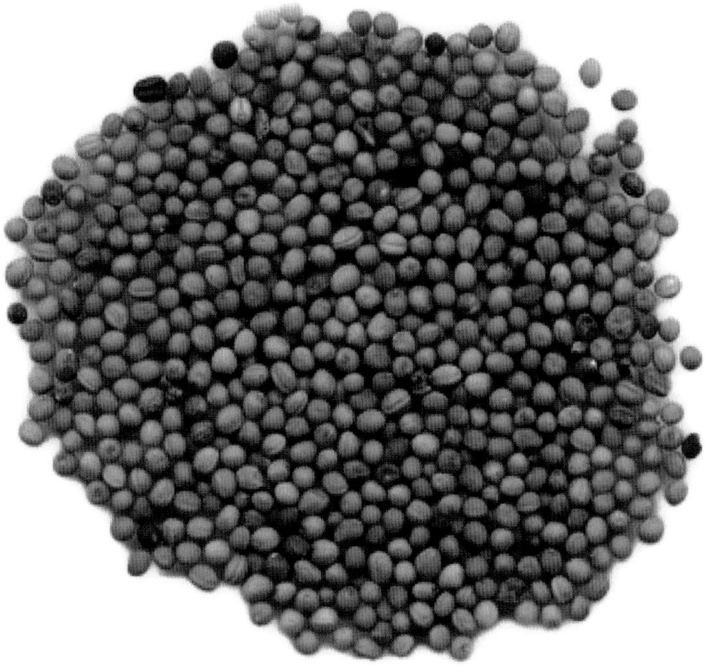

药食趣话

宋代辛弃疾《水调歌头·题永丰杨少游提点一枝堂》有云："休说须弥芥子，看取鹍鹏斥鷃，小大若为同。"其中"须弥"一词原是梵文音译，相传是古印度神话中的名山，须弥山在佛教中极具意义。据佛教观念，它是诸山之王，世界的中心，为佛家的宇宙观。而"芥子"是芥菜的种子，有白、黄、黑之品种。芥子，极其微小。须弥芥子，言偌大的须弥山纳于芥子之中，暗喻佛法之精妙，无处不在。也用来形容诗文诡异变幻，才思出众。

营养成分

黄芥子含蛋白质、脂肪油和黏液质等，还含芥子苷、芥子酶、芥子酸、芥子碱等。

营养成分	含量（每 100 g）	营养成分	含量（每 100 g）
热量	2122.23 kJ	碳水化合物	0 g
脂肪	39 g	蛋白质	26.2 g
纤维素	29 g		

药理研究

消食 ◎ 黄芥末粉的主要辣味成分是芥子油，其辣味强烈，可刺激唾液和胃液的分泌，有开胃的作用，能增强食欲。

解毒 ◎ 黄芥末粉有很强的解毒功能，能解鱼蟹之毒，故生食三文鱼等海鲜食品经常会配上芥末。

抗癌 ◎ 黄芥末粉含有异硫氰酸盐，可预防癌症。

祛脂降压 ◎ 黄芥末粉有预防高血脂、高血压，降低血液黏稠度等功效。

养颜护肤 ◎ 芥末油是很好的按摩油，有美容养颜的功效。

食疗方

关节炎、跌打瘀血、寒性脓疡 ◎ 芥末 30 g，醋适量，芥末用少量开水湿润，再加醋调成糊状，摊在布上敷患处，再盖一层纱布，3 小时后取下，3 ~ 5 日贴 1 次。

跌扑闪挫、扭伤、腰痛、肢节痛 ◎ 白芥子 2 份，黄栀子 8 份，共研细末，加鸡蛋清和面粉适量，调如糊状敷患处。

感寒无汗 ◎ 水调芥子末填脐内，以热物隔衣熨之，取汗出妙。

痈肿及瘰疬 ◎ 小芥子捣末，醋和做饼子，外敷消肿即止。

眉毛不生 ◎ 芥菜子、半夏等分。为末，生姜自然汁调搽。

主治

寒痰咳喘、悬饮 ◎ 本品药性沉降，功能祛痰下气，善治痰多咳喘之证，故可用于寒痰壅肺，咳嗽气喘，常与苏子、莱菔子配伍；悬饮，胸胁胀痛者，可与甘遂、大戟同用。

肢体麻木、关节肿痛、阴疽流注 ◎ 本品辛温，能散结消肿、通络止痛，用于痰滞经络、肢体麻木或关节肿痛，常与没药、木香同用，治阴疽流注，常与熟地黄、鹿角胶等同用。

此外，研末外敷可治疗寒痰哮喘。

按语

黄芥子性温，味辛，功能温肺化痰、止咳平喘、消肿散结。主治寒痰壅肺，咳嗽气喘；痰饮停聚，胸满胁痛；痰湿流注，阴疽肿毒等。黄芥子原产于我国，从周代起就已开始在宫廷食用。黄芥子多作为食用调味品，黄芥子粉即“芥末粉”，也可制成“芥末油”，常食保健功效良多，能加速新陈代谢，利于减肥，还能消毒杀菌、减少感染。在药膳、保健食品制作时，可作为熟食，或泡菜、腌渍生肉、拌沙拉时的辛辣调味品。在芥末中酌量添加些糖或食醋，能缓冲辣味，并使其风味更佳。

◎用量用法◎

每服 3 ~ 10 g，煎、丸、散剂。

◎食忌◎

肺虚久嗽，阴虚火旺及胃热盛者忌用。

◎药食铭言◎

止咳平喘黄芥子，降脂消食又防癌。

芥子粥

芥子 10 g，大米 100 g。将芥子择净，放入锅中，加清水适量，浸泡 5 ~ 10 分钟后，水煎取汁，加大米煮粥，服食，每日 1 剂，连续 2 ~ 3 日。

黄芥子炖南瓜

芥子 20 g，南瓜 350 g，清汤 1000 mL，盐 5g，鸡精 3 g，糖 1 g。将金瓜去皮切块，白芥子洗净待用；净锅上火，放入清汤、白芥子、金瓜，大火烧开转小火炖 40 分钟，调味即成。

三子蜂蜜饮

黄芥子 10 g，杏仁 10 g，苏子 15 g，蜂蜜 20 g。黄芥子、杏仁（选用苦杏仁效果更好）、紫苏子用水磨后煎汤取汁，加入蜂蜜即成。

芥子酒

黄芥子（研末）3 kg，酒基 30 L。将黄芥子末用绢袋盛好后加入 30 L 酒中，浸泡 1 周左右，适量温服，每日 3 次。适用于调治鬼疰劳气等病症。

芥子炒肉丝

猪肉丝 250 g，芥子 500 g，洗净。将猪肉先用油炒半熟，然后加入芥子同炒至熟。加入葱、姜、糖、味精等调味，略炒即可。

小贴士

主要分布安徽、河南、山东、四川、河北、陕西、山西等地。全国各地均有栽培，其中安徽、河南产量最大。

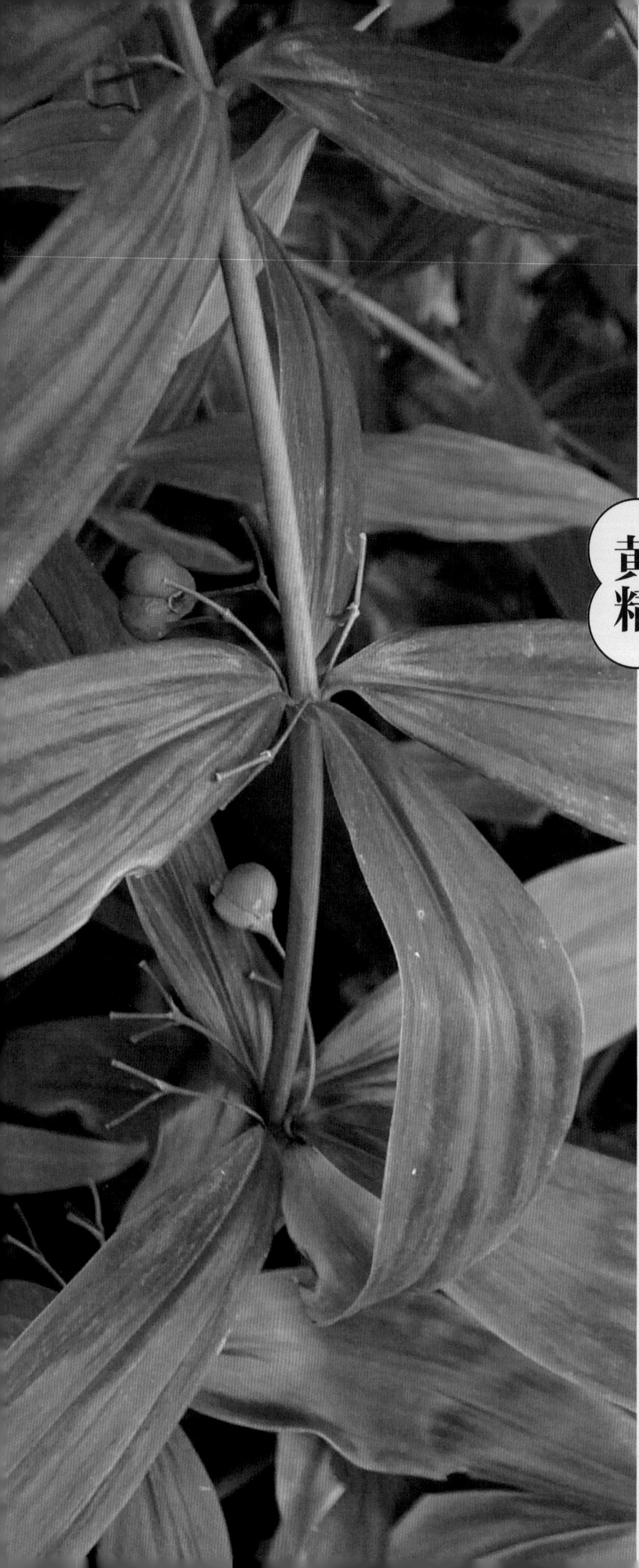

黄精

【道家仙品】

爱君紫阁峰前好，新作书堂药灶成。
见欲移居相近住，有田多与种黄精。

——唐·张籍《寄王奉御》

黄精

【道家仙品】

◎ 来源

为百合科植物黄精 *Polygonatum sibirifum* Red.、滇黄精 *P. kingianum* Coll.et Hemsl. 或多花黄精 *P.cyrtonema* Hua 的根茎。以块大、肥润、色黄白、断面通明者为佳。

◎ 别名

老虎姜、鸡头参、黄鸡菜、节节高、黄芝、菟竹、鹿竹。

◎ 功效

补气养阴，健脾，润肺，益肾。

◎ 性味归经

甘，平。归脾、肺、肾经。

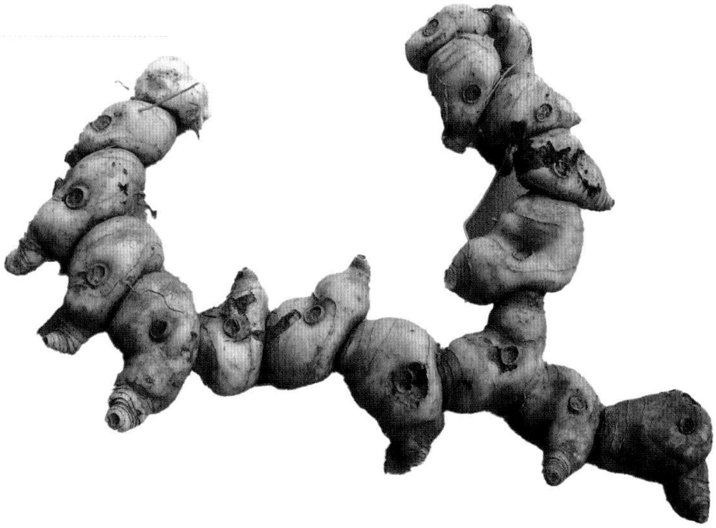

药食趣话

相传有个名叫黄精的丫鬟，生得一副好容貌，财主想要霸占她，黄精不从，逃出家门，被追到了悬崖边，她一狠心跳下了悬崖。黄精被一棵小树挂住，摔到一小块斜坡上昏了过去。不知过了多久，她终于苏醒过来，只见身下是万丈深渊。此时她非常虚弱，见身边长着密密麻麻的野草，便拔下草根充饥。转眼过了半年，黄精发现自己身轻如燕，从悬崖下爬了上来，走到一个村子，向人们讲了她的经历。村里采药老人在黄精的陪同下找到了这种草根，发现草根味道清香甘甜，吃后身子又暖和，又舒服，精力旺盛。后来他把这种草根给病人吃后，病情减轻了，老年人服用身子骨渐渐变得越来越硬朗了。因是黄精姑娘发现的这种草，所以大家就给它起名叫“黄精”。

黄精为百合科植物，早在西晋张华《博物志》及晋代葛洪《抱朴子》中即有记载，“昔人以本品得坤土之气，获天地之精，故名”。在我国古代养生学家、医学家眼中，黄精是一味神奇的延年益寿之品，曾被李时珍誉为“宝药”，甚至有“久服成仙”之说。唐·马戴有诗云：“黄精蒸罢洗琼杯，林下从留石上苔。昨日围棋未终局，多乘白鹤下山来。”唐·岑参《赠西岳山人李冈》谓：“君隐处，当一星。莲花峰头饭黄精，仙人掌上演丹经。鸟可到，人莫攀，隐来十年不下山。袖中短书谁为达，华阴道士卖药还。”唐代杜甫有“扫除白发黄精在，君看他年冰雪容”的名句。民间也常用黄精作为滋补食材佳品，正如名医张山雷所说：“黄精产于徽州，徽人常以为馈赠之品，蒸之极熟，随时可食，古今医方，极少用此，盖平居服食之品，非去病之药物也。”

营养成分

黄精含黏液质、淀粉、糖分、蒽醌类化合物、多种氨基酸、维生素、烟酸、锌、铜、铁等成分。常食黄精能提高机体免疫功能，增强人体抗病能力，是老年人较理想的补养之品。

营养成分	含量（每 100 g）	营养成分	含量（每 100 g）
热量	1368.77 kJ	碳水化合物	52.3 g
脂肪	3.7 g	蛋白质	11.6 g
纤维素	17.9 g		

药理研究

抗真菌 ◎ 黄精醇提溶液对多种真菌如堇色毛癣菌、红色表皮癣菌等有抑制作用。

降压 ◎ 黄精水浸出液、乙醇－水浸出液和 30% 乙醇浸出液均有降低动物血压的作用。

降血糖 ◎ 黄精对肾上腺素引起的血糖过高呈显著抑制作用。

提高免疫力 ◎ 黄精能提高机体免疫功能和促进 DNA、RNA 及蛋白质的合成，促进淋巴细胞转化。

主治

阴虚肺燥、干咳少痰及肺肾阴虚的劳咳久咳 ◎ 本品甘平，养肺阴、益肺气，多用治疗肺气阴两伤之干咳少痰。亦可补益脾气阴，有补土生金、补后天以养先天之效，用于肺肾阴虚之劳嗽久咳。

脾虚阴伤证 ◎ 本品气阴双补，主治脾脏气阴两虚之面色萎黄、困倦乏力、口干食少、大便干燥。

肾精亏虚 ◎ 本品补益肾精，对延缓衰老，改善头晕、腰膝酸软、须发早白等早衰症状有一定疗效。

食疗方

病后虚弱、贫血、神经衰弱、精神萎靡 ◎ 黄精 12 g，枸杞子 12 g，水煎服，每日 1 剂。

动脉粥样硬化 ◎ 黄精 30 g，山楂肉 25 g，何首乌 15 g，水煎服，每日 1 剂。

糖尿病 ◎ 黄精 20 g，玉笋 15 g，枸杞子 15 g，水煎服，每日 1 剂。

精气亏虚、身体羸弱 ◎ 枸杞子、黄精等分。为细末，二味相和，捣成块，捏作饼子，干复捣为末，炼蜜为丸，如梧桐子大。每服 50 丸，空心温水送下。

脾胃虚弱、体倦无力 ◎ 黄精、党参、怀山药各 50 g，蒸鸡食。

肺痨咳血、赤白带 ◎ 鲜黄精根头 100 g，冰糖 50 g，开水炖服。

肺结核、病后体虚 ◎ 黄精 50 g。水煎服或炖猪肉食。

小儿下肢痿软 ◎ 黄精 50 g，冬蜜 50 g。开水炖服。

胃热口渴 ◎ 黄精 20 g，熟地、山药各 15 g，天花粉、麦门冬各 20 g。水煎服。

按语

黄精味甘，性平，归脾、肺、肾经，功能补气养阴、健脾润肺益肾，为平补上中下三焦气阴之佳品。主治肺阴虚燥咳、脾虚阴伤，及肾精亏虚早衰等证。黄精自古被认为是延年益寿的上品，古代养生学家以及道家视之为补养强壮食品，也是一味不可多得的药食同源佳品。《本草纲目》云：“黄精为服侍食要药，故《别录》列于草部之首，仙家以为芝草之类，以其得坤土之精粹，故谓之黄精。”《本草蒙筌》云：“根如嫩姜，俗名野生姜，九蒸九晒，可以代粮。”早在唐代，人们就开始食用黄精，并制作有黄精饼、黄精丸等。黄精可直接用来蒸食、煮粥、炒食或做汤，黄精泡酒还有益精补血、健骨壮阳、抗衰延寿作用。目前市场已开发出许多黄精保健食品，能提高机体免疫力，改善机体亚健康状态。

◎用量用法◎

煎服，9 ~ 15 g。

◎食忌◎

中寒泄泻，痰湿痞满气滞者忌服。

◎药食铭言◎

坤土精粹话黄精，仙家养生之上品。

黄精炖瘦肉

黄精 30 g，瘦猪肉 50 g。将黄精、猪肉洗净，加水炖熟，适量加盐，饮汤食肉吃黄精。

黄精蒸鸡

黄精、党参、怀山药各 30 g，仔母鸡 1 只（约 1 kg）。先将鸡肉切成 1 寸见方小块，入沸水中烫 3 分钟捞出，装入汽锅内，加葱、姜、花椒、食盐等调料，再将以上三药放入，加盖蒸烂即食。

黄精枸杞茶

黄精 15 g，枸杞子 10 g，绿茶 3 g。将以上药物温开水冲泡，代茶饮。

黄精当归鸡蛋汤

黄精 20 g，当归 12 g，鸡蛋 2 个。将黄精、当归洗净，一同放入锅中，加适量水煎煮，鸡蛋煮熟去壳，放入药汤再煮，饮汤吃蛋。

黄精莲子薏米粥

黄精 25 g，莲子 30 g，薏苡仁 50 g。先将黄精煮汁去渣，再入莲子薏米同煮成粥，调味服食。

黄精酒

黄精 200 g，苍术 200 g，枸杞根 250 g，柏叶 250 g，天门冬 150 g，糯米酒 5 L。先用水 500 mL 煮上述诸药，煎煮 2 ~ 3 小时后，去渣取液，将药液和在酒中，再上锅煮，约 30 分钟后，用纱布过滤，装入器皿中密封备用。每日饮 2 次，每次 10 ~ 30 mL。

黄精蒸茄子

黄精 15 g，茄子 300 g，料酒、葱各 10 g，姜 5 g，盐 3 g，鸡精 2 g，素油 35 g，黑豆适量。将黄精润透用黑豆煮一下，切片；茄子洗净切成 4 cm 长、2 cm 宽的块；姜切片；葱切段。茄子放入盘内，加入盐、鸡精、料酒、姜、素油、葱码味 30 分钟，除去姜、葱，将茄子放入蒸笼内，黄精放在茄子上面，大火蒸 20 分钟即成。

小贴士

主产于河南、河北、内蒙古、山东、山西、江西、福建、四川等地。秋季采挖，除去须根，晒干，防霉，防蛀。生用切片或蒸熟用，或加酒、黑豆等辅料蒸晒切片，称为制黄精。

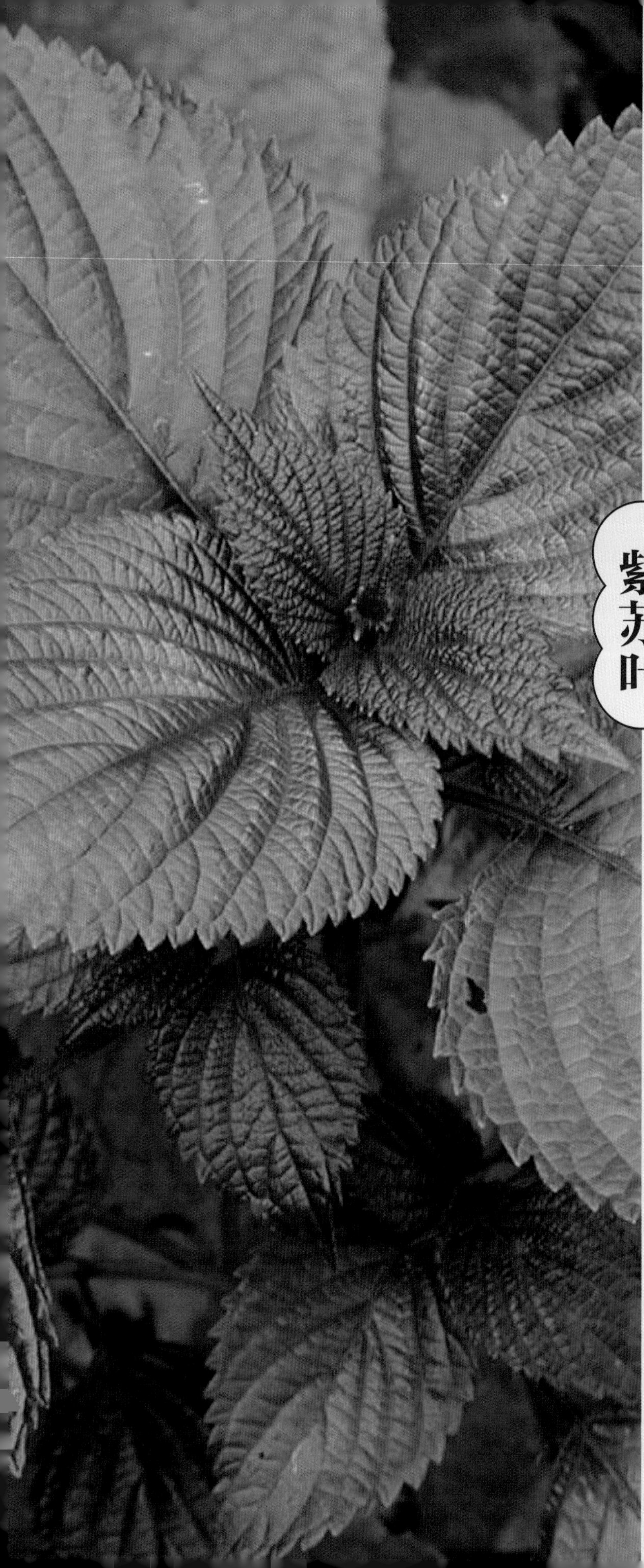

紫苏叶

【亦药亦蔬】

人言常食饮，蔬茹不可忽。
紫苏品之中，功具神农述。
为汤益广庭，调度宜同橘。
结子最甘香，要待秋霜实。
作腐罂粟然，加点须姜蜜。

——宋·章甫《紫苏》

紫苏叶【亦药亦蔬】

◎ 来源

为唇形科紫苏 *Perilla frutescens*(L.) Britt. 的茎、叶。以身干、茎叶俱全、香气浓者为佳；苏梗以身干、外皮棕黄色或紫色、香气浓者为佳；苏叶以叶大、色紫、不碎、香气浓、无枝梗者为佳。

◎ 别名

红苏子、香苏、山苏、野苏、赤苏、桂荏。

◎ 功效

发散风寒，行气和胃。

◎ 性味归经

辛，温。归肺、脾经。

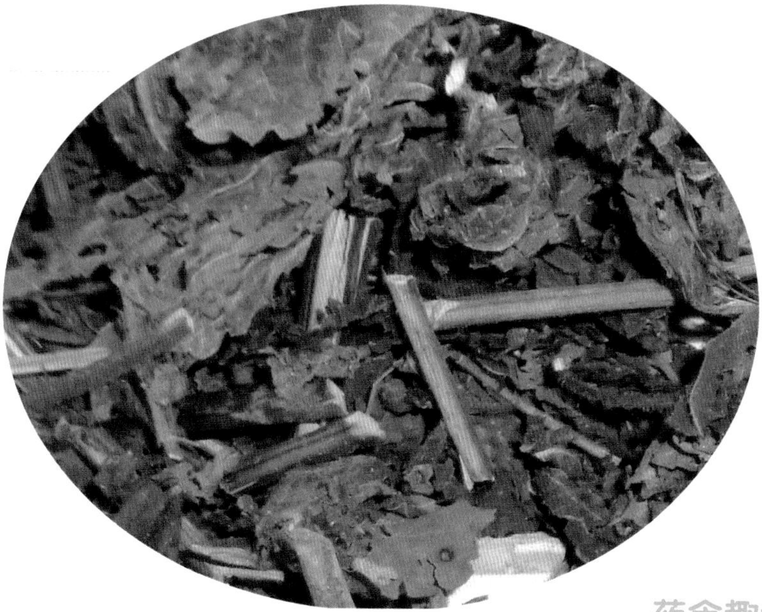

药食趣话

传说某一天，名医华佗在海边采药，突然发现不远处沙滩上，一只水獭正在拼命地吞食一条大鱼，吃完后躺着动弹不得，肚子胀得鼓鼓的，还叫个不停。华佗见状大喜，因为水獭肝是名贵的药材，于是便蹑手蹑脚地上前准备逮水獭。此时，忽然从海里又钻出了一只老水獭，口含一束茎方、叶对生的紫色野草让它吃下。片刻间，两只水獭跳进了海里。华佗琢磨，这紫色野草对水獭暴饮暴食大鱼有如此之神效，何不用于治疗病人呢。恰在此时，一群纨绔子弟由于暴食湖蟹中毒吐泻不止，来求华佗治疗。华佗便用那紫色野草煎汁给他们服下，吐泻很快就停止了。华佗发现此草具有解表和胃、解毒等作用，便入药取名“紫苏”，沿用至今。

紫苏叶增鲜提味，最能除腥，号称“鱼妻”。西汉枚乘在其名赋《七发》中说：“鲜鲤之脍、秋黄之苏……天下之至美也。”“舒畅无知是紫苏，制将葅食伴瓜瓠。”李时珍《本草纲目》记载：“紫苏嫩时有叶，和蔬茹之，或盐及梅卤作葅食甚香，夏日做熟汤饮之。”其中，“葅”指的就是紫苏叶子和青梅经过盐腌渍而成的泡菜。现代日本料理中很重要的调料——咸梅，就是青梅经盐和紫苏叶子腌制的产物。据说紫苏是在奈良或平安时代（公元794—1192年）从中国传到日本，现已成日本料理不可缺少的香料。我国东北的朝鲜族和满族同胞也有食用和栽培紫苏的习惯。紫苏在我国主要用于药用、油用、香料、食用等方面，其叶（苏叶）、梗（苏梗）、果（苏子）均可入药，嫩叶可生食、做汤，茎叶可腌渍。近些年，紫苏因其特有的营养成分及活性物质，成为一种备受世界关注的多用途植物，经济价值很高。

营养成分

紫苏叶中含有丰富的还原糖、蛋白质、油脂、维生素和矿物元素等。

营养成分	含量（每 100 g）	营养成分	含量（每 100 g）
还原糖	0.68 ~ 1.26 g	烟酸	1.3 mg
纤维素	3.49 ~ 6.96 g	镁	70.4 mg
钠	4.24 mg	锌	1.21 mg
蛋白质	3.84 g	铜	0.34 mg
胡萝卜素	7.94 ~ 9.09 mg	锰	1.25 mg
钙	217 mg	磷	65.6 mg
脂肪	1.3 g	锶	1.5 mg
维生素 C	55 ~ 68 mg	钾	522 mg
硒	3.24 ~ 4.23 mg		

药理研究

抗氧化 ◎ 紫苏油可明显降低脑及肝中丙二醛的含量，还可显著提高红细胞中超氧化物歧化酶的活性以及衰老小鼠脑部的还原型谷胱甘肽的含量。

抗炎、抗过敏 ◎ 紫苏挥发油具有抗炎作用，可用于鱼蟹类过敏所引起的哮喘、鼻炎等病症。

止咳平喘 ◎ 紫苏叶所含丁香烯对离体豚鼠气管有松弛作用，对丙烯醛或枸橼酸所致咳嗽有明显的镇咳作用。

抑菌、抗病毒 ◎ 紫苏醋酸乙酯萃取物对金黄色葡萄球菌和大肠杆菌的抑菌活性最强，紫苏叶提取物还有抗 HIV-1 和 HIV-2 病毒的作用。

降血脂 ◎ 紫苏挥发油富含 α－亚麻酸，具有降脂、降压作用。

其他作用 ◎ 紫苏叶能镇痛、镇静、抗辐射，还有免疫增强及止血作用。

食疗方

风寒感冒 ◎ 紫苏叶 10 g，生姜 5 g。水煎服。

进食鱼蟹中毒腹痛、呕吐、腹泻 ◎ 取紫苏叶 30 g，生姜 9 g，大蒜头 10 g。水煎服。

阴囊湿疹 ◎ 紫苏叶适量研细粉。先用苦参、蛇床子、葱头各 30 g，水煎洗患处，再将紫苏叶细粉撒于患处。

虫伤 ◎ 虫咬、虫爬后，可立即取鲜紫苏叶捣烂，调醋敷于患处，有防感染作用。

寻常疣 ◎ 鲜紫苏叶适量。将疣体消毒挑破，用净鲜苏叶与食盐一起揉擦疣体 15 分钟后，包扎。每日 1 次，一般 3 ~ 6 日可愈。

止孕吐 ◎ 紫苏 20 g，竹茹 30 g，生姜 15 g，煎水加红糖服。

寒泻 ◎ 紫苏叶 15 g，水煎，加红糖 6 g 冲服。

主治

风寒感冒 ◎ 本品散寒发表力缓和，且行气宽中和胃，多用于风寒感冒兼有气滞，胸闷、呕逆恶心等。

胸闷呕吐、胎动不安 ◎ 本品行气宽中除胀，和胃止呕，兼有理气安胎，可用于中焦气滞，胸脘胀满、恶心呕吐等。

此外，紫苏叶还能解鱼蟹毒，用于进食鱼蟹中毒而致腹痛吐泻等。

◎用量用法◎

煎服，5 ~ 10 g，不宜久煎。

◎食忌◎

忌与鲤鱼同食。

◎药食铭言◎

一草三入药，解表话紫苏。

按语

紫苏辛温，归肺、脾经，具有解表散寒、行气和胃的功效，常用于治疗风寒感冒、咳嗽呕恶、鱼蟹中毒等病证。紫苏作为一种蔬菜来食用，古已有之。据宋《赤城志》记载，台州常见的上市蔬菜有苏（紫苏、板苏、花苏）等。清代名医周之缘在《药食根》中言：“苏茎叶，入食，去膻腥滑涩之味，令食香美。”紫苏汤亦非常有名，宋·逸民《江城子》中有“新米粥，紫苏汤”的诗句。总之，紫苏炒、煮、凉拌、腌制等，皆芳香爽口。

紫苏饮

紫苏叶 3 ~ 5 片，开水冲泡，加白糖。

紫苏叶北杏鸡蛋汤

紫苏叶 35 g，北杏 10 g，鸡蛋 2 个，生姜 1 片。紫苏叶、北杏洗净，稍浸泡；鸡蛋去壳煎熟。于锅中加入清水 1250 mL（约 5 碗）和姜片，煮沸约 15 分钟，下煎蛋滚片刻，加入适量食盐和少许酱油即可。紫苏叶、北杏弃之，煎蛋可拌酱油食之。

凉拌紫苏叶

紫苏叶300 g,盐2 g,味精2 g,酱油 5 g，香油 5 g。紫苏叶沸水中焯透，捞出，再用清水洗一洗，挤干水分，备用。将紫苏叶用刀切成段，直接放入盘内，加入精盐、味精、酱油、麻油拌匀，即可食用。

紫苏鳙鱼豆腐汤

去头鳙鱼 300 g，豆腐 200 g。紫苏叶（切丝状）5 片，猪油、生姜、食盐、味精、陈醋、葱段适量。将鳙鱼去头除鳃，去内脏，洗净，切成 2 cm 宽的条状，加放少许食盐，腌 5 分钟。豆腐切成片状。加水 1000 mL 左右，将鳙鱼与豆腐同时入锅，煮至八成熟时，再将猪油、紫苏叶丝、生姜、食盐、味精、陈醋放入，改小火焖烧 5 分钟，待豆腐全部浮起时，加入葱段，出锅即可。

苏汁清蒸海鲤

海鲤 500 g，紫苏叶（切成细末）12 片，大蒜蓉、生姜、食盐、味精、白糖、陈醋、料酒、葱段适量。将海鲤刮鳞，除鳃，去内脏，洗净，用刀在鱼体两面每隔 2 cm 剞上叉形斜刀，用少许食盐抹匀鱼身腌 30 分钟，上锅放油烧至六七成热时，将海鲤速炸一下至鱼体微黄，捞出控油放于盘中，同时在鱼鳃与鱼肚内各放上一片生姜，上锅蒸 10 分钟至鱼肉断生取出。紫苏叶末清水煮 3 分钟，将花生油、大蒜蓉、姜丝、食盐、味精、白糖、陈醋、料酒、葱段煮开 1 分钟，淋在鱼头鱼体即可。

姜糖苏叶饮

紫苏叶 5 g，生姜 3 g，葱白 2 条，红糖 10 g。将生姜、苏叶、葱白洗净后，放入锅中煮沸，放入红糖搅匀，即可饮用。

紫苏麻仁粥

紫苏子 15 g，麻子仁 15 g，粳米 100 g。紫苏子、麻子仁捣烂如泥，加水慢研，滤汁去渣，再同粳米煮为稀粥食用。

小贴士

紫苏原产于东南亚、我国的中南部及台湾地区，印度、日本、韩国、缅甸等亦有栽培。

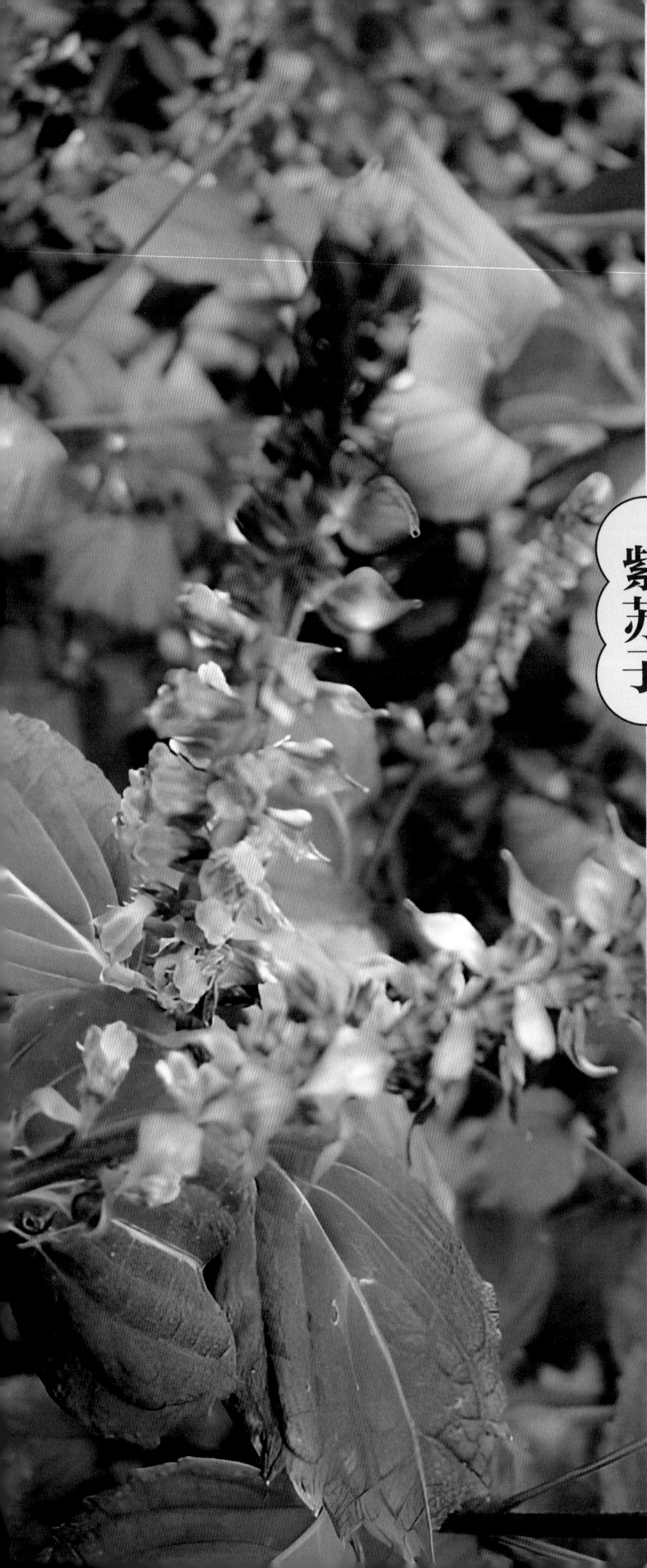

紫苏子

【降气化痰】

诸香皆燥，惟苏子独润，为虚劳咳嗽之专药。

——清·张璐《本经逢原》

紫苏子【降气化痰】

◎ 来源

为唇形科紫苏 *Perilla frutescens*(L.)Britt. 的干燥成熟果实。以干燥、籽粒饱满、灰褐色、油性足者为佳。

◎ 别名

苏子、黑苏子、野麻子、铁苏子。

◎ 功效

降气化痰，止咳平喘，润肠通便。

◎ 性味归经

辛，温。归肺、大肠经。

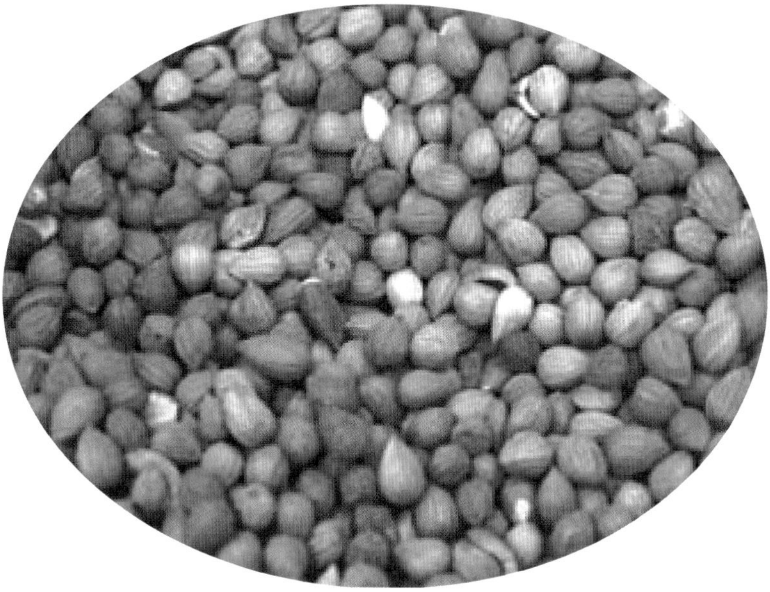

药食趣话

紫苏子油中亚麻酸含量为核桃油的5～6倍、橄榄油的50倍以上。亚麻酸是促进大脑神经细胞发育的最佳营养成分。紫苏子油在日常生活中用途十分广泛。可以同大豆油、花生油或菜籽油等普通食用油按1∶5～1∶10的比例混合后食用，可代替氢化油或奶油烘焙糕点，可添加到凉菜或沙拉中拌食，可滴入煮熟的粥、汤、牛奶等靓汤中调味，可滴在米饭、面包或馒头上直接食用，等等。欧美盛行的防癌食疗法即是取5～10 mL紫苏子油，与无糖自制酸奶或无糖酸奶搅拌均匀食用。

营养成分

紫苏子含大量油脂，油中含亚麻酸 62.73%、亚油酸 15.43%、油酸 12.01%。紫苏子中蛋白质含量 25%，含 18 种氨基酸，此外还有谷维素、维生素 E、维生素 B_1、缁醇、磷脂等。值得一提的是，苏子油中所含 α－亚麻酸是人体必需的脂肪酸，可在人体中转化为代谢必要的生命活性因子 DHA 和 EPA（植物脑黄金），保健效果显著。

营养成分	含量（每 100 g）	营养成分	含量（每 100 g）
热量	2494.77 kJ	碳水化合物	0 g
脂肪	53.7 g	蛋白质	20 g
纤维素	20.4 g		

药理研究

抗氧化 ◎ 紫苏子提取物具有显著的抗氧化活性，可用于食品和药物的长期贮存。

降血脂 ◎ 紫苏子含有的 α－亚麻酸能有效抗血栓并降低血脂水平。

抗菌 ◎ 紫苏子油对变形杆菌、酵母菌、青霉菌等多种霉菌均有抑制作用。

抗衰老 ◎ 紫苏子油可明显提高红细胞中超氧化物歧化酶的活性，对延缓机体衰老有明显作用。

抗癌 ◎ 紫苏子油能明显降低化学致癌剂 DMBA 所致乳腺癌的发病率，还可降低结肠网膜鸟氨酸脱羧酸的活性而抑制结肠癌的发生。

食疗方

咳嗽痰喘 ◎ 紫苏子 10 g，萝卜子（炒，去皮）9 g，陈皮 6 g。水煎服。

老人便秘 ◎ 紫苏子、麻子仁，不拘多少，研烂，滤水取汁，煮粥食之。

消渴 ◎ 紫苏子（炒）150 g，萝卜子（炒）150 g。为末，每服 10 g，桑根白皮煎汤服，每日 2 次。

口臭 ◎ 紫苏子 10 g，煮水漱口，每日 3 餐后，各漱 1 次。

久咳痰喘、慢性气管炎、咳嗽气喘 ◎ 莱菔子、紫苏子、白芥子各 30 g，焙干，共研细粉，过筛，炼蜜为丸，每丸重 1 g。每日服 2 次，每次 3 ~ 6 丸，温开水送服。

主治

咳逆、痰喘、肠燥便秘。

按语

紫苏子辛温，归肺、大肠经。《日华子本草》云：“主调中，益五脏，下气，止霍乱、呕吐、反胃，补虚劳，肥健人，利大小便，破症结，消五膈，止咳，润心肺，消痰气。”自古紫苏就被视为具有“返老还童”之奇效。紫苏子可直接咀嚼生吃，风味独特。将其加工制成的紫苏茶、紫苏粥、紫苏酒，也深受人们的喜爱。此外，紫苏子也常用来作馅料，将紫苏子炒半熟后碾碎，加白糖、盐等调匀即可。

◎用量用法◎

煎服，3 ~ 10 g。

◎食忌◎

忌与鲤鱼同食。

◎药食铭言◎

一草三入药，防癌紫苏子。

苏子姜枣饮

紫苏子 15 g，生姜 10 g，红枣 50 g。生姜洗净，切片，与紫苏子、红枣同放入砂锅，加水适量，先用大火煮沸，改为小火煨煮至汁尽，取出红枣即可。早晚 2 次分服。

紫苏子酒

紫苏子 60 g，黄酒 2500 g。将紫苏子放入锅中用小火微炒，装入布袋盛之，放入小坛内，倒入黄酒浸泡，加盖密封。7 日后开封，弃去药袋即成。

紫苏麻仁粥

紫苏子 10 ~ 15 g，麻子仁 10 ~ 15 g，粳米 100 g。先将紫苏子、麻子仁捣烂如泥，然后加水慢研，滤汁去渣，再同粳米煮为稀粥食用。

苏子红糖粥

紫苏子 10 g，粳米 100 g，红糖适量。将苏子捣成泥糊，与粳米、红糖同入砂锅内，加水煮至粥稠即可。

苏子煎饼

紫苏子 30 g，白面 150 g，生姜汁 30 mL，盐适量。将苏子捣如泥。与白面、姜汁相和，加水、盐适量，调匀。油锅内烙成煎饼。

小贴士

紫苏子产于湖北、江苏、河南、山东、江西、浙江、四川等地。因炮制方法不同，分为紫苏子、炒紫苏子、蜜紫苏子、紫苏子霜，炮制后贮干燥容器内。

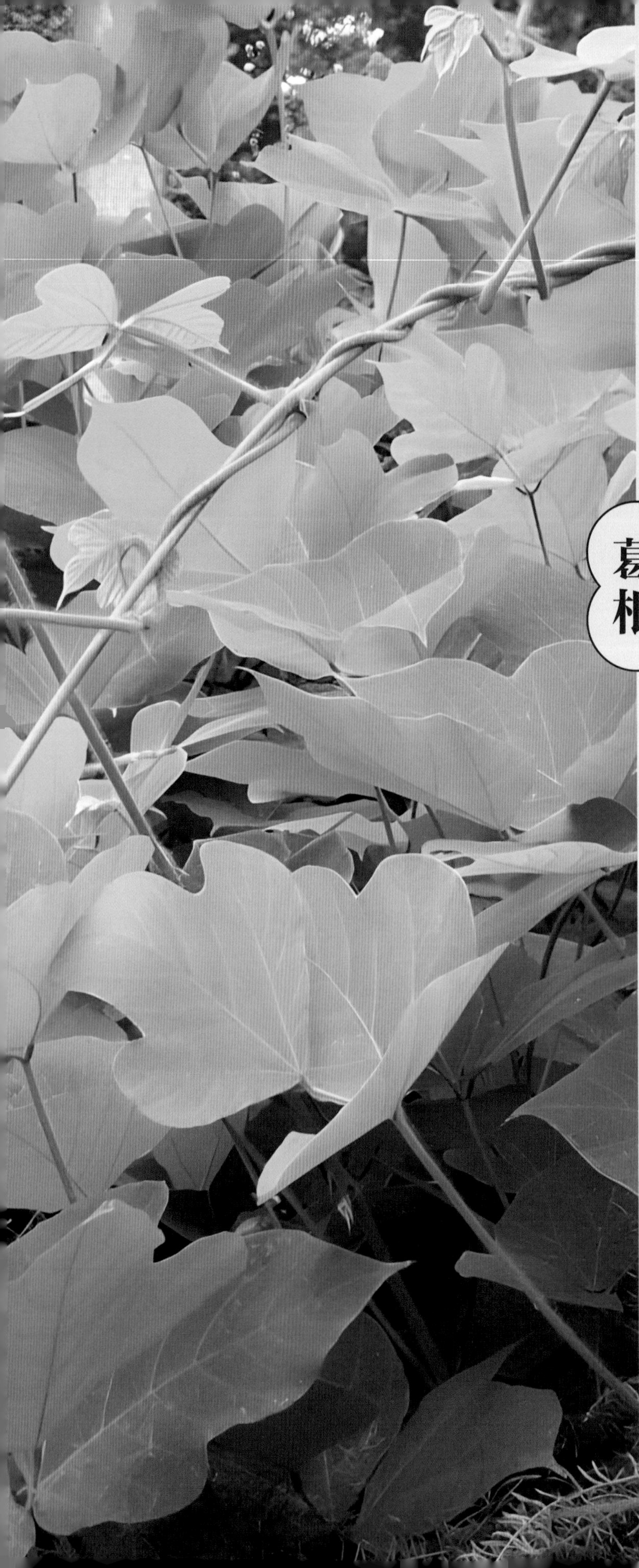

葛根

【亚洲人参】

葛生蒙楚，蔹蔓于野。
予美亡此，谁与？独处！
葛生蒙棘，蔹蔓于域。
予美亡此，谁与？独息！

——诗经《葛生》

葛根【亚洲人参】

◎ 来源

为豆科植物野葛 *Pueraria lobata* (Willd.) Ohwi 的干燥根。以块肥大、质坚实、色白、粉性足、纤维性少者为佳 。

◎ 别名

葛、甘葛、粉葛、粉干葛、葛麻茹、葛子根、葛条根、葛藤根、粉颗根、 黄斤根、生葛根、葛麻。

◎ 功效

解肌退热，透疹，生津止渴，升阳止泻。

◎ 性味归经

甘、辛，凉。归脾、胃经。

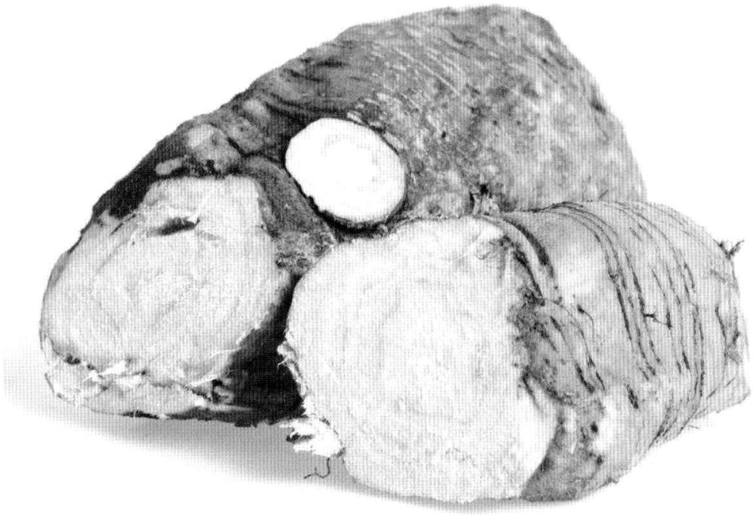

药食趣话

相传盛唐年间，有一对夫妻，男称付郎，女叫畲女。男读女耕，十年寒窗，付郎高中进士，喜从天降。付郎却烦恼满怀，只因长安城里，富家女子个个艳若牡丹、丰盈美丽，想妻子长年劳作，瘦弱不堪，容颜已失，于是有心休掉畲女。他托乡人带信回家给畲女，说“缘似落花如流水，驿道春风是牡丹”。畲女明白付郎要将自己抛弃，终日茶饭不思，以泪洗面，更是憔悴。山神怜爱畲女，梦中指引畲女每日到山上挖食葛根，不久，畲女竟脱胎换骨，变得丰盈美丽，光彩照人。付郎托走乡人后，思来想去，患难之妻，怎能抛弃！于是快马加鞭，赶回故里，发现妻子变得异常美丽，大喜过望，夫妻团圆。从此畲族女子便有了吃食葛根的习俗，个个胸臀丰满，体态苗条。

葛根中淀粉（俗称葛粉）含量高、质量好，是优良的保健食品，也一直是我国外贸出口的走俏商品，供不应求。用葛粉制作的食品不仅具有香味，且透明度高，在国际尤其日本市场备受消费者青睐，被选为皇室特供食品。葛根的开发食品还有葛膏、葛冻、葛泥、葛汁、葛晶及各种配合菜肴浆液、葛根豆腐、葛根冰激凌、葛根红肠等。葛根所含异黄酮可作为功能食品、化妆品的原料，如日本花王公司将葛根异黄酮应用于增白霜等。

营养成分

葛根含有糖类、蛋白质、13种必需氨基酸，以及微量元素铁、钙、铜、硒等。葛根黄酮类活性成分，如葛根素、大豆黄酮苷、花生素等含量达12%，具有解酒、护肝和美容之功效。

营养成分	含量（每100 g）	营养成分	含量（每100 g）
能量	658 kJ	维生素C	24 mg
蛋白质	2.2 g	磷	48 mg
脂肪	0.2 g	铁	1.3 mg
碳水化合物	36.1 g	硒	1.2 μg
硫胺素	0.09 mg	锰	0.2 mg
核黄素	0.05 mg		

药理研究

营养心肌 ◎ 葛根总黄酮和葛根素能改善心肌的氧代谢，对心肌代谢产生有益作用。

解热 ◎ 葛根丙酮提取物能使体温恢复正常，对多种发热有效。

降糖降脂 ◎ 葛根素有明显的降血糖的作用；葛根黄酮类化合物能降低血清胆固醇、甘油三酯，对高血糖、高血脂病症疗效显著。

降压 ◎ 葛根能直接扩张血管使外周阻力下降而有明显降压作用，能较好缓解高血压病人的“项紧”症状。

益智 ◎ 葛根醇提物能显著对抗东莨菪碱所致记忆障碍，对学习记忆障碍有明显的治疗作用。

主治

表证发热、项背强痛 ◎ 本品轻扬升散，具有发汗解表、解肌退热之功。外感表证发热，无论风寒与风热，均可选用。

麻疹不透 ◎ 本品有发表散邪、解肌退热、透发麻疹之功，故可治麻疹初起、表邪外束、疹出不畅。

热病口渴、消渴证 ◎ 本品于清热之中，又能鼓舞脾胃清阳之气上升，而有生津止渴之功。可治热病津伤口渴、消渴等。

热泄热痢、脾虚泄泻 ◎ 本品能升发清阳、鼓舞脾胃清阳之气上升而奏止泻痢之效，故可用治表证未解、邪热入里等证。

食疗方

鼻衄、终日不止、心神烦闷 ◎ 生葛根，捣取汁，每服1小盏。

酒醉不醒 ◎ 葛根汁，饮之，酒醒而止。

褥疮 ◎ 葛根切片晒干后研末，过40目筛，高压灭菌后装瓶备用。用时先将疮面消毒，将葛根粉敷上即可，每日1次。

感冒发热 ◎ 葛根10 g，柴胡10 g，黄芩10 g，生石膏15 g，知母6 g，水煎服。

脾虚泄泻 ◎ 葛根10 g，黄连6 g，白术15 g，山药15 g，莲肉10 g，水煎服。

颈背疼痛 ◎ 葛根10 g，桂枝6 g，木瓜10 g，羌活10 g，白芍10 g，水煎服。

突发性耳聋 ◎ 葛根100 g，研末，装入胶囊，每次2 g，每日3次。

神经性耳鸣耳聋 ◎ 葛根50～100 g（鲜品250 g），猪前脚或猪脊骨250 g，水500 mL，小火煎至250 mL，加入适量食盐及调料，每日1剂，分早、晚2次服用，2周为1疗程。

流行性感冒 ◎ 鲜地瓜100 g，葛根（干品）50 g。将地瓜洗净切片和葛根一起，加水适量水煎，去渣。每日1次。

糖尿病 ◎ 葛根30 g，红枣10枚，绿豆50 g。葛根、红枣洗净滤干，入小砂锅煎汤，加水小火煎30分钟后，滤渣取汁，倒入绿豆，小火炖40分钟至1小时即可。每日2次，每次1碗。

月经前后口干 ◎ 葛根粉50 g，猪胰半具。将猪胰切片煮熟加入葛根粉调匀后适当调味即可。

小儿夜啼 ◎ 葛根5 g，蜂蜜适量。葛根研粉，开水冲泡，加入蜂蜜饮服，有助于小儿安眠。

◎用量用法◎

煎服，9 ~ 15 g。解肌退热、透疹、生津宜生用，升阳止泻宜煨用。

◎食忌◎

脾胃虚寒者慎用。

◎药食铭言◎

解肌发表食葛根，容颜不老活百岁。

按语

葛根味甘、辛，性凉；归脾、胃经，能解肌退热、透疹、生津止渴、升阳止泻。《本草正义》谓葛根“最能开发脾胃清阳之气”。汉代张仲景《伤寒论》中的葛根汤，至今仍是重要的解表方。葛根是药食两用的名贵药材，也是老少皆宜的滋补品，素有“亚洲人参”“千年人参”之美誉。在我国南方，葛根是一种常食蔬菜，其味甘凉可口，常用来煲汤、做羹或作菜肴配料。作为天然保健食品，葛根能降血脂、降血压、解酒、提高免疫力、调节女性内分泌、丰胸、美容等。

葛根桂花茶

葛根 5 g，梅花 2 朵，桂花、绿茶各 1 g。沸水冲泡后，加盖焖 5 分钟即成，代茶饮。

葛根玫瑰茶

葛根 5 g，玫瑰花 2 g，红茶、红花各 1 g。沸水冲泡后，加盖焖 5 分钟即成，代茶饮。

葛根粥

葛根 30 g，粳米 50 g。粳米洗净浸泡一宿，与葛根同入砂锅内，加水 1000 mL，小火煮至米开粥稠，即可。

桂花葛粉羹

桂花糖 5 g，葛根 50 g。先用凉开水调葛粉，再用沸水冲化葛粉，使之呈晶莹透明状，加入桂花糖调拌均匀，即成。

葛根蒸糕

天花粉、葛根、桔梗各 10 g，绿豆粉 500 g，白糖 50~250 g。天花粉、葛根、桔梗研细粉，与豆粉、白糖和匀，加清水调湿，放入饭盒内，大火蒸 30 分钟，取出切成重约 25 g 的块状。

葛根鲫鱼汤

葛根 50 g，鲫鱼 150 g，姜片适量。将葛根洗净切片，将鲫鱼弄好洗净，放入砂锅内，加水 750 mL，大火煮沸 30 分钟，至 250 mL 调入食盐即成。

葛根茅根瘦肉汤

葛根 30 g，茅根 15 g，瘦肉 125 g，姜片适量。将药材拣去杂质、洗净，加入冲洗干净的瘦肉，加清水 750 mL，煮沸 30 分钟至 250 mL，调入食盐即成。

葛根小排汤

葛根 100 g，山药 50 g，猪小排肉 250 g，食盐 2 g。将猪小排肉放入沸水中烫 1 分钟后，捞出，用清水冲洗干净。山药切成块，葛根洗净，与猪小排肉、山药块一起入锅，加适量的清水，先用大火煮沸，再用小火煲 1 小时，调入食盐即成。

小贴士

野葛主产于湖南、河南、广东、浙江、四川等省；甘葛多为栽培，主产于广西、广东等省，四川、云南地区亦产。秋、冬二季采挖，野葛多趁鲜切成厚片或小块，干燥；甘葛习称粉葛，多除去外皮后生用或煨用。

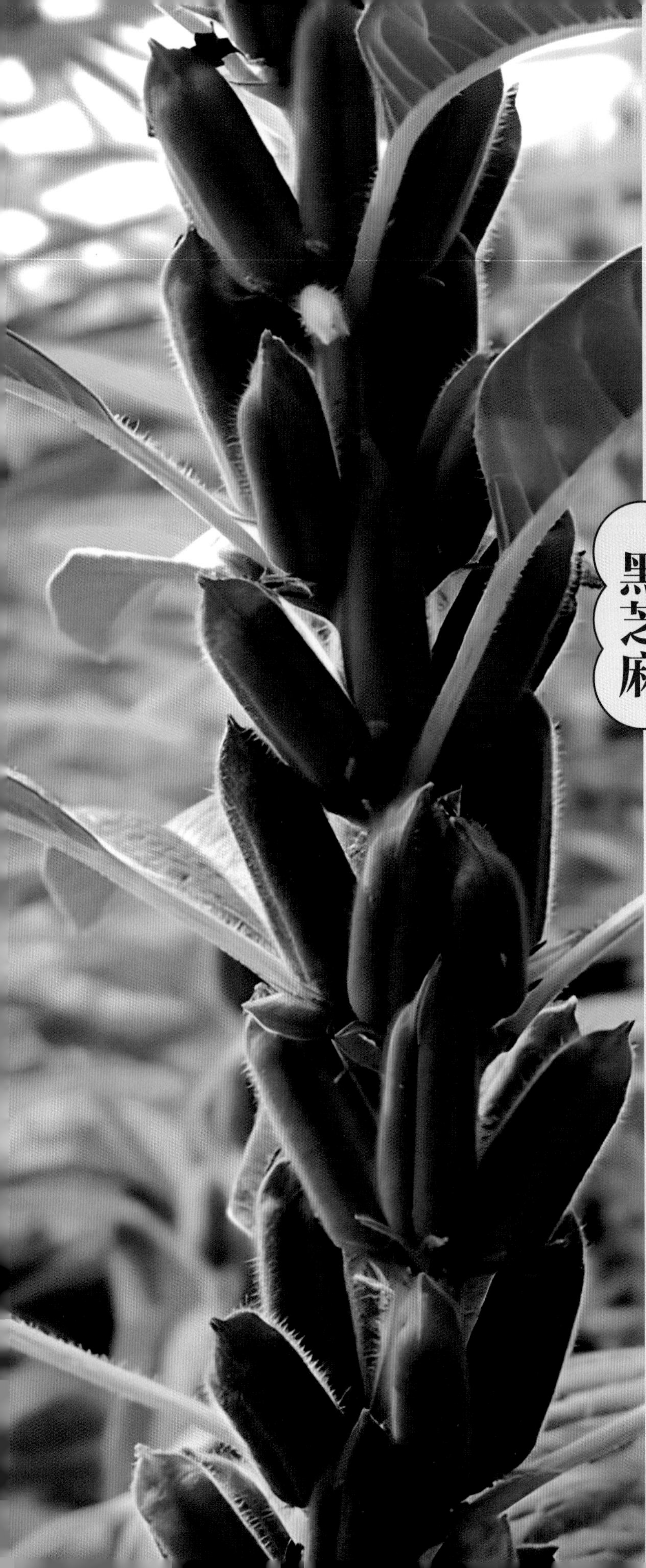

黑芝麻

【乌发黑珍】

服黑芝麻百日能除一切痼疾。
一年身面光泽不饥，
二年白发返黑，
三年齿落更出。

——明·李时珍《本草纲目》

黑芝麻【乌发黑珍】

◎ 来源

为脂麻科植物脂麻 *Sesamum indicum* L. 的成熟种子。以色黑、粒大、饱满、无杂质者为佳。

◎ 别名

胡麻、巨胜、狗虱、乌麻、乌麻子、油麻、油麻子、黑油麻、脂麻、巨胜子、黑脂麻、乌芝麻。

◎ 功效

补肝肾，润肠燥。

◎ 性味归经

甘，平。归肝、肾、大肠经。

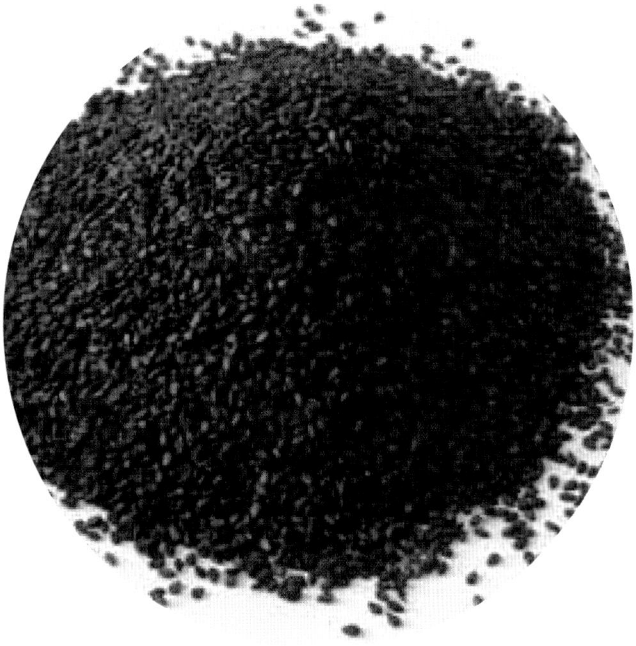

药食趣话

李时珍早年收集药材，路过一个山村，发现山村里的老人，即使年过花甲，依然身体健朗，发黑如墨。原来村民一直种植并常年服用黑芝麻。后来在《本草纲目》中就记载了，服用黑芝麻“百日能除一切痼疾，一年身面可以光泽无疾，两年以后白发可以变黑，三年可以使齿落更生”。黑芝麻有“维生素 E 宝库”之称，维生素 E 是脂溶性抗氧化剂，能改善血液循环，增强细胞活力，推迟细胞衰老；黑芝麻所含卵磷脂也有抗衰老的功效；黑芝麻含有的多种不饱和脂肪酸，可降低胆固醇，能有效防治老年人动脉硬化和心血管疾患。黑芝麻还有降低血糖及护发、乌发作用。目前，黑色食品风靡世界，从黑芝麻中提取的水溶性黑色素，可广泛用于食品、日化产品的着色，亦可作为保健美发的辅料，前景十分广阔。

营养成分

本品含脂肪油（油中含油酸、亚油酸等）、植物蛋白、氨基酸、木脂素、植物甾醇、糖类、磷脂及十余种微量元素，还含烟酸、核黄素、维生素 C、细胞色素 C 等。

营养成分	含量（每 100 g）	营养成分	含量（每 100 g）
蛋白质	21.9 g	钙	564 mg
脂肪	61.7 g	磷	368 mg
铁	50 mg	锌	7.8 mg
锰	29.4 mg	维生素 C	50.4 mg

药理研究

调节血脂 ◎ 黑芝麻油具有明显的降血脂作用，能降低低密度脂蛋白、胆固醇进而降低总胆固醇。

调节免疫 ◎ 黑芝麻素可以直接作用于组织器官，参与免疫调节。

强体抗癌 ◎ 黑芝麻富含抗氧化能力很强的硒元素，常食能提高身体免疫力，具有防癌抗癌能力。

延缓衰老 ◎ 黑芝麻中维生素 E 含量居植物性食物之首。维生素 E 能促进细胞分裂，消除或中和细胞内氧自由基的积累而延缓衰老。

防治贫血 ◎ 黑芝麻中铁元素丰富，比猪肝的铁元素多 1 倍，比蛋黄则多 6 倍，能很好地预防缺铁性贫血。

补钙壮骨 ◎ 黑芝麻中钙含量比蔬菜和豆类都高得多，仅次于虾皮，常食对骨骼、牙齿的发育都大有益处。

增强记忆力 ◎ 黑芝麻亚油酸、芝麻油能够预防脑部细胞退化，达到健脑与增强记忆力的功效。

护肤美肤 ◎ 黑芝麻富含维生素 E，能促进人体对维生素 A 的利用，并可与维生素 C 协同保护皮肤健康。

主治

肾精肝血亏虚所致的早衰诸症 ◎ 本品甘平质润，为滋补佳品，多用于精亏血虚，肝肾不足引起的头晕眼花、须发早白、四肢无力等症。

肠燥便秘 ◎ 本品富含油脂，能润肠通便，适用于精亏血虚之肠燥便秘。

食疗方

预防骨质疏松 ◎ 黑芝麻炒熟，磨粉，每日早饭前嚼 1 小勺，长期坚持，可以补肾，预防骨质疏松。

失眠 ◎ 黑芝麻 1000 g，核桃（胡桃仁）500 g，茯苓 2000 g，红糖 300 g，蜂蜜 300 g。前 3 味共研为末，拌入红糖和蜂蜜后瓶装或罐装密封备用。每日早晨取 30 g，蒸服。

脱发 ◎ 黑芝麻 120 g，白糖 30 g，炒食。

习惯性便秘 ◎ 黑芝麻、核桃仁、松子仁各 15 g，早晨空腹嚼食，再饮蜜糖水 1 杯。

◎用量用法◎

煎服，9 ~ 15 g，不宜久煎。

◎食忌◎

患有慢性肠炎、便溏腹泻者忌食。

◎药食铭言◎

补润五脏抗衰老，药食两宜黑芝麻。

按语

黑芝麻甘平，入肝、肾、大肠经，具有补五脏、益气力、长肌肉、填精益髓之功效。李时珍在《本草纲目》中就讲到长期服用黑芝麻可以延年益寿，身轻如燕。黑芝麻为五谷之首，因其含有丰富的油脂和蛋白质而具有较高的食用价值。人们将黑芝麻煮粥、做汤圆、烙饼；炒熟后研末与枸杞子、大枣等搭配冲糊；也经常加到面包、饼干等点心中，令人回味无穷。目前市场上的黑芝麻保健食品也非常多，如黑芝麻红糖薄饼、黑芝麻酥饼、酸奶黑芝麻杂粮馒头、黑芝麻酥等，深受人们喜爱。

黑芝麻枣粥

黑芝麻 20 g，枣 25 g，粳米 150 g。黑芝麻炒香，碾成粉，锅内水烧热后，将粳米、黑芝麻粉、红枣同入锅，先用大火烧沸后，再改用小火熬煮成粥，食用时加糖调味即可。

黑芝麻椹糊

黑芝麻、桑椹各 60 g，大米 30 g，白糖 10 g。将大米、黑芝麻、桑椹分别洗净，同放入石钵中捣烂，砂锅内放清水 3 碗，煮沸后放入白糖，再将捣烂的米浆缓缓调入，煮成糊状即可。

黑芝麻炖鲤鱼

黑芝麻 50 g，鲤鱼 500 g，料酒、葱各 10 g，姜 5 g，盐、味精各 2 g，鸡油 25 g。黑芝麻洗净；鲤鱼宰杀后，去鳞、腮及肠杂；姜切片；葱切段。将黑芝麻、鲤鱼、料酒、姜、葱同放炖锅内，加清水适量，置大火烧沸，再用小火煮 30 分钟，加入鸡油、盐、味精即成。

芝麻蜜糕

黑芝麻 100 g，蜂蜜 150 g，玉米粉 200 g，白面 500 g，鸡蛋 2 个，发酵粉 1.5 g。先将黑芝麻炒香研碎，和入玉米粉、蜂蜜、面粉、蛋液、发酵粉，加水和成面团，35 ℃保温发酵 1.5 ~ 2 小时，上屉蒸 20 分钟即熟。

芝麻杏仁蜜

黑芝麻（炒香研末）500 g，甜杏仁（捣烂成泥）100 g，与白糖、蜂蜜各 125 g，共置瓷盆内，上锅隔水蒸 2 小时，离火，冷却。

芝麻木耳茶

生黑木耳、炒焦黑木耳各 30 g，炒香黑芝麻 15 g，共研末，装瓶备用。每次取 5 g，沸水冲代茶饮。

小贴士

我国黑芝麻资源主要分布在江淮夏芝麻区和华南春夏秋兼播区，特别是这些地区的丘陵山区。黑芝麻品种数量有随纬度和海拔增高而减少的趋势，江淮区最多，其次是华南区，华北和华东两区也有一定的数量分布，东北、西北区和云贵高原区最少，其中黑龙江、吉林、甘肃无黑芝麻资源。

黑芝麻不仅能提高机体细胞免疫功能，还可抵抗辐射，又富含生物素，是极佳的美容保健食品。

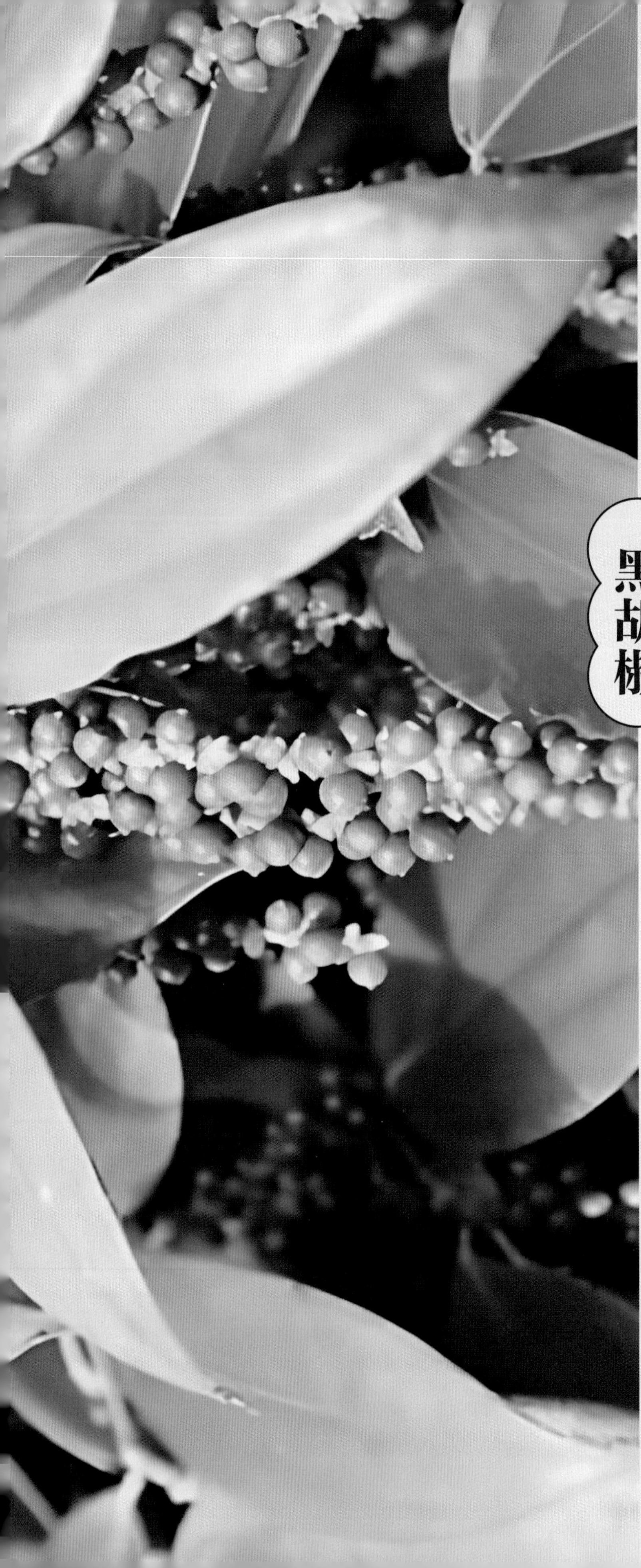

黑胡椒

【增香除寒消食积】

胡椒铢两多，安用八百斛。

——宋·苏轼《欧阳叔弼见访诵陶渊明事叹其绝识既去感慨不已而赋此诗》

黑胡椒【增香除寒消食积】

◎ 来源

黑胡椒为胡椒科植物胡椒 *Piper nigrum* L. 的干燥成熟果实。以个大、粒圆、坚实、色白、气味强烈者为佳。

◎ 别名

黑川。

◎ 功效

温中散寒，下气消痰。

◎ 性味归经

辛、热，归胃、大肠经。

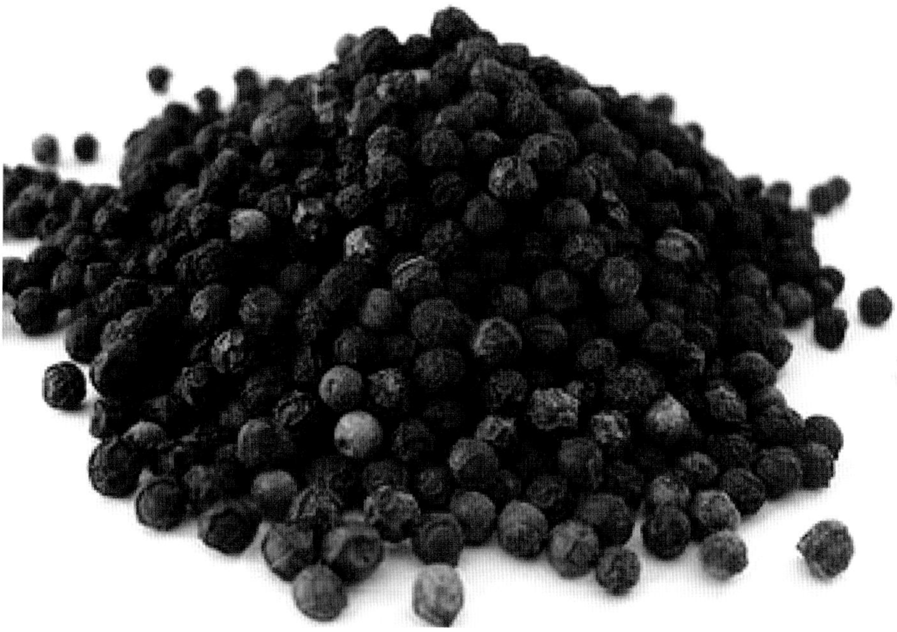

药食趣话

相传，李时珍小时候每逢春夏之交，就会患眼疾。于是，李时珍认真思索起自己的起居饮食习惯，家靠湖边，食用鲜鱼、水菜较多。母亲煮蒸鱼虾时总爱用胡椒调味，久而久之，自己就养成了嗜食胡椒的习惯。胡椒性热宜生火，李时珍心想“我的眼疾难道与嗜食胡椒有关系”……此后，他便请母亲做菜时不要再用胡椒。自此一年后，李时珍的眼疾果然没再复发。

胡椒在东南亚热带地区有悠久而广泛的栽培史，在古希腊和罗马还征集胡椒作为贡品。印度人在四千年前便开始使用黑胡椒，这是一种非常古老并备受尊崇的香料，目前在全球广泛使用。黑胡椒的辛辣味主要来源于胡椒碱，黑胡椒精油中含有丁香酚和萜类成分醇香浑厚、自然清新，能促进血液循环，同时具有降脂减肥瘦身功效。

营养成分

黑胡椒的主要成分是胡椒碱，也含有一定量的芳香油、粗蛋白、淀粉和可溶性氮。黑胡椒有防腐抑菌作用，可解鱼虾肉毒。

营养成分	含量（每 100 g）	营养成分	含量（每 100 g）
热量	356 kJ	蛋白质	9.6 g
脂肪	2.3 g	碳水化合物	76.8 g

药理研究

抗惊厥 ◎ 黑胡椒碱能起镇静作用，并能增强中枢神经系统药物的中枢抑制作用。

杀虫 ◎ 黑胡椒中所含酰胺类化合物具有杀蛔虫作用。

利胆 ◎ 黑胡椒可使胆汁分泌增加。

主治

胃寒腹痛、呕吐泄泻 ◎ 本品味辛性热，能温中散寒止痛，治胃寒脘腹冷痛、呕吐，可单用或与高良姜、荜茇等同用；治脾胃虚寒之泄泻，可与吴茱萸、白术等同用。

癫痫 ◎ 本品能下气行滞、消痰宽胸，治痰气郁滞、蒙蔽清窍的癫痫痰多症。

按语

黑胡椒性辛、热，归胃、大肠经，具有温中散寒、下气消痰之功效，善于温中散寒，对胃寒所致的胃腹冷痛、肠鸣腹泻都有很好的缓解作用，并可促使发汗，治疗风寒感冒。黑胡椒是厨房中常见常用的调料之一，具有祛腥、解油腻、助消化作用，其气味芳香，能增进食欲，令人胃口大开。人们经常将黑胡椒用在调味、加辣的料理上，有时会磨成粉状，有时则整粒使用。另外，黑胡椒的辣味比白胡椒强烈，香中带辣、祛腥提味，更多用于烹制内脏、海鲜类菜肴，如黑椒牛扒、黑椒鸡宴、黑椒芥菜煲等。

食疗方

积食不消、冷气上冲、虚胀冷积 ◎ 黑胡椒研末，吞服 15 g，每日 2 次，连服 3 ~ 5 日。

反胃呕吐 ◎ 黑胡椒醋浸晒干，再浸，反复 7 次，研末，汤糊为豆粒丸，每次服 30 ~ 40 丸，每日 2 次，连服 3 ~ 7 日，姜汤或淡醋汤送服。

霍乱吐泻 ◎ 黑胡椒 3 g，绿豆 15 g，共研末，开水泡服，每日 2 次，连服 3 ~ 10 日。

感冒 ◎ 辣椒 500 g，黑胡椒 5 g，茶叶 10 g，食盐适量，捣碎，混匀后放入瓶内，密封静置 15 日即可。每取 15 g 泡茶饮。

胃寒呕吐哕逆 ◎ 生姜 30 g，微煨，黑胡椒 1 g，研末，加水煎汤服。

胃寒腹痛 ◎ 大枣 7 枚，去核，每个放入黑胡椒 7 粒，以线扎好，蒸至极熟，共捣为丸，每次服 0.5 g，温开水送下。

手上冻疮 ◎ 黑胡椒 6 g，研成粉末后，加水适量煎煮，趁热洗患处。

狐臭 ◎ 黑胡椒、花椒各 50 粒，研成粉，再加入冰片 6 g，医用乙醇调匀，每日取一小团涂患处，并用胶布贴好，每日换 1 次，连用半月。

◎用量用法◎

煎服，2 ~ 4 g；研末服，每次 0.6 ~ 1.5 g。外用适量。

◎食忌◎

消化道溃疡、咳嗽咯血、痔疮、咽喉炎症、眼疾者慎食。

◎药食铭言◎

黑胡椒——来点刺激也健康。

六味牛肉脯

黑胡椒 15 g，荜茇 15 g，陈皮、草果、砂仁、良姜各 6 g，牛肉 2500 g，生姜 100 g，葱 50 g，盐 75 g。牛肉去筋膜洗净，入沸水锅氽至色变，捞出晾凉后切大块。将黑胡椒、荜茇、陈皮、草果、砂仁、良姜研磨成粉，再把生姜、葱绞汁拌和上述药粉，加盐调成糊状。将牛肉块用药糊拌匀后装入坛内封口，腌制两日后取出，再入烤炉中烧熟做脯即成。

黑胡椒牛柳

牛肉 250 g，现磨黑胡椒粉。把切好的牛肉、生姜和黑胡椒粉一起腌制 3 小时以上。大火，热锅凉油，放入生姜片、大蒜片爆香，最后放入腌制好的牛肉爆炒，中途加红酒去腥。另起锅，热锅凉油，放入洋葱炒香后加入柿子椒和炒好的牛肉，翻炒几下出锅，撒上现磨黑胡椒即可。

黑胡椒蜂蜜茶

在杯中加 1 勺黑胡椒粉和 2 勺蜂蜜，注入开水加盖泡 15 分钟，过滤饮用。

黑胡椒烤肉酱

洋葱 1/2 个，黑椒粉 30 g。将洋葱、番茄洗净，蒜头去皮，放进果汁机内，加水搅拌成汁。米粉加入水调匀备用。汤汁放入锅中煮至微滚，加进黑椒粉、蚝油、糖、玉米粉水即可。

小贴士

黑胡椒广泛栽培于东印度群岛，并引入非洲和西半球热带地区。我国广西、广东、云南等地有栽培。秋季至次年春季当果穗基部的果实开始变红时，剪下果穗，晒干或烘干，取下果实，因呈黑褐色，称为黑胡椒，气芳香，味辛辣。

黑胡椒具有防腐抑菌的作用，有胡椒的菜肴不易变质；黑胡椒还能解鱼虾肉毒。

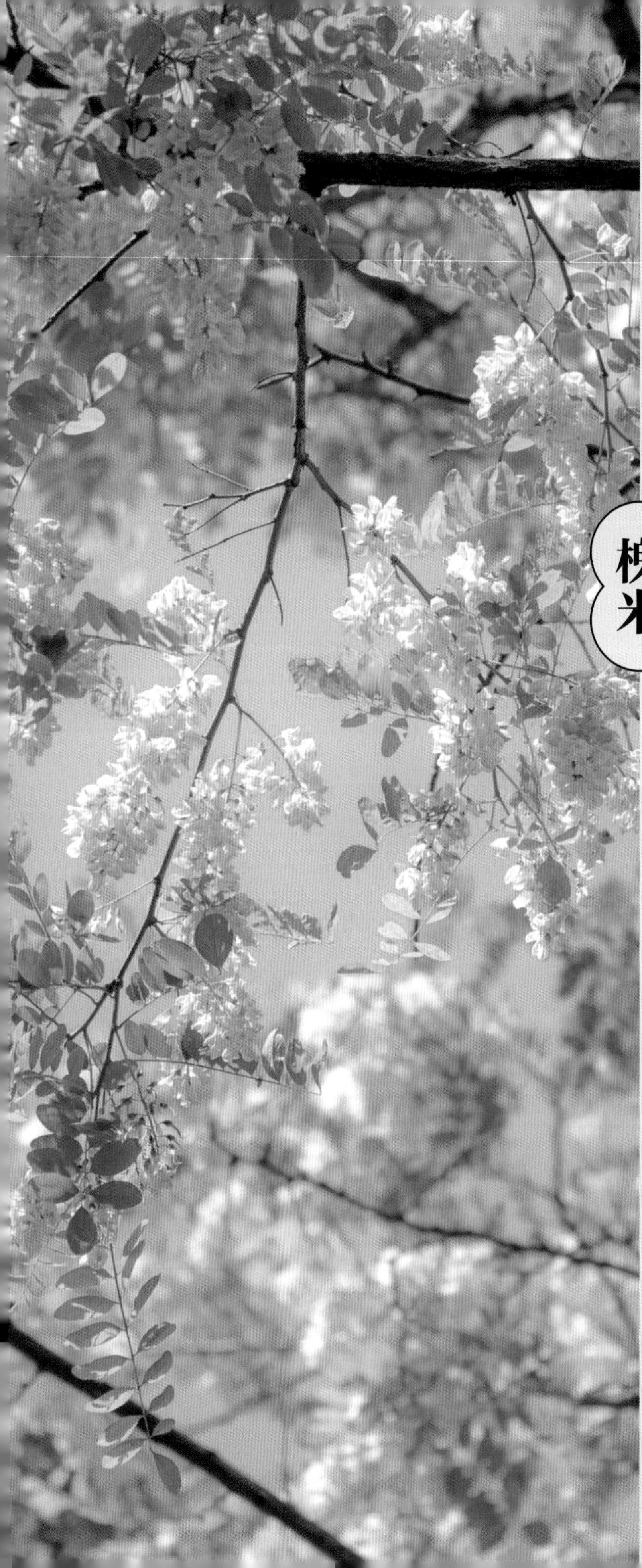

槐米

【凉血止血】

蝉发一声时，槐花带两枝。
只应催我老，兼遣报君知。
白发生头速，青云入手迟。
无过一杯酒，相劝数开眉。

——唐·白居易《闻新蝉赠刘二十八》

槐米

【凉血止血】

◎ 来源

为豆科植物槐 *Sophora japonica* L. 的干燥花蕾。夏季花未开放时采收其花蕾，称为“槐米”；以个大、紧缩、色黄绿、无梗叶者为佳。

◎ 别名

槐花米、白槐、柚花。

◎ 功效

凉血止血，清肝泻火。

◎ 性味归经

苦，微寒。归肝、大肠经。

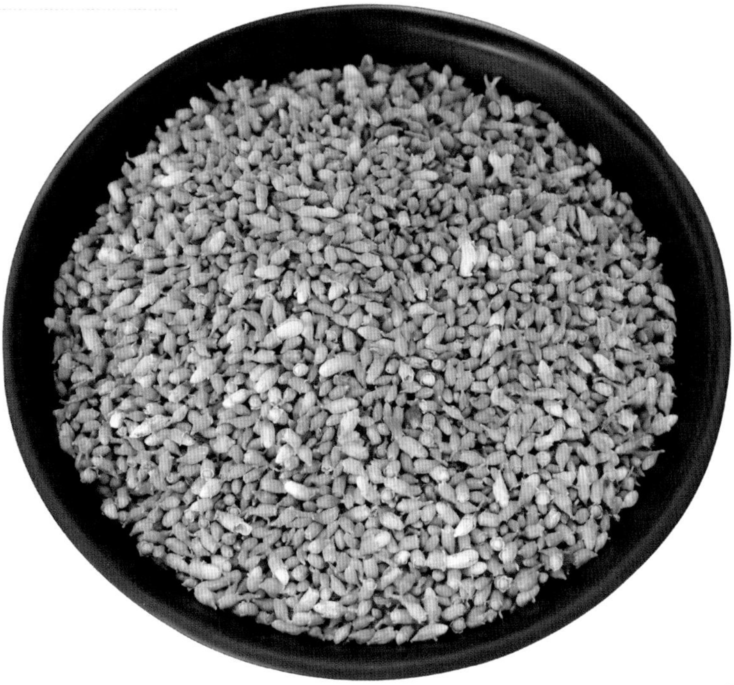

药食趣话

“槐树槐，槐树槐，槐树底下搭戏台，人家的闺女都来了，俺的闺女咋不来……”这是流传在砀山一带的童谣。槐树为仙树，槐花仙子总是借槐花的香气袅袅走出南天门，洞察人间的凡事。槐树下搭台唱戏，有迎接仙女下凡之说。特别是“三月三”这一天，平时很少露面的大闺女小媳妇，也都可以从娘家婆家走出来看戏。有一大户人家等到快中午了也没见到自家姑娘。原来姑娘鼻子出血，正在家熬药诊治。大领从槐树上下来，满身沾的都是槐米，现在要去接姑娘。一到家，郎中见了大领身上的槐米心想槐为“鬼木”，也许此花可以治这邪症。于是吩咐家人在药中加点槐，可姑娘服后，效果不佳。一家人叽叽喳喳相互埋怨，大领见状，急忙说：“吵，吵，吵吧！吵到黑，就有好戏看了……”郎中一听：“对呀！‘凡血见黑则止’，槐米为何不炒焦再用呢？”于是又重新制剂，果然见效。槐米炒焦使用止血沿用至今。

槐米是人们喜爱的佳蔬之一，每到五月飘香都会唤起不少人儿时的回忆。槐米被广泛应用于医药工业和化妆品行业来提取芦丁，近年来又被开发成保健饮品槐米茶、槐米饼干等，备受欢迎。

营养成分

槐米中除含有糖、脂肪、蛋白质三大营养物质外，含量最高的活性物质为黄酮类化合物。槐米中含芸香苷芦丁 8% ~ 28%，黄酮化合物槐花米甲 14%，甾体化合物槐花米乙素 1.25%，槐花米丙素 0.35%，也含槲皮素、白桦脂醇、槐二醇等。

营养成分	含量（每 100 g）	营养成分	含量（每 100 g）
热量	1230.64 kJ	碳水化合物	35.3 g
脂肪	2.6 g	蛋白质	17.9 g
纤维素	28.7 g		

药理研究

抗炎 ◎ 大鼠腹腔注射槐米芦丁，对植入羊毛球的发炎过程有明显的抑制作用。

维生素 P 样作用 ◎ 槐米芦丁能维持血管抵抗力，具有降低其通透性、减少脆性等作用。

抗病毒 ◎ 槐米对水疱性口炎病毒具有抑制作用。

抑制醛糖还原酶 ◎ 槐米芦丁对醛糖还原酶抑制率为 95%，此作用有利于糖尿病性白内障的治疗。

祛痰、止咳 ◎ 槐米所含槲皮素有一定的平喘作用。

食疗方

银屑病 ◎ 取槐米炒黄研成细粉，每次 1 钱，每日 2 次，饭后用温开水送服。

颈淋巴结核 ◎ 取槐米 2 份，糯米 1 份，炒黄研末，每日晨空腹服 2 匙（约 10 g）。服药期间禁止服糖。

署疗 ◎ 用干槐米 100 g，加水煎汁，用棉花蘸洗局部。药汁可反复加热，每日洗 2 ~ 3 次。同时将药渣捣烂如泥敷于患部。一般用药 1 ~ 2 日后，局部即可消肿而愈。

主治

便血、痔血、血痢、崩漏、吐血、衄血、肝热目赤、头痛眩晕等症。

按语

槐米味苦，性微寒，归肝、大肠经。入血敛降，体轻微散。具有凉血止血、清肝泻火的功效。《本草正》言其“凉大肠，杀疳虫。治痈疽疮毒，阴疮湿痒，痔漏，解杨梅恶疮，下疳伏毒”。《本草求真》记载“治大、小便血，舌衄”。古诗中有“青青高槐叶，采掇付中厨”的佳句。槐米及其嫩叶自古就是人们常吃的野菜，可以泡茶、煮粥或制成糕饼和菜肴。槐米茶中的氨基酸、黄酮、硒的含量，是任何植物含量的几十倍甚至上千倍，降压降脂效果非常显著。

◎用量用法◎

4.5 ~ 9 g。

◎食忌◎

脾胃虚寒及阴虚发热而无实火者慎服。

◎药食铭言◎

凉血止血泻肝火，软化血管厨常备。

万寿菊槐米饮

万寿菊 15 g，菊花、槐米各 10 g。沸水冲泡，温浸 30 分钟，代茶频饮。

槐米茶

槐米 500 g，干大枣 50 g，干枸杞子 25 g，蜂蜜 15 mL。沸水冲泡，稍凉后加入蜂蜜，代茶饮。

槐米蜂蜜膏

槐米 50 g，蜂蜜 300 g。将槐米研成细末，和蜂蜜调匀。以温开水冲服，每服 2 食匙，日服 3 次。

槐米两地粥

地骨皮、生地、槐米各 30 g，粳米 30 ~ 60 g。将生地、地骨皮、槐米洗净煎水去渣取汁，与粳米共煮成粥。

苡仁槐米炖猪肠

猪大肠 150 g，槐米、薏苡仁各 50 g，葱、姜、精盐各 5 g，料酒 3 g，酱油适量。将薏苡仁、槐米、猪大肠分别洗净，放入猪肠内，用线扎紧两头，放入锅内，再放入精盐、料酒、葱、姜、酱油，加水适量，炖至烂熟，去槐米、薏苡仁即成。

小贴士

产于河南、山东、山西、陕西、安徽、河北、江苏等地，近年来宁夏、甘肃等地也已有规模，越南也有大面积的栽种。

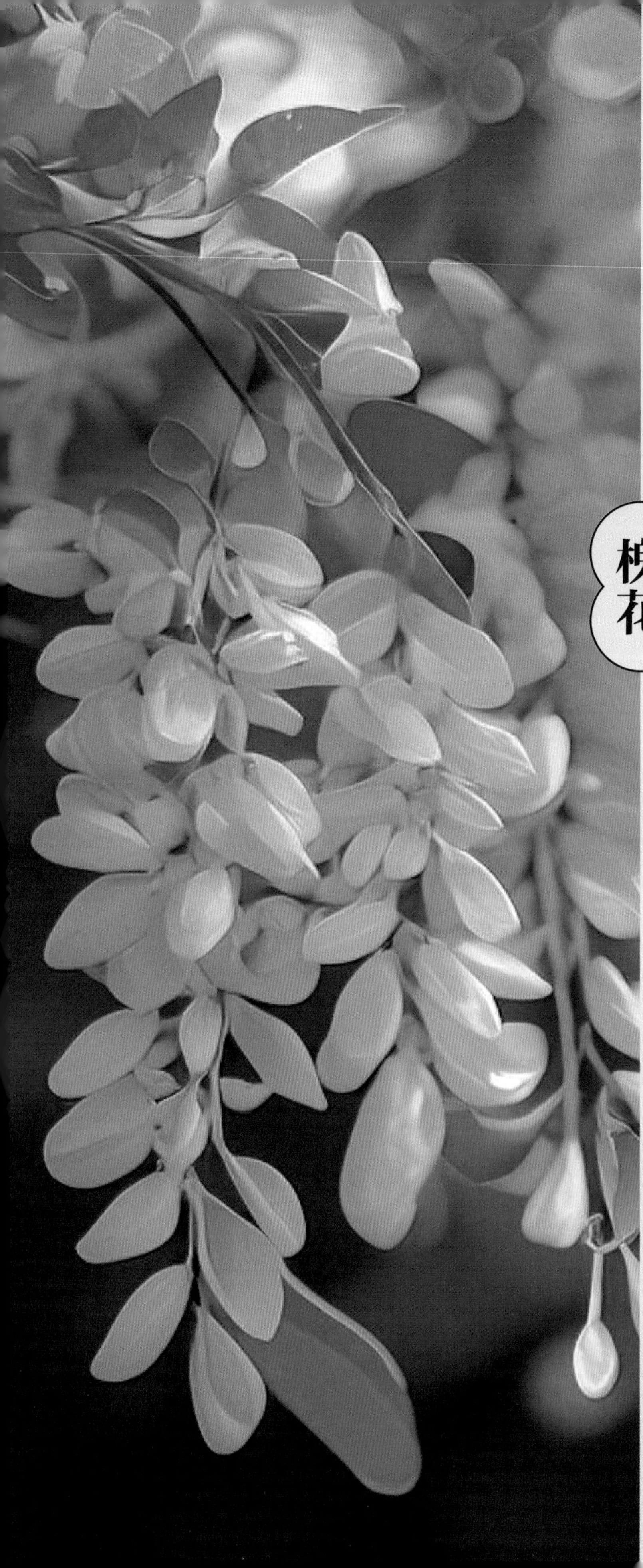

槐花

【护心保肠】

槐花雨润新秋地，桐叶风翻欲夜天。
尽日后厅无一事，白头老监枕书眠。
——唐·白居易《秘省后厅》

槐花【护心保肠】

◎ 来源

为豆科植物槐 *Sophora japonica* L. 的干燥花。夏季花开放时采收，称为“槐花”。以花初开、干燥、色浅黄、无破碎、无梗叶杂质者为佳。

◎ 别名

槐蕊、槐花米、豆槐花、白槐花、黑槐花、细叶槐花、金药树花、护房树花、槐树花、家槐花。

◎ 功效

凉血止血，清肝泻火。

◎ 性味归经

苦，微寒。归肝、大肠经。

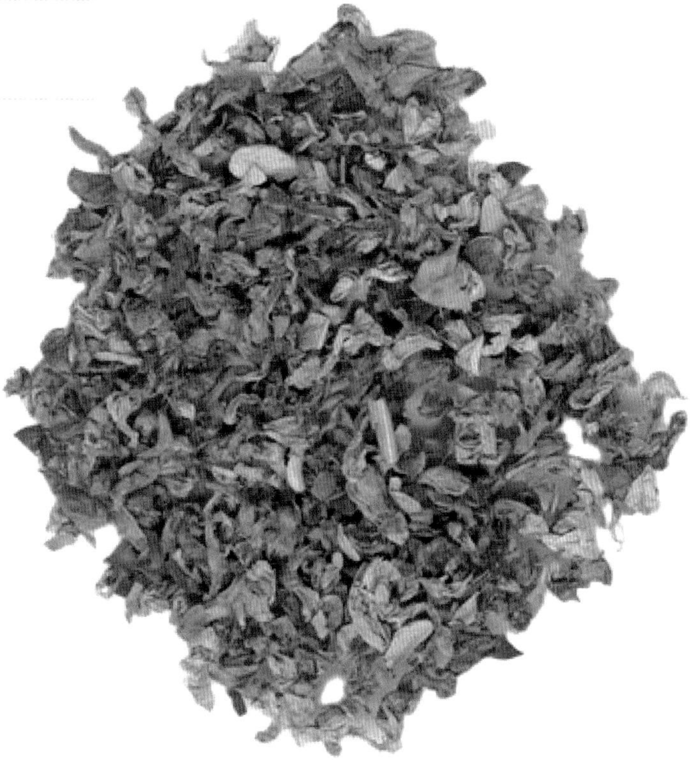

药食趣话

传说，很久之前渭水河畔有户人家父子长年在外做工，家里只剩下婆婆黄氏和媳妇巧珍，日子勉强过活。有一年遇到旱年，日子十分难熬。不幸的是，婆婆黄氏又患了痔疮，恶化出血，疼痛难忍，坐卧不安。此时，巧珍亲娘正决定外出逃荒，临行那天留给巧珍一些糠饼，还告诉她哪些野菜可以用来充饥度荒。送走母亲，巧珍急忙往回赶，按娘说的沿路收集一些槐花，一路惦念着生病的婆婆。巧珍回家将糠饼与槐花熬成粥给婆婆吃，没想到黄氏喝了槐花糠饼粥，疼痛减轻，出血停止，不久痔疮就痊愈了。

槐花具有良好的观赏价值，每到盛夏花期来临时，一串串洁白的槐花缀满树枝，空气中弥漫着淡淡素雅的清香。“五月槐花开，如雪似蝶徘”，五月槐花开，唤起多少人儿时的回忆，也是文人墨客笔下常咏之物。槐花香沁心脾，《七绝·槐花》记载槐花：“五月槐花十里香，花香引蜂采蜜忙。白花透黄绿叶衬，漫步惬意好乘凉。”李频还有《送友人下第归感怀》曰：“帝里春无意，归山对物华。即应来日去，九陌踏槐花。”表达了一种悲凉和愁思。槐花在贫穷时期还是人们的救命粮，“一树槐花十里香，宛如白雪树间藏。丰年不觉灾年贵，百姓阳春救命粮。一树槐花开，十里香如海”。

营养成分

槐花富含多种营养成分，如含糖类、维生素、槐花二醇、芳香甙等，能保护肠胃功能，是名副其实的“肠道警察”。

营养成分	含量（每 100 g）	营养成分	含量（每 100 g）
热量	78 kJ	维生素 B_1	0.04 mg
蛋白质	3.1 g	核黄素	0.18 mg
脂肪	0.7 g	烟酸	6.6 mg
碳水化合物	14.8 g	维生素 C	30 mg
膳食纤维	2.2 g	钙	83 mg
维生素 A	67 μg	铁	3.6 mg
胡萝卜素	1.2 μg	磷	69 μg
视黄醇当量	78 μg		

药理研究

促进凝血 ◎ 槐花水浸剂能够明显缩短出血和凝血时间，制炭后促进凝血作用更强。

护心 ◎ 槐花煎液有减少心肌耗氧量，保护心功能的作用。

抑菌 ◎ 槐花对堇色毛癣菌、许兰黄癣菌、星状奴卡菌等皮肤真菌有不同程度的抑制作用。

主治

血热出血证 ◎ 本品凉血止血，可治血热妄行所致的各种出血之症，对下部血热所致的痔血、便血等最为适宜。

目赤、头痛 ◎ 本品味苦性寒，长于清泻肝火，凡肝火上炎所导致的目赤、头胀头痛及眩晕等症，可用单味煎汤代茶饮，或配伍夏枯草、菊花等同用。

◎用量用法◎

煎服，5 ~ 10 g；研末服，每次 0.6 ~ 1.5 g。外用适量。

◎食忌◎

脾胃虚寒及阴虚发热而无实火者慎用。

◎药食铭言◎

串串槐花风中挂，蔬食俱宜人人夸。

食疗方

痔疮出血 ◎ 槐花 60 g，地榆、苍术各 45 g，甘草 30 g。微炒，共研细末，早、晚餐前各服 6 g，开水送服。

大便硬结引起的便血 ◎ 槐花 30 g，装入猪大肠中，两头扎紧，加水煮熟，食盐调味，饮汤食肠。

肛裂出血 ◎ 槐花、栀子各 30 g。将槐花一半炒用，一半生用，与山栀子共研细末。每次 3 g，米汤送服，每日 3 次。

肠癌引起的便血 ◎ 槐花 30 g，鲜马齿苋 100 g（干品用 50 g）， 粳米 100 g，红糖 20 g。先将马齿苋洗净煎汁去渣，加入粳米煮稀粥；将槐花研成极细末，粥熟时加入，并放入红糖搅匀，分早晚 2 次服食。

尿血 ◎ 槐花（炒）、郁金（煨）各 30 g，共研为细末。每次服 6 g，每日 2 次，淡豆豉煎汤送服。

高血压 ◎ 槐花 12 g，绿茶 20 g 混匀，放入热水瓶中，以沸水冲泡，加盖闷 10 分钟后，频频饮服。饮完后再冲开水，每日 1 剂。

高血脂 ◎ 槐花 12 g，枸杞子 9 g。分 3 次放瓷杯中，用滚开水冲泡，加盖闷 10 分钟，代茶频频饮服。饮完加开水，每日 1 剂。

防治动脉硬化 ◎ 槐花 15 g，煎水当茶常饮。

头晕目赤 ◎ 槐花 12 g，菊花 15 g，决明子 12 g。水煎服，每日 1 剂。

黄水疮 ◎ 槐花 15 g，研为极细末，将药末与香油调成糊状，患处消毒后涂药，隔日换药 1 次。一般用药 2 ~ 3 次可愈。

按语

槐花味甘，性凉，归肝、大肠经，可清热凉血止血。《日华子本草》记载：“治五痔，心痛，眼赤，杀腹藏虫及热，治皮肤风，并肠风泻血，赤白痢。”槐花是不可多得的药食同源佳品，作为美味嘉蔬，槐花可鲜食或干制储存；既可单独成菜，也可与其他荤素料搭配；可凉拌、炒肉、炒蛋、与面拌蒸或与面粉搅匀挂糊，然后油炸食。槐花蜜具有槐花的清淡幽香，能养颜美容、维持体型、降压降脂等，是纯天然绿色保健食品。

槐菊茶

槐花 6 g，菊花 15 g，嫩桑叶 10 g。沸水浸泡，代茶饮。

槐花酒

槐花 100 g，白酒 750 mL，白糖适量。摘取即将开放的槐花蕾，装入纱布中，与白酒同装入容器内，加白糖，密封，2 个月后即可饮用。每次饮用 30 ~ 50 mL，每日 1 次。

槐花蜂蜜膏

槐花 50 g，蜂蜜 300 g。将槐花研成细末，和蜂蜜调匀。以温开水冲服，每服 2 食匙，日服 3 次。

大黄槐花蜜饮

生大黄 4 g，槐花 30 g，蜂蜜 15 g，绿茶 2 g。生大黄先入砂锅水煎 5 分钟，去渣留汁。槐花、茶叶煮沸，加入生大黄煎汁，稍凉后蜂蜜调饮。

槐花清蒸鱼

鲫鱼或鲤鱼 500 g，槐花 15 g，葱白 7 枚，紫皮蒜 20 g，姜片、盐、料酒适量。将鱼洗净，去鳞、鳃、内脏，鱼体躯干部斜切 3 ~ 5 刀，放入砂锅，加葱、姜、蒜、盐、料酒和适量清水，小火蒸 20 分钟。然后放入洗净的槐花，加味精、香油少许，即可食用。

小贴士

全国各地区产，以黄土高原和华北平原为多。

止血多炒炭用，清热泻火宜生用。

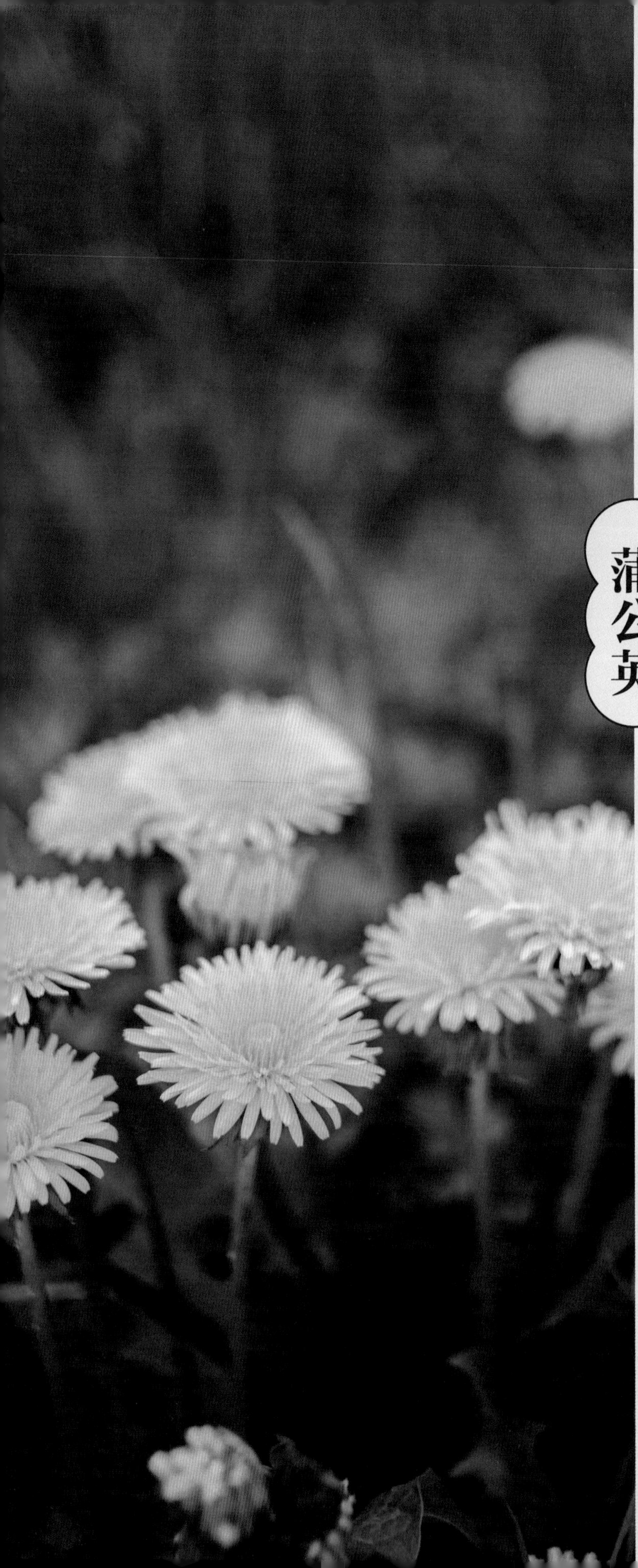

蒲公英

【天然抗生素】

蒲公英，至贱而有大功，
惜世人不知用之。

——清·陈士铎《本草新编》

蒲公英【天然抗生素】

◎ 来源

为菊科植物蒲公英*Taraxacum mongolicum* Hand.-Mazz.、碱地蒲公英*T. borealisinenes* Kitam.或同属数种植物的干燥全草。以叶多、色灰绿、根完整、无杂质者为佳。

◎ 别名

婆婆丁、黄花苗、黄花地丁、奶汁草等。

◎ 功效

清热解毒，消肿散结，利湿通淋。

◎ 性味归经

苦、甘，寒。归肝、胃经。

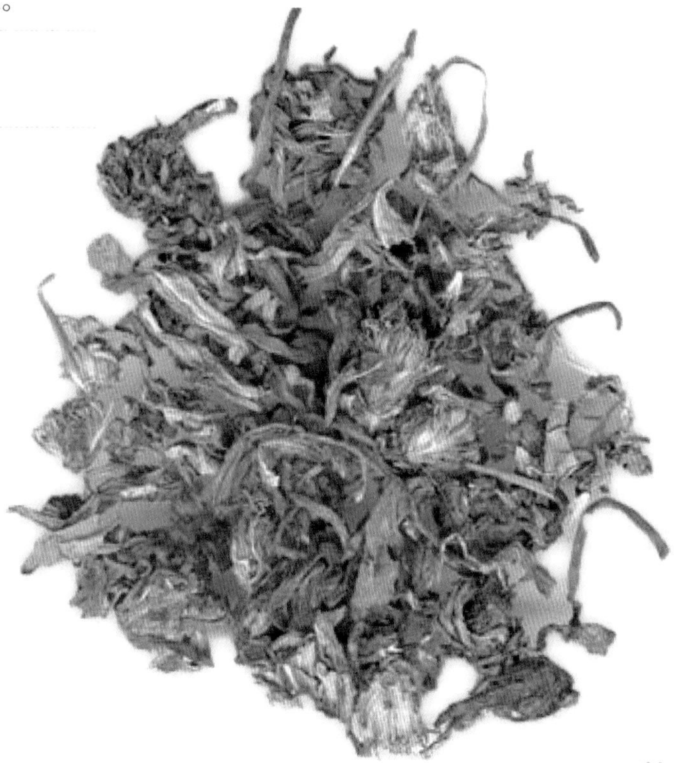

药食趣话

相传很久以前，有位十六岁的姑娘，乳房又红又肿，疼痛难忍。母亲得知后，却怀疑她的贞节。姑娘又羞又气，当晚投河自尽。河边一个蒲姓老公和女儿小英正在月光下撒网捕鱼，他们救起了姑娘，问清了缘由。第二天，小英上山挖了一种草药，翠绿的披针形叶，上被白色丝状毛，边缘呈锯齿状，顶端长着一个松散的白绒球，风一吹就分离开来，飘浮在空中像一个个降落伞。小英将其洗净捣烂，敷在姑娘的乳房上，姑娘的乳房没几天竟好了。后来姑娘把这草带回家栽种，为了感谢渔家父女，便把这种草药称为蒲公英，简称公英。

蒲公英出自《唐本草》，谓之“叶似苦苣，花黄，断有白汁，人皆啖之”。蒲公英入药，最早只用于乳痈，千百年的实践证实它是治疗急性乳痈的特效药。近年来，对蒲公英这味清热解毒的传统药物研究更加深入，证明它具有良好的抗感染作用，人们称之为天然抗生素，现已制成多种注射剂、片剂、糖浆等不同剂型，广泛应用于临床各科多种感染性疾病，疗效显著。

蒲公英的花朵是黄色的，充满朝气，蒲公英的花语是“停不了的爱”，除了药用、食用还有较高的观赏价值，亦为许多文人墨客所喜爱，赞美诗词层出不穷。

营养成分

蒲公英含有蒲公英甾醇、胆碱、有机酸、菊糖、果糖、蔗糖、葡萄糖、果胶、维生素C、蛋白质、维生素D、核黄素、叶黄素、胡萝卜素、硒、钙、铁、钾等营养成分。蒲公英中钙含量为番石榴的2.2倍、刺梨的3.2倍，铁含量为刺梨的4倍，且富含生理活性很强的硒元素。蒲公英中的绿原酸有抗菌和抗氧化作用。

营养成分	含量（每100 g）	营养成分	含量（每100 g）
水分	81.2 g	核黄素	0.388 mg
碳水化合物	8 g	抗坏血酸	47.1 mg
粗纤维	2.2 g	烟酸	1.88 mg
蛋白质	4.3 g	钾	41.03 mg
脂肪	1.1 g	钙	12.15 mg
热量	203.12 kJ	镁	4.3 mg
灰分	3.2 g	钠	0.03 mg
胡萝卜素	7.34 mg	磷	3.98 mg
维生素B_1	0.035 mg	铁	233.2 μg
锌	44.2 μg	锰	39.5 μg
铜	14.2 μg		

药理研究

抑菌 ◎ 蒲公英所含绿原酸对金黄色葡萄球菌、大肠杆菌、无乳链球菌、停乳链球菌和乳房链球菌等有较强的抑制作用。

调节免疫 ◎ 蒲公英能促进IL-2、IFN-γ、IL-4的分泌，通过改善机体的免疫抑制状态进而增强机体免疫。

利胆保肝 ◎ 蒲公英可拮抗内毒素所致肝细胞溶酶体和线粒体损伤，解除内毒素导致的毒性发挥保肝作用。

护肤美容 ◎ 蒲公英所含多种氨基酸等能滋养皮肤促进皮肤新陈代谢，防止色素沉着。同时，蒲公英所含的抗微生物活性成分对面部感染、粉刺及黑头粉刺也有疗效。

主治

血热出血 ◎ 本品凉血止血，可治血热妄行所致的各种出血之症，对下部血热所致的痔血、便血等最为适宜。

目赤、头痛 ◎ 本品味苦性寒，长于清泻肝火，凡肝火上炎所导致的目赤、头胀头痛及眩晕等症，可用单味煎汤代茶饮，或配伍夏枯草、菊花等同用。

食疗方

壮筋骨、乌须发、延缓衰老 ◎ 蒲公英全草100 g（干者减半），白酒500 mL，浸7日，每日50～80 mL，随餐服用。

急性胃炎、热郁型胃溃疡 ◎ 猪肚（或羊肚）1个，鲜蒲公英100 g；共炖至肚熟烂，分2～4次，1～2日一剂。

急性黄疸型肝炎 ◎ 蒲公英50 g，茵陈50 g，大枣10枚，白糖，煎汤。

痈肿 ◎ 蒲公英60 g，桔梗10 g，白糖少许，一起煎成汤。

胆结石 ◎ 取鲜蒲公英40 g，洗净切碎，加水煎汁去渣，与粳米50～100 g煮粥，加冰糖适量，每日早晚各1次。

脱发 ◎ 蒲公英150 g，黑豆500 g，加水煎煮，弃蒲公英渣，再加冰糖200 g收干，每日服100 g。

热咳、痰稠黄 ◎ 蒲公英100 g，猪肉150 g，煮烂食之。

小便淋涩 ◎ 蒲公英、玉米须各60 g，水煎浓汁，加白糖调服。

急性乳腺炎 ◎ 鲜蒲公英60 g，水煎服，早晚各服1次，同时将蒲公英捣烂敷患处，蒲公英、忍冬藤各30 g，加水及适量黄酒，煎浓汁，日服1剂，分2次服用。

跌打损伤 ◎ 鲜蒲公英适量，洗净捣烂，敷患处。

目赤肿痛 ◎ 鲜蒲公英60～120 g，水煎服。

腮腺炎 ◎ 蒲公英30～60 g，捣烂外敷。

◎用量用法◎

煎服，10 ~ 15 g；研末服，每次 0.6 ~ 1.5 g。外用适量。

◎食忌◎

阳虚外寒、脾胃虚弱者忌用。

◎药食铭言◎

甘寒清解苦开泄，乳痈要药蒲公英。

按语

蒲公英味苦、甘，性寒；清热解毒、消肿散结，具有良好的清热解毒作用，尚有利尿、缓泻的功效，不仅可用于内科疾患，且可治疗外科疮痈，为治疗乳痈的要药。李时珍在《本草纲目》中，把蒲公英归属到菜部，《救荒本草》《野菜谱》等古书中也早已收录。蒲公英既是一味常用多效的中药，又是传统的营养保健野菜。现在，蒲公英也由过去的荒野菜变成了宾馆、饭店餐桌上的时令嘉蔬，生吃、做汤、炒食、炝拌或作包子饺子馅等，可烹制各种美味佳肴，风味独特且营养丰富。

蒲公英丰富的营养成分，对维持机体新陈代谢和一系列生化反应起着重要作用，其保健品的开发也受到越来越多国内外人士的青睐。世界各国都有研发出的蒲公英保健品，如蒲公英茶、蒲公英糖果、蒲公英糕点、蒲公英酒、蒲公英酱、蒲公英花粉、蒲公英根粉及特种饮料等。同时，蒲公英黄酮具有较强的抑制氨酸酶作用，可用于皮肤保护、消除雀斑和色斑，在化妆品领域中也有广泛的应用。

美食天地

蒲公英饮

鲜蒲公英 50 g，白糖适量。先将蒲公英洗净切碎捣成泥，绞取汁液，倒入锅内，加水 500 mL，并加白糖，煮沸即可饮用。

蒲公英茶

蒲公英 20 g，蜂蜜 15 g，甘草 3 g，绿茶 15 ~ 20 g。先将蒲公英、甘草、绿茶加水煎煮 15 分钟，取药汁加入蜂蜜服用。

蒲公英粥

鲜蒲公英 30 g（连根较好），粳米 50 g。蒲公英加水煎取浓汁，去渣留汁 200 mL，加入粳米、水 400 mL，煮成稀稠粥，用冰糖调味。

黄瓜蒲公英粥

黄瓜、大米各 50 g，新鲜蒲公英 30 g。先将黄瓜洗净切片，蒲公英洗净切碎；大米淘洗先入锅中，加水 1000 mL，如常法煮粥，待粥熟时，加入黄瓜、蒲公英，再煮片刻即可。

蒲公英蚌肉汤

鲜蚌肉 250 g，鲜蒲公英 100 g，枸杞子 15 g，生姜 2 片。将鲜蚌肉洗净、焯水，与其他材料放煲内，加水煮 30 分钟即成。

蒲公英炒肉丝

猪肉 100 g，蒲公英鲜叶或花茎 250 g。将蒲公英鲜叶或花茎去杂洗净，沥水，切段。猪肉洗净切丝。油锅烧热，下肉丝煸炒，加入芡汁炒至肉熟时，投入蒲公英鲜叶或花茎炒至入味，出锅装盘即成。

凉拌蒲公英

新鲜蒲公英 500 g，熟芝麻粉 20 g。新鲜蒲公英拣杂，洗净，保留根头部分，入沸水锅中氽透，捞出码齐，切成 3 cm 长的段，放入盘中，匀布熟芝麻粉，加酱油、红糖、精盐、味精各少许，拌匀，淋入麻油即成。

小贴士

蒲公英产于全国各地。

蒲公英具苦味，食用时一般先在沸水中焯 1 分钟左右，再换清水浸泡以除苦味。外，蒲公英会降低血压，低血压者不宜长期使用。

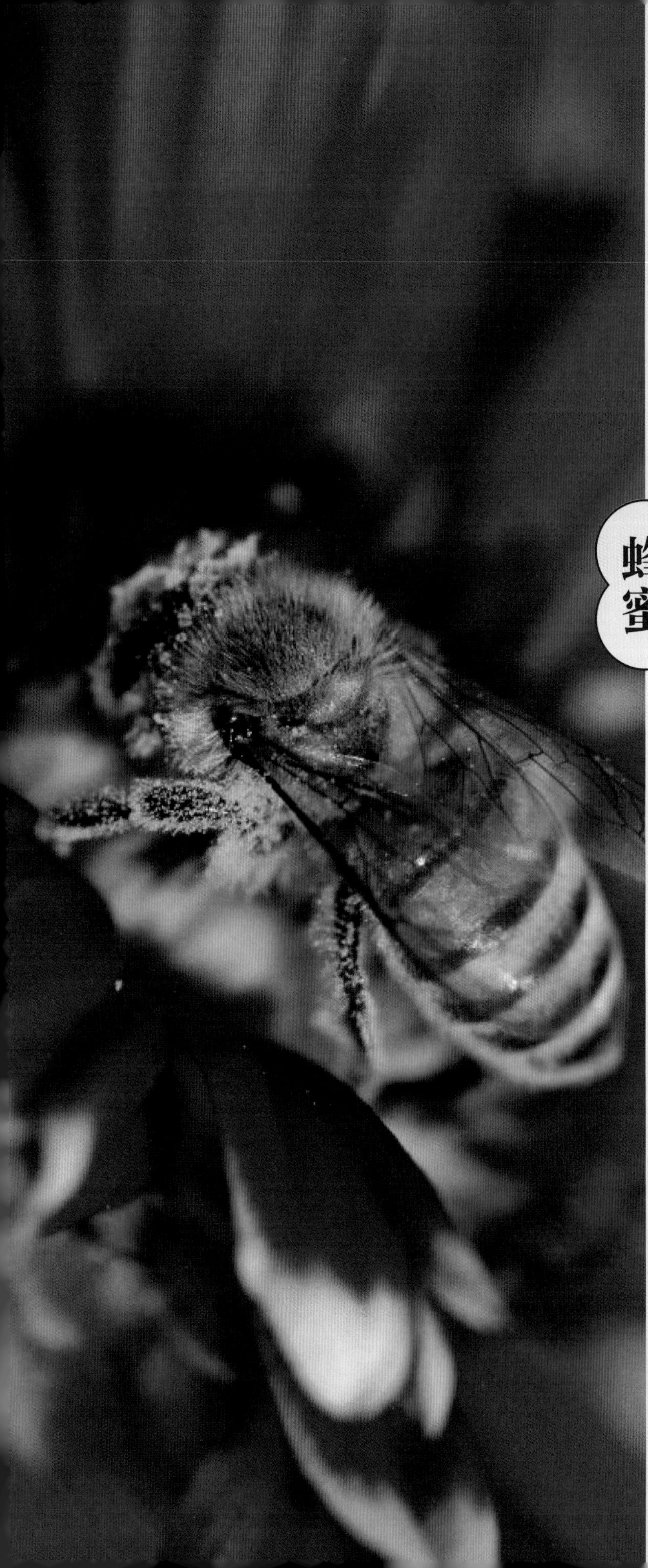

【百花珍灵】

蜂蜜

不论平地与山尖，无限风光尽被占。

采得百花成蜜后，为谁辛苦为谁甜？

——唐·罗隐《蜂》

蜂蜜【百花珍灵】

◎ 来源

为蜜蜂科昆虫中华蜜蜂 *Apis cerana* Fabricius 或意大利蜜蜂 *A. Mellifera* Linnaeus 所酿成的蜜。以稠如凝脂、味甜纯正、清洁无杂质、不发酵者为佳。

◎ 别名

蜜糖、白蜜、石饴、白沙蜜。

◎ 功效

补中，润燥，止痛，解毒。

◎ 性味归经

甘，平。归肺、脾、大肠经。

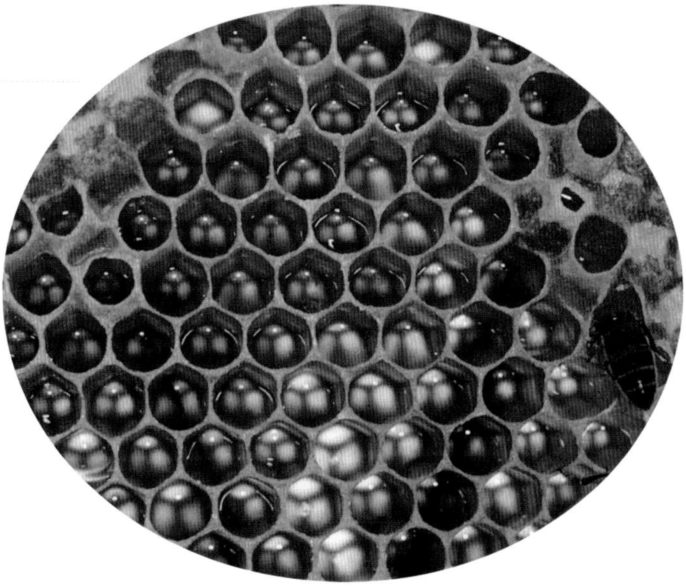

药食趣话

医圣张仲景，从小天资极高，师从张伯祖，又善钻研，医术不断提高。一日医馆来了一位病人，见口唇焦躁、高热不退、精神萎靡，老师张伯祖诊断后，认为由“热邪伤津，体虚便秘”所致，需用下法，但此时病人体质极虚又不宜用泻药。仲景认真思考后，只见他取来一勺蜂蜜，于铜碗内微火煎熬，不断用竹筷搅动，直至蜂蜜熬成黏稠的团块，待稍微冷却，把它揉捏成一头尖的细条形状，之后将尖头朝前，轻轻塞进病人的肛门，不一会儿病人就排出了一大堆腥臭的粪便，病情顿时好了大半，没几天便康复了。这就是《伤寒杂病论》的蜜煎导方，治疗伤寒病津液亏耗过甚、大便硬结难解的病证，也是世界上最早使用的药物灌肠法，备受后世推崇。

蜂蜜现今为大家所熟知，但不同蜜源的蜂蜜，其颜色、香气、味道和功效也不尽相同。蜂蜜的色泽，取决于所含的色素种类和矿物质含量，矿物质尤其铁元素含量高颜色就深，如荞麦蜜、桉树蜜。如果所含花粉多，也会加深蜂蜜的颜色。从浓度上看，北方蜜种相对浓，南方蜜种相对稀，如荔枝蜜、百花蜜、柑橘蜜等。从功效上看，百花蜜采于百花丛中，汇百花之精华，集百花之大全，是传统蜂蜜品种；龙眼蜜具有龙眼的香气，能益心脾、补气血；荔枝蜜则气息芳香馥郁，味甘甜而微带荔枝果酸味，有生津、益血、理气、补中、润燥之功效；紫云英蜜具有自然清新怡人的草香味，甜而不腻，能清热解毒、祛风明目、补中、润燥；槐花蜜具有清淡幽香的槐花香味，甘甜适口，能清热、凉血止血，并能降低血压；桂花蜜香气馥郁温馨、清纯优雅，味道清爽鲜洁，甜而不腻，色泽水白透明，结晶细腻，有清热、补中、解毒、润燥等功效；益母草蜜有祛瘀生新、调经活血作用，对男性同样是理想的保健食品。

营养成分

蜂蜜中含有与人体血清浓度相近的多种无机盐、钙、铁、铜、锰、磷、钾等，还含有一定数量的 B 族维生素、维生素 D、维生素 E、烟酸、泛酸等，可被直接吸收的单糖葡萄糖、果糖含量分别高达 35%、40%。蜂蜜是含酶最高的一种食物，含有氧化酶、还原酶、过氧化酶、淀粉酶、脂酶、转化酶等，有益于机体代谢。

营养成分	含量（每 100 g）	营养成分	含量（每 100 g）
维生素 A	4.3 μg	钙	29 μg
维生素 B_1	0.01 μg	铁	0.5 mg
维生素 B_2	0.04 μg	磷	16 mg
维生素 C	4.00 μg	钠	4.7 mg
钾	28 mg	镁	2 mg
铜	0.03 mg	硒	0.15 μg
锌	0.03 μg		

药理研究

抗菌 ◎ 蜂蜜对链球菌、葡萄球菌、白喉等革兰阳性菌有较强的抑制作用。

促消化 ◎ 蜂蜜对胃肠功能有调节作用，可使胃酸分泌正常，有增强肠蠕动的作用，可显著缩短排便时间。

提高免疫力 ◎ 蜂蜜中含有的多种酶和矿物质，它们发生协同作用，可提高人体免疫力。

改善睡眠 ◎ 蜂蜜中的葡萄糖、维生素、镁、磷、钙等能够调节神经系统，缓解神经紧张，促进睡眠，并有一定的止痛作用。

保肝作用 ◎ 蜂蜜能为肝脏的代谢提供能量准备，刺激肝组织再生，起到修复损伤的作用。

抗疲劳 ◎ 蜂蜜中的果糖、葡萄糖可以很快被吸收利用，改善血液的营养状况。人体在疲劳时服用蜂蜜，15 分钟就可明显消除疲劳症状。

保护心血管 ◎ 蜂蜜有扩张冠状动脉和营养心肌作用，能改善心肌功能，对血压也有调节作用。

促进钙吸收 ◎ 蜂蜜中的硼能增加雌激素活性，防止钙流失。

消炎、促进组织再生 ◎ 处理伤口时，将蜂蜜涂于患处可减少渗出、减轻疼痛，促进伤口愈合，并能防止感染。

◎用量用法◎

煎服或冲服，15 ~ 30 g，大剂量 30 ~ 60 g。外用适量，作栓剂肛内给药，通便快捷，效果显著。

食疗方

胆囊炎 ◎ 取鲜鹅蛋 1 枚，煮熟去皮捣成块状，每餐前调入适量蜂蜜吃下，5 日 1 个疗程。

反流性食管炎、重症胃溃疡 ◎ 将羊脂（山羊、绵羊均可）熬成油备用，每餐前 15 分钟左右，取羊油一汤匙放碗内，用开水冲化，放适量蜂蜜趁热喝下，病情好转后，可减量服用。

烂嘴及口唇干裂症 ◎ 胡萝卜 200 g，蒸熟捣成块状，调入约 10 g 蜂蜜，均分 2 份，早晚饭前吃下。

慢性肝炎、肝硬化、酒精肝等的辅助治疗 ◎ 绿豆 500 g，大枣 50 g，熬成干粥状，每餐调入适量蜂蜜，作主食吃。

脑栓塞后遗症 ◎ 刺五加种子适量，放杯中，用开水冲浸，再加适量蜂蜜，每日当茶水饮用。

热病烦渴、中暑口渴 ◎ 取鲜藕适量，洗净切片，压取汁液，按 1 杯鲜藕汁加蜂蜜 1 汤匙比例，调匀服食。每日 2 ~ 3 次。

湿热泻痢、少食腹痛、小便短少 ◎ 马齿苋 50 g，车前草 30 g，煎汤取汁，加蜂蜜 30 g，溶化服。

◎食忌◎

本品助湿壅中，又能润肠，故湿阻中满及便溏泄泻者慎用。

◎药食铭言◎

肌肉恢复神灵丹，健康牛奶话蜂蜜。

主治

脾气虚弱及中虚脘腹挛急疼痛 ◎ 本品为富含营养成分的补脾益气药，宜用于脾气虚弱、营养不良者。可作食品服用，尤多作为补脾益气丸剂、膏剂的赋形剂，或作为炮制补脾益气药的辅料。

肺虚久咳及燥咳 ◎ 本品既能补气益肺，又能润肺止咳，还可补土以生金，治虚劳咳嗽日久、气阴耗伤、气短乏力、咽燥痰少。

便秘 ◎ 本品有润肠通便之效，治疗肠燥便秘者，可单用冲服。亦可将本品制成栓剂，纳入肛内以通导大便。

解乌头类药毒 ◎ 本品与乌头类药物同煎，可降低其毒性。服乌头类药物中毒者，大剂量服用本品，有一定解毒作用。

按语

蜂蜜甘平，归肺、脾、大肠经，具有补中、润燥、止痛、解毒的功效，用于脘腹虚痛、肺燥干咳、肠燥便秘，外治疮疡不敛，水火烫伤。《神农本草经》记载蜂蜜“安五脏诸不足，益气补中，止痛解毒，除众病，和百药”。无论从医疗作用或营养价值上，蜂蜜都不愧是人类滋补保健之佳品。人们可将其直接冲水调服；或加入粥、牛奶、麦片及茶饮中；或做面包糕点；或作为炒肉、烤肉等的甜味调品等。蜂蜜及蜂制品能抗衰老、延年益寿，作为天然、理想的保健品，蜂蜜受到越来越多人的喜爱和重视。

柠檬蜂蜜汁

柠檬1个，蜂蜜1匙（约15 mL），白糖少许。将新鲜柠檬洗净榨汁，与蜂蜜混合，加温开水500 mL，搅匀。

蜂蜜核桃肉

蜂蜜1000 mL，核桃肉1000 g。核桃肉捣烂，调入蜂蜜，和匀。每次服食1匙，每日2次，温开水送服。

蜜饯姜枣龙眼

龙眼肉、大枣、蜂蜜各250 g，姜汁适量。将龙眼肉、大枣洗净，放入锅内，加适量水大火上烧沸，改用小火煮至七成熟时，加入姜汁和蜂蜜，搅匀，煮熟即食。

蜜饯百合

干百合100 g，蜂蜜150 g。将干百合洗净，放入大搪瓷碗内，加入蜂蜜，置沸水上笼蒸1小时，趁热调均匀，冷却后，装入瓶或罐内。

蜂蜜萝卜条

每100 g萝卜，加入蜂蜜、白糖各1～2 g配料。萝卜取脆嫩鲜萝卜，去根、皮并切成条状，用清水洗净后，加入白糖，搅拌均匀，焙干，至含水量3%时，加入蜂蜜并搅拌均匀即可。

人参蜂蜜粥

人参3 g，蜂蜜50 g，生姜片5 g，韭菜5 g，蓬莱米100 g。将人参放入清水中泡一夜，生姜切片，韭菜切末。将泡好的人参连同泡参水，与洗净的蓬莱米一起放入砂锅中，中火煨粥。待粥将熟的时候放入蜂蜜、生姜、韭菜末调匀，再煮片刻即可。

蜂蜜柚子茶

柚子1个，蜂蜜500 g。削下柚子皮，剥出柚子肉撕成小块；削下的黄皮切成细丝。把切好的柚子皮，放到盐水里腌1小时，再放入清水中，中火煮10分钟，变软脱去苦味；处理好的柚子皮和果肉放入锅中，加一小碗清水和冰糖，中小火熬1小时。放凉后加入蜂蜜，搅拌均匀后即可。

小贴士

在我国，蜂蜜各地区均产。

蜂蜜是一种天然食品，所含单糖不需消化就可直接被人体吸收，被称为“老人的牛奶”，对妇女、幼儿也具有良好的保健作用。

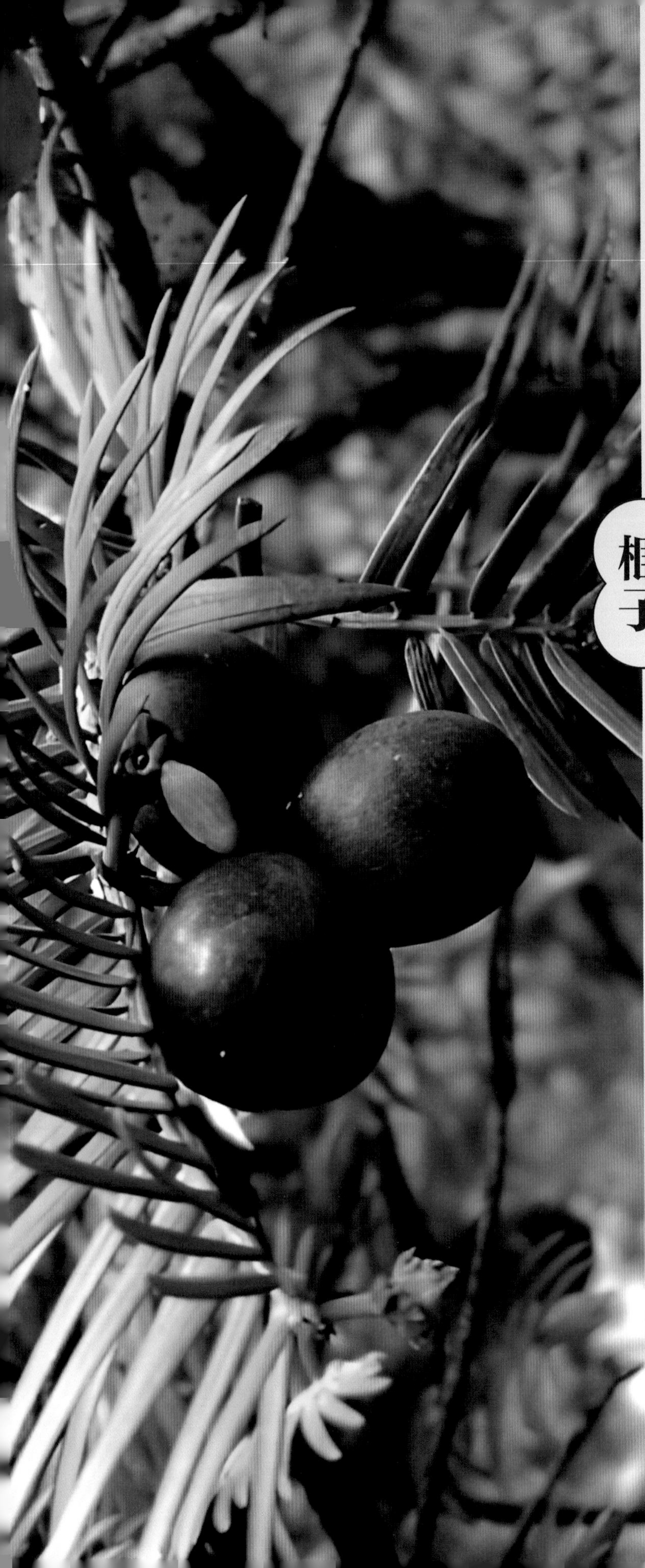

【美玉山果】

榧子

蹬道金蒙历道场，杜家岭外已斜阳。
秋风落叶黄连路，一带蜂儿榧子香。

——清·周显岱《玉山竹枝词》

榧子【美玉山果】

◎ 来源

为红豆杉科植物榧 *Torreya grandis* Fort. 的干燥成熟种子。以个大、壳薄、种仁黄白色、不泛油、不破碎者为佳。

◎ 别名

香榧、木榧、赤果、玉山果、玉框、野极子。

◎ 功效

杀虫消积，润肠通便，润肺止咳。

◎ 性味归经

甘，平。归肺、胃、大肠经。

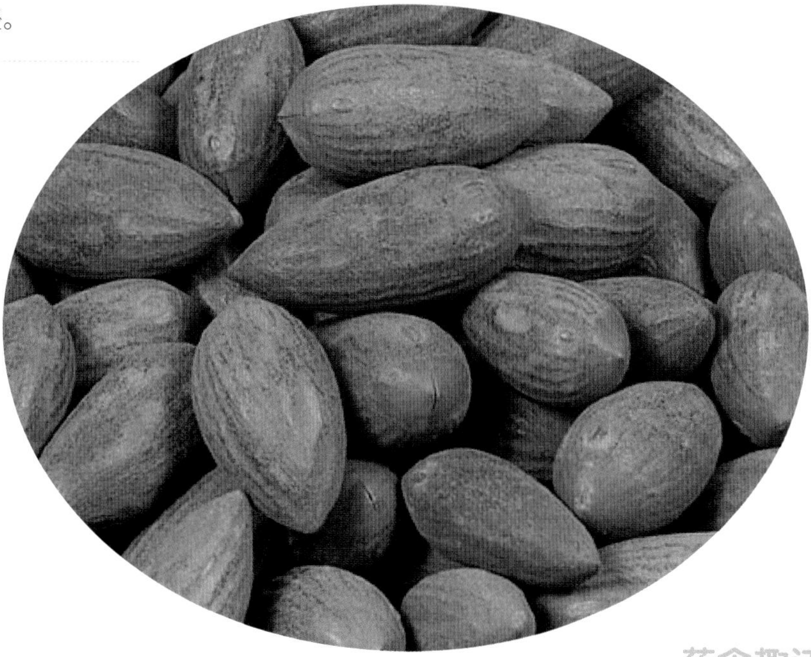

药食趣话

相传，巍巍黄岗山脚下曾有一小山村叫庙湾，庙湾村清清的小河边住着老两口。有一天，他们发现路边草丛中躺着一个老汉，只见老汉瘦骨嶙峋，面容憔悴，衣着破烂，脚上还有一个烂疮疤。两位老人家把其搀扶回家，热情招呼留宿。第二天早晨，老汉辞行，老两口送至门口，那老汉从袋子中掏出两颗果子说："感谢你们的热情招待，这两颗果子拿去种于屋后，来年长大了会结果子，你们配茶吃，可提神健胃，益寿延年。"说完化作一阵清风而去，老两口这才知，此乃神仙下凡。来春将两颗种子种于屋后，不久便长出两棵茁壮的榧子树来，人们不断移植，后来庙湾村周围山上就长满了榧子树。

蜂儿香榧，形似蜂体，是浙江金华磐安县特产。《名医别录》中有"榧实，出东阳诸郡"的记录，历史上磐安属东阳。在北宋的《艺苑雌黄》中，也有"在婺之东阳县，所产榧子，香脆与他处迥殊"的记载。亦盛产于江西玉山等乡，《剡》志载其名又为玉山果。古人赞颂蜂儿香榧的诗不胜枚举。北宋诗人苏东坡诗曰："彼美玉山果，粲为金盘实。"南宋诗人叶适《蜂儿榧歌》诗云："平林尝榧啖狸蛮，玉山之产升金盘。其中一树断崖立，石乳荫根多风寒。形嫌蜂儿尚粗率，味嫌蜂儿少标津……后来空向玉山求，坐对蜂儿还想象。"同时代诗人何坦也有《蜂儿榧》："味甘宣郡蜂雏蜜，韵胜雍城骆乳酥；一点生春流齿颊，十年已梦绕江湖。"在诗人的笔下，蜂儿香榧不仅味甘如"蜂雏蜜"，韵胜"骆乳酥"，且香味浓郁，一颗香榧唇齿留香，可谓"绕梁三日"，令人魂牵梦萦。

营养成分

榧子中脂肪油含量高达51.7%，超过了花生和芝麻中的含量。榧子内含4种脂碱，脂肪酸和维生素E含量较高，并含较多维生素A。常食榧子可润泽肌肤、延缓衰老，对眼睛干涩、易流泪、夜盲等症状有预防和缓解作用。

营养成分	含量（每100 g）	营养成分	含量（每100 g）
热量	423 kJ	维生素E	14.2 mg
碳水化合物	18.9 g	镁	8 mg
蛋白质	0.77 g	钙	50 mg
脂肪	0.1 g	钠	43.6 mg
泛酸	0.18 mg	铁	1.6 mg
烟酸	0.6 g	铜	0.01 mg
生物素	27 μg	锌	0.01 mg
维生素A	320 μg	磷	31 mg
维生素 B_1	0.01 mg	钾	12 mg
维生素 B_2	0.02 mg	硒	0.02 μg

药理研究

抑肿瘤 ◎ 榧子仁中所含的四种脂碱对淋巴细胞性白血病有明显的抑制作用，并对治疗和预防恶性淋巴肉瘤有益。

延缓衰老 ◎ 榧子中脂肪酸和维生素E含量较高，经常食用可润泽肌肤、延缓衰老。

保护视力 ◎ 榧子含有较多的维生素等有益眼睛的成分，能保护视力。

食疗方

杀蛔虫、钩虫、炕虫、姜片虫、绦虫等 ◎ 香榧炒熟，每日早晨空腹时，适量嚼食约30～60 g。

咳嗽、便秘 ◎ 榧子炒熟去壳，捣如膏状，每次30～50 g，蜂蜜适量，拌匀，每日2次，开水调服。或用炒榧子仁100 g，捣碎水煎后去渣，加蜂蜜适量，一日2次服用。

主治

虫积腹痛 ◎ 本品杀虫消积，润肠通便，故不可与泻下药同用，又因其甘平而不伤胃。对蛔虫、钩虫、绦虫、姜片虫等多种肠道寄生虫引起的虫积腹痛有效。

肠燥便秘 ◎ 本品甘润平和，入大肠经，有润肠通便之效。单用炒熟嚼服，治痔疮便秘。

肺燥咳嗽 ◎ 本品甘润入肺，能润肺燥止咳嗽。但力弱，以轻症为宜。

按语

榧子甘，平，归肺、胃、大肠经，具有杀虫消积、润肠通便、润肺止咳之功效。《本草备要》记载其“润肺，杀虫”，《本经逢原》言其“与使君子同功”。榧子富有油脂并有一种特有香气，特别能诱人食欲，四季可食。炒榧子味美、芳香、酥脆；炖肉或煲汤时，放入一些榧子，也是难得的美味。此外，榧子中含有的乙酸芳樟酯和玫瑰香油，还是提炼高级芳香油的原料。

◎用量用法◎

煎服或冲服，9～15 g，大剂量30～60 g。外用适量，作栓剂肛内给药，通便快捷，效果显著。

◎食忌◎

大便溏薄，肺热咳嗽者不宜用。不宜与绿豆同用。

◎药食铭言◎

美玉山果食榧子，润泽肌肤延衰老。

榧子粥

榧子 30 g，大米 50 g。将榧子去皮、择净，打碎，与大米放入锅中，加清水适量，煮为稀粥。

榧椒粥

榧子 30 g，花椒 2 g，大米 50 g。将花椒研细末备用。榧子去皮、择净，打碎，与大米放入锅中，加清水适量，煮粥，待熟时调入花椒末，再煮沸即成。

榧君粥

榧子、使君子各 10 g，大米 50 g。将榧子、使君子去皮，研细末备用。大米淘净，加清水适量煮粥，待熟时调入榧子、使君子末，再煮沸即成。

榧子鹌鹑瘦肉汤

鹌鹑肉 300 g，猪肉（瘦）120 g，榧子 20 g。榧子去壳取仁。蜜枣、陈皮和瘦猪肉用水洗净。将鹌鹑刮洗，去毛，去内脏，斩去脚爪。瓦煲内水滚，放入榧子、蜜枣、陈皮、鹌鹑、瘦猪肉。候水滚起，再用中火煲 3 小时，以细盐调味即可。

香榧焖鸡脯

鸡胸脯肉 500 g，炒香榧子 15 g。香榧子剥去皮取仁，黑皮抠去。将鸡胸脯肉炸至金黄色捞出沥油，冬笋略炸一下捞出沥油。炒勺上旺火，放入 50 g 熟大油烧热、投入葱、姜煸出香味，把酱油和料酒烹入，再加入鸡汤、白糖和味精，用糖色把汤调成浅红色。再把炸好的鸡块、香榧子和冬笋块放入，微火把鸡块焖烂熟，用适量淀粉勾芡即可。

小贴士

在我国，榧子分布于江苏南部、浙江、福建北部、安徽南部及大别山区、江西北部等。食用榧子有饱腹感，饭前不宜多吃，以免影响正常进餐，对儿童更应注意。

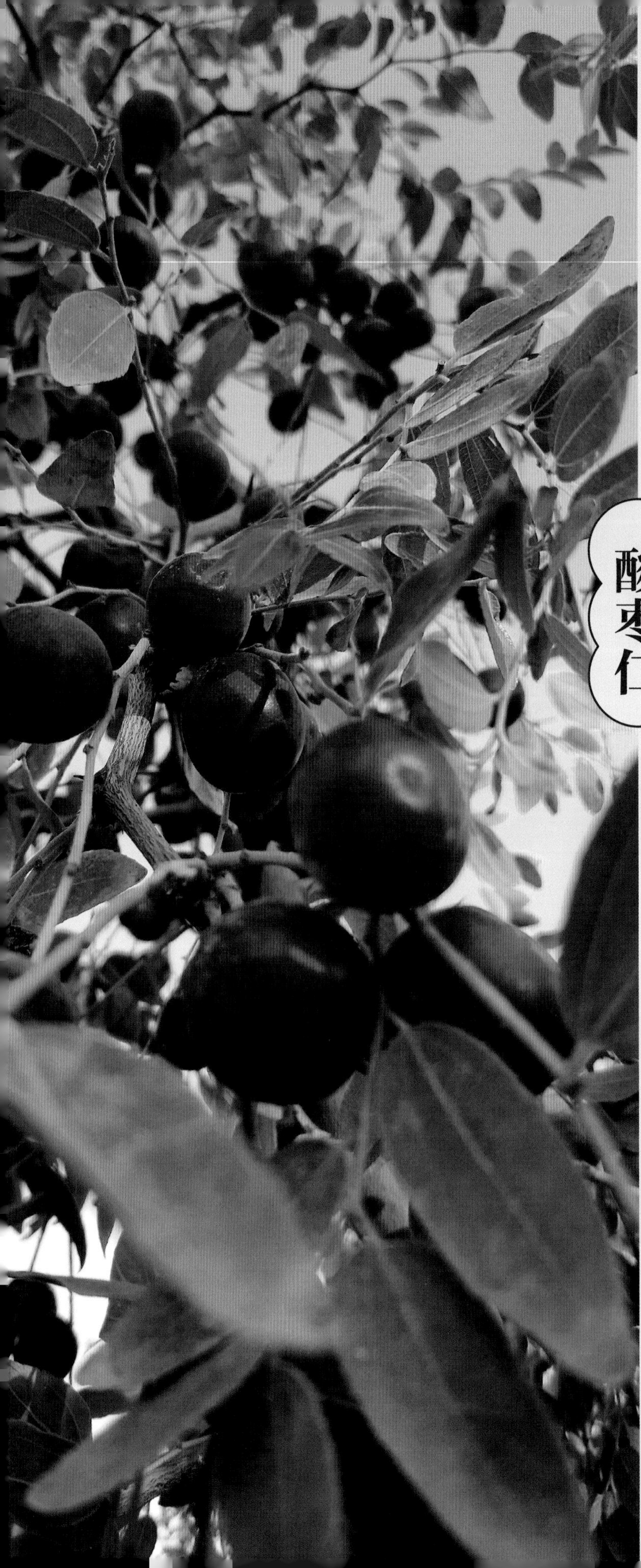

酸枣仁

【安神良品】

驿路多酸枣，行人翠色中。
凉风生渭水，落日照新丰。
犬吠前村远，鸦飞暝霭空。
客游便水竹，去马惜匆匆。

——元·陈宜甫《晚行渭南道中同张太监赋》

酸枣仁

【安神良品】

◎ 来源

为鼠李科植物酸枣 *Ziziphus jujuba* Mill. var. *spinosa* (Bunge)Hu ex H. F. Chou 的干燥成熟种子。

◎ 别名

枣仁、山枣仁、酸枣、酸枣核、酸枣子、棘仁、棘实、棘刺实、樲仁、樲枣仁、樲枣实、野枣仁、山酸枣仁、刺酸枣。

◎ 功效

养心益肝，安神，敛汗。

◎ 性味归经

甘、酸，平。归心、肝、胆经。

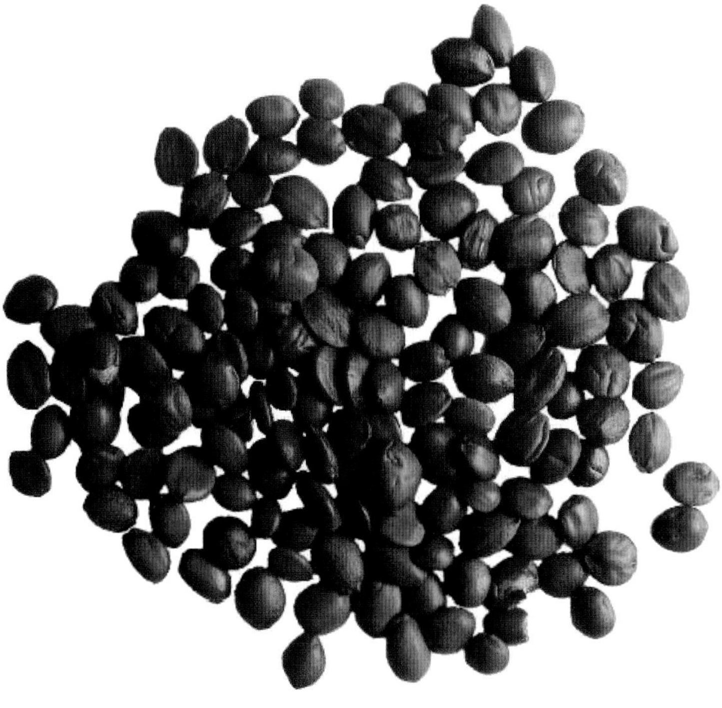

药食趣话

酸枣仁近年来开发的保健产品颇多，如功能性安眠饮料以及酸枣仁油等。酸枣仁油含有38种不饱和脂肪酸，如油酸、亚油酸、硬脂酸、软脂酸、亚麻酸等。将酸枣仁油与日常食用油混合食用，可起到良好的营养补充和均衡作用，烹调、冷餐、拌馅、直接服用皆可，或在拌凉菜放入少许，还可增加光泽。

营养成分

酸枣仁中含多量脂肪油、蛋白质、三萜及三萜皂苷、黄酮、生物碱和脂肪酸类，还含多量维生素 C 及 cGMP 样活性物质。从酸枣仁中可得到胡萝卜苷、当药素等。

营养成分	含量（每 100 g）	营养成分	含量（每 100 g）
能量	1536 kJ	维生素 B_1	0.07 mg
蛋白质	0.8 g	核黄素	0.33 mg
脂肪	24.1 g	维生素 E	18.08 mg
碳水化合物	61 g	钾	31 mg
膳食纤维	24.2 g	钠	11.8 mg
硒	1.14 mg	磷	52 mg
锰	2.34 mg	钙	81 mg
锌	4.64 mg	铁	0.8 mg
铜	1.28 mg		

药理研究

对心血管系统 ◎ 酸枣仁可改善心肌缺血，提高耐缺氧能力，抗心律失常。

镇静、催眠 ◎ 酸枣仁对无论白天、黑夜、正常状态或咖啡因引起的兴奋状态均表现出镇静及嗜睡作用，并与巴比妥类药物表现出协同作用。

对烧伤的影响 ◎ 酸枣仁单用或与五味子合用均能提高烫伤小白鼠的存活率并可延长存活时间，还能减轻小白鼠烧伤局部水肿。

主治

心悸失眠 ◎ 本品养心阴、益肝血而有安神之效，为养心安神的要药，常用于治疗心悸失眠等。

自汗、盗汗 ◎ 本品味酸能敛而有收敛止汗之功效，常用治体虚自汗、盗汗，每与五味子、山茱萸等同用。

按语

酸枣仁味甘、酸，性平，归心、肝、胆经，能养心益肝、安神、敛汗，主要用于心悸失眠、自汗、盗汗。此外，酸枣仁味酸，酸能收敛，故有敛阴生津止渴之功，还可用治伤津口渴咽干等。酸枣仁煲粥常食，不仅暖胃，又可补肝胆宁心安神，益处多多。酸枣仁中含有的酸枣仁皂苷 A、B 等，还能对抗咖啡因引起的睡眠不佳，也是经常熬夜人士的不错选择，可直接冲泡饮用。

食疗方

骨蒸、心烦不得眠卧 ◎ 酸枣仁 100 g。以水研滤取汁，以米煮作粥，粥熟，加入地黄汁 20 mL，更微煮过，食之。

胆虚睡卧不安、心多惊悸 ◎ 酸枣仁 50 g，炒熟令香，捣细罗为散。每服 6 g，以竹叶汤调下。

盗汗 ◎ 酸枣仁、人参、茯苓各等分。上为细末，米饮调下服。

肝脏风虚、常多泪出 ◎ 酸枣仁、五味子、蕤仁（汤浸去赤皮）各 50 g。上药捣细，罗为散，每于食后以温酒调下 3 g。

神经衰弱 ◎ 将炒酸枣仁 15 g 放入杯中，冲入沸水，候温，调入蜂蜜 90 g，代茶饮用。每晚 1 剂。

失眠 ◎ 芹菜根 90 g，酸枣仁 9 g，水煎服。

◎用量用法◎

煎服，10 ~ 15 g。研末吞服，每次 1.5 ~ 2 g。本品炒后质脆易碎，便于煎出有效成分，可增强疗效。

◎食忌◎

大便稀薄者勿食。

◎药食铭言◎

安神良品酸枣仁，养心生津总相宜。

酸枣仁粥

酸枣仁 50 g，白米 75 g。先将酸枣仁放入锅内，加适量清水，煎煮 20 分钟，滤去药渣，保留药汁；再将白米淘洗干净，放入锅内，与药汁一起用大火煮 20 分钟，转用小火煮至米成稠粥即可。

地黄枣仁粥

生地黄、酸枣仁各 30 g，粳米 100 g。生地、枣仁分别加水研细，取汁 100 mL。粳米熬粥，粥成后兑入地黄、酸枣汁，小火熬至粥融。

酸枣仁核桃膏

配料有低聚果糖、酸枣仁粉、核桃粉、红枣粉、桑椹粉、枸杞粉、γ－氨基丁酸（98%）、茶叶茶氨酸。

食用方法有口服，温水冲服，建议每日 1~2 次，每次 10~20 g。也可以 1∶10 的温水稀释兑匀后饮用。

枣仁人参粉

酸枣仁 20 g，人参 12 g，茯苓 30 g。共研为细末。每次 5 ~ 6 g，温水送服。亦可入粥中煮食。

枣仁牛奶饮

酸枣仁 10 g，牛奶 250 mL，白糖 15 g。将枣仁去杂质，炒香研粉。将牛奶、酸枣仁粉放入炖杯中，置大火烧沸，加入白糖搅匀即成。

龙眼酸枣仁饮

芡实 12 g，桂圆 10 g，酸枣仁 10 g，白砂糖 10 g。炒枣仁捣碎，用纱布袋装。芡实加水 500 mL，煮 30 分钟后，加入龙眼肉和炒枣仁，再煮 30 分钟。取出枣仁，加适量白糖，滤出汁液。

枣仁炒猪舌

酸枣仁 15 g，猪舌 1 条，嫩竹笋 50 g，料酒、葱适量，盐、姜各 5 g，味精 3 g，素油 5 g。将酸枣仁放入锅内炒香，加清水 100 mL 煎煮 10 分钟，滤去药渣，留汁液。猪舌用沸水煮六成熟捞出，刮去舌苔，切成薄片；嫩竹笋洗净，切薄片；姜切片；葱切段。炒锅置大火上烧热，放入素油烧六成热时，下入姜、葱爆香，随即下入猪舌片、嫩竹笋片、料酒、盐、味精、药汁炒熟即可。

酸枣仁良姜炖鲫鱼

酸枣仁、干姜、大蒜、良姜各 10 g，鲫鱼 150 g，味精、盐各 2 g，料酒、鸡油各 20 g。将酸枣仁炒香；良姜、干姜洗净，切薄片；大蒜去皮，切片；鲫鱼去鳃、鳞、肠杂。将酸枣仁、良姜、干姜、鲫鱼、大蒜同放炖锅内。加水 800 mL，置大火上烧沸，再用小火炖煮 25 分钟，加入盐、味精、鸡油、料酒即成。

小贴士

主产于河北、陕西、辽宁、河南、山西、山东、甘肃等地。秋末冬初采收成熟果实，除去果肉及核壳，收集种子，晒干。生用或炒用，用时捣碎。酸枣仁中脂肪酸类高达 32%，其中不饱和脂肪酸（主要为油酸 40%，亚油酸 28%，棕榈酸 7%）占总量的 90%，能降低胆固醇含量并增强脑记忆力和思维能力。

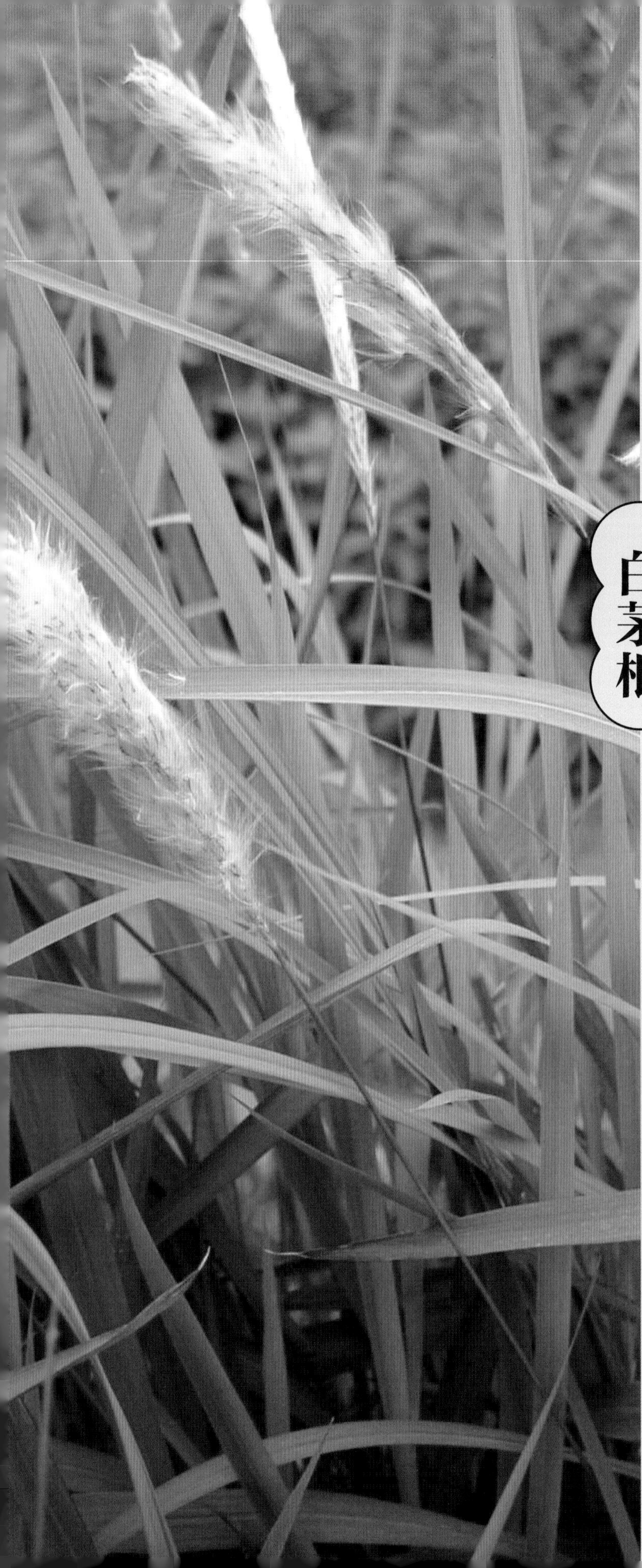

白茅根

【白色凉饮】

野有死麋，白茅包之。
有女怀春，吉士诱之。

——先秦《诗经》

白茅根【白色凉饮】

◎ **来源**

为禾本科植物白茅 *Imperata cylindrica* Beauv. var. *major* (Nees) C. E. Hubb. 的根茎。以条粗、色白、味甜者为佳。

◎ **别名**

茅根、甜茅根、茅草根。

◎ **功效**

凉血止血，清热利尿，清肺胃热。

◎ **性味归经**

甘，寒。归肺、胃、膀胱经。

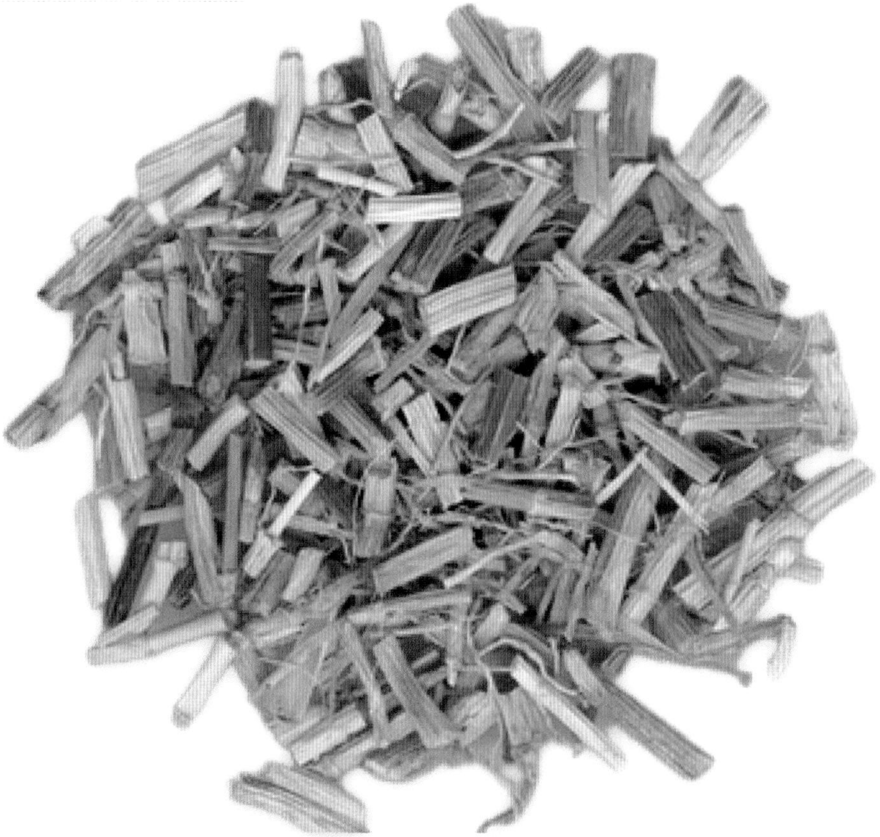

药食趣话

南宋末年，有个叫彭义的人，在莞城开了一间“秉义”茶居。他生意很旺，当地居民婚嫁喜庆、亲友应酬，都在“秉义”办酒席。有一次，彭义患了热疾，口干舌燥，大便不通，四处求医不愈。适值茶居来了一位从罗浮山来卖草药的道士，他送了彭义一扎茅根，还叫他加玉竹、白果、竹蔗、马蹄、陈皮等，晚上煲粥，晨早食之。所煲之粥不仅美味甘香可口，而且彭义服后大便即通，火热速退，功效如神。病好后，彭义特在门前增设了一档茅根粥，价廉味美，备受欢迎，这就是东莞有名的茅根粥的起源。

营养成分

白茅根含蛋白质、脂肪、维生素和多种矿物元素，还含有大量蔗糖、葡萄糖；少量果糖、木糖；柠檬酸、草酸、苹果酸等有机酸。此外，从白茅根中还分离出芦竹素、白茅素、羊齿醇、似砂醇、白头翁素等。

营养成分	含量（每 100 g）	营养成分	含量（每 100 g）
热量	347.43 kJ	碳水化合物	8.7 g
脂肪	0.5 g	蛋白质	1.8 g
纤维素	18.8 g		

药理研究

利尿 ◎ 白茅根所含丰富钾盐有利尿作用。

止血 ◎ 白茅根粉撒于犬或兔的股动脉出血处压迫 1 ~ 2 分钟，有止血作用。

抗菌 ◎ 白茅根煎剂体外对福氏及宋内氏痢疾杆菌有明显抑制作用。

其他作用 ◎ 白茅根所含的薏苡素对骨骼肌的收缩及代谢有抑制作用。

主治

血热出血 ◎ 本品性寒入血分，能清血分之热而凉血止血，可治多种血热出血之证，且单用即效。

水肿、热淋、黄疸 ◎ 本品能清热利尿，而达利水消肿、利尿通淋、利湿退黄之效。

胃热呕吐、肺热咳喘 ◎ 本品既能清胃热而止呕，又能清肺热而止咳。

按语

白茅根味甘，性寒，归肺、胃、膀胱经，具有凉血止血、清热利尿、清肺胃热之功效，能清血分之热，而不伤津，故常用于热病津伤等。白茅根甘甜味鲜，春天挖食白茅根也是大多数孩子们的美好童年回忆。白茅根可与麦冬、秋梨、藕等煮粥或煲汤，能生津润肺，防止秋燥。

食疗方

小儿急性肾炎 ◎ 白茅根 250 g，加水 500 mL，缓火煮沸，移至炉边静置 10 分钟，弃渣，温热服用。

病毒性感冒、急慢性扁桃体炎 ◎ 鲜白茅根 40 g，金银花 20 g。锅内加水 1000 mL，放入两药煮沸，去渣，加冰糖调味即可。

上火引起的头晕、咳嗽、口渴、尿黄 ◎ 荸荠 50 g，洗净切碎。鲜白茅根 50 g，一同放入 500 mL 开水中，煮 20 分钟，去渣，加白糖适量即成。

肺结核咯血 ◎ 白茅根 60 g，侧柏叶 20 g，藕节、栀子、仙鹤草各 15 g。将上药一起加水煎煮，去渣取汁，每日 1 剂，连用 7 日。

尿血 ◎ 白茅根 30 g，车前子 25 g，大蓟 10 g，白糖 15 g。将前 3 味加水煎煮后，去渣取汁，然后放入白糖，每日 1 剂，连用 3 ~ 5 日。

鼻出血 ◎ 白茅根适量，研成细末。水泛为丸，每次 6 g，每日 2 次。

癃闭 ◎ 白茅根（鲜品）60 g，加水煎煮后去渣取汁，每日 1 剂。

黄疸型肝炎 ◎ 白茅根、茵陈各 60 g，每日 1 剂，水煎服，连用 14 日。

尿频 ◎ 白茅根 15 g，防己 12 g，桑螵蛸、山药、乌药、益智仁各 10 g，薄荷、甘草各 3 g。水煎服，每日 1 剂，连用 10 日。

◎用量用法◎

煎服，9 ~ 30 g，鲜品加倍，以鲜品为佳，可捣汁服。多生用，止血亦可炒炭用。

◎食忌◎

脾胃虚寒，溲多不渴者忌服。

◎药食铭言◎

夏日白茅根，生津白色饮。

白茅根饮

鲜竹叶、白茅根各 10 g。鲜竹叶和白茅根洗净后，放入保温杯中，以沸水冲泡 30 分钟，代茶饮。

荸藕茅根茶

荸荠、鲜藕、鲜茅根各 250 g。将荸荠洗净，去皮；鲜藕洗净，去皮；鲜茅根洗净。一同放入锅内，加水适量。将锅置大火上烧沸，用小火煎煮 30 分钟，去渣，稍冷，装入罐中即成。

白茅根豆饮

白茅根 30 g，豆浆 250 mL，白糖 20 g。把白茅根洗净，加水 150 mL，小火煎煮 25 分钟，去渣，取汁待用。把豆浆用小火煮 5 分钟，加入白茅根汁液，烧沸，加入白糖搅匀即成。

白茅根雪梨猪肺汤

鲜白茅根 200 g，雪梨 4 个，猪肺 1 副，瘦肉 500 g，陈皮 5 g。猪肺洗净，开水中煮 5 分钟；雪梨切块，白茅根切段；陈皮水浸软；一起放入汤煲，先大火煲滚后，改用小火煲 2 小时即可。

茅根红小豆粥

粳米 100 g，红小豆 100 g，白茅根 100 g。将红小豆洗净并用温水浸泡 40 分钟；将茅根洗净放砂锅里，加适量清水，煎煮 30 分钟，去渣留汁；将红小豆、粳米放入药液煮粥；加白糖适量以调味食用。

白茅根瘦肉汤

猪肉（瘦）250 g，白茅根 60 g。将白茅根洗净，切段；猪瘦肉洗净，切块；把全部用料一起放入锅内，加清水适量，大火煮沸后，小火煮 1 小时，调味即可。

白茅根藕节煎

鲜白茅根 60 g，鲜藕节 60 节。将白茅根挖采后洗净，切段。将鲜藕挖采后，切下藕节，切片，与白茅根同入锅中，加水适量，煎煮 30 分钟，去渣取汁。

茅根炖猪皮

猪皮 500 g，白茅根 60 g，冰糖适量。猪皮去毛洗净；茅根洗净，加水先煎，滤去渣滓，取出白茅根汁，以白茅根汁与猪皮一起炖熟，再加入冰糖拌匀，分 4 ~ 5 次食用。

白茅根煮肝片

白茅根 50 g，猪肝 250 g，料酒、生姜、葱各 10 g，盐、味精各 30 g。将白茅根洗净；猪肝洗净，切薄片。将砂锅加入清水烧沸，加入猪肝、姜、葱、盐、料酒、白茅根煮熟，加入味精搅匀即成。

茅根猪肚汤

猪肚 500 g，玉米须 60 g，白茅根 60 g，枣（干）20 g。猪小肚去净肥脂，切开，用盐、淀粉抹擦，用水冲洗净，放入开水锅煮 15 分钟，取出在冷水中冲洗。白茅根、玉米须、红枣（去核）洗净。把猪小肚、白茅根、玉米须、红枣放入开水锅内，大火煮沸后，小火煲 3 小时，加盐调味供用。

小贴士

白茅根主要分布于非洲北部、土耳其、伊拉克、伊朗、中亚、高加索及地中海区域。在我国，辽宁、河北、山西、山东、陕西、新疆等北方地区均产，生于低山带平原河岸草地、沙质草甸、荒漠与海滨。食用最好用鲜白茅根，鲜品效最佳。

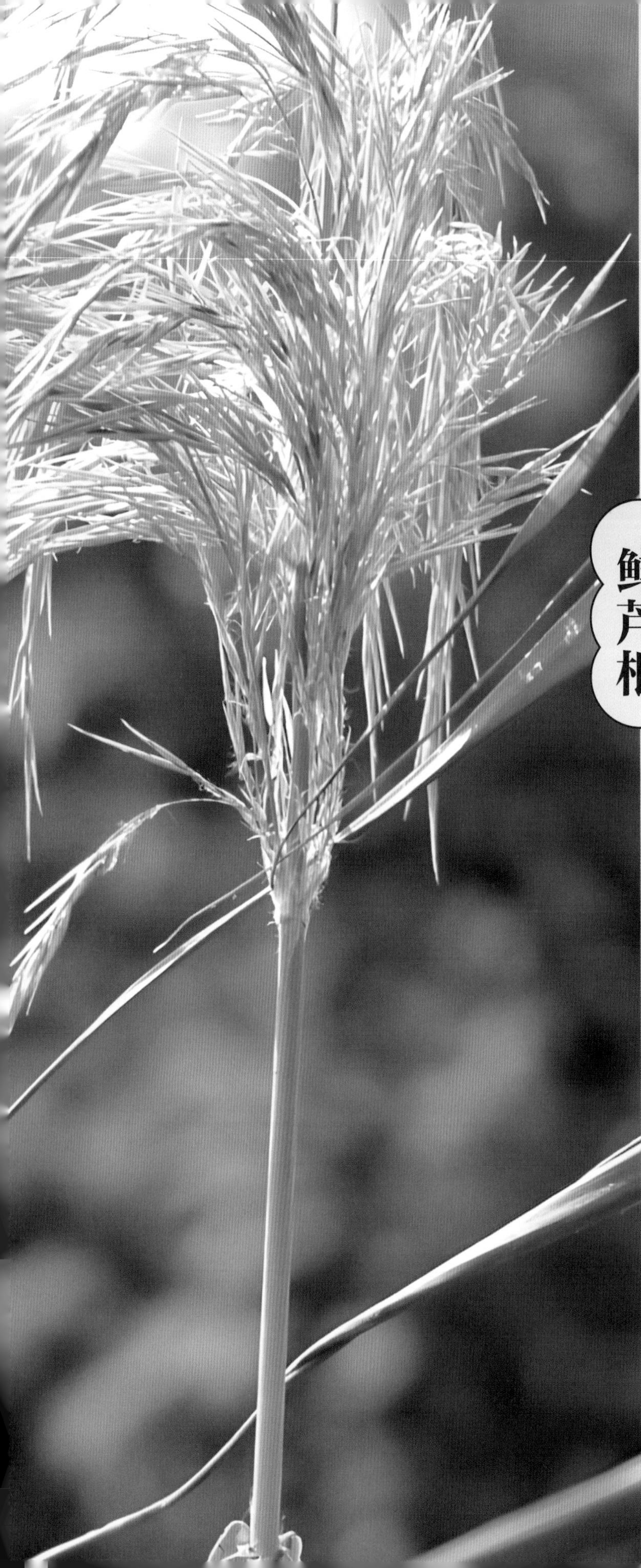

鲜芦根

【泻火良药】

苦竹林边芦苇丛，停舟一望思无穷。
青苔扑地连春雨，白浪掀天尽日风。
——唐·白居易《风雨晚泊》

鲜芦根【泻火良药】

◎ 来源

为禾本科植物芦苇 *Phragmites communis* Trin. 的新鲜或干燥根茎。以条粗均匀、色黄白、有光泽、无须根者为佳。

◎ 别名

芦茅根、苇根、芦柴根、芦菇根、顺江龙、水蓈蕵、芦通、苇子根、芦芽根、甜梗子。

◎ 功效

清热泻火，生津止渴，除烦，止呕，利尿。

◎ 性味归经

甘，寒。归肺、胃经。

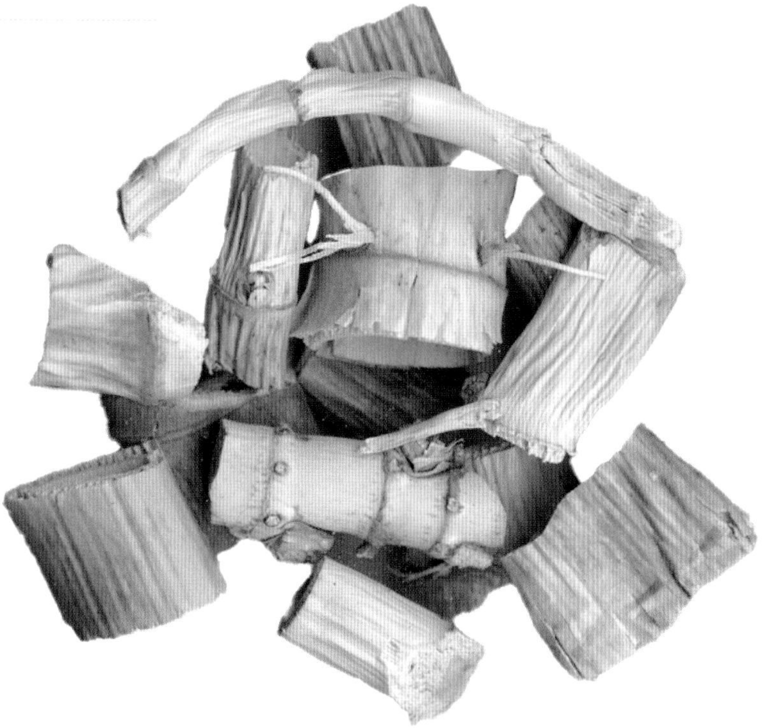

药食趣话

从前有一户田姓人家，家里非常贫穷，孩子受了风寒，发烧后满面通红，昏睡不起，父亲急忙去镇上的药铺买药。可是药铺店主说：“要退烧，就得吃羚羊角，离了羚羊角，发烧退不了，五两银子包你好。”父亲没钱，只好离开药店，出门时正好碰见一个叫花子。叫花子同情地对他说：“我教给你个法儿，不花一分钱，就可以退孩子的烧。你到池塘边挖些芦根，用水洗净后，给孩子煎成汤药喝，烧就自然退了。”他忙到村外池塘边挖了些鲜芦根，煎汤给孩子服下。三剂过后，孩子烧退病愈。从此以后，村里的人都知道芦根能解大热，谁家有了发烧的病人，便去挖些芦根，芦根也就成了一味不花钱就能退烧的草药。

营养成分

芦根含糖类 51%、蛋白质 5%、多种有机酸、维生素和微量元素。芦根多糖具有免疫促进作用，芦根提取物有增白、营养、保护皮肤和抗皮肤癌作用。

营养成分	含量（每 100 g）	营养成分	含量（每 100 g）
热量	171 kJ	脂肪	1000 mg
天冬酰胺	100 mg	维生素 C	0.05 mg
碳水化合物	5000 mg	维生素 B_1	0.09 mg
蛋白质	5000 mg	维生素 B_2	0.08 mg

药理研究

抗癌 ◎ 芦根中的天门冬酰胺能有效地抑制癌细胞的生长、扩散，并能使细胞生长正常化。

抗氧化 ◎ 芦根有轻度抗氧化作用。

主治

热病烦渴 ◎ 本品性味甘寒,既能清透肺胃气分实热,又能生津止渴、除烦，故可用治热病伤津、烦热口渴。

胃热呕哕 ◎ 本品能清胃热而止呕逆，可单用煎浓汁频饮。

肺热咳嗽、肺痈吐脓 ◎ 本品入肺经善清透肺热，可治肺热咳嗽。

热淋涩痛 ◎ 本品能清热利尿，可治热淋涩痛，小便短赤。

◎用量用法◎

煎服，干品 15 ~ 30 g；鲜品加倍，或捣汁用。

◎食忌◎

脾胃虚寒者忌服。

◎药食铭言◎

味甘多液鲜芦根，清热生津又滋润。

食疗方

鼻出血 ◎ 茅根（鲜品）200 g，蜂蜜 20 g。将新鲜白茅根洗净，晾干，切成小段或片，放入砂锅，加水适量，中火浓煎 30 分钟，滤汁，放入容器中，加入蜂蜜，拌匀即成。早晚 2 次分服。

糖尿病 ◎ 鲜芦根 30 g，粳米 50 g。将鲜芦根、粳米洗干净，先用 1500 mL 清水煎鲜芦根取汁 1000 mL，加入粳米煮粥。每日 2 ~ 3 次。

食管癌 ◎ 鲜芦根 30 g，桃仁 9 个，先煮芦根取汁，去渣，再用芦根汁研桃仁做浆，不拘时，含咽之。

内热口干 ◎ 芦根、绿豆各 15 g，加水煮开，加适量冰糖，去芦根吃豆喝汤，日服 2 次，连服 3 日。

牙周炎 ◎ 鲜芦根 100 g（干品 30 g），麦冬 20 g，煎汤代茶饮。

小儿感冒 ◎ 鲜芦根 30 g，煮水代茶饮。

消渴 ◎ 芦根 15 g，麦门冬、地骨皮、茯苓各 9 g，陈皮 4.5 g。水煎服。

大叶性肺炎高热烦渴、喘咳 ◎ 芦根 30 g，麻黄 3 g，甘草 6 g，杏仁 9 g，石膏 15 g。水煎服。

肺痈咳嗽吐腥臭脓痰 ◎ 芦根 30 g，薏苡仁、冬瓜子各 15 g，桃仁、桔梗各 9 g。水煎服。

按语

芦根味甘，性寒，入肺、胃经。其味甘多液，善清热生津，上可清热祛痰排脓，中可清胃热、生津止渴，下可利小便导热下行。《本草纲目》谓之能“清热生津，除烦止渴，止呕、泻胃火，利二便”。民间有“春饮芦根水，夏用绿豆汤，百病不生更硬朗”的谚语。芦根对咽喉炎症、声带疲劳以及口腔炎、牙周炎等有良效，还能提高免疫力，很多中药凉茶中都用有鲜芦根。新鲜芦根可以直接榨汁调饮，泡茶饮用或与石膏、绿豆等熬粥同食，具有很好的清热生津利尿作用。

芦根薄荷饮

芦根 30 g，薄荷 5 g。芦根洗净切段，入砂锅加水煎煮 10 分钟，投入薄荷，再煮片刻即成。

四季平安饮

鲜芦根 50 g，藕节 100 g，荸荠 200 g，刷洗干净，加适量水，大火烧开，小火炖 10 分钟，加少许冰糖，代茶饮。

芦根冰糖饮

鲜芦根 120 g，竹茹 20 g，冰糖 40 g。将鲜芦根、竹茹洗净，与冰糖同放入炖盅内，加清水适量，隔水中火炖 1 小时，去渣，代茶饮。

五叶芦根汤

佩兰叶、藿香叶、薄荷叶、鲜荷叶、枇杷叶各 10 g，芦根 30 g。将以上材料加水煎汤，不可久煎，取汁，加白糖调味饮。

石膏芦根粥

石膏 30 g，鲜芦根 60 g，粳米 100 g。石膏、芦根煎水取汁，入粳米加水煮粥食。

芦根薏米绿豆汤

芦根 30 g，薏苡仁 30 g，绿豆 30 g，糖适量。把芦根用水煎 30 分钟，弃去芦根，澄清汤汁，洗净薏苡仁、绿豆，用芦根汤汁小火煮烂，加糖适量食用。

五汁饮

大鸭梨 1 个，甘蔗 1 根，荸荠 10 枚，白萝卜 100 g，鲜芦根 20 g。甘蔗、荸荠去皮，鸭梨、白萝卜、鲜芦根洗净。以上 5 种切成块和段，榨汁后，加热煮沸 3 分钟，酌加少量白糖，随时饮用。

小贴士

我国各地均有分布。

健康体质、平和体质、湿热体质和阴虚体质之人可食芦根。

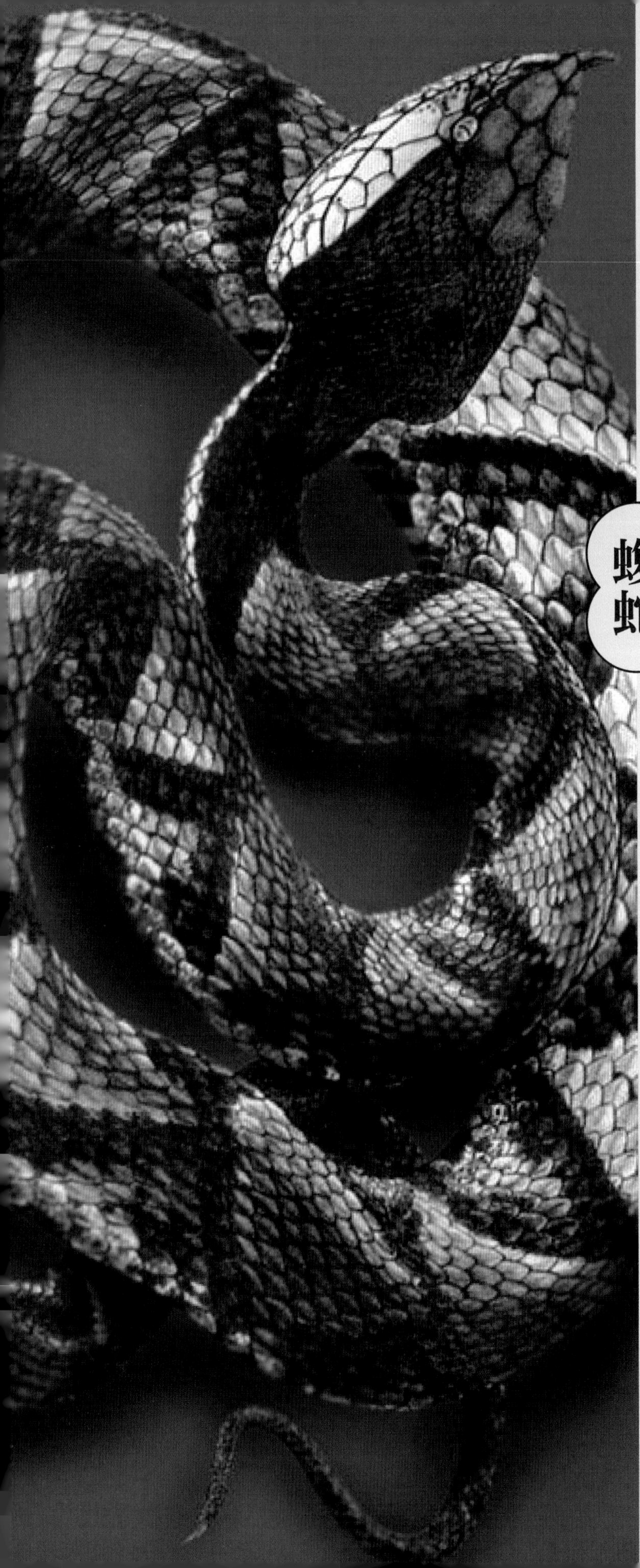

蝮蛇

【祛风攻毒】

丈夫非无泪，不洒离别间。
杖剑对尊酒，耻为游子颜。
蝮蛇一螫手，壮士即解腕。
所志在功名，离别何足叹。

——唐·陆龟蒙《别离》

蝮蛇

【祛风攻毒】

◎ 来源

为有鳞目蝮蛇科动物蝮蛇 *Agkistrodon blomhoffii*（Pallas）除去内脏的全体。

◎ 别名

土球子、土谷蛇、土布袋、土狗子蛇、草上飞、七寸子、土公蛇、土虺、灶土蛇、烂肚腹虺。

◎ 功效

祛风，攻毒。

◎ 性味归经

甘，温，有毒。归脾、肝经。

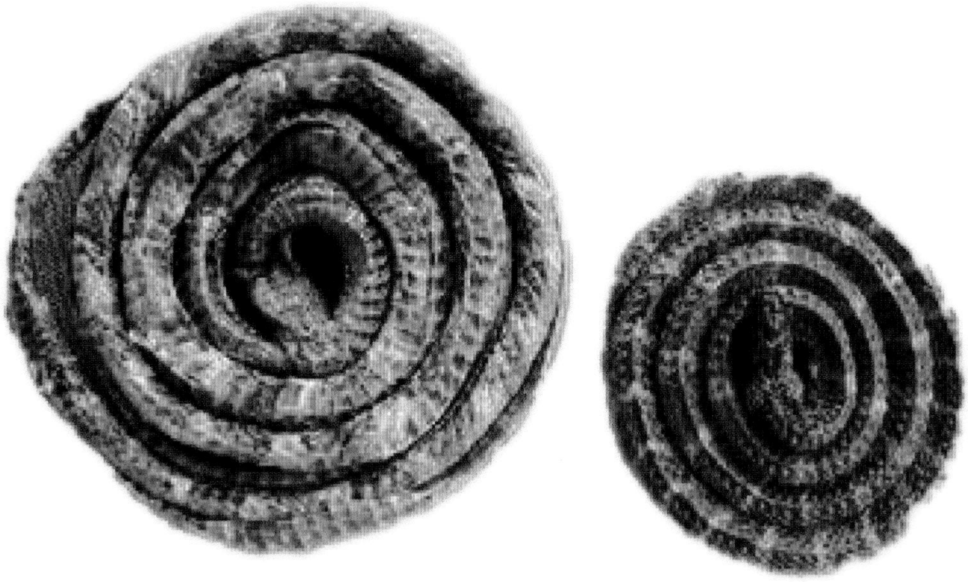

营养成分

蝮蛇全体含胆甾醇、牛磺酸、脂肪酸、挥发油等，其中：脂肪酸以油酸、亚油酸、花生四烯酸等不饱和脂肪酸为主；脂质类成分以磷脂和胆固醇居多。

营养成分	含量（每 100 g）	营养成分	含量（每 100 g）
能量	356 kJ	磷	82 mg
蛋白质	15.1 g	钾	248 mg
脂肪	0.5 g	钠	90.8 mg
碳水化合物	5 g	硒	13.1 mg
维生素 A	18 μg	钙	29 mg
视黄醇当量	18 μg	镁	25 mg
维生素 B_1	0.06 mg	铁	3 mg
核黄素	0.15 mg	锰	0.04 mg
烟酸	5.4 mg	锌	3.21 mg
维生素 E	0.49 mg	铜	0.12 mg

药理研究

降血脂 ◎ 蝮蛇抗栓酶能降低血脂，降低血液中纤维蛋白原浓度，降低血液黏度，减少血小板数量并抑制其功能。

杀伤胃癌细胞 ◎ 蝮蛇蛇毒细胞毒素体外对胃癌细胞有一定杀伤作用。

主治

麻风、癞疾、皮肤顽痹、瘰疬、痔疾。

◎用量用法◎

蝮蛇粉每次 6 g，黄酒送服；蝮蛇酒每次 5 ~ 10 mL，每日 2 次。内服：酒浸或烧存性研末。外用：浸油、酒渍或烧存性研末调敷。

◎食忌◎

阴虚血亏慎服，孕妇禁服。

◎药食铭言◎

神奇蝮蛇——祛风攻毒又保健。

食疗方

半身不遂 ◎ 蝮蛇 500 g，高粱酒 1500 mL，浸泡 10 日，饭后服 25 mL，日服 2 ~ 3 次。

瘰疬搭背 ◎ 蝮蛇 1 条，放瓷罐内，加入香油 500 g，浸泡，封口，埋地下，百日后取出晒半干，捣成膏状物敷患处。

痘疹后余毒上攻，目不辨人 ◎ 蝮蛇（焙干）1 条，天花粉适量，共研细末，纳入羊肝内煮熟吃。

一般肿毒、创伤溃烂久远症 ◎ 蝮蛇，去其首尾，剖腹除肠，锉，浸油中，50 日后，微蒸取用，外涂。

瘰疬搭背 ◎ 蝮蛇 1 条，香油 500 g。先将香油倒入瓷罐内，而后把蝮蛇放入浸泡，封口，埋地下，百日后取出，晒半干，捣成膏状物，敷患处。

胃痉挛 ◎ 蝮蛇，酒浸 1 年以上，每食前饮 1 杯，每日 3 次，连续 20 日有效。

按语

蝮蛇味甘，性温，有毒，归脾、肝经，能祛风、攻毒，酿作酒疗癞疾、诸瘘、心腹痛、下结气、五痔、肠风泻血、风痹等。蝮蛇含有丰富的牛磺酸、油酸、亚油酸等，泡酒饮用，具有良好的保健作用。

蝮蛇米粥

粳米 100 g，炙鳖甲 15 g，蝮蛇肉 100 g。将蝮蛇、炙鳖甲洗净，加水煎汁；取汁与粳米一同煮粥。

红花蛇羹

蝮蛇 1 条，鸡血藤 60 g，红花 20 g，桑寄生 60 g。将蝮蛇洗净去骨，将肉切碎，放入用纱布包扎的鸡血藤、红花、桑寄生一起煮烂，去药渣后，加调味品，勾芡后食用。

小贴士

蝮蛇栖息于平原或较低的山区，常盘成圆盘状或扭曲成波状。有剧毒。我国北部和中部均有分布。蝮蛇中含有的牛磺酸具有降血糖、保肝利胆之功，并能防治心血管疾病，提高神经传导和视觉机能。

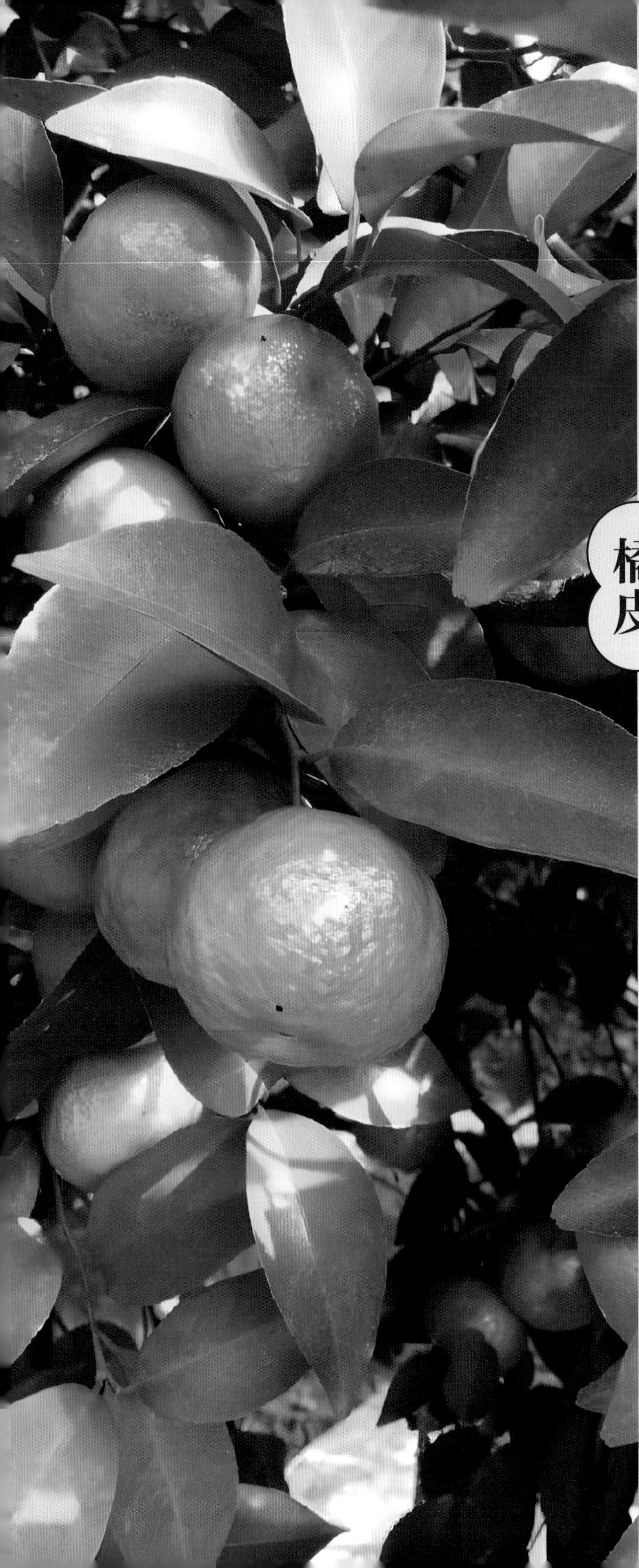

橘皮

【理气化痰】

天生灵异无可凭，离奇屈曲化为橘。
橘之为性温且平，能愈伤寒兼积食。
消痰止嗽功更奇，谁先辨此真龙脉。
价值黄金不易求，寄语人间休浪掷。

——清·吴震方《岭南杂记》

橘皮【理气化痰】

◎ 来源

为芸香科植物橘 *Citrus reticulata* Blanco. 及其栽培变种的成熟干燥果皮。橘皮以色红日久者为佳。

◎ 别名

红皮、陈皮、贵老、黄橘皮、广橘皮、新会皮、柑皮、广陈皮。

◎ 功效

理气健脾，燥湿化痰。

◎ 性味归经

辛、苦，温。归肺、脾经。

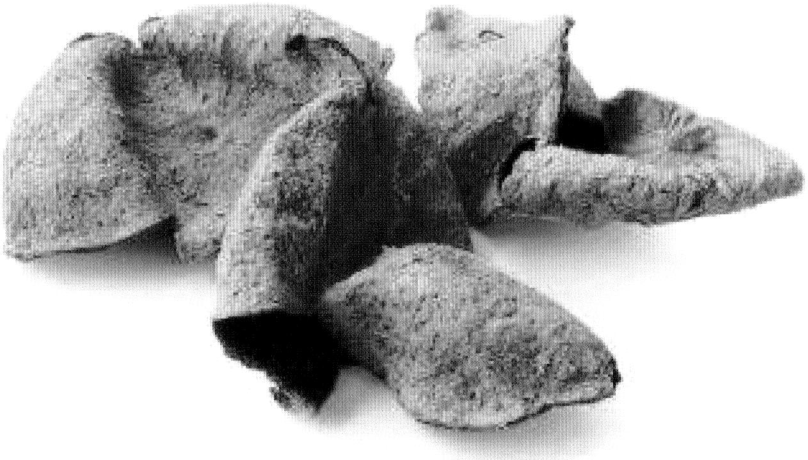

药食趣话

相传，江西半城县令莫强中，得一怪病：凡食毕即感到胸闷，十分难受，用方百余帖，病情依旧。偶得一同族的偏方，喝橘皮汤，煎来早晚饮服，数帖之后，吃饭有了味道。一日，莫强中坐堂视事，忽觉有一物坠入腹中，大惊，汗如雨下，小吏扶其归后宅休息。须臾间，腹疼便急，解下数块坚硬如铁弹丸的东西，腥臭不可闻。从此，莫强中胸部渐渐宽舒。原来他解下的是脾胃冷积之物。莫强中询问是何药起了作用，他的外甥说："阿舅，你病有十年多了，药饵吃下百余帖，论品类也有数百种，而治疗胸闷之症，橘皮有特效。"

橘原产于我国，早在夏禹时代，即有橘、柚、枳的栽培，并作为贡品，向皇上朝贡，已有四千多年的栽培历史。屈原的《橘颂》是中国文人的第一首咏物诗，"后皇嘉树，橘来服兮。受命不迁，生南国兮"。在我国历史上与橘有关的掌故还有很多。如汉文帝时，桂阳人苏仙公得道当仙之际，对其母亲说："明年天下将有疾疫，庭中井水一升，檐边橘叶一枚，可治疗一人。"第二年，果然疫病流行，苏母用其法治愈不少人，"橘井飘香"成为医林的千年佳话。另有，晏婴出使楚国"橘化为枳"的论述，既是环境条件对果实变质影响的说明，也是具有政治含义的双关语。

橘亦有观赏价值。橘树，即桔树，桔与吉谐音，象征吉祥，橘树姿优美，四季常绿，花朵雪白芬芳，果实金光闪闪，充满喜庆。盆栽柑橘是人们新春时节家庭的重要摆设，广东居民更是家家有橘，商铺门前挂橘，旅店大堂摆橘。

营养成分

橘皮含陈皮素、橙皮苷和挥发油。挥发油主要成分为柠檬苦素和柠檬醛。橘皮富含维生素 B_1、维生素 C、维生素 E，以及钙、钾、镁、磷、锌、铁、硒、铜、锰等矿物质和丰富的膳食纤维。橘皮所含维生素 E 能延缓衰老，挥发油能刺激消化道而增加胃液分泌，促进胃肠蠕动。

营养成分	含量（每 100 g）	营养成分	含量（每 100 g）
热量	56 kJ	钾	199 mg
蛋白质	0.9 g	钠	1.4 mg
脂肪	0.1 g	镁	13.9 mg
碳水化合物	12.8 g	维生素 B_1	0.08 mg
粗纤维	0.4 g	核黄素	0.03 mg

药理研究

刺激胃肠道 ◎ 橘皮挥发油对胃肠道有温和的刺激作用，能促进消化液的分泌和排除肠内积气。

舒张胆囊平滑肌 ◎ 橘皮能舒张胆囊平滑肌，有利胆作用。

升高血压 ◎ 橘皮注射液能显著升压，对心肌的兴奋性、收缩性、传导性和自律性均有正性作用。

平喘、祛痰 ◎ 挥发油中的柠檬烯有祛痰、平喘作用。

主治

脾胃气滞 ◎ 本品辛行温通，有行气止痛、健脾和中之功，治疗中焦寒湿脾胃气滞、脘腹胀痛、恶心呕吐、泄泻等。

呕吐、呃逆 ◎ 本品善疏理气机，调畅中焦而使之升降有序，用于呕吐、呃逆。

湿痰、寒痰咳嗽 ◎ 本品既燥湿化痰，又温化寒痰，且辛行苦泄而能宣肺止咳，为治痰之要药，常用于湿痰咳嗽。

胸痹证 ◎ 本品入肺走胸，能行气通痹止痛，治疗胸痹胸中气塞短气。

食疗方

咳嗽痰多 ◎ 橘皮、生姜、苏叶各 6 g，水煎后加红糖服用。

黄褐斑 ◎ 山楂、橘皮各适量，加水共煮，滤渣取汁加蜂蜜调用。

呕吐 ◎ 橘皮 9 g，粳米 100 g，水煎后，加姜汁少许调服。

慢性胃炎 ◎ 干橘皮 30 g，炒后研末服用，每次 6 g，每日 3 次。

酒醉后胀满呕吐 ◎ 橘皮 10 g，煎汁，加入鲜萝卜汁、鲜藕汁各 50 mL，调匀饮用。

◎用量用法◎

煎服，3 ～ 10 g。

◎食忌◎

肺燥干咳无痰之人忌食。

◎药食铭言◎

小小一片橘皮，理气除腻神奇。

按语

橘皮味辛、苦，性温；归脾、肺经。其辛散苦降，温和不峻，芳香醒脾，长于理气健脾，和胃止呕，燥湿化痰，为脾肺二经气分药。既可用于脾胃气滞，脘腹胀满，食少吐泻，消化不良，又可治疗痰湿阻肺，喘满痰多。

“橘有果皮陈久佳，纵剖三瓣基相连，外衣橙红里黄白，辛香理气又化痰。”橘皮为采摘成熟的果实，剥取果皮，阴干或晒干而得。古代名医李东垣曾说：“夫人以脾胃为主，而治病以调气为先，如欲调气健脾者，橘皮之功居首焉。”橘红为橘类果皮的外层红色部分，长于发表散寒，行气宽中，燥湿化痰；橘白为橘类果皮的白色内层部分，作用薄弱，长于和中化湿；橘络为橘类果皮内层的筋络，长于通络化痰，顺气和血；橘核为橘类的种子，可理气散结止痛；橘叶为橘类的叶，长于行气疏肝，散结消肿。

橘皮中的苦味物质是以柠檬苷和苦味素为代表的类柠檬苦素，烹制菜肴时与其他味道相互调和，风味独具一格，且有助于消化。橘皮可用来制成各种各样的药膳，备受人们青睐。煲粥时放点儿橘皮，吃起来芳香可口；做肉汤时放几块儿橘皮，则能减轻油腻并使汤味更鲜。橘皮泡水或泡茶，味道清香；橘皮泡酒则有清肺化痰的功效。橘皮还可加工成蜜饯，不仅携带方便、美味可口，还能防病治病。

我国橘资源丰富，将橘皮开发成各种保健产品，市场前景广阔。以橘皮提取物为原料开发的保健食品颇多，如橘皮晶、橘皮粉、橘皮油、橘皮口服液、橘皮饮料等，还有将其与苹果皮、葡萄皮、蓝莓提取物等一起加工成的新型抗冠心病保健食品也将上市。

橘皮茶

鲜橘皮半个或干橘皮 3 g，切丝，开水冲泡当茶饮。

橘皮生姜红糖茶

橘皮 1 个，生姜 5 片，红糖适量，煎水当茶饮。

橘皮丁香茶

橘皮 3 g，公丁香 3 g，煎水代茶饮。

橘皮米粥

干橘皮 10 g，粳米 50 g。将干橘皮碾为细粉，放入锅中，加粳米，加入清水 500 mL，急火煮开 3 分钟，改用小火煮 30 分钟，成粥，趁热分次饮食。

橘皮煮鲤鱼

鲤鱼头 150 g，橘皮 30 g。将鲤鱼头去鳃、切开；将橘皮塞入鱼头内。倒入砂锅，加适量水，炖至鱼头熟烂。吃鱼喝汤。

小贴士

主产于广东、福建、四川、浙江、江西等地。秋末冬初果实成熟时采收果皮，晒干或低温干燥。以陈久者为佳，故称陈皮。产广东新会者称新会皮，广陈皮。切丝，生用。

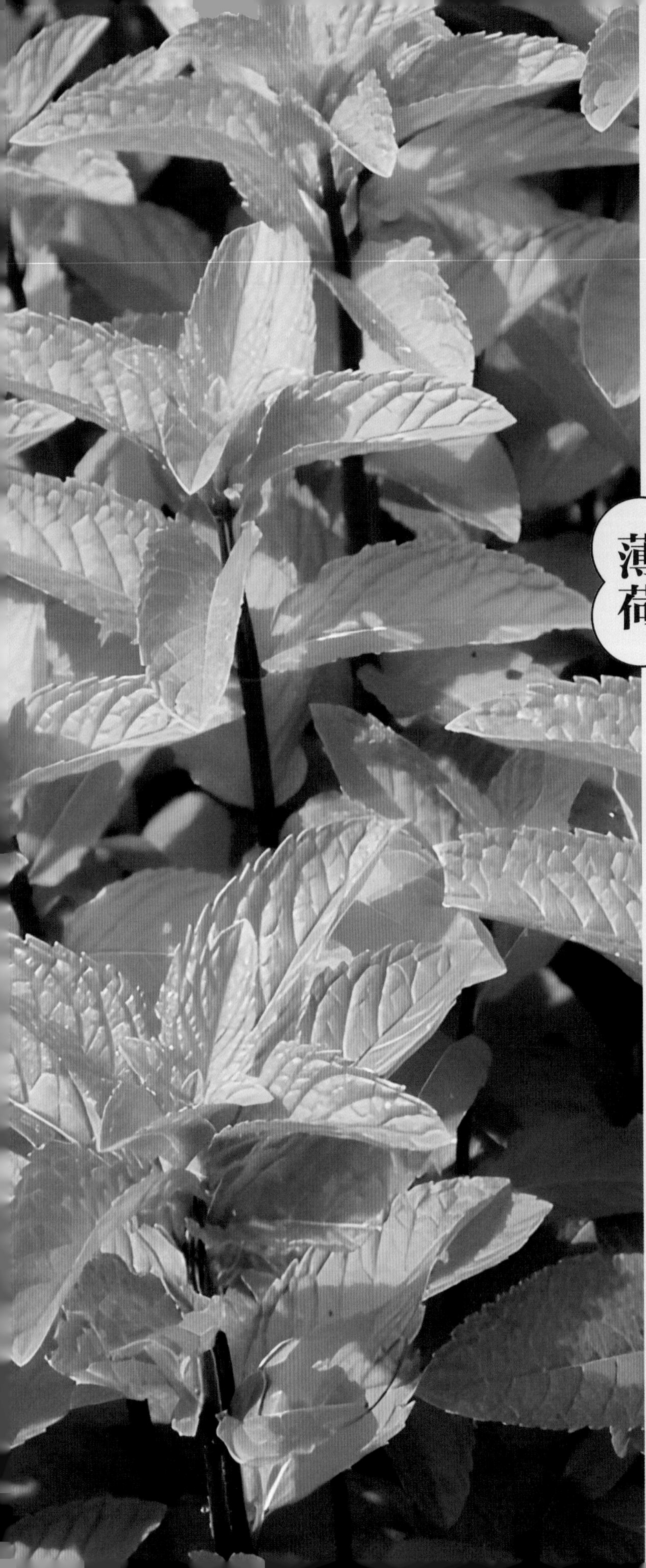

薄荷

【夏季杂病良药】

薄荷花开蝶翅翻，风枝露叶弄秋妍。
自怜不及狸奴点，烂醉篱边不用钱。

——宋·陆游《题画薄荷扇》

薄荷

【夏季杂病良药】

◎ 来源

为唇形科植物薄荷 *Mentha haplocalyx* Briq. 的干燥地上部分。以叶多、色绿、气味浓香者为佳。

◎ 别名

苏薄荷、南薄荷、薄荷菜、升阳菜。

◎ 功效

疏散风热，清利头目，利咽，透疹，疏肝行气。

◎ 性味归经

辛，凉。归肺、肝经。

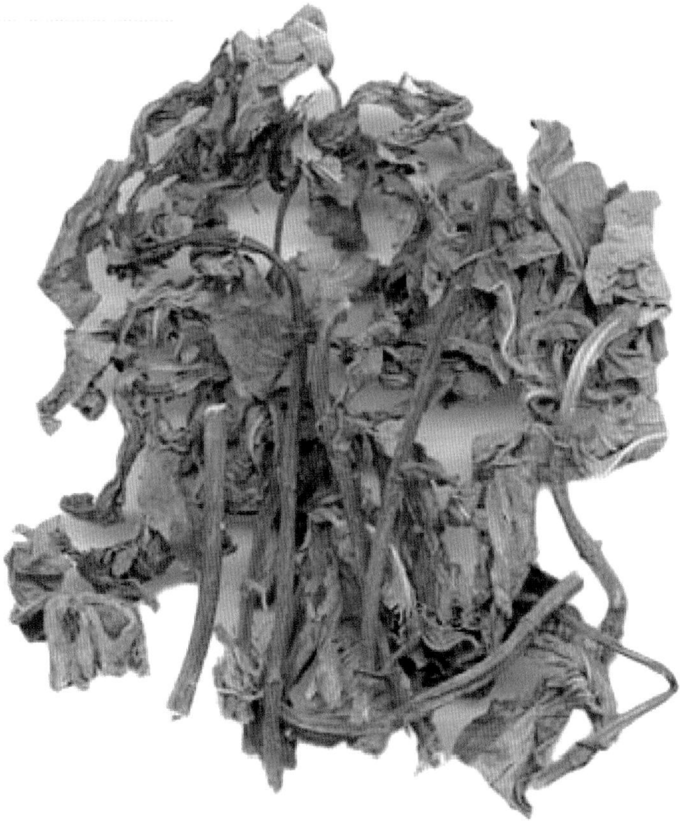

药食趣话

传说，冥王哈迪斯爱上了美丽的精灵曼茜（Menthe），冥王的妻子佩瑟芬妮十分嫉妒。为了使冥王忘记曼茜，佩瑟芬妮将曼茜变成了一株不起眼的小草，长在路边任人踩踏。内心坚强善良的曼茜变成小草后，却拥有了一股令人舒服的、清凉迷人的芬芳，越是被摧折踩踏就越浓烈。后来，人们把这种草叫薄荷（Mentha）。

薄荷的花语是“愿与你再次相逢”和“再爱我一次”，传说中的爱神会把有缘人安排在薄荷旁相聚。如果你还在寻找真爱，记得储存一些薄荷的种子，诚心期待春天的来临，可以让薄荷和爱情一同萌芽；如果你有了爱的人，记得把薄荷叶子煮汤奉给爱人喝，使爱情长久。

营养成分

薄荷中含有多种营养成分，除蛋白质、脂肪、碳水化合物外，还有微量元素铁、镁等。薄荷油具有防腐、镇痛之功。薄荷黄酮类和酚类是强有力的自由基清除剂，具有抗氧化作用。

营养成分	含量（每 100 g）	营养成分	含量（每 100 g）
热量	24 kJ	碳水化合物	1.6 g
蛋白质	4.4 g	维生素 C	6 mg
膳食纤维	5 g	钾	677 mg
维生素 A	213 μg	钠	4.5 mg
视黄醇当量	82.9 μg	镁	133 mg
钙	341 mg	锰	0.79 mg
铁	4.2 mg	铜	1.3 mg
锌	9 mg	磷	99 mg

药理研究

发汗解热 ◎ 薄荷油能兴奋中枢神经系统，使皮肤毛细血管扩张而促进汗腺分泌增加散热。

解痉 ◎ 薄荷油能抑制胃肠平滑肌收缩，能对抗乙酰胆碱而呈现解痉作用。

抑菌、抗病毒 ◎ 薄荷煎剂对单纯性疱疹病毒、流行性腮腺炎病毒和各种细菌均有抑制作用。

消炎止痒 ◎ 薄荷油外用能刺激神经末梢的冷感受器而产生冷感，并反射性地造成深部组织血管的变化而起到消炎、止痛、止痒作用。

抗氧化 ◎ 薄荷提取物中含有黄酮类、酚类等强有力的自由基清除剂，具有抗氧化作用。

调节肠道 ◎ 薄荷油能使机体肠蠕动增强，促进排气排便功能的恢复。

抗刺激、止咳 ◎ 薄荷脑的抗刺激作用导致气管产生新的分泌物，而使稠厚的黏液易于排出，故有祛痰作用，亦有报道薄荷脑有良好的止咳作用。

利胆 ◎ 薄荷醇具有很强的利胆作用。

食疗方

中暑烦渴、头晕、小便赤涩 ◎ 薄荷 5 g，滑石 5 g，甘草 5 g，共研细末，每日 1 剂，分 2 次服用。

风热咳嗽 ◎ 薄荷 5 g，杏仁 10 g，桔梗 5 g，水煎服，分 2 次服用。

偏头痛 ◎ 薄荷 5 g，菊花 5 g，水煎服，分 2 次服用。

风疹瘙痒 ◎ 薄荷、蝉蜕等分为末，每温酒调服 5 g。

蜂虿螫伤 ◎ 薄荷按贴之。

主治

风热感冒、温病初起 ◎ 本品清轻凉散，辛散之性较强，宣散表邪，且有一定发汗作用，为疏散风热常用之品。

头痛眩晕、目赤多泪、咽喉肿痛 ◎ 本品轻扬升浮，芳香通窍，善疏散上焦风热，治风热上攻、头痛眩晕，宜与川芎、石膏等配伍。

麻疹不透、风疹瘙痒 ◎ 本品有疏散风热、宣毒透疹、祛风止痒之功，治风热束表、麻疹不透，常配伍蝉蜕、牛蒡子等。

肝郁气滞、胸闷胁痛 ◎ 本品兼入肝经，能疏肝行气，治疗肝郁气滞，胸胁胀痛、月经不调，常配伍柴胡、白芍、当归等。

此外，本品芳香辟秽，兼能化湿和中，还可用治夏令感受暑湿秽浊之气，脘腹胀痛，呕吐泄泻，常与香薷、厚朴、金银花等同用。

用量用法

煎服，3 ~ 6 g，后下。外用：捣汁或煎汤汁涂。

食忌

阴虚血燥，肝阳偏亢，表虚汗多者忌服。忌与鱼蟹同食。

药食铭言

清凉解表薄荷菜，入药保健皆相宜。

按语

薄荷味辛，性凉，归肺、肝经。可用于治疗风热感冒或温病初起之时，邪在卫分，头痛、发热、微恶风寒；风热束表，麻疹不透及肝郁气滞等证。薄荷作野菜吃别有风味，通常是春天采嫩茎叶做成凉拌菜，或做汤。亚洲菜系里，人们多以薄荷的新鲜叶子烹调食物。中国人多用薄荷煲汤；越南人爱把薄荷夹在春卷里，或是当成炸春卷、肉丸子的馅料；泰国人则常将薄荷拌在碎肉沙拉里，或加入烧烤海鲜中调味，香气四溢；西方人更是爱薄荷尤佳，在烤羊肉时会涂上厚厚的薄荷茸，上桌时再拌以甜甜的薄荷果冻而食。薄荷也可作为食品添加剂，如薄荷糕、健胃八珍糕、薄荷糖、粽子糖、口香糖、润喉糖等；薄荷饮品也较为多见，主要有薄荷酒、薄荷茶、薄荷露、薄荷蜂蜜水等。

美食天地

薄荷萝卜橄榄饮

薄荷 10 g，橄榄 50 g，煎水取汁，萝卜 100 g 切碎，绞汁合入，代茶饮。

白菜薄荷芦根汤

大白菜根 3 ~ 4 个，芦根 10 g，薄荷 3 g，水煎 15 ~ 30 分钟，趁热分 2 次服下。

荸荠薄荷饮

陈皮 10 g，荸荠 10 g，薄荷 6 g，煎汤取汁，代茶饮。

薄荷清心茶

新鲜薄荷适量，柠檬四分之一，蜂蜜 10 mL，生姜 3 片。将新鲜薄荷洗净后去水分，切成细丝生姜片同煮 10 分钟。柠檬挤汁，将薄荷水、柠檬汁混匀，蜂蜜调饮。

薄荷菊花饮

薄荷、菊花各 12 g，金银花、连翘各 25 g，贯众 15 g，生姜 10 g。将 6 味药加入保温瓶，冲入开水，扣紧杯盖，约 30 分钟，即可服用。

甘桔薄荷粥

甘草 6 g，桔梗 10 g，干薄荷 3 ~ 6 g，粳米 50 ~ 100 g，冰糖适量。先将甘草、薄荷、桔梗煎汤候冷，再将粳米煮成稠粥，待粥将熟时，加入冰糖及上药汤，再煮 1 ~ 2 分钟至沸即可。

薄荷甜桃

鲜桃 500 g，白糖、薄荷叶各适量。鲜桃去皮核，切成滚刀片，加入白糖和清水适量，碗口用纱布包扎好，薄荷叶堆放在纱布上，上蒸笼蒸 20 分钟，出笼后去薄荷叶，待凉食用。

薄荷酒

薄荷油 10 g，米酒 50 mL，黄酒 50 mL，将薄荷油与米酒、黄酒兑在一起，早晚空腹饮用。

小贴士

薄荷主产于江苏的太仓以及浙江、湖南等省。夏、秋二季茎叶茂盛或花开至三轮时，分次采割，晒干或阴干。切段，生用。

用薄荷茶汁漱口，可以预防口臭；用薄荷茶雾蒸面，还有缩细毛孔的作用。

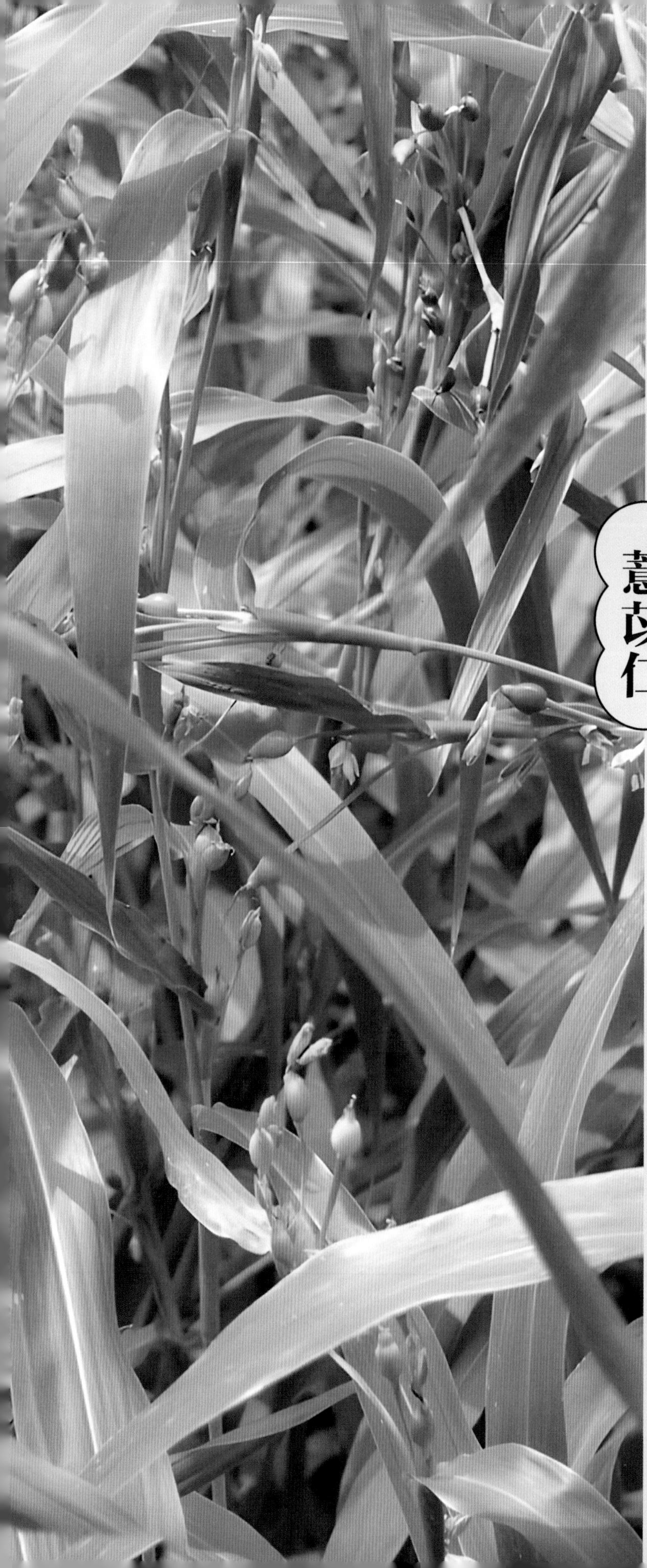

薏苡仁

【利水美容】

侏儒饱笑东方朔，薏苡谗忧马伏波。

——唐·白居易《得微之到官后书备知通州之事怅然有感因成四章》

薏苡仁【利水美容】

◎ 来源

为禾本科植物薏苡 *Coix lacryma-jobi* L.var.*mayuen* (Roman.) Stapf 的干燥成熟种仁。以粒大充实、色白、无皮碎者为佳。

◎ 别名

薏米、菩提子、六各米、胶念珠、米仁。

◎ 功效

利水，渗湿，健脾止泻，除痹，排脓，解毒散结。

◎ 性味归经

甘、淡，凉。归脾、胃、肺经。

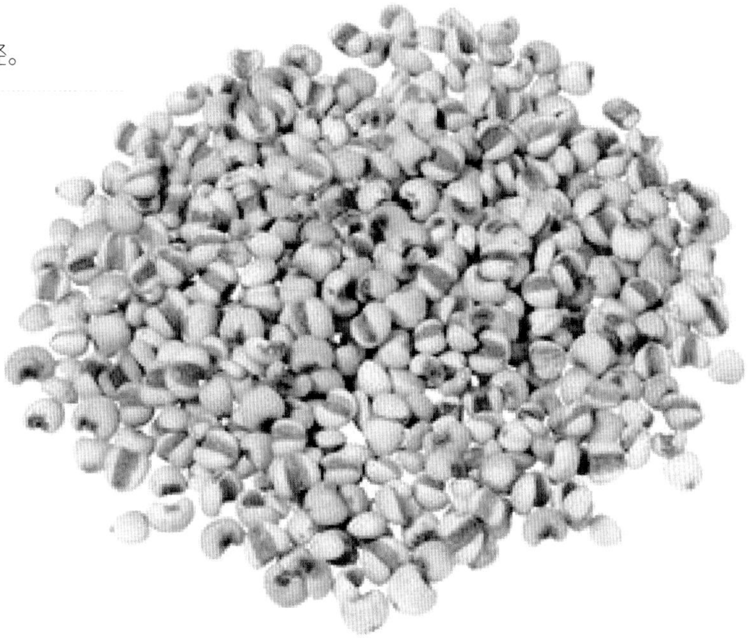

药食趣话

相传，东汉伏波将军马援率领军队驻扎在交趾（今越南北部），经常吃一种名叫薏苡的果实，发现其不仅能避免瘴气的侵袭，还能增强体质。回京时，马援装了一车薏苡仁，准备将其带回种植。哪料想，朝中权贵以为马援带回的是金银珠宝，不免心生怨恨。梁松等趁机诬陷马援贻误军机、贪污等罪状，光武帝勃然大怒，连封马援为新息侯的大印都追收了回去。不久，马援去世。马援的妻子和侄子马严为给马援申冤，用草绳把自己绑了上朝请罪。在其他官员的帮助下，光武帝终于明白真相，赦免了马援，并为其举行了葬礼。这就是历史上“薏苡之谤”的故事。

唐代大学士魏征深受唐太宗的器重，许多朝廷大事均委托他处理。可是魏征却心有余，力不足。因为魏征常年深受腹泻的困扰，每天腹泻 20 余次，严重时一个时辰就要腹泻七八次。且自从患了这个病后，身体比以前更加虚弱了。曾请太医多次把脉处方，可是却没见疗效。一个偶然的机会，他见到了当世神医药王孙思邈。药王告诉他，每日以薏苡仁煮粥食用，即可痊愈。魏征坚持治疗了一月余，果然腹泻慢慢好转。以后他又坚持服用薏苡仁粥，半年后竟然痊愈了。

薏苡仁被誉为“世界禾本科植物之王”，在民间常称作“粮药”。有诗谣描述和赞美薏苡仁：“薏仁乳白小广卵，基宽微凹顶钝圆；腹面纵沟留棕皮，利水清热又补脾。”《桂香室诗抄》中咏薏苡仁：“清漓碧艳泛渔歌，龙隐宝珠夜浴波。词客英雄共不朽，咏叹不尽唱嘉禾。”

营养成分

薏苡仁含淀粉 50% ~ 90%、蛋白质 16% ~ 19%、脂肪 2% ~ 7%、维生素、各种氨基酸、软脂酸、硬脂酸、油酸、亚油酸、肉豆蔻酸、亚麻酸的甘油酯、类脂等。

营养成分	含量（每 100 g）	营养成分	含量（每 100 g）
热量	357 kJ	纤维素	0.5 g
镁	10 mg	碳水化合物	30 mg
蛋白质	2 g	脂肪	1 g
钙	68 mg	铁	32 mg

药理研究

补益 ◎ 薏苡仁含有多种维生素和矿物质，有促进新陈代谢和减少胃肠负担的作用，可作为病中、愈后体弱患者的补益食品。

抗癌 ◎ 薏苡仁抗癌有效成分包括硒元素、薏苡仁脂等，能有效抑制癌细胞的生长，可用于胃癌、肝癌、肺癌的辅助治疗。

美容 ◎ 薏苡仁中含有一定的维生素 E，常食可以保持人体皮肤光泽细腻，消除粉刺、雀斑、老年斑、蝴蝶斑等。

防治脚气病 ◎ 薏苡仁中含有丰富的维生素 B_1，对防治脚气病十分有益。

主治

水肿、小便不利、脚气 ◎ 本品既利水消肿，又健脾补中，常用于脾虚湿盛之水肿腹胀、小便不利、脚气浮肿等。

脾虚泄泻 ◎ 本品能渗除脾湿、健脾止泻，尤宜治脾虚湿盛之泄泻。

湿痹拘挛 ◎ 本品能舒筋脉、缓和拘挛，可治湿痹而筋脉挛急疼痛者。

肺痈、肠痈 ◎ 本品清肺肠之热、排脓消痈，可治肺痈胸痛、咳吐脓痰、肠痈等。

食疗方

消暑利湿 ◎ 夏秋季薏苡仁加冬瓜一起煮汤，既可佐餐又能消暑利湿。

类风湿性关节炎 ◎ 薏苡仁 30 g，糯米 50 g，煮粥食用。每日 1 次。

胃癌、胰腺癌、大肠癌 ◎ 薏苡仁 50 g，玉米 50 g。同研成粗粉，加水煮成稠羹。分 2 次服食，当日服完。

食管癌 ◎ 薏苡仁 50 g，菱角 10 g，诃子 10 g，加水煎汤服用。每日 1 剂，分 2 次当日服完。

急性咽喉炎 ◎ 生薏苡仁 15 ~ 30 g，水煎至发黏后，先饮液汁，再食薏苡仁，连用 3 ~ 5 日。

肥胖症 ◎ 生薏苡仁 50 ~ 100 g，每日水煎饮用。

带状疱疹 ◎ 薏苡仁 120 g，每日 2 次煎服，连服 3 ~ 7 日。

传染性软疣 ◎ 生薏苡仁 10 g，研成细粉，加白砂糖适量，温开水冲服。每日 3 次，20 日为 1 个疗程，连续服用 1 ~ 2 个疗程可见效。

皮肤粗糙 ◎ 炒薏苡仁适量，研成粉末。每次用薏苡粉 10 g，加蜂蜜适量调服，每日 1 ~ 2 次，连续服用 3 ~ 6 个月即可见效。

◎用量用法◎

煎服，9 ~ 30 g。清利湿热宜生用，健脾止泻宜炒用。

◎食忌◎

津液不足者、孕妇慎用。

◎药食铭言◎

薏米胜过灵芝草，利水美容又营养。

按语

薏苡仁味甘、淡，性凉，归脾、胃、肺经，具有利水消肿、渗湿、健脾、除痹、清热排脓之功效。《本草纲目》中记载薏苡仁为上品养心药，能“健脾益胃，补肺清热，祛风胜湿。炊饭食，治冷气。煎饮，利小便热淋”。薏苡仁性味平和，微寒而不伤胃，益脾而不滋腻，是营养成分最为丰富、平衡的粗粮之一，一年四季皆可食用。民间歌谣赞之“薏米胜过灵芝草，药用营养价值高，常吃可以延年寿，返老还童立功劳”。薏仁所含的维生素 B_1、B_2 有使皮肤光滑，减少皱纹，消除色素斑点的功效，长期使用能治疗褐斑、雀斑、面疱，使斑点消失并滋润肌肤。薏苡仁还能促进体内血液和水分的新陈代谢，有利尿、消水肿的作用，也被当作减肥食品。平时煮粥、做汤，适当食用一些薏苡仁，可使营养摄入更加全面而均衡，且易于消化吸收。现代研究表明，薏苡仁还有抗癌作用，又是癌症患者治疗期间和康复期间的食疗佳品。总之，薏苡仁饮料、薏苡仁营养品等具有营养、美容、保健等作用，开发前景广阔。

美食天地

薏苡仁冬瓜汤

薏苡仁 30 g，冬瓜 150 g，水 350 mL。薏苡仁加冬瓜一起煮汤，食用。

苡仁扁豆山药汤

薏苡仁、白扁豆、山药各 30 g，佛手 9 g。将山药洗净切成薄片，与另 3 味同放入锅内，加水三碗煎成一碗即可。每日早晨空腹食用。

薏苡仁糯米粥

薏苡仁 30 g，糯米 50 g，煮粥食用每日 1 次，可辅助治疗类风湿关节炎。

绿豆薏米粥

薏苡仁 30 g，绿豆 30 g，薄荷 6 g，冰糖 15 g。将薄荷用水煎约 30 分钟，取汁去渣备用；将绿豆用开水浸泡后，用水煮至半熟；加入薏苡仁同煮至豆熟米烂；然后调入薄荷水及少许冰糖即成。

薏米豆腐羹

豆腐 100 g，薏苡仁 30 g，水煎为羹。

薏苡仁酒

薏苡仁 60 g，白酒 500 mL。将薏苡仁洗净，装入纱布袋内，扎紧口，放入酒罐中。将白酒倒入酒罐中，盖好盖，浸泡 7 日即成。

冬瓜薏仁鸭

薏苡仁 20 g，枸杞子 10 g，鸭肉 500 g，冬瓜、油、蒜、米酒、高汤各适量。将鸭肉、冬瓜切块。砂锅中放油、蒜等调味料，和鸭肉一起翻炒，再放入米酒和高汤。煮开后放入薏苡仁，用大火煮 1 小时，再放入冬瓜，小火煮熟后食用。

苡仁槐米炖猪肠

猪大肠 150 g，槐花、薏苡仁各 30 g，葱、姜、精盐各 5 g，料酒 3 g，酱油适量。将槐花、薏苡仁放入猪肠内，用线扎紧两头，放入锅内，再放入精盐、料酒、葱、姜、酱油，加水适量，炖至烂熟，去槐花、薏苡仁，即成。

小贴士

我国大部分地区均产薏苡仁，主产于福建、河北、辽宁等地。秋季果实成熟时采割植株，晒干，打下果实，再晒干除去外壳及种皮。生用或炒用。

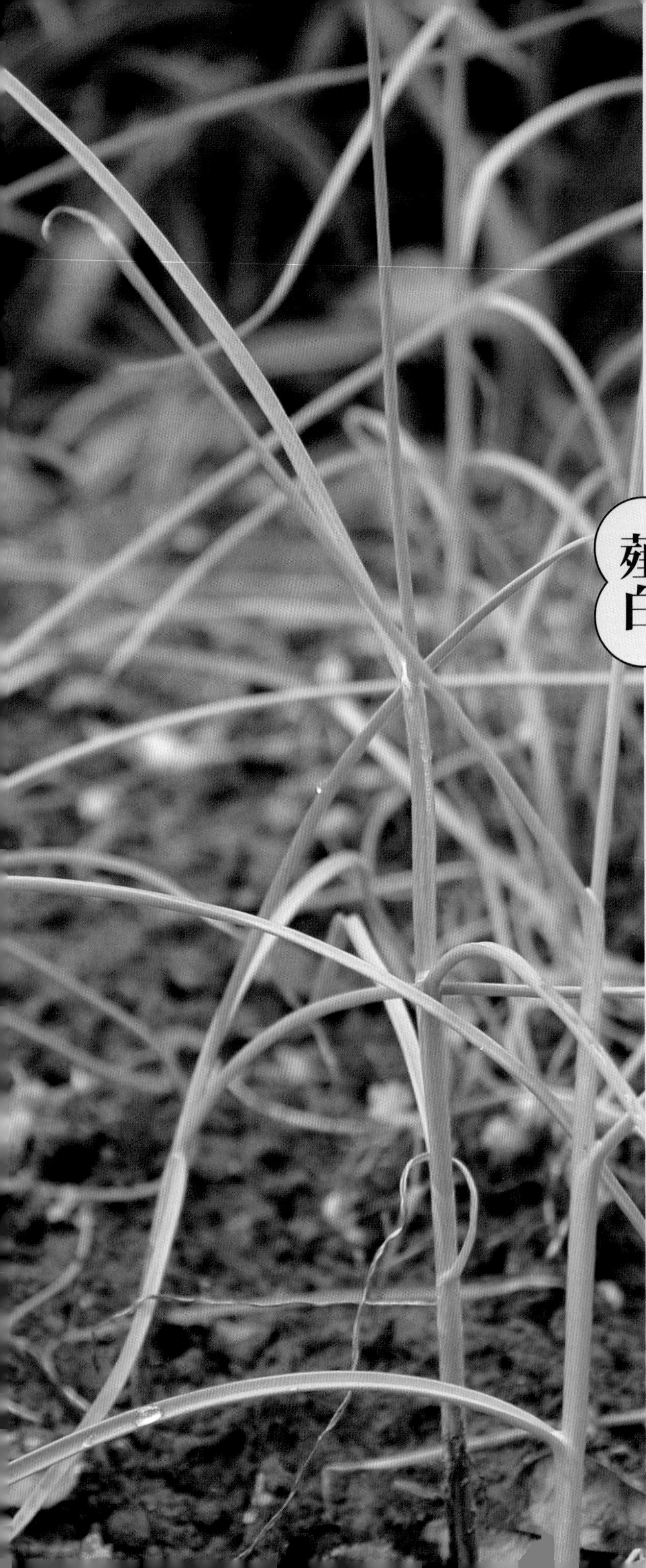

薤白

【胸痹良方】

今朝春气寒，自问何所欲。
酥暖薤白酒，乳和地黄粥。
——唐·白居易《春寒》

薤白【胸痹良方】

◎ 来源

为百合科植物小根蒜 *Allium macrostemon* Bge. 或薤 *Allium. chinensis* G. Don 的地下干燥鳞茎。以个大、质坚、饱满、黄白色、半透明、不带花茎者为佳。

◎ 别名

小根蒜、紫根蒜。

◎ 功效

通阳散结，行气导滞。

◎ 性味归经

辛、苦，温。归心肺、胃、大肠经。

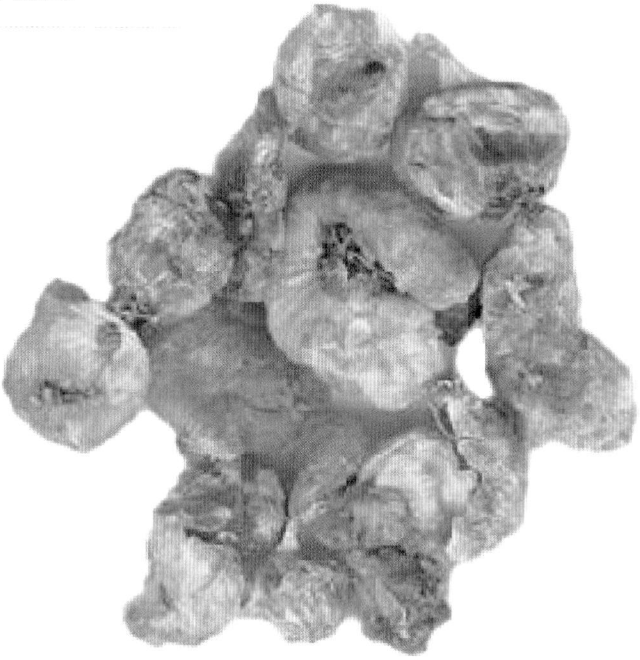

药食趣话

传说从前有个叫薤白的人在京城做官，由于公务繁忙，积劳成疾，太医诊为胸痹后期，劝其脱离政务，清静休养，或许还能延长寿日。太医告诉薤白，伏牛山南麓有个丹霞寺，寺里有个百岁有余的金刚和尚，可向他学习养生之道。薤白在丹霞寺住下，每天挖山里小蒜掺米面做菜馍。八九个月后，薤白告别了老和尚下山找太医复诊，已完全康复。此时的太医正为皇上的胸痹证发愁，他一见薤白神采奕奕地回来了，非常惊奇。薤白向太医叙述了他在山中的生活，太医听后说道：“你昔日所患亦是胸痹，此去丹霞寺休养，身安心静，又吃了山里小蒜做的菜馍，必定这小蒜是通胸阳之良药，可为皇上一试。”太医亲自煎好让皇上服下，不消几日，病情减轻大半。皇上遂降旨将小蒜以“薤白”为名，载入药书，以供医用。

薤白茎叶翠绿像青草的颜色，鳞茎似无瑕的白玉做成的筷头。正如杜甫有诗，“束比青刍色，圆齐玉箸头。衰年关膈冷，味暖并无忧”。唐朝有人用酥炒薤白投酒饮用，诗人白居易因而留下“酥暖薤白酒”的诗句。李商隐也有诗云：“月从平楚转，泉自上方来。薤白罗朝馔，松黄暖夜杯。”

营养成分

薤白含有大量水分、蛋白质、脂肪、碳水化合物、维生素和矿物质等。薤白挥发油具有抗肿瘤作用，常食可预防癌症。薤白所含大蒜辣素能杀菌消炎，对多种细菌有明显抑制作用，可作为感染疾病患者的食疗佳品。

营养成分	含量（每 100 g）	营养成分	含量（每 100 g）
热量	122 kJ	维生素 B_1	0.08 mg
蛋白质	3.4 g	核黄素	0.14 mg
脂肪	4 g	烟酸	1 mg
碳水化合物	26.2 g	维生素 C	36 mg
膳食纤维	0.9 g	视黄醇当量	68 μg
维生素 A	15 μg	钙	100 mg
胡萝卜素	1.1 μg	铁	4.6 mg
磷	53 mg		

药理研究

抗氧化 ◎ 薤白汁能显著提高大鼠血清超氧化物歧化酶活性，并能清除体内产生的羟自由基。

抗肿瘤 ◎ 薤白皂苷、异甘草素体内外均有肿瘤抑制作用。

镇痛 ◎ 薤白生品和炒品水煎液均有较强的镇痛作用。

抗菌消炎 ◎ 薤白所含的大蒜辣素能杀菌消炎，对多种细菌有明显抑制作用。

健胃祛湿 ◎ 薤白所含的特殊香气和辣味能促进消化增加食欲，还可加强血液循环而利尿祛湿。

食疗方

胸痹 ◎ 薤白、法半夏、栝楼各 10 g，桂枝、枳实各 9 g。水煎服，每日 1 次。

赤白痢下 ◎ 薤白一把。切段，煮作粥食之。

手足疮 ◎ 生薤一把。以热醋投入，封疮上。

咽喉肿痛 ◎ 薤根，醋捣，敷肿处，冷即易之。

心绞痛 ◎ 鲜薤白 100 g，洗净捣烂绞汁内服，或者取干品 50 g，捣烂后冲入开水，取汁液服。

反流性食管炎 ◎ 薤白 30 g，薏苡仁 60 g。将薤白和薏苡仁加水煮至烂熟后，取汁即可，代茶频饮。

主治

胸痹 ◎ 本品辛散苦降，温通滑利，善散阴寒之凝滞，通胸阳之闭结，为治胸痹之要药。

脘腹痞满胀痛、泻痢里急后重 ◎ 本品辛行苦降，有行气导滞、消胀止痛之功。治胃寒气滞之脘腹痞满胀痛，可与高良姜、砂仁、木香等同用。

按语

薤白性温，味辛、苦，具有理气宽胸、通阳散结的功效，治胸痹心痛、脘腹痞痛、泻痢后重、疮疖等。《神农本草经》记载：“食薤白可以轻身，不饥耐老。”《本草纲目》有言“薤，白色者最好，虽有辛，不荤五脏，学道人常服之，可通神安魂魄，益气续筋力。”薤白头洁白如玉，像小蒜；叶长而翠绿，似韭菜，被誉为“菜中灵芝”，是现代绿色保健食品之一。薤白嫩叶及鳞茎可炒食、盐渍、醋渍等，脆嫩可口风味独特。四川、湖南、贵州等地，人们常把薤头与辣椒放入泡菜坛，作凉菜的拌料或直接下饭，其味酸辣咸，美不胜收。

◎用量用法◎

煎服，5 ~ 10 g。

◎食忌◎

溃疡患者、胃气虚寒者不宜使用。

◎药食铭言◎

通阳行气疗胸痹，药食两宜话薤白。

薤白粥

薤白10 g，大米或白面粉100 g，葱白2茎，生姜3片。将二白、生姜择净，切碎，与白面粉用冷水和匀后，放入沸水锅中，煮成粥糊，或与大米煮粥服食。

薤白炒鸡蛋

鲜薤白全草、鸡蛋、调味品各适量。将薤白择净，切碎，与鸡蛋、调味品等拌匀后，放入热油锅中煎熟服食。

腌薤白

薤白30 g，白砂糖60 g。将薤白剥去皮，加水适量，捣烂如泥，入砂锅内，与白砂糖熬成膏状。

糖醋薤白

薤白500 g，白糖、白醋各适量。将薤白洗净，晾干水，置入密封的容器中，加白糖、白醋、浸泡10日后可食用。

薤白炒瘦肉

薤白、猪瘦肉、调味品各适量。将薤白、瘦肉洗净，切丝。锅中放菜油烧热后，下葱姜爆香，下肉丝翻炒片刻，再下薤白及调味品等，炒至熟后服食。

田七薤白鸡肉汤

田七15 g，薤白30 g，陈皮6 g，红枣4枚，光鸡1只（约500 g），猪瘦肉150 g，生姜2片，米酒适量。田七置锅中，用鸡油或生油起锅，慢火炒至微黄，稍冷后打碎；红枣去核、薤白、陈皮等洗净；光鸡、瘦肉洗净，切为块状。除薤白外，其他食材一起放进瓦煲，加清水3000 mL（约12碗水量），大火煲沸，小火继续煲2小时，加入薤白、适量食盐片刻，再加入米酒便可，鸡肉、瘦肉可捞起，拌入酱油佐餐用。

白丹葛猪心汁

薤白，葛根，丹参，蜂蜜各250 g，猪心1个，黄酒2汤匙。将前三药用冷水浸泡1小时，倒入瓦罐内用中火烧开，改用小火煎30～60分钟，约剩下一大碗药液时，去渣取汁，将药液混匀，再用中火烧开后，放入猪心，黄酒，改用小火烧30分钟后，捞出猪心，倒入蜂蜜，不加盖小火烧开10分钟后，离火，冷却，装瓶盖紧备用。每日2次，每次1汤匙，饮后用开水送服，猪心取出切片，调味，分4次食完。

小贴士

薤白全国分布，但主要分布东北和内蒙古等地，多生长于山坡、丘陵、山谷、干草地、荒地、林缘、草甸以及田间，常成片生长。

薤白所含大蒜配糖体有降血压作用，高血压胸闷者可经常食用。

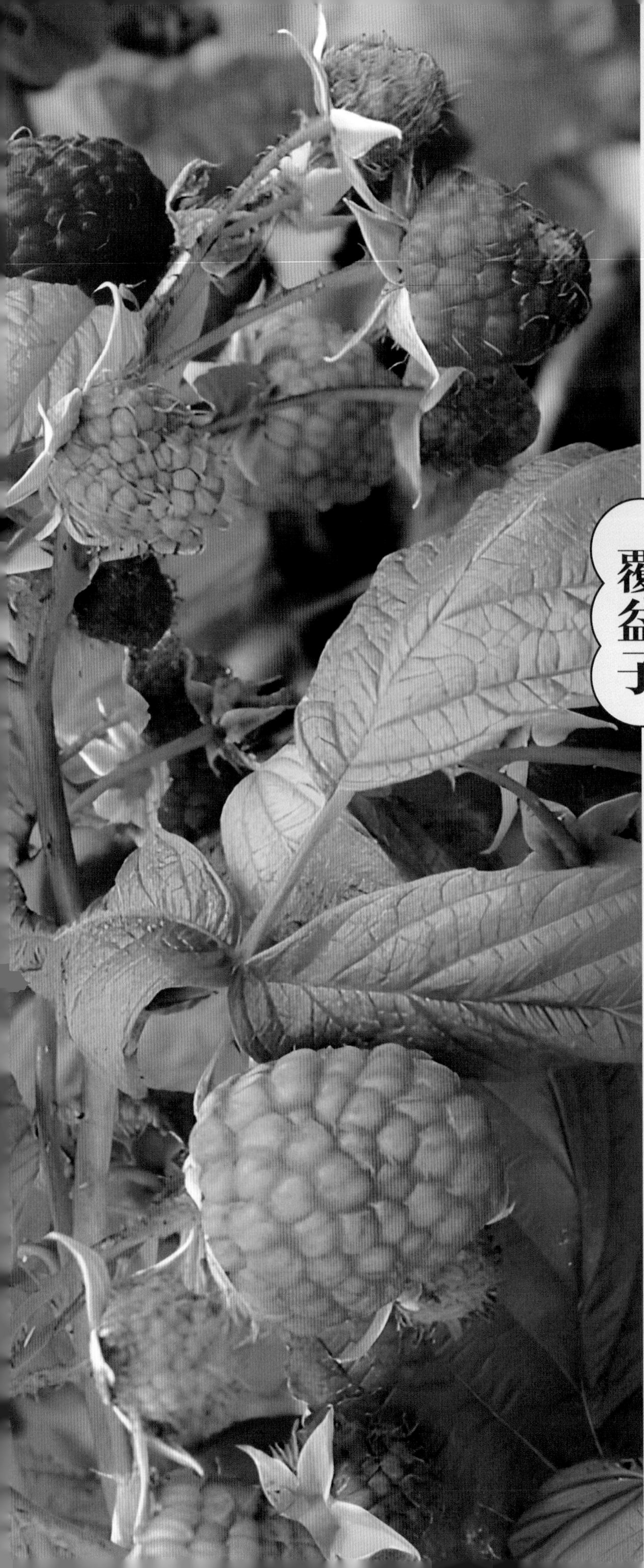

覆盆子

【水果阿司匹林】

强肾而无燥热之偏，
固精而无疑涩之害，
金玉之品也。

——明·李中梓《本草通玄》

覆盆子

【水果阿司匹林】

◎ 来源

为蔷薇科植物华东覆盆子 *Rubus chingii* Hu 的未成熟果实。以果大、饱满、完整、色黄绿、洁净、无梗叶等杂质者为佳。

◎ 别名

悬钩子、覆盆、覆盆莓、树梅、树莓、野莓、木莓、乌藨子。

◎ 功效

益肾固精缩尿，养肝明目。

◎ 性味归经

甘、酸，温。归肝、肾、膀胱经。

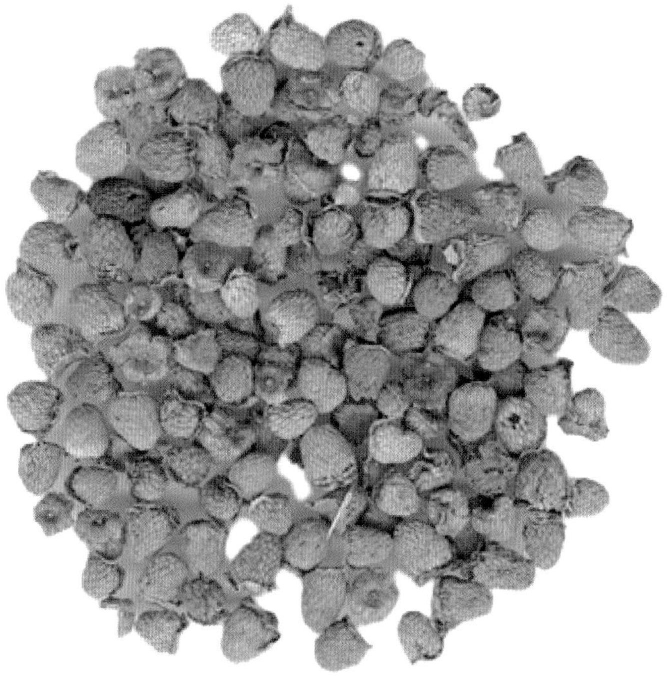

药食趣话

传说很久以前，有个老人上山砍柴，他又渴又累，就在山上采食了一种不知名的果实食用。回家之后，老人意外发现因年老引起的尿频明显减缓，而且恢复了年轻时的精力，由于不再频繁起夜，不再需要小便盆，从此就把小便盆倒扣起来，覆盆子由此得名。医圣孙思邈《千金要药》传世名方五子衍宗丸，一直是炎黄子孙生殖生育保健最基本的临床用药，迄今是北京同仁堂的十大镇店国药之一，覆盆子就是五子之一。

覆盆子是南方一种最常见的野生水果，营养价值非常高。在国际市场上， 覆盆子被誉为“第三代黄金水果”“贵族水果”“生命之果”“水果阿司匹林”。覆盆子的果实柔嫩多汁，可直接食用；也可加工成果酱、果酒；还可用于糕点、酸奶、冰激凌等食品的添加剂。覆盆子富含的超氧化物歧化酶（SOD），具有美容养颜、延缓衰老、降血脂之功效；含有的鞣花酸，具有杀死癌细胞、抗癌之功效；富含的花青素，能激活人体免疫系统，提升免疫力，促进人体新陈代谢；还含有水杨酸，是纯天然抗感冒的“阿司匹林”；覆盆子酮亦为天然的脂肪分解剂，具有燃烧脂肪、减肥之功效。

营养成分

覆盆子含有机酸、糖类和少量维生素 C，还含有三萜成分、覆盆子酸、鞣花酸和 β－谷甾醇。

药理研究

抑菌 ◎ 覆盆子煎剂对葡萄球菌、霍乱弧菌均有抑制作用。

延缓衰老 ◎ 覆盆子含有多种抗氧化成分如花青素等，具有延缓衰老作用。

减肥 ◎ 覆盆子含有的烯酮素能够加速脂肪的代谢，减肥效果比辣椒素强三倍。

免疫系统作用 ◎ 覆盆子粗多糖有明显的促进淋巴细胞增殖作用，覆盆子水醇提取液能提高细胞免疫功能而具有防癌作用。

调节生殖系统 ◎ 覆盆子水提取液能降低下丘脑 LHRH，垂体 LH、FSH 及 E_2 的水平，升高男性睾酮水平而调控性腺轴。

食疗方

阳事不起 ◎ 覆盆子，酒浸，焙研为末，每日酒服 9 g。

肺虚寒 ◎ 覆盆子，取汁作煎为果，仍少加蜜，或熬为稀汤。

白癜风 ◎ 补骨脂 100 g，覆盆子 100 g，高粱白酒 500 mL，浸泡半个月，每日外涂 3 ~ 5 次，1 月 1 个疗程。

老年人尿频 ◎ 菟丝子 12 g，覆盆子 6 g，韭菜子、金樱子各 6 g。水煎服。

主治

遗精滑精、遗尿尿频 ◎ 本品既能收涩固精缩尿，又能补益肝肾。治肾虚遗精、滑精、阳痿、不孕者，常与枸杞子、菟丝子、五味子等同用。

肝肾不足、目暗不明 ◎ 本品能益肝肾明目。治疗肝肾不足、目暗不明者，可单用久服，或与枸杞子、桑椹子等同用。

按语

覆盆子甘、酸、温。归肝、肾、膀胱经。固精缩尿、益肝肾明目。《本草衍义》记载覆盆子："益肾脏，缩小便，服之当覆其溺器，如此取名也。"早在西周时期，我们的祖先已掌握了用覆盆子酿酒技术，以覆盆子等小浆果为原料的"枸酱酒"是中国最古老的药酒。此外，覆盆子煮粥、煲汤，烧牛肉或做成果酱，也深受人们喜爱。

◎用量用法◎

煎服，6 ~ 12 g。浸酒、熬膏或入丸、散。

◎食忌◎

肾虚火旺、小便短赤者，及怀孕初期妇女慎服。

◎药食铭言◎

固精缩尿覆盆子，抗衰瘦身有奇功。

白果覆盆子猪小肚汤

白果 8 枚，覆盆子 12 g，生姜 3 片，猪肚 1 个。覆盆子洗净；白果加水稍浸泡去皮；猪肚处理干净，再用生粉反复洗净，随后再用食盐涂擦，清水冲净，切成小块。然后与生姜一起放进瓦煲内，加入适量清水，大火煲沸后，改为中小火煲约 1.5 小时，调入适量食盐和生油即可。

女贞覆盆子酒

女贞子 150 g，覆盆子 150 g，桑椹子 150 g，枸杞子 150 g，西洋参 150 g，冰糖 150 g。用米酒 1500 mL，将以上材料洗净，一同放入广口瓶密封浸泡 3 周，过滤装瓶放冰箱，每晚服用 1 小杯。

覆盆子烧牛肉

牛肉（瘦）1000 g，覆盆子（干）50 g，植物油 20 g，盐 5 g，酱油 40 g，黄酒 30 g，茴香 2 g。将覆盆子快速洗净，加黄酒 10 g 湿润，备用；将牛肉洗净，切成小块；起油锅，放植物油 20 g，用大火将油烧热；倒入牛肉，翻炒 5 分钟；加黄酒、酱油，再焖炒 5 分钟，盛入砂锅内；放入覆盆子和茴香少许，加冷水将牛肉浸没；中火将牛肉烧开后，改用小火慢炖 2 小时；加细盐少许，继续慢炖 1 小时，至牛肉酥烂，离火。

覆盆子果酱

覆盆子 500 g，柠檬 1 个，白砂糖 150 g，麦芽糖 130 g。覆盆子洗净，沥干水分，取一个小锅和细砂糖一起放入腌制约 30 分钟。腌制好后，开中火熬制，一边不停地搅拌，以免煳锅。熬至有点浓稠的状态放入麦芽糖，中小火继续熬至浓稠状态（中间要时不时地搅拌）。新鲜柠檬榨汁，把柠檬汁倒入快要起锅的覆盆子果酱中搅拌一下关火，等稍凉后，装入消毒过的瓶子即可。

芡实覆盆子汤

覆盆子 20 g，芡实 50 g。先将覆盆子加水煮汁，取汁去渣，加入芡实，放糖少许煮成粥食用。

党参覆盆子红枣粥

党参 10 g，覆盆子 10 g，大枣 20 枚，粳米 100 g，白糖适量。将党参、覆盆子放入锅内，加适量清水煎煮，去渣取汁；粳米淘洗干净。将药汁与大枣、粳米煮粥，粥熟加入白糖调味即成。

小贴士

主产浙江、福建等地，夏初果实含青时采收。沸水略烫。晒干生用。

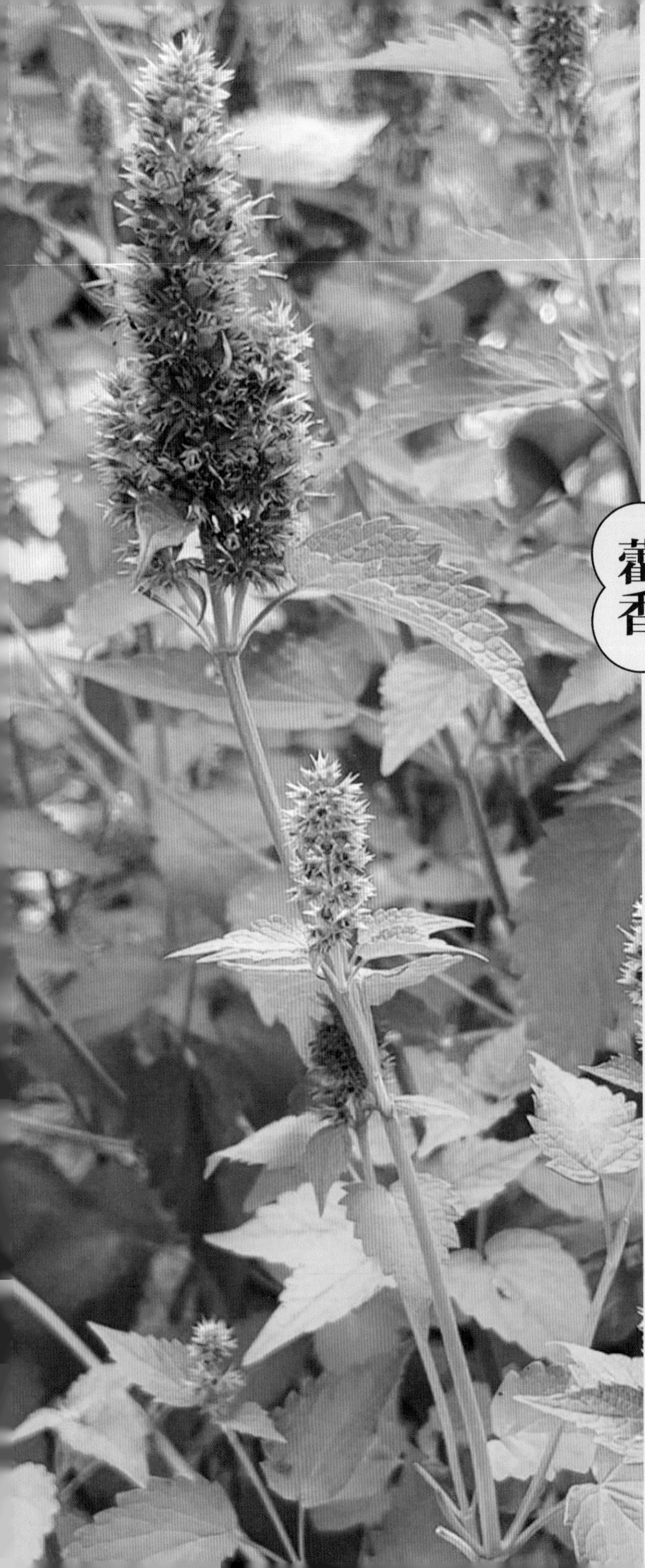

藿香

【夏日祛湿仙草】

藿香入药叶多功，洁古东垣用颇同。
佳种自生边海外，奇香半出佛经中。
安胎不使酸频吐，正气须知暑可攻。
噙漱口中能洗净，免教恶秽气犹冲。

——清·赵瑾叔《本草诗》

藿香
【夏日祛湿仙草】

◎ 来源

为唇形科植物广藿香 *Pogostemon cablin* (Blanco) Benth. 的干燥地上部分。以茎粗、结实、断面发绿、叶厚柔软、香气浓厚者为佳。

◎ 别名

土藿香、排香草、大叶薄荷、绿荷荷、川藿香、苏藿香、野藿香、猫尾巴香、拉拉香、八蒿、鱼香、鸡苏、水麻叶。

◎ 功效

芳香化浊，和中止呕，发表解暑。

◎ 性味归经

辛，微温。归脾、胃、肺经。

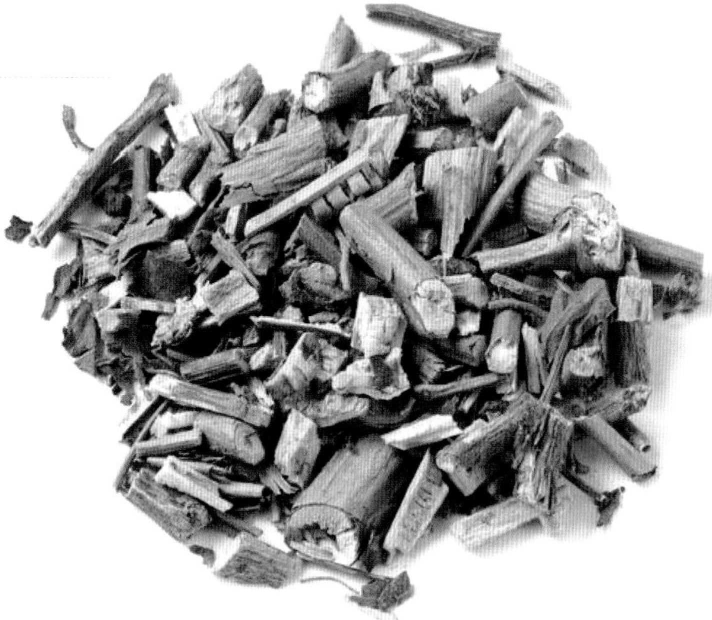

药食趣话

从前有户人家，哥哥从军在外，家里只有姑嫂二人，小姑叫霍香，嫂子叫佩兰，姑嫂二人操持家务，日子过得和和美美。一年夏天，嫂子不幸中了暑热，感到头痛发热，眩晕恶心，倦怠无力。霍香进山采药，天黑才见她提着一小筐药草跌跌撞撞地回来，刚到家就瘫软成一团。佩兰发现霍香的脚被毒蛇咬了，便去吸伤口渗出的毒液，不觉也昏倒了。次日，乡亲们发现姑嫂二人都躺在地上，霍香已经死了，佩兰也奄奄一息。佩兰断断续续地告诉大家霍香采来的两种草药的药效后便咽了气。乡亲们埋葬了姑嫂二人，为了纪念她们就把那种长着圆叶粗茎的药草叫“霍香”（后写成藿香），尖叶细茎的草药叫“佩兰”。

藿香最早见于《名医别录》，其茎叶皆可入药。具有芳香化湿、发表解暑、和胃止呕等功效，药用价值极高。夏季人们常用藿香煮粥或泡茶饮服。藿香还有杀菌功能，口含其叶可除口臭，并能用作防腐剂。藿香的嫩茎叶亦为野味之佳品，经常出现在餐桌上，丰富口味，增加人们的饮食营养。

《南州异物志》记载：“藿香出海边国，形如都梁，可着衣服中。”叶似水苏，藿香本身是一种具有浓郁芳香味的植物，人们常常将藿香与其他具有芳香味的植物搭配种植，应用于专为盲人设计的绿地中，以此增进盲人对植物的认识。藿香味芳香独特，亦是佛家常用的香料之一，在佛教经典《法华经》谓之多摩罗跋香。

营养成分

藿香含有碳水化合物、脂肪、蛋白质和多种氨基酸，以及胡萝卜素、维生素、钙、磷、铁等矿物质。藿香含挥发油有助于消化，常吃对肠胃有益。

营养成分	含量（每 100 g）	营养成分	含量（每 100 g）
脂肪	1.7 g	碳水化合物	10 g
蛋白质	3.9 g	粗纤维	3.6 g
钙	580 mg	烟酸	1.2 mg
磷	104 mg	维生素 C	23 mg
胡萝卜素	6.38 mg	维生素 B_2	0.38 mg
维生素 B_1	0.1 mg	铁	28.5 mg

药理研究

利胃肠、助消化 ◎ 藿香挥发油能促进胃液分泌，对小肠蠕动有双向调节作用。

抗菌消炎 ◎ 藿香对金黄色葡萄球菌、肺炎双球菌、绿脓杆菌、大肠杆菌、痢疾杆菌及常见的致病真菌等均有一定的抑制作用。

增加白细胞 ◎ 藿香中含有的甲基胡椒酚和茴香脑能使白细胞增多。

主治

湿阻中焦 ◎ 本品气味芳香，为芳香化湿浊要药。又因其性微温，故多用于寒湿困脾之脘腹痞闷，少食作呕、神疲体倦等。

呕吐 ◎ 本品既化湿，又和中止呕，善治湿浊中阻之呕吐。

暑湿、湿温 ◎ 本品既化湿，又解暑。可治暑月外感风寒，内伤生冷而致恶寒发热、头痛脘闷、呕恶吐泻等。

按语

藿香味辛微温，归脾、胃、肺经，能化湿、止呕、解暑，主治湿阻中焦证、恶心呕吐、脘腹痞闷、暑湿表证及湿温初起等。如《珍珠囊》云：“补卫气，益胃气，进饮食，又治吐逆霍乱。”藿香除药用外，还是天然的保健食品，是人们喜食的特色山野菜之一。藿香所含维生素、胡萝卜素等高于一般蔬菜，直接食用清爽可口；也可凉拌、熬粥、做羹或炒食；又常作调味料作为炖鱼、火锅鱼的调味菜。如吉林省庆岭镇的特色名菜庆岭活鱼就用藿香做配菜炖鱼，深受人们的青睐。

食疗方

暑湿伤表 ◎ 香薷、厚朴、扁豆、苍术、葛根、杏仁、陈皮、法半夏各 12 g，藿香 3~10 g，甘草 6 g。水煎服。

夏日受凉，无汗、头身胀痛 ◎ 香薷 10 g，藿香 9 g，生姜 3 片，水煎服。

夏季感受暑热、呃逆不止 ◎ 香薷 3 g，藿香 10 g，佩兰 9 g。将 3 味装入茶壶内，加沸水冲泡，当茶饮。

口臭 ◎ 藿香叶 9 g，石菖蒲 3 g。煎汤，分 2 次含服，每日 1 剂。

脚气 ◎ 藿香 30 g，黄精、大黄、皂矾各 12 g，米醋 1000 mL。将上药切碎置米醋中，密封浸泡 1 周后，滤渣。每日浸泡 2 ~ 3 次，每次 20 ~ 30 分钟，持续 5 日。

◎用量用法◎

煎服，3 ~ 10 g。鲜品加倍。

◎食忌◎

阴虚血燥者不宜用。

◎药食铭言◎

药食俱佳藿香，出行必备良药。

藿香七鲜茶

鲜藿香、鲜佩兰、鲜荷叶、鲜竹叶、鲜薄荷、鲜芦根、鲜石斛各 10 g。上述七味洗净切碎，水煎，去渣，代茶频饮。

藿香扁豆饮

鲜藿香 30 g，鲜荷叶 30 g，鲜扁豆 30 g。将上 3 味药用开水浸泡，代茶频饮。

藿香佩兰二花汤

藿香、扁豆花、佩兰、金银花各 9 g，白糖适量。水煎，去渣，取汁，加入白糖溶化即成。

藿香粥

藿香末 10 g，粳米 50 g。先将粳米入锅中，加水煮粥，待米花将开时，加入藿香末，再炖至粥熟即成。

藿香荆芥防风粥

藿香 5 g，荆芥 5 g，防风 10 g，粳米 50 g。将荆芥、防风、藿香共入锅中，水煎，去渣取汁，再同粳米煮为稀粥。

藿兰菊豆英草汤

鲜藿香 12 g，鲜佩兰 12 g，野菊花 10 g，绿豆衣 12 g，蒲公英 12 g，生甘草 6 g。水煎代茶饮。

藿香炒鸡丝

嫩藿香叶 50 g，鸡脯肉 300 g，蛋清 1 个，淀粉 10 g。鸡脯肉切成丝，用蛋清、淀粉、精盐上浆，入四成温油锅中，滑熟倒出，藿香切丝入锅内，与鸡丝同炒出锅。

藿香豆腐羹

豆腐 500 g，藿香叶 30 g，火腿末少许。豆腐切成细丁，用盐开水泡；藿香切成末，豆腐丁入锅，加鸡丝汤烧开，放入藿香、盐、味精调味，勾芡出锅，撒上火腿末即成。

藿香饺

嫩藿香叶 20 片，豆沙 250 g，鸡蛋 300 g，糯米粉 250 g。嫩藿香叶用凉开水洗净，吹干表面水分。顺长对折包入豆沙，用剪刀修剪成半椭圆形；鸡蛋取蛋清，抽打成蛋泡，加入糯米粉，调成蛋泡糊；将藿香饺挂蛋泡糊，入四成油温中，炸熟即可。

小贴士

藿香分布在四川、江苏、湖北、云南、辽宁等地。藿香四棱形茎，呈红色。在六七月间，开出紫色或白色的花，清香淡雅。藿香的根也可入药，治霍乱吐泻。

藿香芳香之气还具有驱蚊效果，夏季外出旅游应常备藿香以预防中暑或胃肠道疾病。

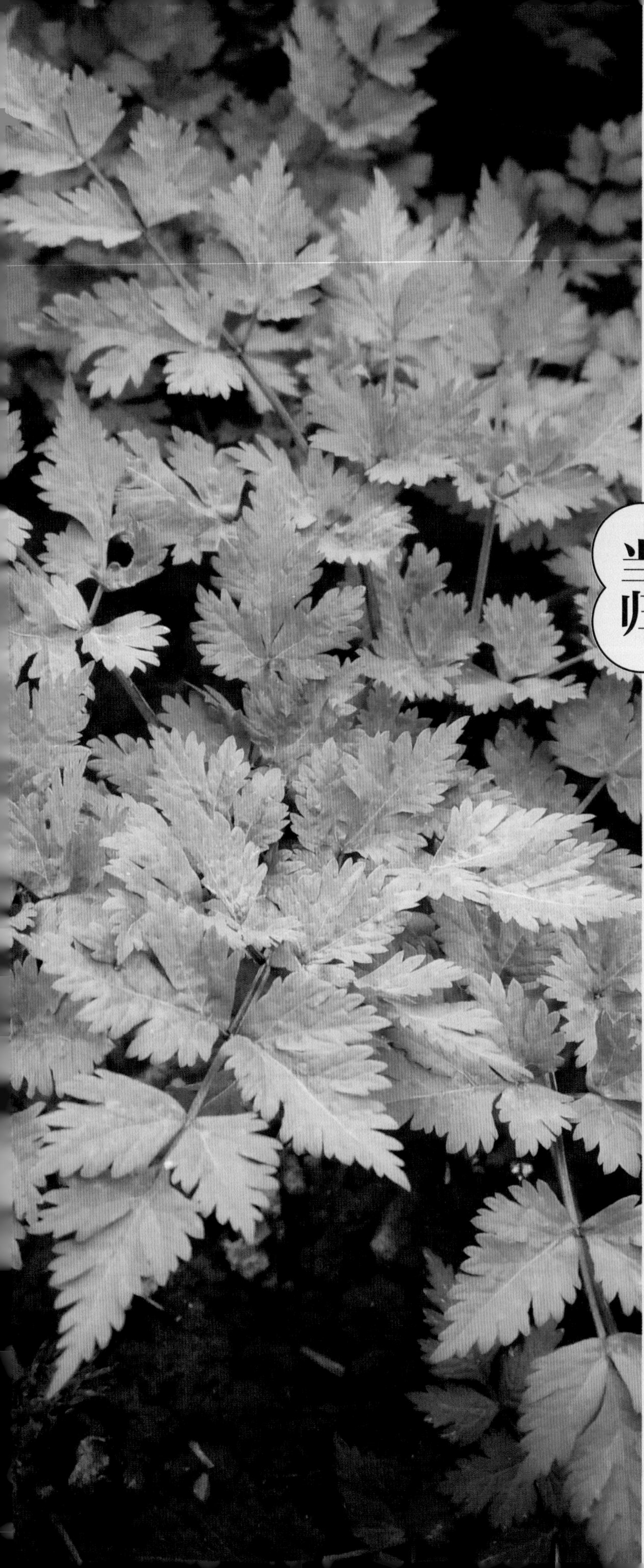

当归

【血证圣药】

天南星移醉不归，爱君清如寒水玉。
葳蕤韭荠煮饼香，别筵君当归故乡。
——宋·黄庭坚《药名诗奉送杨十三子问省亲清江》

当归【血证圣药】

◎ 来源

为伞形科植物当归 *Angelica sinensis*(Oliv.) Diels 的干燥根。以质柔、切面黄白色、气香浓郁者为佳。

◎ 别名

干归、马尾当归、秦归、马尾归、云归、西当归、岷当归。

◎ 功效

补血活血，调经止痛，润肠通便。

◎ 性味归经

甘、辛，温。归肝、心、脾经。

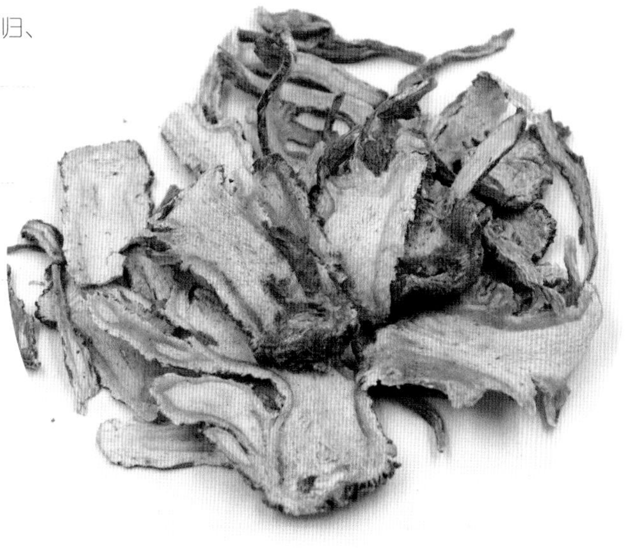

药食趣话

相传很久以前，甘肃岷县有位忠厚老实帅气的小伙子叫“桥”，他从小是一个孤儿，靠给富户人家干苦力为生。小伙儿手脚麻利，头脑十分灵活，肯吃苦，为人厚道，谁见谁夸，可是由于太穷了，到了二十多岁还没娶上媳妇。在邻村有一个叫“秦娘”的好姑娘，也是个穷苦的孩子。秦娘长得很漂亮，像山里盛开的百合花一样美丽，而且不管是粗活还是细活她都能干。很多富户人家都想娶她，可是都被她一个个回绝了，偏偏那个能干的小伙子“桥”来求亲，姑娘立刻就答应了。可是，狠心的富户人家嫉妒两个年轻人，串通勾连官府，把刚刚结婚不久的新郎抓了壮丁，打发到千里以外的西域边疆。秦娘日日夜夜守在村外崖畔上，像个石头人似的，一动也不动地盼着丈夫归来。日子一天天过，一年年过，桥一去不知多少年，秦娘望穿秋水，仍不见丈夫归来。终于有一天，她倒在崖坡上死去了。到了第二年的春天，在秦娘倒下的地方，长出一种奇异的草来，这草亭亭玉立，香气袭人，就像当年秦娘的身姿一样。到了夏天，它开着一朵朵绿白色的小花，昂首翘望着远方。到了秋天，在地下它便结出像马尾形又肥又嫩的根。说也奇怪，这些根总是成双成对地连在一起。听老人们说，这是秦娘化成的香草，专等亲人归来，就取名为“当归”，因此还有人称当归为秦归、马尾当归、岷当归等。“当归、当归”应当归来，它所蕴含的对亲人深沉的思念之情，具有撼人心灵的魅力。在临床上，当归治疗妊娠妇女产后恶血上冲，疗效显著。如果发生气血逆乱，服用之后即可降逆定乱，使气血各有所归，因而当归之名也由此而来。

又传，三国时期，诸葛亮北伐，魏国中郎将姜维因遭天水郡太守马遵怀疑有异心，毅然归顺诸葛亮。此时恰逢马谡兵败街亭，诸葛亮率领大军撤退，姜维遂同其母失散。魏国的谋臣知道姜维是个孝子，便将他母亲接到洛阳，诱逼姜母给姜维写信，并在信封里附上当归，让姜维回归魏国。据《三国志・蜀书・姜维传》：“孙盛《杂记》记载，姜维曰：‘良田百顷，不在一亩（母）；但有远志，不在当归也。’”知子莫若母。姜母接到儿子的信后，非常理解儿子的志向，毅然表示：“儿有远志，母无它求。”后来魏国又多次逼姜母写信劝姜维弃蜀投魏，都被姜母拒绝。姜维死后，蜀人对他十分景仰，并在他屯军多年的剑阁建立一座姜维庙，又叫姜公祠，祠内有联云：“雄关高阁壮英风，捧出热心，披开大胆；剩水残山余落日，虚怀远志，空寄当归。”

营养成分

当归中含有多种营养素，包括蛋白质、铁、锰、铜、钾、钙、镁等。

营养成分	含量（每 100 g）	营养成分	含量（每 100 g）
能量	310 kJ	膳食纤维	18.5 g
脂肪	2.40 g	挥发油	0.6 g
碳水化合物	0 g	蛋白质	18.2 g
氨基酸	6.5 g	维生素 A	0.0067 g
维生素 B_{12}	0.35 μg	镁	0.02 mg
钾	0.14 mg	铁	56.3 mg
钙	0.015 mg	铜	4.66 mg
锌	2.33 mg	锰	1.37 mg

药理研究

促进造血 ◎ 当归多糖可促进骨髓抑制小鼠造血和血小板生成。

抗凝血 ◎ 阿魏酸具有显著抗血栓作用，其抗血栓的作用可能与改善凝血功能、血小板聚集黏附功能有关。

调节免疫 ◎ 当归多糖可作为免疫增强剂，影响非特异性和特异性免疫系统。

抗炎、抗氧化 ◎ 当归可通过影响多种炎症相关信号通路和介质发挥抗炎作用；可以通过抑制和清除自由基以及增加抗氧化酶活性发挥抗氧化作用。

抗肿瘤 ◎ 当归抗肿瘤的主要活性成分是当归多糖，在体内、外试验中均表现出显著的抗肿瘤活性。

主治

血虚证 ◎ 本品甘温质润，补血效良，为补血圣药。常用于治疗血虚萎黄、眩晕心悸，可与熟地黄、白芍、川芎等配伍。

月经不调、经闭痛经 ◎ 本品甘温补血，辛温活血，既补血又活血，并能调经止痛，为治妇科月经不调之要药，常配伍桃仁、红花、川芎等。

虚寒腹痛、风湿痹痛、跌扑损伤、痈疽疮痈 ◎ 本品辛温，入肾经，有温肾助阳起痿之功，可与附子、肉桂、淫羊藿等同用。

肠燥便秘 ◎ 本品甘温质润，能补血润肠通便。治血虚肠燥便秘，常与肉苁蓉、牛膝、升麻等配伍。

食疗方

崩漏 ◎ 黄芪 30 g，当归 6 g，山药 60 g，母鸡肉 600 g，加水 2 L，大火烧开，打去泡沫，改小火慢炖 2 小时，两日分 4 次服用（药、肉、汤同食）。服药时间：每次月经第 3 日开始服用，每月 3 剂，3 月 1 个疗程。

癌症阳虚血亏证 ◎ 当归 20 g，生姜 30 g，羊肉 500 g。当归、生姜，冲洗干净，用清水浸软，切片备用。将羊肉放入砂锅，加清水、料酒、食盐、生姜，旺火烧沸后撇去浮沫，再改用小火炖至羊肉九成熟时加入当归，至羊肉熟烂即成。吃肉喝汤。

血虚便秘 ◎ 当归 20 g，柏子仁 15 g，粳米 100 g，冰糖适量。将当归、柏子仁洗净，锅内放水 1 碗，微火至半碗，去渣取汁，备用。粳米淘洗干净，加水适量和药汁同入锅内煮粥。先用大火煮沸，再改用小火熬至粥香时，加冰糖适量继续熬至汤汁黏稠为度。

◎用量用法◎

煎服，6 ~ 12 g。酒炒可增强活血通经之力。

◎食忌◎

湿盛中满，大便溏泄者慎食。

◎药食铭言◎

当归味甘辛性温，调经补血兼活血。

按语

当归甘、辛，温，具有补血活血、调经止痛、润肠通便的作用，可用于血虚萎黄、眩晕心悸、月经不调、经闭痛经、风湿痹痛等的治疗。现代药理学研究也表明，当归有抗炎、抗肿瘤、抗抑郁、平喘等作用。自古以来就有“十方九归”之称的当归，在临床疾病的预防和治疗上应用范围宽广，应用历史悠久。同时，日常生活中，当归可煎汤、浸酒、煎膏滋、入菜肴，亦备受寻常百姓青睐，将当归融入人们的日常饮食，如当归羊肉汤、当归乌鸡汤、当归补血汤、当归红枣汤、当归牛肉汤、当归茶、当归奶茶、当归醋、当归酒、当归糕点、当归牛奶、当归滋补袋包汤料、当归与其他产品的配伍食品。此外，由于当归提取物的酪氨酸酶抑制活性及活血功效，当归还应用于美白、祛斑类化妆品等。

当归鸡蛋汤

当归 10 g，鸡蛋 2 个，饴糖 10 g。将当归洗净置锅中熬出汁后去渣，再加入饴糖搅匀。然后打入鸡蛋，煮熟即可。

当归生姜羊肉汤

当归 30 g，生姜 30 g，羊肉 500 g。砂锅内放入适量清水，将羊肉下入锅内，再下当归和姜片，在大火上烧沸后，改用小火炖 1.5 小时至羊肉熟烂为止。取出当归、姜片，喝汤食肉。

当归羊肉粥

当归 20 g，羊肉 250 g，黄芪 30 g，生姜 15 g，粳米 100 g，葱白 30 g。将当归、羊肉、黄芪、生姜、葱白切成小块，加适量配料，煮成汤汁，加入粳米同煮，小火煮成粥食。

当归羊肝

当归 10 g，羊肝 60 g，同煮，肝熟后切片，作为辅菜食之。

鸭肉当归汤

山药 5 片，红枣 5 颗，枸杞 2 小匙，川芎 3 片，当归 1 根，鸭腿 300 g，白胡椒粉，盐，鸡粉，料酒若干。鸭肉洗净切块，锅加点油，放入鸭肉炒香，加入料酒和水煮，将油沫捞出。

当归龙眼大枣汤

当归 10 g，龙眼肉 15 g，大枣 30 g，切块瘦猪肉 250 g，洗净，猪肉经沸水汆汤后，将所有食材一起入砂锅煲 1 小时，饮汤食肉。

归参母鸡汤

取母鸡 1600 g，当归、党参各 35 g，生姜、葱、黄酒、食盐适量。将母鸡宰杀，去内脏，洗净；再将洗净切片的当归、党参放入鸡腹内，置砂锅中，加入调料，放入适量水，大火煮沸后，改用小火煨炖至内熟脱骨即可，可分餐食鸡肉及汤。

小贴士

当归主要产于我国甘肃，尤以甘肃岷县所产产量为多，其次产于云南、四川、湖北等地区。秋季采挖，除去须根和泥沙，待水分稍蒸发后，捆成小把，用烟火缓缓熏干。切片，生用，或酒炙用。

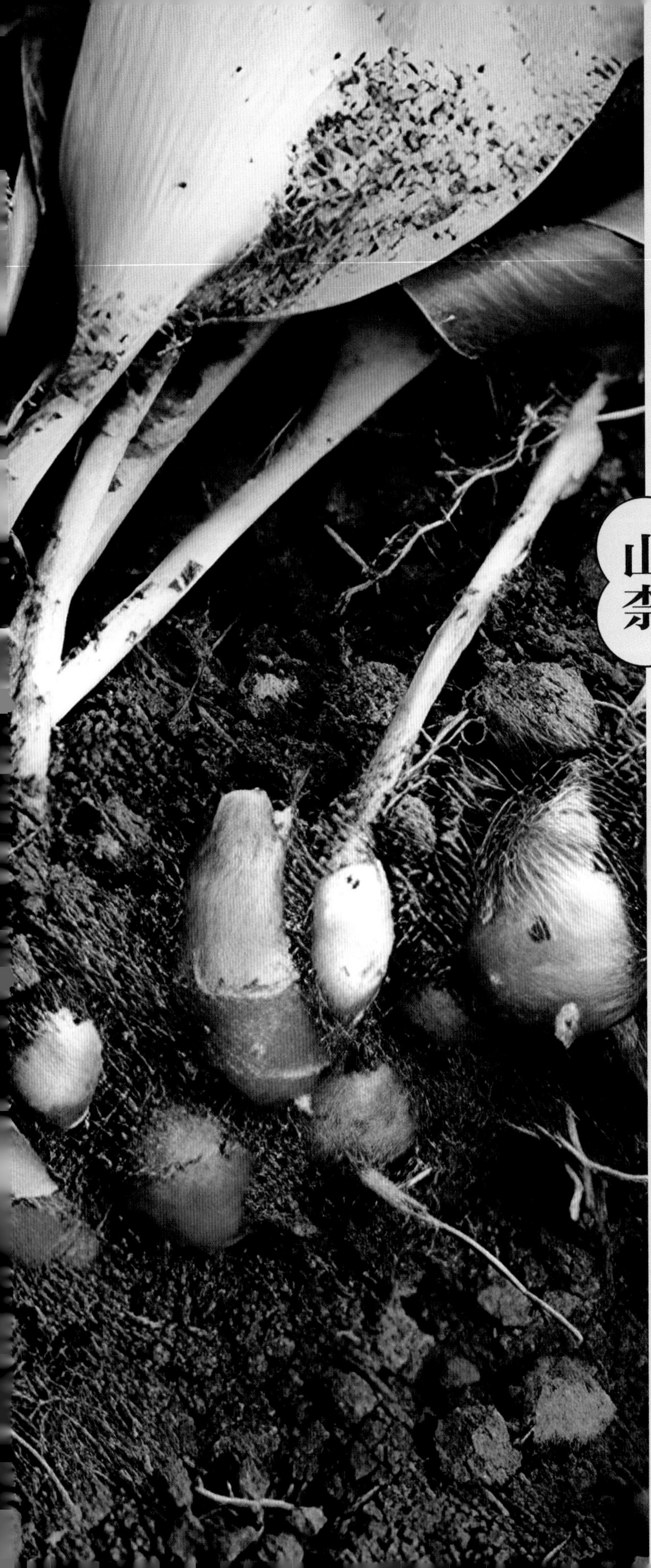

山柰

【温中止痛】

忍听归归鸟，愁看跕跕鸢。
沙姜长竖指，泥蕨细钩拳。

——明·林弼《江洞书事五十韵》

山柰【温中止痛】

◎ 来源

为姜科植物山柰 *Kaempferia galanga* L. 的干燥根茎。冬季采挖，洗净，除去须根，切片，晒干。

◎ 别名

三赖、沙姜、山辣、三萘子。

◎ 功效

温中散寒，行气止痛，除湿辟秽。

◎ 性味归经

辛，温。归脾、胃经。

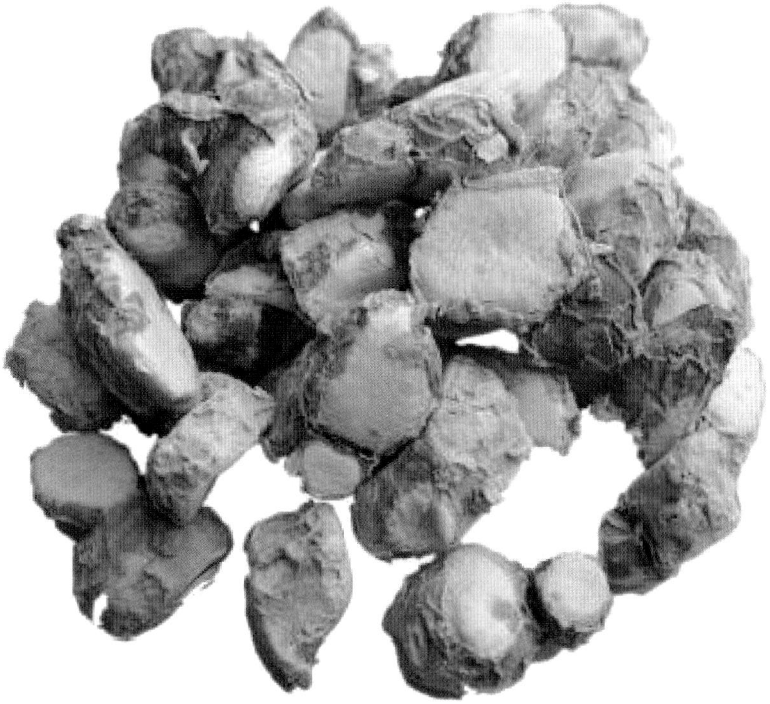

药食趣话

相传，慈禧太后古稀之年，年老体弱，常常感冒，头痛也反复发作，洗头发比较麻烦，洗发和晒发需要大量时间，所以她不太愿意洗头，时间长了，难免生出发垢，发臭，瘙痒难耐。御医们就特意给她研制了一种干洗方子——“香发散”。方子里有山柰、公丁香、细辛、苏合油、白芷等药材。用时只需要将药粉撒在头发上，用篦子梳理，就能达到去污香发，落发重生的作用。

营养成分

山柰中含有营养成分，包括蛋白质、脂肪、纤维素、维生素、多糖等，以及钾、钙、钠、镁、铁、铜、锌、锰等。其挥发油的主要成分为龙脑、肉桂酸乙酯、樟脑烯和亚砜。

营养成分	含量（每 100 g）	营养成分	含量（每 100 g）
热量	41 kJ	蛋白质	1.3 g
脂肪	0.6 g	膳食纤维	2.7 g
碳水化合物	10.3 g	维生素 B_2	0.03 mg
维生素 C	4 mg	维生素 B_3	0.8 mg
维生素 B_1	0.02 mg	维生素 A	28(IU)
钠	14.9 mg	镁	44 mg
钙	27 mg	铁	1.4 mg
磷	25 mg	硒	1 μg
钾	295 mg	铜	0.14 mg
锌	0.34 mg	锰	3.2 mg

药理研究

抗炎 ◎山柰活性物质可以通过多种途径来抑制炎症反应。

杀虫抑菌 ◎山柰提取物具有一定的杀虫活性。

调节心血管系统 ◎山柰酚还对心肌的缺血再灌注损伤以及血管内皮细胞的氧化损伤均具有保护作用。

抗肿瘤 ◎山柰中提取到的多种活性物质对癌细胞有抑制作用。

主治

胃寒疼痛、寒湿吐泻、胸膈胀满、心腹冷痛、牙痛、风湿关节痛、跌打损伤等疾病。

食疗方

心腹冷痛 ◎黄山柰、丁香、当归、甘草等份。以上几味药研末，以醋糊丸，黄豆大小，每服用 30 丸，以酒送服。

一切牙痛 ◎山柰 6 g 和麝香 1.5 g 一起研成细末，每日取一点放入口中，再饮一口温水，反复漱口，最后吐掉，每日 3 次，连用几日。

温中暖胃 ◎山柰 5 g，牛肉 500 g，牛肉洗净切块，放入砂锅中，加山柰于清水中一起炖煮，待牛肉熟烂后，除去药渣，喝汤食肉。

◎用量用法◎

煎服，6 ~ 9 g。

◎食忌◎

阴虚血亏，胃有郁火者忌服。

◎药食铭言◎

山柰辛温气芳香，行气温中兼消食。

按语

山柰味辛，性温，具有温中散寒、行气止痛、除湿辟秽的功效，主治胃寒疼痛、寒湿吐泻、胸脘胀满、心腹冷痛、牙痛、风湿关节痛、跌打损伤等疾病。山柰药食两用，历史悠久，以其独特的香味、众多的活性成分和广泛的药理作用在中药方剂和食品中广泛应用，其在食品常作为香料来烹饪各种美味佳肴，山柰的多种提取物也常常被加入各种食品充当功能因子。如可用于肉类食品扒鸡、熏鸡、白切鸡、白斩鸡等中作为增香香辛料，无论与鸡肉、牛肉还是猪肉一起食用，都味香可口。也可用于配制卤汁或作为五香料的配料。

山柰母鸡汤

山柰 10 g，肉桂粉 3 g，母鸡 1 只，生姜 10 g。上述原料一同放入锅内，久炖，肉熟烂即成。

沙姜猪肚丝

猪肚 250 g，山柰（沙姜）、葱段各 10 g，生姜末 4 g，蒜蓉 3 g，橘皮 5 g，草果、酱油、花雕酒、麻油、辣椒油各 4 g，花椒油、盐少许。锅上水，注适量水，加入果皮、草果、花雕酒、橘皮、沙姜、葱段，待水沸。下猪肚，煮沸后，转小火煲至猪肚熟，捞出。冲凉水洗净后，猪肚切成丝，将猪肚放入沸水中焯约 2 分钟后，捞出沥干水分，装入碗里，调入生姜末、盐、酱油、蒜蓉、辣椒油、麻油、花椒油各少许，拌匀，装盘即可。

砂锅沙姜焗石斑鱼

石斑鱼 1 条、葱、姜、柠檬、香菜、红葱头、蒜、山柰（沙姜）。石斑鱼等原料洗净切好备用，将葱、姜、柠檬拍碎，挤出汁液后放入石斑鱼，加入盐和油进行调味后腌制 20 分钟，倒少许油入砂锅中，然后放入蒜、红葱头、山柰进行爆香。将腌制好的鱼块均匀铺在爆香好的香料上，然后盖上锅盖，大火烧至蒸汽出来后转小火，其间可以再淋一次油。等到锅底汁水收干，鱼肉变白后即可。

沙姜猪手

猪手 1 只、山柰（沙姜）250 g、葱、香菜、盐。猪手洗净竖着切两半，用盐和酒腌制 10 分钟。将山柰洗净切碎与腌制好的猪手放水中，大火炖约 30 分钟。加盐调味，然后将猪手连水一起倒入容器中，凉后置冰箱冷藏，食用前加热剔骨切片装盘，将剩余的沙姜末，入油锅中炒香，倒少量煮猪手的水，加盐调味后置于猪手中。加葱和香菜拌匀，即可食用。

小贴士

山柰喜温暖、湿润、向阳的气候环境，怕干旱，不耐寒。在我国主要产于广东、广西、云南、四川、贵州、海南、福建、台湾等地。

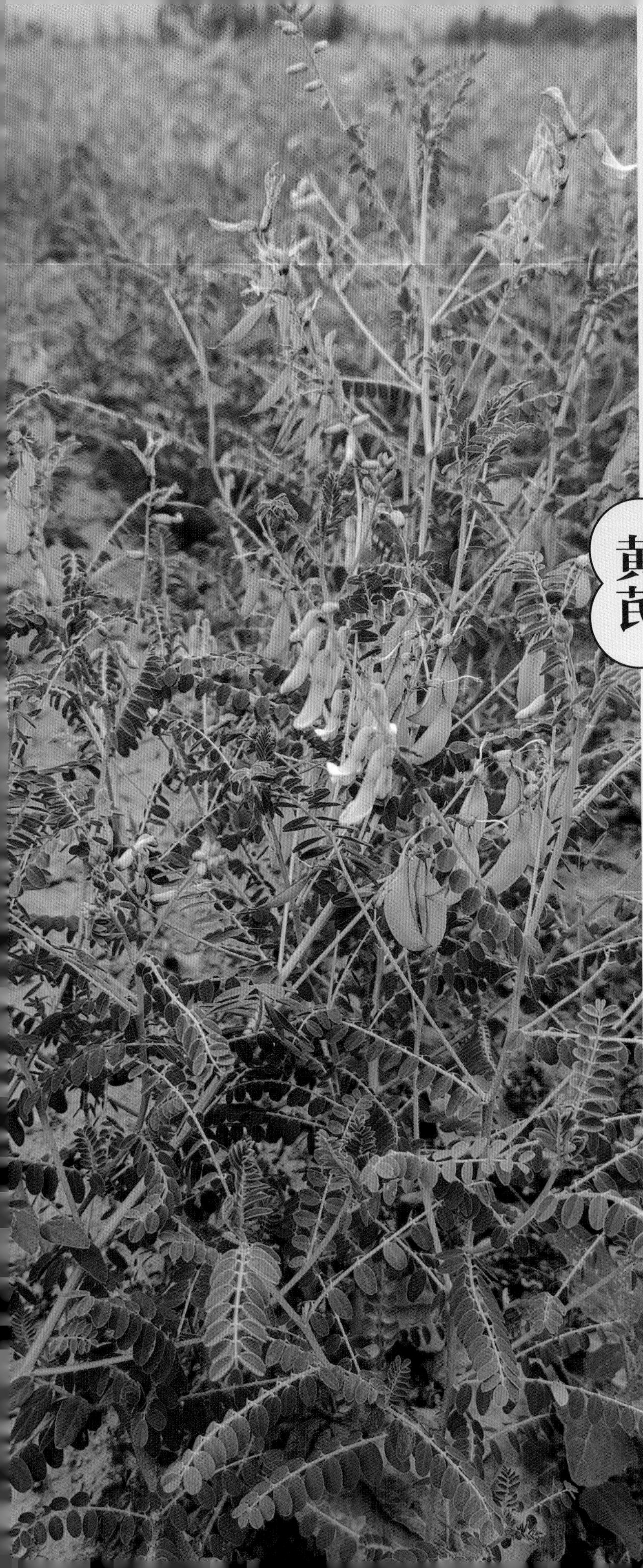

【补气要药】

黄芪

孤灯照影日漫漫，拈得花枝不忍看。
白发敲簪羞彩胜，黄芪煮粥荐春盘。
东方烹狗阳初动，南阳争牛到作团。
老子从来不兴浅，向隅谁有满堂欢。

——宋·苏轼《咏黄芪》

黄芪

【补气要药】

◎ 来源

黄芪为豆科植物蒙古黄芪 *Astragalus membranaceus*（Fisch.）Bge.var. *mongholicus*（Bge.）Hsiao 或膜荚黄芪 *Astragalus membranaceus*（Fisch.）Bge. 的根。以切面色淡黄、粉性足、味甜者为佳。

◎ 别名

黄芪、北芪、黄耆、王孙、黄耆、独椹、蜀脂、百木。

◎ 功效

补气升阳，固表止汗，利水消肿，生津养血，行滞通痹，托毒排脓，敛疮生肌。

◎ 性味归经

甘，微温。归脾、肺经。

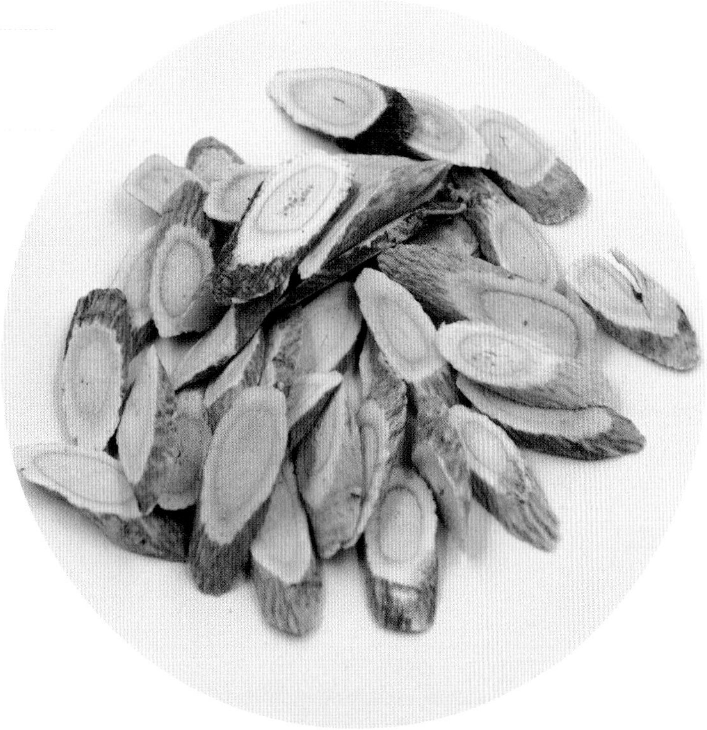

药食趣话

相传古时，有一位善针灸术的老中医叫戴糁，他形态消瘦，面色淡黄，人们尊称他为“黄耆”。他医术高超，一生乐于助人，后因救坠崖儿童牺牲，为纪念老人，便将其墓旁生长的一种草药起名为“黄芪”，其草药味甜，可补气消肿，后来人们用其治好了诸多病痛。

又传，南北朝时期，柳太后突然中风无法言语，遍访名医均无效。柳太后因为口噤（牙关紧闭，口不能张）不能服药，病情日益严重，精通医药的许胤宗提出用热汤气熏蒸法为太后治病。用黄芪、防风两味药煮汤放于柳太后床下，药汁弥漫，烟雾缭绕。柳太后当天晚上就明显好转，经过一段时间调理，康复如前。

营养成分

黄芪含有多种氨基酸、胆碱、苦味素、甜菜碱、黏液质、蔗糖、葡萄糖醛酸、叶酸、钾、钙、钠、镁、锌、铜、硒等成分。

营养成分	含量（每 100 g）	营养成分	含量（每 100 g）
能量	287 kJ	蛋白质	14.9 g
脂肪	1.1 g	纤维素	42.1 g
总皂苷	2.34 g	氨基酸	8.43 g
黄酮	0.56 g	多糖	2.7 g
钙	1.53 g	镁	109.86 mg
锌	2.72 mg	锰	2.328 mg
铁	15.21 mg	硒	2.9 μg
铜	0.45 mg		

药理研究

增强机体免疫功能 ◎ 黄芪对干扰素系统有促进作用，可提高机体的抗病力。

增强造血功能 ◎ 黄芪多糖能升高正常大鼠红细胞的比容，增加红细胞数。

调节血糖 ◎ 黄芪对糖代谢呈双向调节作用，能升高低血糖、降低高血糖，且对正常血糖无明显影响。

保护心血管系统 ◎ 黄芪能增强心肌收缩力，保护心血管系统，抗心律失常，扩张冠状动脉和外周血管，降低血压。

抗病毒 ◎ 黄芪对流感病毒等多种病毒所致细胞病变有轻度抑制作用。

主治

脾气虚 ◎ 本品甘温，入脾胃经，以补气见长，为补中益气之要药。可单用熬膏服，或与党参、白术等配伍。

肺气虚 ◎ 本品入肺经，能补益肺气，用于肺气虚弱，咳嗽无力、气短神疲者，常与紫菀、款冬花、杏仁等配伍。

气虚自汗 ◎ 本品长于补脾肺之气，益卫固表，常与牡蛎、麻黄根等同用。如因卫气不固，表虚自汗而易感风邪者，宜与白术、防风等配伍。

气血亏虚，疮疡难溃或溃久不敛 ◎ 本品补气生血，扶助正气，托脓毒外出，常与人参、当归、升麻、白芷等同用。

食疗方

表虚自汗、阴虚盗汗 ◎ 黄芪 30 g，乳鸽 1 只，乳鸽去内脏洗净，加水和黄芪共煮，饮汤食肉。

小儿遗尿属脾气虚证 ◎ 黄芪 30 g，桑螵蛸 15 g，糯米 100 g，同煮粥汤。

幽门螺杆菌阳性胃溃疡 ◎ 黄芪 50 g，开水冲泡 30 分钟左右，每日喝 1 剂。

◎用量用法◎

煎服，9 ~ 30 g。蜜炙可增强补中益气作用。

◎食忌◎

外感发热、咽喉肿痛、牙痛者不宜食用。

◎药食铭言◎

补气升阳数黄芪，体虚汗出服之宜。

按语

黄芪始载于《神农本草经》，被列为上品，具有补气升阳、固表止汗、利水消肿、生津养血、托毒生肌的功效，李时珍也称黄芪为“补药之长”。其主要活性成分为黄芪多糖、黄芪总黄酮和黄芪甲苷等。黄芪含有多种微量元素及人体所必需的氨基酸，民间多用黄芪炖鸡、煮粥等食疗，其营养丰富，具有补气和提高免疫力的功效。黄芪在中药保健领域的发展前景十分广阔，尤其在增强免疫力、辅助调节血糖、血脂、血压与缓解体疲劳等方面疗效较好，常被加工为保健酒、保健饮料、保健茶和功能性酸奶等保健食品及药品。如黄芪咀嚼片、黄芪酒和黄芪茶等。

黄芪粥

黄芪 30 g，陈皮 3 g，大米 100 g。先将黄芪、陈皮煮水取汁，去渣，再用汁煮米做粥，粥熟后即可。

黄芪茶

炙黄芪 10 g，炙甘草 2 g。共研末，沸水冲泡，频频代茶饮。

黄芪阿胶膏

配料有低聚果糖、黄芪、阿胶、人参（5 年及 5 年以下人工种植）枸杞子、白扁豆、益智仁、茯苓、桂圆肉、甘草。

食用方法有口服，温水冲服，建议每日 1~2 次，每次 10~20 g。也可以 1:10 的温水稀释兑匀后饮用。

黄芪红枣汤

黄芪 30 g，红枣 15 枚。取黄芪、红枣加水适量，小火煮 1 小时以上。

火麻仁黄芪膏

配料有低聚果糖、火麻仁、黄芪、杏仁、决明子、肉豆蔻、马齿苋。

食用方法有口服，温水冲服，建议每日 1~2 次，每 10~20 g。也可 1:10 的温水稀释兑匀后饮用。

黄芪蒸鸡

嫩母鸡 1 只（约 1 kg），黄芪 30 g，食盐 1.5 g，黄酒 15 mL，葱、生姜各 10 g，清汤 500 mL，胡椒粉 2 g。洗净母鸡放入沸水中焯至鸡皮伸展，再用清水冲洗，沥干待用。将黄芪塞入鸡腹内。把鸡放入砂锅内，加入葱、姜、绍酒、清汤、精盐等用湿绵纸封口。上蒸笼用大火蒸，水沸后蒸 1.5 ~ 2 小时，至鸡肉熟烂。出笼后去黄芪，再加入胡椒粉调味。

健脾益气粥

生黄芪 10 g，党参 10 g，茯苓 6 g，炒白术 6 g，薏苡仁 10 g，大米 200 g，大枣 20 g。先将生黄芪、炒白术装入纱布包内，清水浸泡 40 分钟备用；将软党参、茯苓切成颗粒状备用；将薏苡仁浸泡备用；将大米、大枣、药材放入锅中，大火煮开后改为小火煮 2 小时，取出纱布包，加入党参、茯苓即可。

黄芪当归乌鸡汤

乌鸡肉 250 g，黄芪 20 g，当归 20 g。乌鸡肉洗净切块，当归、黄芪一同放入砂锅内，加适量水，小火煮熟后，调味食用。

黄芪鲤鱼汤

黄芪 30 g，鲤鱼 1 条。鲤鱼剖腹去腮和内脏后洗净，放入砂锅，加入黄芪，和水同煮，熟后调味，喝汤食肉。

小贴士

黄芪产于内蒙古、山西、黑龙江等地。春、秋二季采挖，除去须根及根头，晒干，切片，生用或蜜炙用。

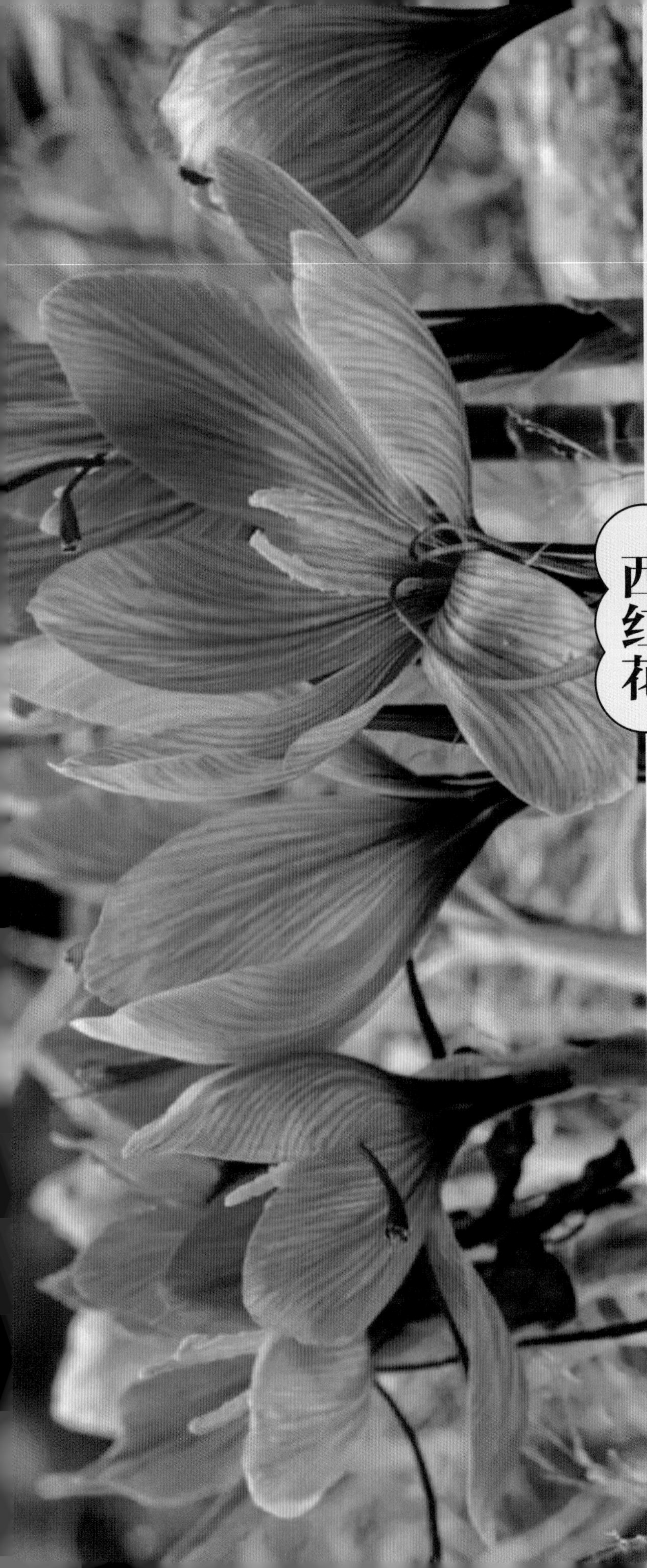

西红花

【活血凉血】

王家尘柄绿琼香，萱草偷来柄更长。
藏却柿红缨扫子，菖蒲节里放风光。

——宋·杨万里《初夏即事十二解》

西红花

【活血凉血】

◎ 来源

鸢尾科植物番红花 *Crocus sativus* L. 的干燥柱头。

◎ 别名

番红花、藏红花、撒法郎、撒馥兰、番栀子蕊等。

◎ 功效

活血化瘀，凉血解毒，解郁安神。

◎ 性味归经

甘，平。归心、肝经。

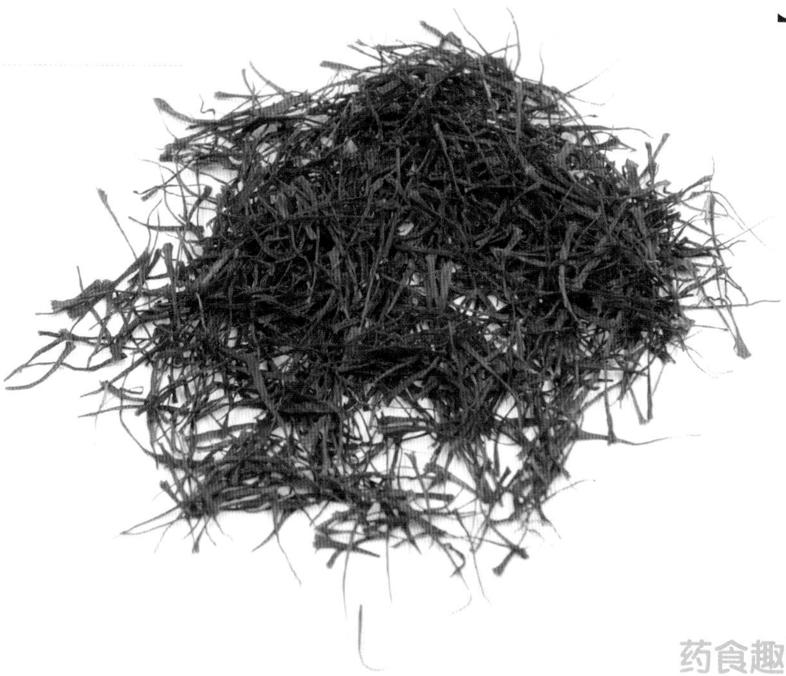

药食趣话

相传，在西藏境内，美丽的雅鲁藏布江上游山巅上，有座喇嘛庙。有一日，即将圆寂的老喇嘛医僧把徒弟哈桑叫到身边说："哈桑呀，你把'神花'这药带给汉族兄弟吧，让它在中华大地上发扬光大。"不久后，老医僧便无疾而终。哈桑背着羊皮药囊沿雅鲁藏布江走出西藏。一天傍晚，他抵达了中原名城洛阳。哈桑投宿一家客栈时，看到店老板瘸着一条腿在迎客，十分不便。原来他前日扭伤了脚踝，而治疗却又收效甚微。哈桑便取出一瓶黄色的液体给店老板的患处抹上，此药水还真灵验，涂上两个时辰后，红肿就开始消退，店老板竟能行走自如。这消息被附近一个药堂店主杨柳青得知，便数次赶去拜访。哈桑被杨柳青的一片诚意所感动，打听百姓又知其医技不俗，医德高尚，便决定将师傅的遗愿转托他去实现。后来，洛阳城防守军将领因受伤咳嗽吐血，且治疗收效不佳，于是派人来请杨柳青前去诊治。杨柳青诊治认为应先止吐血，后降火，再养血。于是他用哈桑赠的藏红花制成药酒，然后以小火隔水炖熟，嘱将军趁热饮下。一连 3 日后，将军的病就痊愈了。此后，杨柳青又置田十亩，栽上藏红花，使这种药花遍及中原大地，为治病救人作出了贡献。

西红花又名番红花，产于欧洲及中亚地区，以往多由印度、伊朗经西藏输入，现在我国已有栽培。西红花的应用历史悠久，在《希腊神话》中酒神巴克斯和安德罗墨达即身着由西红花所染的黄色衣服，包括大力神海格力斯的小被子也是用西红花染成的。西红花最早应用于食品染色和化妆品行业，可作为丝绸和羊毛的高级染料。同时，其水溶液具有浓郁的香味，是一种极其昂贵的香料。目前，部分西方国家中，西红花常用作面包中调色和调味佐料，其也是法式菜的重要成分。西红花可以口服、泡水、泡酒、入饭菜、蒸鸡蛋等，但量不宜使用太多。用黄油烹制时，温度不宜过高。

营养成分

西红花的营养成分为氨基酸、糖类、维生素、铁、钙、锌、铜等。

营养成分	含量（每 100 g）	营养成分	含量（每 100 g）
能量	1298 kJ	蛋白质	11.4 g
脂肪	5.9 g	水分	12 g
碳水化合物	61.5 g	糖	42.4 g
钠	150 mg	维生素 A	0 μg
磷	250 mg	钾	1720 mg
钙	110 mg	铁	11.1 mg
铜	0.33 mg	锰	28.4 mg

药理研究

抗凝 ◎ 西红花热水提取物能延长血浆凝血酶原时间及活化部分凝血活酶时间，抑制 ADP 和胶原诱导的血小板聚集，具有显著的抗血凝作用。

兴奋子宫 ◎ 西红花煎剂可兴奋子宫平滑肌，提高子宫的紧张性与兴奋性。

循环系统保护 ◎ 西红花煎剂静脉注射，可兴奋心脏，降低冠脉阻力，增加冠脉血流量和心肌营养性血流量。保护和改善心肌缺血，缩小心肌梗死的范围。

抗炎 ◎ 西红花水提物和醇提物均有抗炎作用。西红花能使尿蛋白量明显减少，病理组织损害显著减轻，肾小球中免疫复合物溶解和吸收加快。

改善记忆 ◎ 西红花乙醇提取物对乙醇诱发的学习和记忆障碍有改善作用。

主治

经闭、癥瘕、产后瘀阻 ◎ 本品为活血祛瘀、通经止痛之要药，是妇产科血瘀病证的常用药，常与当归、川芎、桃仁等相须为用。

癥瘕积聚 ◎ 本品能活血通经，祛瘀消癥，常配伍三棱、莪术、香附等药。

温毒发斑、斑疹色暗、忧郁痞闷、惊悸发狂 ◎ 本品可以凉血解毒、解郁安神，常配伍当归、葛根等同用。

食疗方

闭经、痛经、产后腰痛 ◎ 西红花 2 g，丹参 15 g，益母草 30 g，香附 12 g，水煎服。

产后瘀血 ◎ 丹皮、当归各 6 g，大黄 4.5 g，番红花 2 g，干荷叶 6 g，研末，调服，每日 3 次，每次 6 g，开水送下。

月经不调 ◎ 西红花 3 g，黑豆 150 g，红糖 90 g，水煎服。

◎用量用法◎

1 ~ 3 g，煎服或沸水泡服。

◎食忌◎

月经过多及孕妇慎用。

◎药食铭言◎

西红花味甘微寒，为活血通经要药。

按语

西红花味甘，性微寒，归心、肝经，功能活血化瘀、凉血解毒、解郁安神，用于治疗经闭、癥瘕、产后瘀阻、温毒发斑、忧郁痞闷，惊悸发狂等。《本草纲目》将它列入上品，属于贵细中药材。现代药理学研究表明其具有抗氧化、抗癌、抗抑郁等多种药理活性，主要应用于心血管疾病、神经保护、慢性病毒性肝炎及肝损伤等多种疾病。西红花因含有特殊香气和水溶性天然色素，也常作为香料、高档食品添加剂和高级染料。因此，西红花既是名贵药材，又是重要的化工原料，常被称为“红色金子”“植物黄金”，在医药、保健、化工及食品、染料工业等行业有着广泛的用途。

黄芪西红花茶

黄芪 10 g，西红花 5 根。沸水冲泡。黄芪补气固表与西红花活血的功效相辅相成，适用于血虚气虚有瘀，经常容易感冒的人群。

玫瑰石斛花西红花茶

玫瑰花 6 朵，石斛花 6 g，西红花 5 根。沸水冲泡。玫瑰温经通络，石斛花理气解郁，西红花利胆护肝，适用于气郁人群，春天作茶饮。

西红花银耳羹

将银耳、莲子、红枣、枸杞、冰糖放入烧开的水中，小火炖 2 小时，最后放入西红花。

西红花酒

西红花 3 g，白酒 500 mL。西红花放入白酒中，密闭浸泡 1 周。

山楂西红花茶

山楂 10 g，西红花 5 根。沸水冲泡。山楂中的黄酮类物质能有效扩张血管，辅助加强西红花活血化瘀的功效。适用于高血脂人群，减肥人士饮用。

黑枸杞西红花茶

黑枸杞 6 g，西红花 5 根。沸水冲泡。两者配伍，增强了祛斑功效，能促进滞留于体内的黑色素分解，使之不能沉淀形成色斑，或使分解而排出体外。

小贴士

西红花常于 9~10 月晴天的早晨采收花朵，摘下柱头，烘干。本品浸水中，可见橙黄色呈直线下降，并逐渐扩散，水被染成黄色，无沉淀。柱头呈喇叭状，有短缝；在短时间内，用针拨之不破碎。

国内西红花主要栽培地区集中在浙江、上海等地。作为我国引种西红花历史最长的区域之一，2011 年浙江建德被中国中药协会授予“中国西红花（藏红花）之乡”。

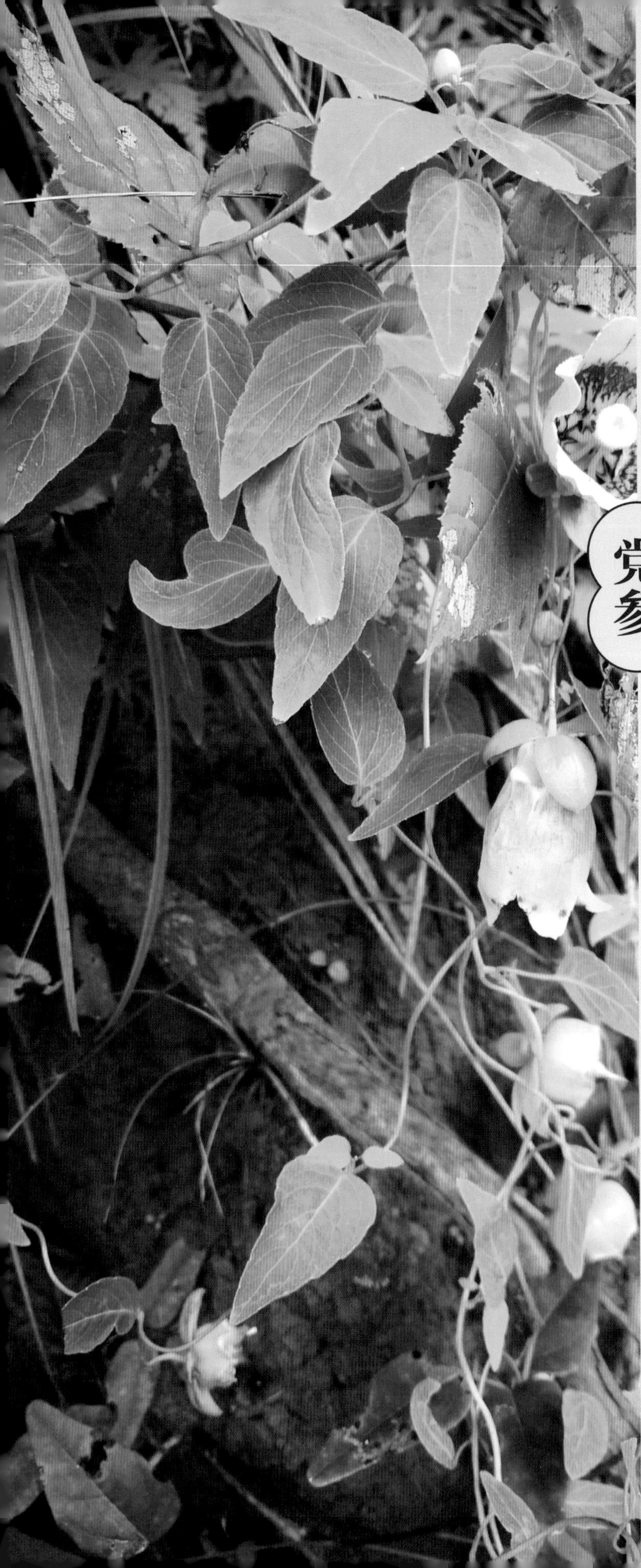

党参

【气血双补】

党参，一名黄参，黄润者良。

——清·赵学楷《百草镜》

党参

【气血双补】

◎ 来源

桔梗科植物党参 *Codonopsis pilosula* (Franch.)Nannf.、素花党参 *Codonopsis pilosula* Nannf. var.*modesta*（Nannf.）L.T.Shen 或川党参 *Codonopsis tangshen* Oliv. 的干燥根。以质柔润、味甜者为佳。

◎ 别名

防风党参、黄参、防党参、上党参、狮头参、中灵草、黄党参。

◎ 功效

健脾益肺，养血，生津。

◎ 性味归经

甘，平。归脾、肺经。

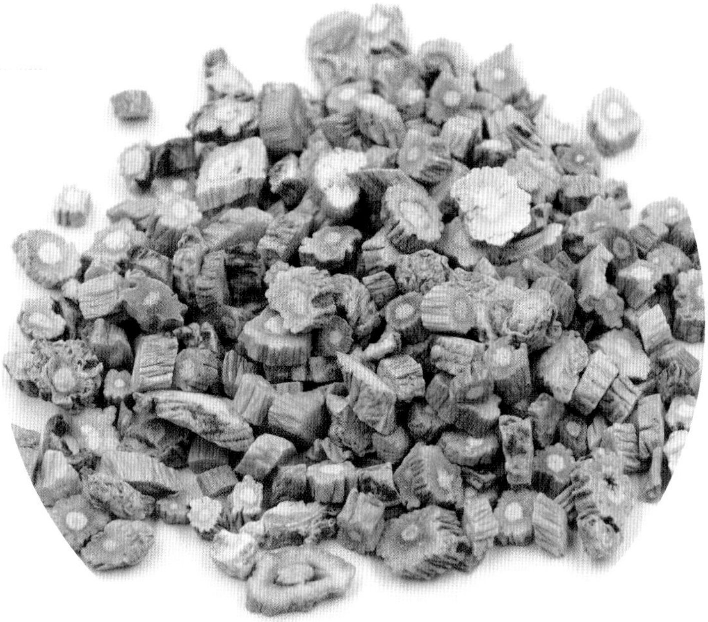

药食趣话

相传，山里一位高姓大财主，开着一个济世堂中药铺，但尽卖假药、劣药，坑害一方百姓。青年张郎的母亲就是吃了济世堂的假药死的，不幸的是其父亲也染上重病，不得已又到济世堂赊了几服药吃，但是病症反而加重了，原来是济世堂用草根代替了药方上的党参。无奈之下，张郎独自上山找党参。他背着背篓和挖锄，在山里寻找，到处是悬崖峭壁，并且黑雾漫漫，张郎又累又饿支持不住倒在了一个岩洞里。模糊中，好像睡在一张花瓣床上，一位漂亮姑娘站在床前问他到这里干什么？张郎叙述了自己的苦处，姑娘说：前面夹槽里有一大棵党参，你挖去栽到自己园里，再取一片叶煎水给你父亲服下，病就会好了。张郎醒来，发觉竟是黄粱一梦，但是他到夹槽里寻找竟真有一棵党参，他小心地将党参挖起带到家中栽种下并细心呵护，服药后父亲的病一下就好了。此后，张郎天天给党参浇水，经常培土锄草，看得无比珍贵。有一天，党参架下走出了梦中的姑娘，他们幸福地生活在一起。

营养成分

党参含多糖类、酚类、甾醇、挥发油，维生素 B_1 和 B_2，多种人体必需的氨基酸、黄芩素葡萄糖苷、皂苷、微量生物碱、微量元素等。

营养成分	含量（每 100 g）	营养成分	含量（每 100 g）
钠	0 mg	维生素 A	92 μg
磷	87 mg	钾	88 mg
钙	67 mg	铁	2.8 mg
铜	0.26 mg	锰	0.25 mg

药理研究

提高免疫功能 ◎ 党参多糖能增强衰老小鼠的免疫功能。

抗炎 ◎ 党参乙醇提取物具有较明显的抗炎活性，对炎症有明显的抑制作用。

促进造血功能 ◎ 党参可增强骨髓的造血功能。

调节血压 ◎ 党参可扩张周围血管而降低血压，又可抑制肾上腺素的升压作用。

主治

脾肺气虚证 ◎ 本品性味甘平，主归脾肺二经，以补脾肺之气为主要作用。治疗中气不足的体虚倦怠、食少便溏等症，常与白术、茯苓同用。

气血两虚证 ◎ 治疗面色苍白或萎黄、乏力、头晕、心悸之气血两虚证，常配伍黄芪、白术、当归、熟地等。

气津两伤证 ◎ 本品也有补气生津的作用，宜与麦冬、五味子等同用。

食疗方

补气固表、补中和胃 ◎ 党参、乌鸡、怀山药、沙参、蘑菇、大枣、生姜适量。将乌鸡焯水后与上述原料小火炖 1~1.5 小时即可。

气虚下陷型子宫脱垂 ◎ 党参 30 g，升麻 10 g，小米 50 g。将党参、升麻，按比例水煎取汁，然后再加小米煮成稀粥，空腹服用，每日两次。

益气补血、健脾养胃 ◎ 党参 5 g，生姜 5 g，白茯苓 20 g，大米 100 g。将茯苓、生姜捣碎与党参共同用水煎，去渣取汁，最后在药液中加入大米煮成粥。

◎用量用法◎

煎服，9~30 g。

◎食忌◎

肝火盛者、气滞不能服用，邪盛而正不虚者禁用。实证、热证禁服，正虚邪实证不适合单独应用。不宜与藜芦同用。

◎药食铭言◎

性味甘平，气血双补。

按语

党参得名，是因原出山西上党，而根的形态如人参。党参与人参均有补脾气、补肺气、益气生津、益气生血及扶正祛邪之功，但党参性味甘平，作用缓和，药力薄弱，古方中治疗脾气虚、肺气虚、津伤口渴、消渴血虚等轻症时，可用大量党参代替人参。现代药理研究发现，党参主含党参皂苷、党参多糖、党参碱、黄酮类、磷脂类等成分，含多种人体必需的微量元素，有保护胃黏膜、改善胃肠功能、增进新陈代谢、抗疲劳、解热抗炎、增强免疫力、增强心脑功能、调节血脂、抗血栓等作用。党参在药膳食疗中多有应用。如可与粳米、茯苓、山药、莲子等制成补脾健胃的糕点食用，或与鸭肉、鹌鹑肉、猪蹄等肉食一同炖服。此外，新加坡、朝鲜、韩国、日本等国家也有食用党参以补中益气、健脾益肺的历史。

参芪代茶饮

党参、炙黄芪各 10 g，白术 5 g，大枣 5 枚。水煎当茶常饮。

参芪归圆茶

党参、黄芪、当归、桂圆各 9 g。上 4 味洗净放入茶壶中，加沸水冲泡后代茶饮用。

参枣米饭

党参 10 g，大枣 10 枚，糯米 150 g。先将参、枣洗净，煎水取汁，另将糯米隔水蒸熟后反扣于碗中，上浇参、枣及其汁液，放入适量白糖。

参芪粳米粥

党参、黄芪各 10 g，粳米 100 g。参、芪煎水取汁，下粳米煮成粥。以白糖调味食。

参芪枸杞酒

党参、红枣（去核）各 30 g，黄芪、枸杞子、茯苓各 60 g，冰糖 40 ~ 50 g，黄酒或白酒 2000 mL。前 5 味用料理机打碎（白酒泡可以不打碎），用纱布包好放入无水无油的干净玻璃或陶瓷容器中，倒酒密封避光，隔 5 日左右摇一摇，1 个月后即可适量饮用。

参归炖仔鸡

党参 10 g，当归 5 g，大枣 10 枚，童子鸡 1 只。童子鸡净制切块与前 3 味一同加水炖煮 4 小时后放入适量调料，食肉喝汤。

党参莲花鸡汤

党参 15 g，雪莲花 3 g，薏苡仁 100 g，母鸡 1000 g，葱、姜各适量。前 3 味分别装袋，与母鸡、葱、姜入锅加水，烧开后改小火炖熟，捞出鸡切块，倒入薏苡仁，加鸡汤、盐调味即可饮食。

参芪兔肉汤

党参、黄芪、山药各 30 g，红枣 5 枚，兔肉 250 g。一起入锅，加水适量大火煮沸后用小火煲 2 小时，加盐调味即可饮食。

参归山药炖猪腰

党参、当归、山药各 10 g，猪腰子 500 g。放砂锅中清炖至熟，捞出腰子切薄片装盘，撒葱、姜、蒜末，淋酱油、醋、香油即可饮食。

党参山药炖鹌鹑

党参 25 g，怀山药 50 g，鹌鹑 1 只。一起加水煮熟，加盐后食肉饮汤。

参芪炖白鸽

党参、黄芪各 25 g，怀山药 50 g，白鸽 1 只。共炖汤饮食。

小贴士

党参主产于山西、陕西、甘肃、四川等，海拔在 1560 ~ 3100 m 的山地林边及灌木丛中。主产陕、甘称西党，主产东北称东党，主产山西称潞党。秋季采挖洗净晒干，切厚片，生用或米炒。

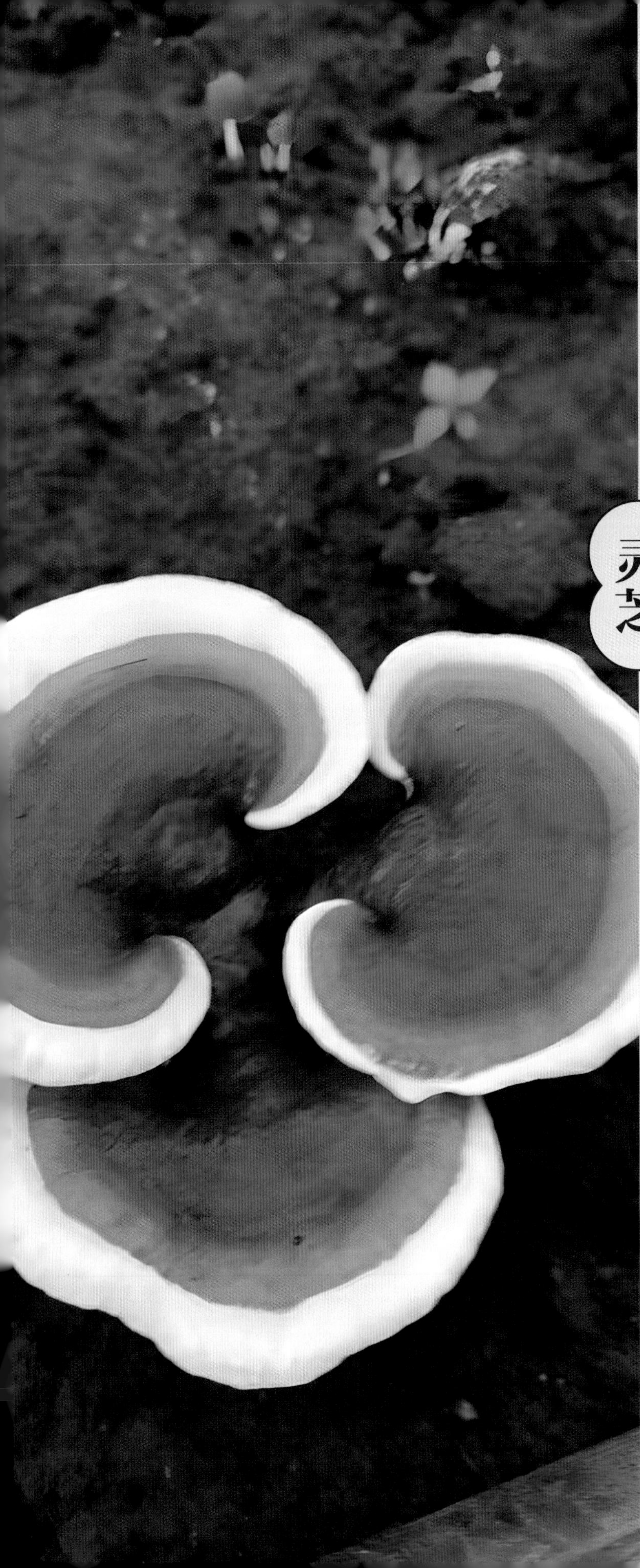

灵芝

【人间仙草】

明王敦孝感，宝殿秀灵芝。
色带朝阳净，光涵雨露滋。
且标宣德重，更引国恩施。
圣祚今无限，微臣乐未移。

——唐·李义府《宣正殿芝草》

灵芝【人间仙草】

◎ 来源

多孔菌科真菌赤芝 *Ganoderma lucidum*（Leyss.ex Fr.）Karst. 或紫芝 *Ganoderma sinense* Zhao，Xu et Zhang 的干燥子实体。以个大、肉厚、光泽明显者为佳。

◎ 别名

三秀、灵芝草、木灵芝、菌灵芝。

◎ 功效

补气安神，止咳平喘。

◎ 性味归经

甘，平。归心、肺、肝、肾经。

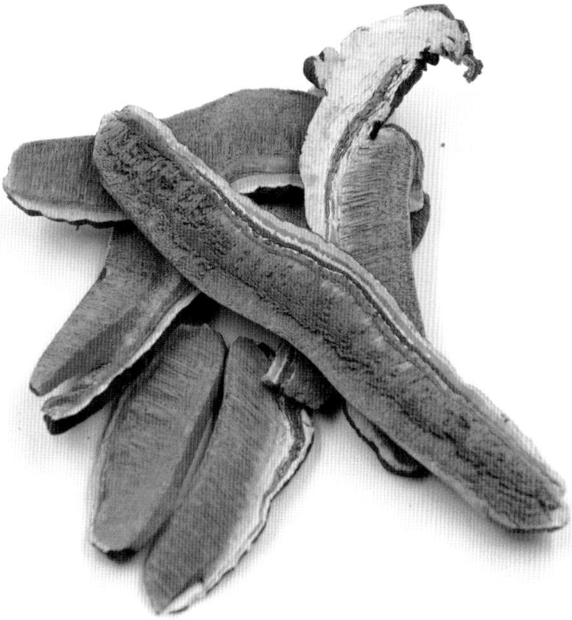

药食趣话

在古代道家修炼“升仙之法”中，视灵芝为“仙药”之上品，服之可“后天而老”“与天同期”，故而称灵芝为“神芝”“仙草”，并在道教文化中幻化出一个灵芝世界。如《海内十洲记》中记载，祖洲、玄洲、方丈洲等十洲三岛，均是神仙居住的仙境，遍生芝草，仙人们以芝草为食，故能终身不老。葛洪在《抱朴子》中提出，“神仙可学而致”的仙学理论，并编撰了许多服食芝草而升仙的神话。历史上著名道家人物，如葛洪、陆修静、陶弘景、孙思邈等，都很重视灵芝研究，也丰富了对灵芝的认识。

灵芝在《神农本草经》中最早记载，包括赤芝、青芝、黄芝、白芝、黑芝及紫芝，皆被列为“上品”，并称其“久食轻身不老，延年神仙”。历代的医药学家认为灵芝是滋补强壮、扶正固本的珍贵药品，具有很高的药用、养生价值。早在汉魏时期，服食灵芝，已成为当时的社会风尚。除却养生及药用价值，灵芝在中国的文化中也占有独特的地位，灵芝的形象是中华民族四大祥瑞之一“祥云”的原型，是长寿、吉祥的象征，在民间应用甚广。如民间年画“麻姑献寿图”描绘了农历三月三日仙女麻姑采集灵芝，酿酒为王母祝寿的故事。又如灵芝及其衍化成的“如意”，被标识为我国特有的吉祥物，广泛象征着“赐福嘉祥”“增添寿考”“国泰民安”等瑞应，代代流传。

营养成分

灵芝主含麦角甾醇、三萜类、挥发油、氨基酸及多糖等。现代药理研究表明：灵芝多糖是灵芝扶正固本、滋补强壮、延年益寿的主要成分。

营养成分	含量（每 100 g）	营养成分	含量（每 100 g）
热量	100 kJ	氨基酸	4.69 g
脂肪	0.1 g	多糖	194 mg
纤维素	2.1 g	维生素 E	60 mg
碳水化合物	2 g	麦角醇	0.35 g
蛋白质	2.7 g	锰	10.8 mg
铁	128.1 mg	钙	185.6 mg

药理研究

免疫调节 ◎ 灵芝能增强非特异性免疫功能和特异性免疫功能，抑制免疫病理反应。

抗肿瘤 ◎ 灵芝能通过增强抗肿瘤免疫力、抑制肿瘤血管的新生、抑制肿瘤免疫逃逸等机制，从而抑制小鼠体内移植性肿瘤生长。

镇静催眠、镇痛、抗抑郁 ◎ 灵芝对阿尔茨海默病、帕金森病、缺血性脑卒中、癫痫和脊髓损伤等疾病具有防治作用，可以改善神经退行性病变以及学习和记忆能力，促进神经再生、减轻脑缺血、抑制癫痫的发作。

止咳、平喘、祛痰、抗炎、抗组胺和抗过敏 ◎ 灵芝对过敏性鼻炎、过敏性气管肺泡炎、慢性支气管炎和气道高反应性具有防治作用。

降低血压、调节血脂和保护心脏 ◎ 灵芝可降低血压，降低血清总胆固醇、低密度脂蛋白，升高高密度脂蛋白。保护血管内皮细胞，改善心肌微循环，减轻心肌损伤，对心肌缺血具有保护作用。

调节内分泌功能、改善糖尿病及其并发症 ◎ 灵芝可降低糖尿病动物模型的血糖、减轻胰岛损伤、促进胰岛素分泌，改善糖尿病并发症如心肌病、创伤愈合、视网膜病变等。改善甲状腺功能亢进症小鼠的肝损伤，无性激素样作用。

主治

心神不宁、失眠心悸 ◎ 本品味甘性平，入心经，能补心血、益心气、安心神，用于气血不足、心神失养之心神不宁、失眠、惊悸、多梦、健忘等，可单用或配伍当归、白芍、酸枣仁等。

肺虚咳喘、虚劳短气 ◎ 本品味甘，入肺经，能补益肺肾之气、止咳平喘，常配伍黄芪、党参、五味子等。

食疗方

脾胃气虚者 ◎ 取适量灵芝片，以沸水冲泡代茶饮。

脾胃虚弱者 ◎ 将灵芝片与瘦肉、金针菇、豆芽菜一同烹饪。

癌症 ◎ 灵芝、大枣放入锅中共煎，取煎煮液两次，每次 40 分钟，取汁。合并后加入蜂蜜即成。

辅助治疗肝硬化 ◎ 灵芝 9 g，黄芪 18 g，当归 16 g，瘦猪肉 100 g。先将药材洗净，放入砂锅中加清水浸泡 30 分钟。猪肉洗净后切块放入锅内，煮沸后改用小火保持沸腾 40 分钟即可。去药渣吃肉喝汤。每日 1 次，连服 10~15 日。

延缓衰老 ◎ 灵芝 30 g，猪蹄 2 只，生姜、胡椒适量。将灵芝洗净后放入砂锅内，加清水浸泡 30 分钟。猪蹄去毛洗净后切块放入锅内，加生姜、胡椒，炖至烂熟即可。去药渣吃肉喝汤，分早晚两次服用。

失眠，多梦 ◎ 灵芝 6 g，酸枣仁 9 g。灵芝切薄片，酸枣仁拍碎，开水浸泡后饮用。

◎用量用法◎

煎服，6 ~ 12 g；研末吞服，1.5 ~ 3 g。

◎食忌◎

阴虚内热者忌食。

◎药食铭言◎

灵芝久食轻身不老，延年神仙。

按语

灵芝被称为“延年神仙”，为我国著名的药食兼用菌类之一。味甘性平，功能补气安神、止咳平喘，常用于心神不宁、失眠心悸、肺虚喘咳、虚劳短气、不思饮食等症。药理研究表明灵芝含有多糖、三萜等多种有效成分，可降血糖、提高免疫力、抗肿瘤等，对慢性支气管炎、神经衰弱失眠、 高血压、肝炎等病有一定的临床疗效。目前，灵芝制剂除作为药物用于临床防治疾病外，也多作为保健食品，用于中老年人群的保健。灵芝食用方法十分多样，赤灵芝与紫灵芝的吃法相同，常见的食用方法包括泡水、煮水、泡酒、煲汤等，亦有灵芝糖浆、灵芝口服液、灵芝饮料、灵芝发酵酸奶等。

灵芝燕窝汤

燕窝 1.5 g，灵芝 1.5 g，红参 0.5 g，冰糖 25 g，红枣 1 枚。燕窝用沸水浸泡，灵芝切成薄片，参切斜片，红枣去核。冰糖用水溶化，将配料放入杯中，用大火上蒸 3~4 小时，至起丝为度。

灵芝二仁汤

灵芝 12 g，核桃仁 15 g，甜杏仁 12 g，冰糖适量。剪碎灵芝，加水煎煮两次，每次 1 小时，取汁备用。把甜杏仁、核桃仁、冰糖放入碗内，倒入灵芝煎液，用小火炖熟即可。

灵芝银耳汤

灵芝、银耳、枸杞子各 5 g，冰糖适量。将灵芝切成长条块状，银耳剪成小块状，快速用清水淋洗备用。取一个陶瓷罐加入适量清水放入处理过的灵芝、银耳、枸杞子、冰糖，待蒸锅“圆气”之后放入陶瓷罐，继续用大火蒸 20 分钟。之后取出陶瓷罐，轻轻用筷子夹出灵芝片，放置室温即可。

灵芝人参酒

灵芝 75 g，人参 25 g，冰糖 250 g，白酒 1500 mL。将人参、灵芝切片装入容器内，加白酒 500 mL，加冰糖三分之一，浸泡 5 日，每日搅动一次，滤出浸液，再加入白酒 500 mL，冰糖三分之一，同法浸泡，第三次同上，合并三次滤液即可。

灵芝百合茶

灵芝 10 g，百合 10 g。将灵芝洗净先用温水浸泡 30 分钟，再加百合同煎沸，置于保温瓶中，分 2~3 次温饮。

灵芝猪胰汤

灵芝 20 g，猪胰脏 1 条。将灵芝洗净，放入砂锅内加清水浸泡 30 分钟，然后放入猪胰脏共煮，煮沸后用小火保持沸腾 1 小时即成。分早晚两次服用，长期服用。

灵芝山药汤

灵芝 15 g，山药 30 g。将药材洗净放入砂锅内加水煎煮，用小火保持沸腾 1 小时，之后倒出头煎液，再加水煎煮取二次煎液，将两次煎液合并服用。将所得的煎液分早、晚两次服用。

灵芝河蚌羹

灵芝 20 g，河蚌肉 250 g，冰糖 60 g。将灵芝洗净，放入砂锅内加水煎煮，用小火保持沸腾 1 小时，取汁；之后放入河蚌肉，煮熟，加入冰糖使之溶化后即可食用。蚌肉与汤一日内服完。每两日服一次。

小贴士

灵芝，又称林中灵，以林中生长的灵芝为最佳，药效最高。目前也有人工大棚种植，主要生长在较湿润的地方。赤芝主产于华东、西南及河北、山西、江西、广西等地。现多为人工栽培。紫芝主产于浙江、江西、湖南、广西、福建和广东等地。紫芝野生及栽培均较赤芝数量少。

孢子粉是附着在灵芝伞盖上的一种粉末，会随着灵芝的成熟喷射而出，极难收集，但它却富含灵芝多糖和灵芝三萜，是灵芝身上最精华的部分。在食用孢子粉时要记得“破壁”，否则不仅不能吸收，还很容易损伤肠胃。

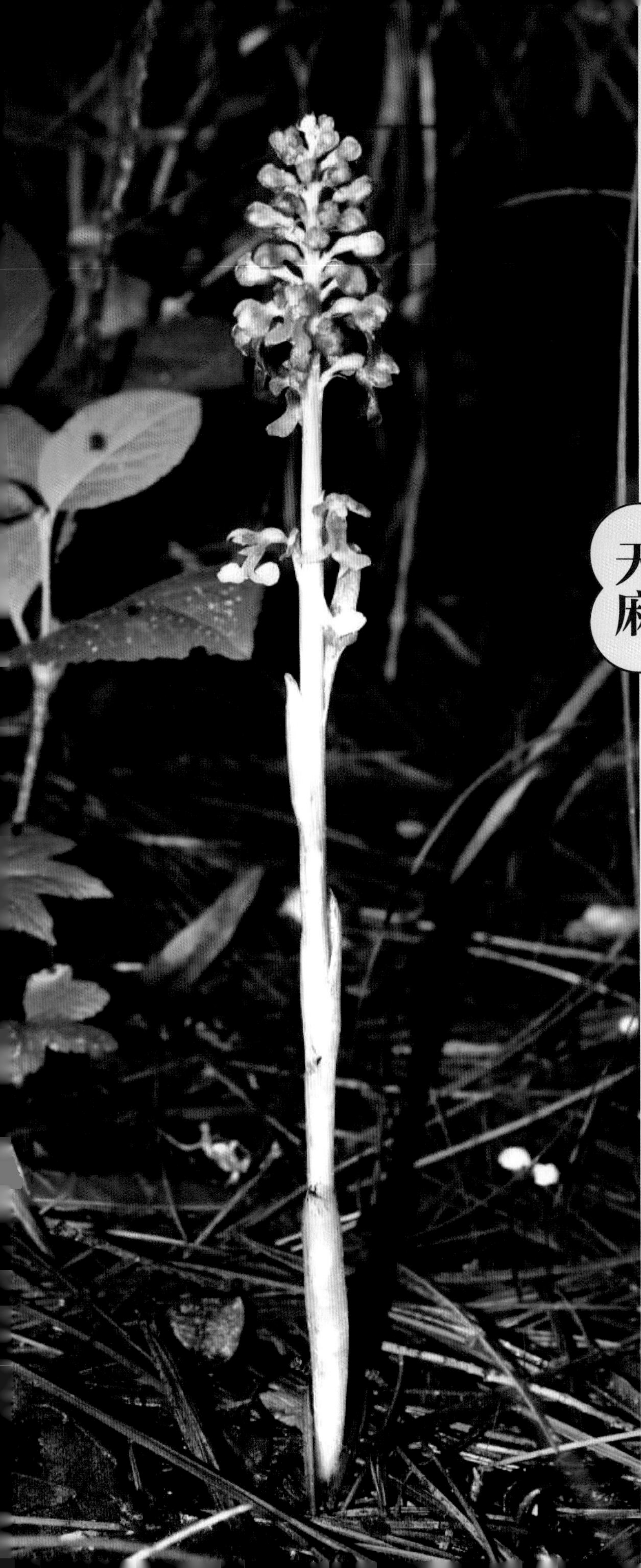

天麻

【定风草】

名透天麻赤箭芝，御风草似有参差。
头眩眼黑医衰老，惊气风痫治小儿。
蹇涩语言声自转，软疼腰膝足能移。
时人蜜渍充为果，入药须教酒焙之。

——清·赵瑾叔《本草诗》

天麻【定风草】

◎ 来源

为兰科植物天麻 *Gastrodia elata* Bl. 的干燥块茎。以色黄白、角质样、切面半透明者为佳。

◎ 别名

赤箭、离母、神草、独摇芝、定风草、合离、独摇、白龙皮、自动草。

◎ 功效

息风止痉，平抑肝阳，祛风通络。

◎ 性味归经

甘，平。归肝经。

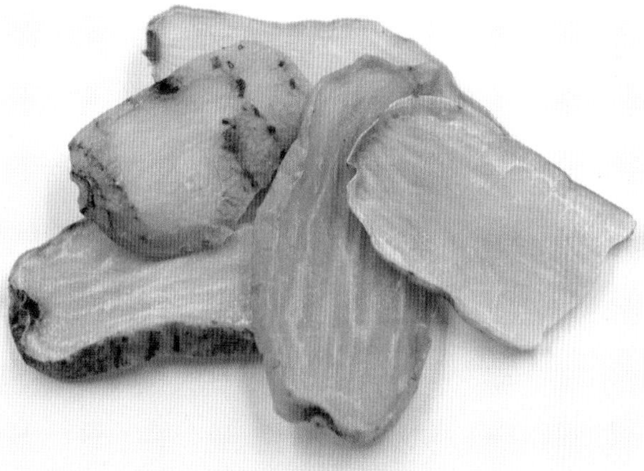

药食趣话

传说，远古时代神农氏到深山采药时不慎摔倒，在爬起来时，见到一株奇特的植物，圆圆赤褐色的茎杆上没有一片叶子，恰似箭杆插于地上。他将根挖出带回煮食，能治许多病，神农氏认为这是神箭的遗物，就命名为神箭、赤箭。如明代《本草纲目》记载为赤箭；古时亦发现这味药材在治疗头晕目眩，半身麻痹瘫痪等方面效果明显，人们认为这是上天所赐之物，后来把这味药材称作“天麻”。如宋代《开宝本草》记载为天麻。

《三国志》中记载，曹操日夜操劳战事，患有严重的头痛病，痛苦不堪，后请来名医华佗为他医治。华佗特意为曹操配制了天麻丸。曹操服后，头痛病显著减轻。此后便坚持服食，有时还加到饭食中作配料使用。《唐宫惊变》记载，唐明皇李隆基每日清晨临朝前，必调服一盅天麻粉，视之为滋补上品，益寿珍品。由清朝康熙年间流传下来的“刘罗锅天麻火腿火锅”至今为人们津津乐道。汤鲜肉美，绝对是滋补美食。

营养成分

天麻主要含天麻苷、天麻素、天麻醚苷、天麻核苷、胡萝卜苷、腺苷、微量生物碱、多糖等，另含镍、铬、钡、锰、锌、铜等微量元素。

营养成分	含量（每 100 g）	营养成分	含量（每 100 g）
能量	1398 kJ	蛋白质	5.4 g
脂肪	0.3 g	纤维素	6.2 g
反式脂肪酸	0 g	氨基酸	45.5 g
碳水化合物	73.3 g	糖	8.8 g
钠	5 mg	维生素 A	135 μg
钾	4123.4 mg	镁	29.4 mg
钙	61.1 mg	铁	1.74 mg
锌	0.73 mg	锰	2.05 mg
硒	0.31 mg	铜	0.24 mg

药理研究

镇痛 ◎ 天麻注射液对三叉神经痛、脑血管病头痛、血管神经性头痛、中毒性多发性神经炎等有明显的镇痛效果。

镇静 ◎ 合成天麻素（天麻苷）治疗神经衰弱和神经衰弱综合征病人，有明显疗效。并且能抑制咖啡因所致的中枢兴奋作用，加强戊巴比妥钠的睡眠时间。

抗惊厥 ◎ 天麻对面神经抽搐、半身不遂、肢体麻木、癫痫等有一定疗效。还能缓解平滑肌痉挛，缓解心绞痛、胆绞痛。

降低血压 ◎ 天麻久服可平肝益气、降低高血压，且能利腰膝、强筋骨。

明目、增智 ◎ 天麻有明目和增强记忆力的作用。天麻对人的大脑神经系统有明显的保护和调节作用，能增强视神经的分辨能力，目前已用作高空飞行人员的脑保健食品或药物。还可用于治疗老年痴呆症。

主治

小儿惊风、癫痫抽搐、破伤风 ◎ 本品主入肝经，功擅息风止痉，且味甘质润，药性平和，故治疗肝风内动、惊痫抽搐，不论寒热虚实，皆可配伍应用。

肝阳上亢、头痛眩晕 ◎ 本品既息肝风，又平肝阳，善治多种原因之眩晕、头痛，为止眩晕之良药，常配伍钩藤、石决明、半夏等。

手足不遂、肢体麻木、风湿痹痛 ◎ 本品既息内风，又祛外风，并能通经络、止痛，可与没药、制乌头、麝香等配伍。

食疗方

头痛 ◎ 新鲜天麻 50 g、陈皮 1 个、猪脑 1 个；将食材放入炖盅内加水没过、再放入少许橄榄油，炖熟。加胡椒、盐等调味。

高血压 ◎ 天麻 3~10 g，薏苡仁 9~30 g，煮粥食用。

低血压 ◎ 嫩母鸡 1 只，黄芪 30 g，新鲜天麻 100 g（干品 15 g），陈皮 15 g，鸡洗净入沸水中焯一下，将天麻、黄芪切片装入鸡肚内，炖煮 2 小时，饮汤食肉。

类风湿关节炎 ◎ 天麻 30 g，白酒 500 g。天麻切片泡于白酒中，7 日后服用。

◎用量用法◎

煎服，3~10 g。

◎食忌◎

气血虚甚者慎服。

◎药食铭言◎

久服益气力，长阴，肥健，轻身，增年。

按语

天麻味甘，性平，有息风止痉、平抑肝阳、祛风通络的功效。天麻主要在神经系统及心血管系统两方面作用显著，现代临床用于治疗失眠、头痛、耳鸣等神经衰弱症、眩晕综合征、肢体麻木及配合他药治疗癫痫、高血压症，对治疗老年痴呆症也有一定疗效。作为保健食品，天麻有助于改善睡眠、维持血压健康水平、增强免疫力。天麻入食最早见于《神农本草经》，云："天麻久服益气，长阴肥健，嵩山、衡山人取生者蜜煎作果食之，甚珍。"我国在贵州和云南等区域，天麻作为食品原料食用的历史久远，主要方法为炖肉、入菜、火锅等。如乌鸡炖天麻、乳鸽炖天麻等菜肴，已家喻户晓。

天麻鱼头汤

鱼头1个，天麻20 g，食盐、葱、姜、蒜、料酒各少许。用清水洗净鱼头，切为两半，天麻洗净切段用清水泡软后沥干水备用。烧红锅，加入油，爆香姜片，倒入鱼头，放少许料酒，约1～2分钟后取出备用。往炖盅内加入清水，先放鱼头于盅底，之后放入天麻，使水没过食材，炖至水沸时，改用中至慢火，炖1~2小时，再放入适量食盐即可。

天麻煮鸡蛋

新鲜天麻50 g、鸡蛋3个，将天麻切片加水煮30分钟，打入鸡蛋煮熟，每日1次。

天麻川芎白芷炖鱼头

鱼头1个，天麻15 g，川芎10 g，白芷10 g，生姜2~3片，食盐适量。将生姜切片，天麻、白芷、川芎洗净后备用。鱼头洗净后切成两半，再放入锅内用油煎香后，加适量开水煮10分钟至水变乳白色。将上述药材和鱼头、鱼汤一起放入炖盅内，加盖盖子，隔水清炖1小时，加适量盐调味即可。

天麻烧牛尾

天麻10 g，牛尾2条，母鸡肉、肘子、干贝母、调料适量。将天麻洗净放入罐内，加清水上笼蒸透后切片。将母鸡、肘子肉一同煮汤。将牛尾按骨节缝剁开后放入锅内，加入水、葱、姜、白酒煮开以除去异味，再将牛尾放入煮好的母鸡、肘子汤锅内，同时将干贝母、调味品放入汤内，用小火煨2小时。待熟后将牛尾、母鸡、肘子挑出，整齐地放入盘中，然后再将蒸透的天麻片镶于盘周围，淋上熟淀粉，浇上香油即可。每日食肉、喝汤1~2次。

天麻冬菜扣肉

去皮鲜天麻150~200 g，五花猪肉500 g，川冬菜200 g，姜片15 g，料酒10 g，酱油10 g，肉汤200 mL，胡椒粉2 g，精盐5 g，蜂蜜20 g。将鲜天麻洗净切碎，再将五花肉入热水锅中煮片刻，捞出抹上蜂蜜入热油锅中炸成金黄色，捞出切片，码于盘中。川冬菜洗净切碎，放入砂锅，盐、葱、姜、味精、酱油、料酒及肉汤，将汤汁浇在肉片上，撒上天麻、盐、胡椒粉，入蒸锅蒸30分钟即可。

小贴士

天麻主产于四川、云南、贵州、陕西等省，东北及华北各地亦产。云南昭通天麻的产量和质量位居中国榜首，并且以其较高的药用保健价值在国内外畅销。生长于海拔800~1200 m的林下阴湿、腐殖质较厚的土壤的兰科天麻属植物。原为野生，今多栽培。

2021年，天麻在《国家重点保护野生植物名录》被列为国家二级保护植物。所以野生天麻很少，买卖不合法，而且野生天麻被发现时都已抽茎，属"春麻"，主要有效成分天麻素含量不高。

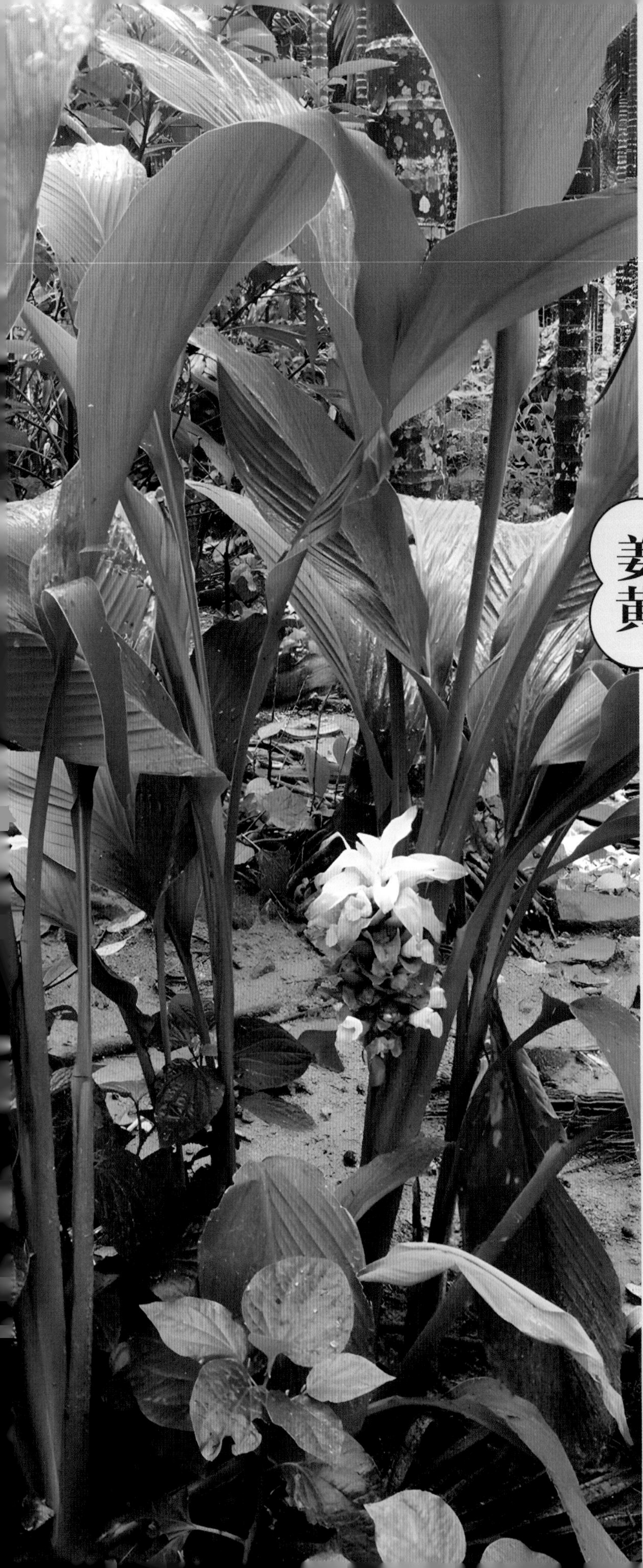

姜黄

【姜中之皇】

香浓宝鼎透金炉，片子姜黄产蜀都。
莪药功分原有异，郁金形似岂无殊。
积瘕可破经前阻，败血能消产后汗。
手臂不愁风痹痛，初生疥癣亦堪敷。

——清·赵瑾叔《本草诗》

姜黄【姜中之皇】

◎ 来源

本品为姜科植物姜黄 *Curcuma Longa* L. 的干燥根茎。冬季茎叶枯萎时采挖，洗净，煮或蒸至透心，晒干，除去须根。以切面色金黄、有蜡样光泽者为佳。

◎ 别名

宝鼎香、黄姜。

◎ 功效

破血行气，通经止痛。

◎ 性味归经

辛、苦，温。归脾、肝经。

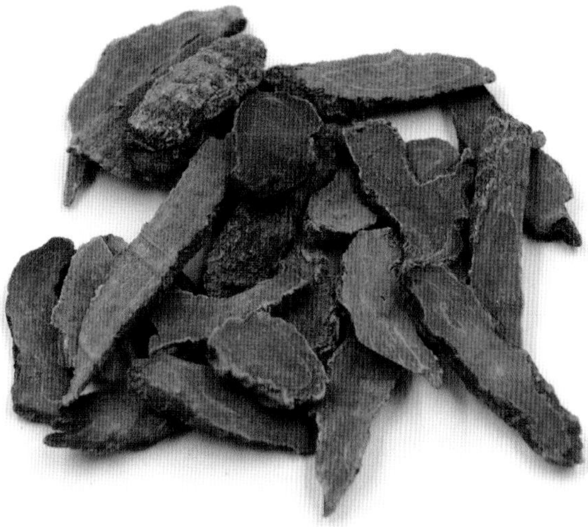

药食趣话

相传，在广西大山深处住着一个年轻猎人，其幼年丧父，和母亲相依为命。一日，这个年轻猎人独自进山打猎，不幸跌下山坡摔成重伤。由于家里贫困无钱就医，猎人只得在家卧床休息，生活起居全由老母照料。猎人看着母亲为照顾自己日益憔悴，心里十分难过，茶饭不思。当地有一种香料叫作姜黄，其长得像生姜，但是颜色比生姜黄，因此人称姜黄。姜黄辛香清淡，略带胡椒、麝香及甜橙与姜之混合味道，兼有点苦味和辛辣感，是平常百姓家里常用的调味料。为了让儿子增加食欲，母亲便将姜黄炒入菜，可能由于姜黄特异的香味，这个年轻猎人终于胃口渐好。说来也奇怪，在吃了一段时间姜黄炒的菜后，猎人身上的伤痛竟也逐渐好了起来。此后，凡是跌打损伤造成伤痛时，猎人都会用姜黄炒菜吃。就这样一传十，十传百，附近的村民也都知道姜黄可以治疗跌打损伤，瘀肿疼痛。后来，人们发现直接用姜黄煮水服用，止痛效果更快，当今姜黄已成了一味常用的中药了。

早年间，姜黄是用于宗教祭祀，常被涂抹于祭坛与祭品上，其明亮温暖的颜色是神圣的象征，后逐渐拓展出染料、药物、香料等多种用途。在印度姜黄被广泛地用作调料和食用色素，在喜马拉雅地区有“厨房王后”和“生命香料”之称。在以印度为代表的南亚饮食中，姜黄是香料界的翘楚。姜黄还被看作是天然消炎剂，被称为“印度的固体黄金”。在大航海时代，以姜黄为主料的咖喱菜肴，逐渐风靡世界。姜黄是在隋唐时期引入我国，医家很快认识到其活血化瘀的药用价值，历代本草也均有记载。作为香料，在李时珍的《本草纲目》中，姜黄还有一个奇特的名字——宝鼎香。古代的鼎，既是道士炼丹煮药的鼎炉，也是鸣琴焚香的香炉，更是政权的象征，故称宝鼎。用宝鼎香来比喻姜黄气香特异，功效卓著，高贵典雅。

营养成分

姜黄中含有姜黄烯、姜黄酮、维生素，以及钙、钾、磷、铁等微量元素。

营养成分	含量（每 100 g）	营养成分	含量（每 100 g）
多不饱和脂肪酸	2.9 g	蛋白质	6.7 g
脂肪（克）	7 g	饱和脂肪酸	2.9 g
钠	31 mg	维生素 A	3 μg
维生素 B_1	0.09 mg	维生素 B_2	0.11 mg
磷	290 mg	钾	2910 mg
钙	170 mg	铁	39.5 mg
铜	1 mg	锰	3.7 mg
水分	10 g	单不饱和脂肪酸	0.6 g

药理研究

抗炎、镇痛 ◎ 姜黄可通过抑制促炎介质的产生而减轻炎症反应和自发性疼痛。

解毒 ◎ 姜黄可通过降低炎症细胞因子、抗氧化和抗凋亡作用来降低天然或化学毒素引起的肾毒性、肝毒性、心脏毒性、肺毒性和神经毒性。

抗氧化 ◎ 姜黄具有超氧自由基清除剂和单线态氧猝灭剂的作用。

抗肿瘤 ◎ 姜黄素对肿瘤发生的多种生化过程有调节作用。

食疗方

风热牙痛 ◎ 姜黄、细辛、白芷。上为末，擦牙，须臾吐出，盐汤漱口。

闭经、产后腹痛 ◎ 生姜黄 20 g，猪瘦肉 100 g，盐适量。将姜黄洗好切成片状，把猪瘦肉切成块状与姜黄一起下锅，加入冷水煮，煮至猪肉烂之后添加食盐调料即可。

高血脂 ◎ 橘络 6 g，姜黄 3~10 g，将其用冷水洗净后一起下锅，加入冷水煮，水烧开之后调小火，煮 1 个小时左右即可。

虚寒腹痛 ◎ 米饭 80 g，叉烧肉 120 g，姜黄粉适量，橄榄油，葱粒适量。将叉烧肉切成丁，锅中加入适量橄榄油，将肉倒入油锅煸炒，后放入米饭，待煸炒均匀后加入姜黄粉，再继续煸炒均匀，即可关火，并撒上葱粒。

主治

气滞血瘀痛证 ◎ 本品辛散、温通、苦泄，既入血分又入气分，能活血行气而止痛，常配伍当归、木香、乌药等。

风湿痹痛 ◎ 本品辛散、苦燥、温通，外散风寒湿邪，内行气血、通经止痛，常配伍细辛、防风、当归等。

◎用量用法◎

煎服，3~10 g。外用适量。

◎食忌◎

血虚无气滞血瘀及孕妇慎服。

◎药食铭言◎

香浓宝鼎透金炉，片子姜黄产蜀都。

按语

姜黄辛、苦，温，功能活血行气、通经止痛。药理研究表明，姜黄能保护消化系统、增加心肌冠脉血流量、保肝利胆、抗炎抗菌、抗肿瘤、降血脂等。临床常用于心腹痞满胀痛、癥瘕积聚、妇人血瘀经闭、产后瘀阻腹痛、跌打损伤等。姜黄除具有药用价值以外，还可以用作食品色素添加剂、着色剂、食用香料、化妆品原料等。如姜黄中包含的天然色素叫作姜黄素，是咖喱粉中的重要成分。姜黄也常用于制作泡菜，炒饭等。姜黄也能解酒，缓解宿醉等不适症状。近年来，姜黄作为健康食品，以其为原料的保健品也如雨后春笋般涌出。如姜黄之力解酒护肝饮料、姜黄素胶囊等。

姜黄瘦肉汤

生姜黄 20 g，猪瘦肉 100 g，盐适量。将生姜黄洗好切成片状，把猪瘦肉切成块状与姜黄一起下锅，加冷水煮，煮至猪肉烂之后添加食盐调料即可。

橘络姜黄汤

橘络少许，姜黄适量，均用冷水洗净，一起下锅炖煮，水开后调成小火，炖煮 1 小时左右即可食用。

姜黄木瓜豆芽汤

姜黄 10 g，木瓜 10 g，黄豆芽 250 g，油适量，盐 5 g。将姜黄、木瓜洗净备用。准备 1 个砂锅，将其洗净后，把准备好的姜黄和木瓜放入砂锅内，煎汁去渣。在汤中放入黄豆芽、猪肉同煮汤，熟后再加食盐。

用法：佐餐食用。

黄金奶

牛奶 250 mL，姜黄粉 2 勺，蜂蜜 1 勺，椰子油少许，黑胡椒适量，牛奶煮至温热，加入姜黄粉搅拌均匀，加入椰子油、蜂蜜，最后撒上少许黑胡椒。

姜黄黄金炒饭

米饭 1 碗，姜黄粉 2 勺，油、盐、黑胡椒适量，鸡蛋 2 个，胡萝卜半个，香菇适量；将胡萝卜、香菇、香葱洗净切好备用；锅中倒入油，待油热后加入香菇和胡萝卜炒熟；倒入鸡蛋，待鸡蛋微微凝固时即刻加入米饭翻炒均匀；再加入 2 勺姜黄粉，适量盐和黑胡椒，继续炒至出香味即可。

姜黄南瓜浓汤

南瓜 300 g，牛奶 100 mL，姜黄粉 2 勺，黑胡椒粉少许，洋葱半颗，淡奶油 100 g，黄油适量，食用盐少许；将南瓜和洋葱洗净切成丁，锅中黄油加热至融化，加入洋葱丁炒香；加入南瓜煸炒，倒入牛奶和淡奶油，加入姜黄粉；搅拌均匀后用中小火慢炖，最后撒上盐和黑胡椒调味即可。

姜黄炖牛肉

牛肉 1 kg，黄油 10 g，盐和生抽适量，薄荷叶少许，土豆 1 个，姜黄粉 2 勺，黑胡椒粉适量，姜丝少许；牛肉清净泡出血水，切块；去皮的土豆和牛肉一起切成小块备用；锅中加热黄油至融化，将牛肉块煎至变色，倒入土豆块，翻炒均匀；加入姜丝和 2 勺姜黄粉继续翻炒；之后倒入足量开水，加盐和生抽，中小火炖煮；煮至牛肉软烂时撒黑胡椒粉，出锅时加姜丝和薄荷叶。

小贴士

姜黄跟我们日常炝锅三件套“葱姜蒜”里的姜可不是同一种东西，它们同科不同属。姜黄原产于热带亚热带地区，海拔 200 ~ 800 m 的丘陵山间草地或灌木丛中，喜温暖，怕严寒霜冻。姜黄为多年生草本植物，在我国野生分布在四川，广东，广西，云南，福建，贵州和台湾等地。东亚及东南亚也有广泛的栽培。

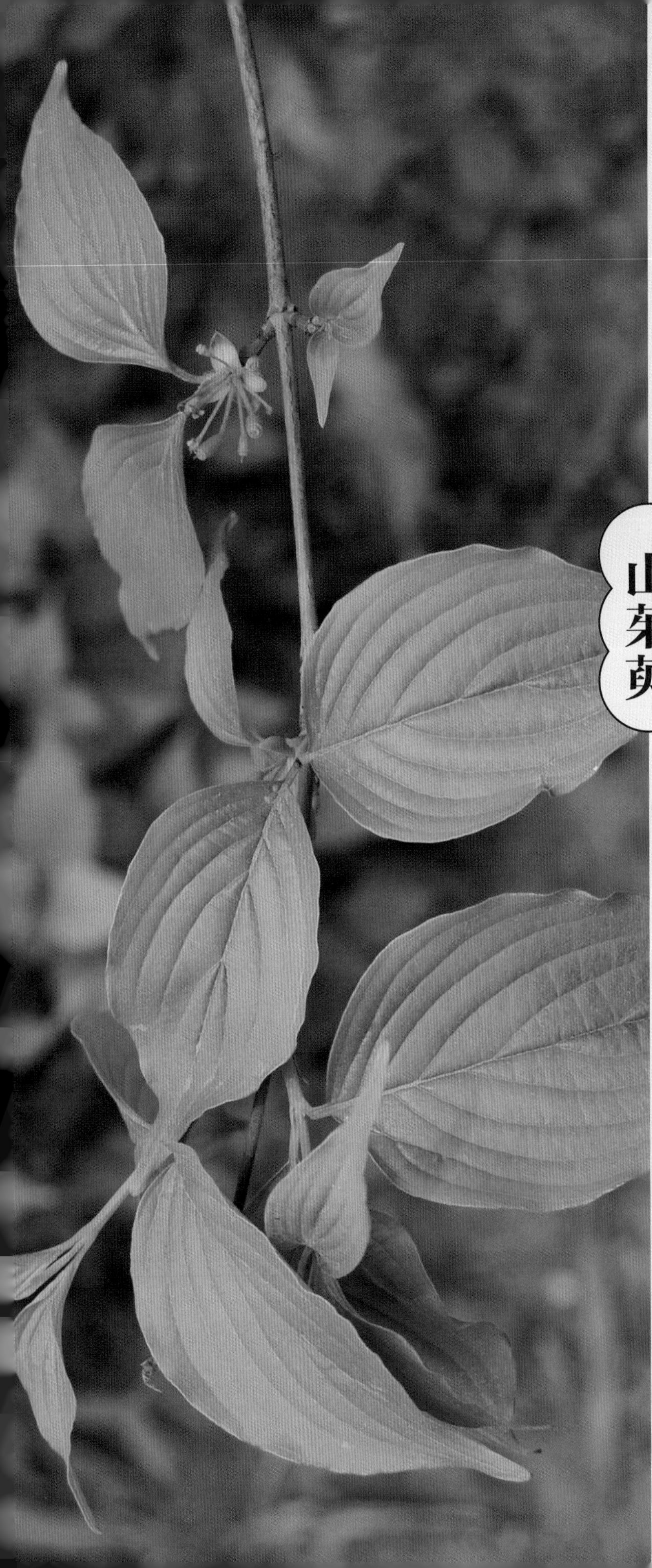

山茱萸

【平补阴阳】

万物庆西成，茱萸独擅名。
芳排红结小，香透夹衣轻。
宿露沾犹重，朝阳照更明。
长和菊花酒，高宴奉西清。

——唐·徐铉《茱萸诗》

山茱萸【平补阴阳】

◎ 来源

为山茱萸科植物山茱萸 *Cornus officinalis* Sieb.et Zucc. 的干燥成熟果肉。以肉厚、柔软、色紫红色为佳。

◎ 别名

山芋肉、药枣、实枣儿、枣皮、肉枣。

◎ 功效

补益肝肾，收涩固脱。

◎ 性味归经

酸、涩，微温。归肝、肾经。

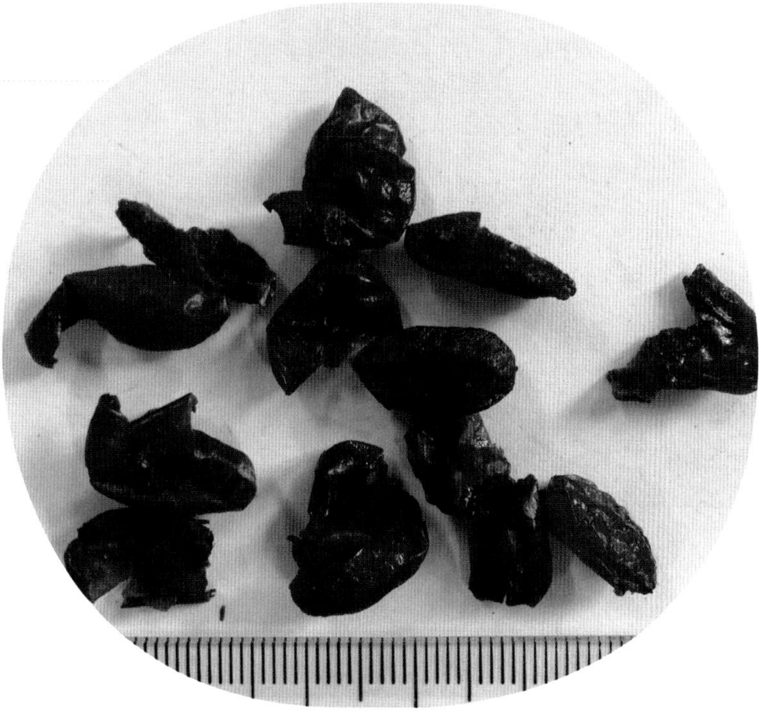

药食趣话

相传，早在战国时期，太行山一带属于七雄中赵国的土地，山区的居民大多靠上山采药为生。如若采到了名贵的药材，则要向赵王进贡。有一次，一个采药的村民给赵王进贡了一味药，赵王问："此药何名，有何作用？"村民回答："此药名叫山萸，是一味补药。"赵王听其所答不清，不甚相信，即将其赶走。这时有一位姓朱的御医听说，急忙追了出来，对村民说："请你把山萸卖给我吧。"村民就将山萸全部卖给了朱御医。朱御医将它的植株种植在庭院中，等到果实成熟时，采收后洗净、晾干、储藏起来。一次，赵王旧疾腰痛复发，疼痛难忍。立马找来朱御医诊治，其急忙用山萸煎煮的药给赵王服下，服后赵王腰痛渐轻，之后连服 3 天，康复如初。赵王问朱御医："寡人所服何药，如此神效？"朱御医答道："此药就是当年村民进贡的山萸。"赵王大喜下令大批种植山萸。又有一次赵王的王妃得了崩漏症，御医又用以山萸为主的药方治愈了王妃。为了表彰朱御医的功绩，赵王遂将山萸更名为"山茱萸"。

山茱萸浑身都是宝，果核可以提取单宁（皮草工业用）；汁液可发酵酿酒和饮料；果肉药用和制作生产蜜饯之类；山茱萸早春开花，花色金黄，也是优质的蜜源；秋季果熟，颜色鲜红，是优良的观赏树种。

营养成分

山茱萸营养成分十分丰富，含有糖类、有机酸、蛋白质、氨基酸、维生素和多种微量元素。

营养成分	含量（每 100 g）	营养成分	含量（每 100 g）
蛋白质	2.67 g	黄酮类化合物	0.93 mg
淀粉	5.79 g	维生素 E	0.047 mg
脂肪	0.8 g	维生素 C	0.312 mg
总有机酸	10.14 g	维生素 B_2	0.088 mg
总糖	9.45 g	维生素 B_{12}	0.049 mg

药理研究

保护血管 ◎ 山茱萸富含黄酮类成分，对血液有很好的调节功能，它可以促进脂质的降解，降低血液黏稠度，降低血管中胆固醇的含量，缓解血管壁内部的压力，减少血管扩张和血管硬化的情况，起到保护血管的作用。

抑菌抗炎 ◎ 山萸肉中含有多种天然的抗炎成分，对人体内的金黄色葡萄球菌、大肠杆菌以及痢疾杆菌都有很明显的抑制作用，能减少它们对人体的伤害，防止一些细菌性感染的发生。

保护心脏 ◎ 山茱萸对心脏有很好的保护作用，可改善心功能，增加心肌收缩性和心输出量，提高心脏工作效率。让营养物质及时输送到组织细胞中去，对心肌梗死、心率不稳定等症有很好的预防作用。

增强免疫力 ◎ 山茱萸含有多种不同类型的 β－葡聚糖、多种维生素、矿物质，可以提高人体的抵抗力，抵御各种疾病的侵袭。

延缓衰老 ◎ 山茱萸中含有多种抗氧化的成分、维生素和矿物质，这些成分能够阻止自由基的生成，减少氧化损伤，在一定程度上延缓身体的衰老过程。

主治

肝肾亏虚之头晕目眩、腰膝酸软、阳痿 ◎ 本品酸涩微温，既能益精，又可助阳，为平补阴阳之要药。常与熟地黄、山药等配伍，用于肝肾阴虚证；或与肉桂、附子等配伍，用于肾虚阳痿等。

肾虚遗精滑精、小便不禁、虚汗不止 ◎ 本品既能补肾益精，又能固精缩尿，常配伍熟地黄、山药等。

妇女崩漏及月经过多 ◎ 本品能补肝肾，固冲任以止血，常配伍黄芪、白术等同用。

食疗方

肾虚腰痛、阳痿遗精 ◎ 山萸肉、补骨脂、菟丝子、金樱子各 12 g，当归 9 g，水煎服。

自汗 ◎ 山萸肉 6~12 g，白术 15 g，生龙骨（先煎）、生牡蛎（先煎）各 30 g，水煎服。

老人尿频失禁 ◎ 山萸肉 9 g，五味子 4.5 g，益智仁 6 g，水煎服。

补益肝肾、涩精敛汗 ◎ 山茱萸 6~12 g，粳米 60 g，白糖适量。将山茱萸清洗干净，与粳米一同放入砂锅中煮粥，待粥快熟时，加入白糖，稍煮即可。

肾虚眩晕 ◎ 山茱萸 6~12 g，枸杞子 10 g，女贞子 12 g。水煎服，每日 1 剂。对老年人颇有效验。

体虚多汗 ◎ 山茱萸、党参各 15 g，五味子 9 g。水煎服，每日 1 剂。对体虚多汗，容易患感冒者有效。

糖尿病 ◎ 山茱萸 6~12 g，乌梅 10 g，五味子 15 g，苍术 10 g。水煎服，每日 1 剂。有生津止渴之功。

补养气血 ◎ 将山茱萸、枸杞子、加入开水中，焖泡 5~10 分钟，再加入适量的红枣和冰糖，搅拌均匀，即可饮用。

◎用量用法◎

煎服，6 ~ 12 g，急救固脱 20 ~ 30 g。

◎食忌◎

命门火炽、素有湿热而致小便淋涩者慎服。

◎药食铭言◎

阴阳双补，肝肾同治。

按语

山茱萸味酸、涩，性微温，为平补阴阳、固精止遗之要药，主治眩晕耳鸣、腰膝酸软、阳痿遗精、遗尿尿频、崩漏带下、大汗虚脱等。药理研究表明山茱萸具有调节免疫、抗炎镇痛、降血糖、强心、延缓衰老等作用。其果肉中富含丰富的营养成分，如微量元素、氨基酸、有机酸、皂苷和维生素等，其保健功能已得到越来越多食品工作者的关注。通过食品加工的方式，包括发酵、浓缩、提取添加等，制成保健品、饮料，亦或是发酵酒之类，如山茱萸酒、山茱萸保健醋饮料、山茱萸保健系列果冻、山茱萸蜜饯等。

茱萸强骨汤

山茱萸10 g，山药30 g，枸杞子6 g，茯苓10 g，熟地黄10 g，牛脊骨500 g，生姜3片。将牛脊骨洗净砍块，焯水沥干，药材洗净装入纱袋备用；将牛脊骨放入砂锅，加开水适量大火煮沸后，转小火煲约1.5小时，后加入中药纱袋继续煲约30分钟，加适量食盐调味即可。

山茱萸炖羊肉

山茱萸20 g，白萝卜200 g，羊肉400 g，枸杞子10 g。将山茱萸清洗干净，白萝卜去皮切块，羊肉切块后放入沸水中焯去血水，锅内倒入少许油烧热，放入生姜炒香，再放入羊肉、白萝卜和山茱萸，加入适量清水煮开后撇去浮沫，待羊肉快熟时，加入枸杞子、盐、味精、胡椒粉调味即可。

山茱萸核桃鸡汤

山茱萸15 g、核桃肉50 g、鸡1只、生姜3片。将鸡肉清洗干净后放入沸水锅中焯一下取出切块，锅内倒入少许油，放入生姜，炒香后倒入鸡块炒至鸡皮收紧，倒入适量开水，大火煮开后转中火，炖30分钟后放入山茱萸和核桃肉继续炖1小时，调入适量食盐即可。

萸肉炒田蔬

山茱萸肉15 g，香肠2根，西蓝花60 g，西芹60 g，玉米粒30 g，胡萝卜60 g，红辣椒、花椒、油、盐各适量。将山萸肉洗净，备用。香肠切丁，西蓝花洗净切块，西芹梗洗净，切小段，胡萝卜洗净切丁，玉米粒煮熟备用，红辣椒切碎。锅中倒入油，下红辣椒、花椒、香肠炒香，再将山萸肉、西蓝花、西芹、玉米粒、胡萝卜倒入锅中翻炒拌匀，炒至菜熟，加入盐调味即成。

山萸猪腰粥

山茱萸12 g，山药30 g，益智仁9 g，猪腰1个，小米150 g，食盐、生姜适量。将山萸肉洗净，切碎；山药洗净，切片；猪腰在沸水中焯一下，去除血水，切成丁；益智仁洗净，打碎；生姜洗净，切丝备用；小米淘洗干净。在锅中加入适量水，放入山萸肉、益智仁、山药，大火煮沸，再关小火煮30分钟，之后去渣取汤。在汤中加入猪腰、小米和适量生姜，熬煮成粥。待出锅时，调入适量食盐即可。

茱萸猪肝汤

鲜猪肝150 g，山茱萸12 g，大枣6颗，生姜3片，大葱1根，盐适量。将猪肝再用水冲洗一下，置于盆内浸泡1～2小时消除残血，洗净切片，山茱萸、大枣、大葱分别洗净，大葱切段；将山茱萸、大枣放入锅内，加清水适量，煮沸约30分钟，滤渣取汁；猪肝加姜片、葱段、适量盐略腌片刻，锅中倒入山茱萸汁，煮沸后加入腌制后的猪肝片，煮一二沸即可。

萸肉甲鱼汤

甲鱼1只，山茱萸15 g，大枣6枚，生姜3片，大葱1根，食盐适量。将各食材洗净，大葱切段，甲鱼去掉头爪和内脏，在开水中焯一下；再将甲鱼、山茱萸、大枣、姜片、葱段一起放入锅内，加清水适量，大火煮沸后改小火煮约1小时，加入食盐调味。

无遗茶

山茱萸、覆盆子、茯苓各10 g，益智仁6 g，熟地黄12 g。以上各药研成粗粉，盛入料包内，放入杯中，冲入沸水，加盖闷泡约20分钟即可饮用。每日1剂，代茶频饮。

茱萸滋补酒

山茱萸300 g，米酒900 mL。将山茱萸洗净，晾干，置于干净陶瓷锅中，加入米酒，之后用小火煎煮至沸腾。待冷却后，倒出至干净的容器中，密封，置于阴凉干燥处，经常摇动，1周后开封过滤，弃药渣，即可饮用。

小贴士

“红衣仙子”落凡尘，平补抗衰就看它——山茱萸，是植物山茱萸的干燥成熟果肉，是大名鼎鼎的六味地黄丸的主药之一，产自山西、陕西、甘肃、山东、江苏、浙江、安徽、江西、河南、湖南等省，生于山沟、溪旁或较湿润的山坡。

图书在版编目 (CIP) 数据

药食同源话中药 / 王宪龄主编 . -- 上海：上海浦江教育出版社有限公司，2024.4

ISBN 978-7-81121-848-0

Ⅰ . ①药⋯ Ⅱ . ①王⋯ Ⅲ . ①中药材 – 食物疗法 Ⅳ . ① R282 ② R247.1

中国国家版本馆 CIP 数据核字（2024）第 091500 号

YAOSHI TONGYUAN HUA ZHONGYAO
药食同源话中药

上海浦江教育出版社出版发行
社址：上海市海港大道 1550 号　邮政编码：201306
电话：(021) 38284910（12）（发行）　38284923（总编室）　38284910（传真）
E-mail: cbs@shmtu.edu.cn　URL: http://www.pujiangpress.com
上海商务联西印刷有限公司印装
幅面尺寸：185 mm × 260 mm　印张：25　字数：779 千字　印数：5 000
2024 年 4 月第 1 版　2024 年 7 月第 1 次印刷
责任编辑：王　艳　黄　健　封面设计：周玉龙
定价：158.00 元